泛血管医学

——诊治进展与管理规范

主　　编　葛均波

执行主编　张英梅　杨　靖

副 主 编　胡盛寿　翁建平　王拥军　钱菊英　谷涌泉　张新媛

编　　委　（按姓氏汉语拼音排序）

程　康　崔兆强　董智慧　范慧敏　符伟国　葛均波　谷涌泉
郭建明　胡盛寿　黄国英　阚海东　雷　燕　李　勇　李小英
厉小梅　刘建民　刘四化　钱菊英　秦海强　舒　畅　陶丽丽
王建刚　王拥军　翁建平　吴鸿谊　谢　坤　谢丽萍　徐索文
徐亚妹　杨　靖　于　鹏　余学清　曾小峰　张书宁　张新媛
张英梅　周京敏　邹大进

策划编者　彭黎明

人民卫生出版社

·北　京·

图书在版编目（CIP）数据

泛血管医学 ：诊治进展与管理规范 / 葛均波主编 . 北京 ：人民卫生出版社，2024. 11. -- ISBN 978-7-117-37265-7

I. R543

中国国家版本馆 CIP 数据核字第 202437SU83 号

人卫智网	www.ipmph.com	医学教育、学术、考试、健康，购书智慧智能综合服务平台
人卫官网	www.pmph.com	人卫官方资讯发布平台

泛血管医学——诊治进展与管理规范

Fanxueguan Yixue——Zhenzhi Jinzhan yu Guanli Guifan

主　　编：葛均波
出版发行：人民卫生出版社（中继线 010-59780011）
地　　址：北京市朝阳区潘家园南里 19 号
邮　　编：100021
E - mail：pmph @ pmph.com
购书热线：010-59787592　010-59787584　010-65264830
印　　刷：三河市宏达印刷有限公司
经　　销：新华书店
开　　本：787 × 1092　1/16　　印张：16.5
字　　数：402 千字
版　　次：2024 年 11 月第 1 版
印　　次：2024 年 12 月第 1 次印刷
标准书号：ISBN 978-7-117-37265-7
定　　价：69.00 元
打击盗版举报电话：010-59787491　E-mail：WQ @ pmph.com
质量问题联系电话：010-59787234　E-mail：zhiliang @ pmph.com
数字融合服务电话：4001118166　E-mail：zengzhi @ pmph.com

编 者

（按姓氏汉语拼音排序）

陈 傲 复旦大学附属中山医院
陈 艳 西安市人民医院
陈晓思 首都医科大学附属北京同仁医院
陈章炜 复旦大学附属中山医院
程 康 西安市人民医院
崔兆强 复旦大学附属中山医院
邓淑文 中南大学湘雅三医院
董智慧 复旦大学附属中山医院
范慧敏 同济大学附属东方医院
符伟国 复旦大学附属中山医院
葛均波 复旦大学附属中山医院
谷涌泉 首都医科大学宣武医院
郭建明 首都医科大学宣武医院
胡盛寿 中国医学科学院阜外医院
黄国英 复旦大学附属儿科医院
蒋小浪 复旦大学附属中山医院
阚海东 复旦大学公共卫生学院
雷 燕 中国中医科学院医学实验中心
李 勇 复旦大学附属华山医院
李 卓 广东省人民医院
李小英 复旦大学附属中山医院
李亚培 中南大学湘雅三医院
厉小梅 中国科学技术大学附属第一医院（安徽省立医院）
刘建民 中国人民解放军海军军医大学第一附属医院（上海长海医院）
刘四化 苏州工业园区东方华夏心血管健康研究院
刘逸南 中国中医科学院研究生院
骆斯慧 中国科学技术大学附属第一医院（安徽省立医院）
潘迪康 首都医科大学宣武医院
裴志强 上海理工大学东方泛血管器械创新学院
钱菊英 复旦大学附属中山医院
秦海强 首都医科大学附属北京天坛医院
沈 雳 复旦大学附属中山医院
舒 畅 中国医学科学院阜外医院
陶丽丽 中国中医科学院眼科医院
王 斌 西安市人民医院
王 强 中国中医科学院望京医院
王建刚 中南大学湘雅三医院
王雯霞 上海宜心中医门诊部心脏康复中心
王拥军 首都医科大学附属北京天坛医院
翁建平 中国科学技术大学附属第一医院（安徽省立医院）
吴鸿谊 复旦大学附属中山医院
夏 妍 复旦大学附属中山医院
谢 坤 复旦大学附属华山医院
谢丽萍 复旦大学附属儿科医院
徐索文 中国科学技术大学附属第一医院（安徽省立医院）
徐亚妹 复旦大学附属中山医院
杨 靖 上海市徐汇区中心医院
杨 杨 首都医科大学附属北京同仁医院
杨娉婷 中南大学湘雅三医院
姚志峰 复旦大学附属中山医院
叶智明 广东省人民医院
于 鹏 复旦大学附属中山医院
余学清 广东省人民医院
曾小峰 北京协和医院
曾依云 首都医科大学附属北京同仁医院
张 征 上海市宝山区仁和医院
张书宁 复旦大学附属中山医院
张新媛 首都医科大学附属北京同仁医院
张英梅 复旦大学附属中山医院
郑雪瑛 中国科学技术大学附属第一医院（安徽省立医院）
周京敏 复旦大学附属中山医院
邹大进 上海市第十人民医院

主编简介

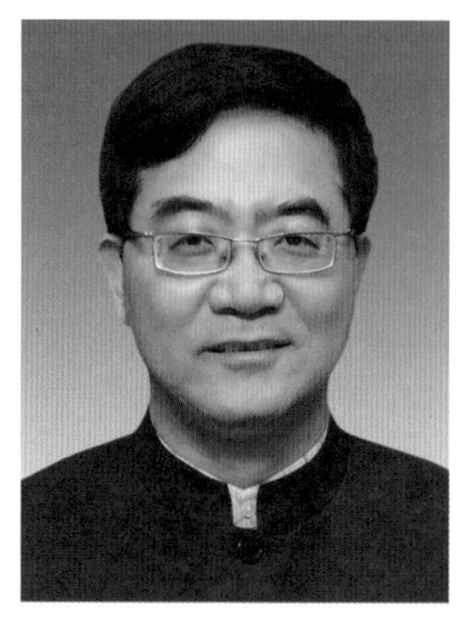

葛均波 中国科学院院士，教授，博士研究生导师，国际著名心血管病专家，长江学者特聘教授，国家杰出青年科学基金获得者。现任复旦大学附属中山医院心内科主任、国家放射与治疗临床医学研究中心主任、上海市心血管病研究所所长、复旦大学生物医学研究院院长、中国医师协会心血管内科医师分会会长、世界心脏联盟常务理事、美国哥伦比亚大学客座教授，曾任中华医学会心血管病学分会主任委员、美国心脏病学会国际顾问、亚太介入心脏病学会主席。先后荣获全国先进工作者、全国创新争先奖、白求恩奖章、中国医师奖、中国技术市场协会金桥奖突出贡献个人奖、何梁何利基金科学与技术进步奖、中源协和生命医学奖、树兰医学奖、世界杰出华人医师霍英东奖、国际心血管创新大会(ICI)终身成就奖。担任 *Cardiology Plus* 主编，*Heart*、*International Journal of Cardiology*、*Herz* 副主编。共发表 SCI 收录的通信作者论文 669 篇；主编英文专著 1 部、中文专著 22 部，担任主编的《内科学(第 9 版)》于 2021 年获首届全国教材建设奖全国优秀教材一等奖。作为第一完成人获得国家科学技术进步奖二等奖、国家技术发明奖二等奖、上海市科技功臣奖、上海市科学技术进步奖一等奖、上海市技术发明奖一等奖、教育部科学技术进步奖一等奖等科技奖项 17 项。

- 冠状动脉腔内影像诊断领域，首次发现冠脉心肌桥的血管内超声(IVUS)特征性“半月现象”，使其成为心肌桥诊断的“金标准”。
- 复杂冠脉病变介入治疗领域，针对冠脉慢性完全闭塞病变(CTO)传统术式开通率较低的问题，首创“逆向导丝技术”及其系列辅助技术，已成为 CTO 介入治疗的三大常规术式之一。
- 新型冠脉支架研发领域，针对传统冠脉支架内血栓发生的关键环节，主持创制我国首枚“可降解涂层支架”和“生物可吸收支架”，国际原创“三氧化二砷药物支架”，显著降低致死性支架内血栓风险。
- 高危心脏瓣膜疾病治疗领域，打破外科手术禁区，国内率先开展“经皮二尖瓣夹合术”，首创“经心尖二尖瓣夹合术式”和微创器械 ValveClamp，显著提高手术效率和成功率。
- 倡导并推动我国重大心血管疾病救治体系建设，倡导建立“中国胸痛中心”“中国房颤中心”等，推动国家救治网络建设；推行急性心肌梗死急诊介入“绿色通道”救治理念。

前 言

泛血管是指人体动脉、静脉、淋巴管等所构成的一个复杂网络。泛血管疾病是指一组血管系统疾病，目前仍旧主要以动脉粥样硬化为共同病理特征，因缺血 / 出血所造成心、脑、肾、四肢等重要器官功能改变。是从人体结构与功能相统一的整体观出发，用系统生物学的方法，多维度探索血管疾病的发生与发展规律。

由于学科的设置，以往各临床学科针对自己系统所涉及疾病进行诊疗，导致了“头痛医头，脚痛医脚”的局面。自第一本泛血管医学图书《泛血管医学——概念及常见疾病诊治》出版以来，六年有余，相关医学专家对于推动泛血管疾病的研究与临床推广做了大量工作，部分医院已建立了泛血管疾病管理中心，通过多学科合作，对人群进行泛血管疾病筛查、评估、干预、康复治疗。通过泛血管疾病管理中心筛查高风险人群，能够提前发现患者动脉斑块，提前干预，对重要器官如心脏、脑、肾脏等进行保护，减少心肌梗死、卒中等急性及危险性疾病的发生发展，防患于未然，社会效益与经济效益开始展现。

为了更好地总结泛血管疾病管理经验，并上升成理论，从而指导实践，启动了本书的编写工作。本书阐述了泛血管疾病的传统危险因素、非传统危险因素、全身大中动脉疾病的筛查与评估、微小动脉的筛查与评估、风湿免疫性血管炎及川崎病的筛查与评估、泛血管疾病的预防与治疗（抗栓治疗、介入治疗、外科治疗、微循环改善、靶器官保护、中成药治疗）等。

泛血管疾病的管理旨在把患者作为一个“整体”对待，针对系统性血管疾病从上游到下游形成闭环管理。泛血管疾病的管理强调多学科合作和跨学科整合，为患者提供全面的综合预防、治疗与长期的病情监控。

本书出版以后，希望能够对于泛血管疾病的管理工作，有一定的指导与借鉴作用；对于泛血管疾病管理中心的建立与运行，能够起到一定的规范作用。

2024 年 5 月 20 日

目 录

第一章

泛血管疾病的概述

目前血管性疾病的高患病率问题日益突出，其病死率居所有死亡原因的首位，严重威胁人类健康。据世界卫生组织（WHO）《2019 全球健康预测》报告，2019 年全球因缺血性心脏病死亡人数达 900 万人，占总死亡人数的 16%，因脑卒中死亡人数占总死亡人数的 11%，分列死亡原因占比的第一位和第二位。《中国心血管健康与疾病报告 2021》指出心血管疾病死亡占城乡居民总死亡原因的首位，农村为 46.74%，城市为 44.26%。心血管疾病的经济、社会负担日渐加重，已成为重大的公共卫生问题。

一、泛血管医学提出的背景

国内外学者逐渐认识到单个疾病研究的局限性，开始着眼于疾病的系统性、全局性生理病理特征的研究。1990 年国内学者曾提出“血管树”的概念，尝试运用系统生物学方法开展血管性疾病的研究。国外学者于 20 世纪末及 21 世纪初也提出“血管网络”的概念，2002 年 Lanzer 和 Topol 基于国内外学者对一组血管性疾病的系统性、整体性认知，首次提出“泛血管疾病（panvascular diseases）”的概念，从而奠定了“泛血管医学（panvascular medicine）”这一新兴学科的基础。

泛血管指人体的血管系统，是动脉、静脉、淋巴管等所构成的一个复杂网络。泛血管疾病是指一组血管系统疾病，以动脉粥样硬化为共同病理特征，因缺血 / 出血造成心、脑、肾、四肢等重要器官功能改变。

广义的泛血管疾病包括动脉、静脉、淋巴等循环系统，并可涵盖肿瘤、糖尿病和免疫系统相关疾病等。

目前对血管功能学、血流动力学仿真、人工智能（artificial intelligence，AI）技术认识的不断深化，也从理论和实践方面充实了泛血管医学的内容，因此有必要也有可能从泛血管医学的角度探讨人类健康。

二、泛血管医学的内涵

泛血管疾病理念的提出，是从人体结构与功能相统一的整体观出发，用系统生物学的方法，多维度探索血管疾病的发生与发展规律。血管中，大中血管起到血液运输作用；小微血管如小微动脉可控制进入毛细血管的血流量，起调节作用；而毛细血管及毛细淋巴管，起到物质交换和稳定微环境的作用。不同血管的结构与其功能相适应，结构与功能相统一是生命延续的基本要素。血管的基本结构以脉管为例，一般由内膜、中膜及外膜组成。内膜、中膜及外膜各自发挥着不同作用,如内膜主要起屏障作用,中膜维持血管本身结构的稳定性,外膜可参与局部、远处的信息调节。

从分子水平来看,主要是编码或参与血管构成的基因和蛋白质,维持血管各结构重要的生物学功能,这也是维持血管正常结构(本构)的必要条件。当遭受内外因素的局部破坏时,体内复杂系统内部的动态平衡体系会自行组织对抗和自我修复,使之恢复到平衡状态。若平衡失调,则导致亚健康状态,甚至发生疾病。

三、泛血管疾病研究的必要性

疾病的发生与发展多源于机体内外环境中各种因素的相互作用,很少为某一因素单向作用的结果。除先天性遗传性单基因病以外,目前临床医学提出了定量且精确的诊治概念,但疾病的诊治不仅关注病变本身,也需要经验的累积和多方面信息的结合,即从整体观进行综合分析、归纳、判断,最后进行疾病的诊断和治疗。

2002 年开始,国内外有关泛血管疾病和泛血管医学逐渐形成了一个新的思路:将血管疾病概念整合并提升为泛血管疾病理论。从血管疾病发生与发展规律及特征的角度,为患者提供综合的、高效的血管健康管理与疾病诊治。

目前对有关血管疾病的认知依然是碎裂和片段化的。国际上医学专家虽提出泛血管医学概念,但尚未形成一个系统和成熟的泛血管医学学科。这对于我国在此领域抓住机遇,占领国际医学领域制高点是一个绝好机会。

2015 年国内第一个泛血管医学研究院在复旦大学建立,对泛血管疾病及其危险因素的系统认知与综合干预研究起到示范作用。

2016 年,葛均波院士撰文《深化系统生物学理念　推进泛血管医学学科发展》,积极推行"泛血管医学"的系统生物学理念,从而奠定了"泛血管医学"的学科基础。

2019 年,我国唯一一家由科技部正式批准建立,以"泛血管医学"理论为指导的国家放射与治疗临床医学研究中心在复旦大学附属中山医院成立。该中心通过医学、生物学、理学、工学多学科交叉,基础与临床研究相结合,建设高质量生物样本库。该中心可开展高水平临床研究,是构建基于中国临床证据及原创成果的领先世界的学科平台。

2021 年,国家科技部将"泛血管医学研究"纳入"十四五"国家重点研发计划。泛血管疾病防控研究成为国家科技战略。

四、泛血管医学研究的基本思路

泛血管医学研究布局应该是全链条部署、一体化实施。建设模式为"协同创新"与"交融式研究"。泛血管医学研究不仅包括血管结构和功能的描述,而且要对血管系统各组分构成之间的相互作用关系、环境与血管之间的相互作用开展研究。

血管系统有共同点(即管道输送作用,保证血液及组织间液等的循环流动),亦有不同点(大中血管起血液运输作用,小微血管可控制进入毛细血管的血流量,起整体调节作用)。当泛血管网络的某一部分缺陷导致疾病的发生时,虽可通过干预手段修复或替代,实现血管的重构,但血管内、外环境达到真正意义的稳态,才是泛血管疾病研究和转化的主要目标。

血管系统能很好地感受内外环境的各种信息,并通过自组织、自适应和自修复的方式,影响其靶器官（心、脑、肾及四肢等）的正常生理活动来发挥功能。因此，从系统生物学角度来认识血管疾病发生与发展规律及特征，应重视危险因素的上下游多方位、多层面、多维度的研究。

泛血管医学代表了一种新的具有凝聚力和全面综合治疗血管疾病的方法。它反映了系统性血管疾病的本质，将多个区域的血管融合成一个广泛的血管整体。为了统一这一领域，应采取三个主要步骤：第一，相互渗透影响取代跨学科界限；第二，血管研究综合团队取代孤立的亚学科专家，建立起高质量融合的多学科合作团队；第三，多学科合作团队把血管和以器官为基础的学科整合到泛血管研究中心。泛血管医学立足于血管疾病的本构与重构，通过多学科交叉融合，基础研究与临床应用研究相结合进行探索。

五、泛血管医学的展望

泛血管医学不仅注重单个器官的生理、病理改变的研究，而且注重结构和功能的统一，从系统论、整体论的角度去辨证分析血管相关疾病的发生、发展和转归。泛血管医学由以孤立的靶器官为研究对象的条块式研究模式，转变为以“泛血管”为平台的交融式研究模式。研究对象不仅包括动脉、静脉和淋巴管本身的变化，还考虑到血液循环和淋巴循环等诸系统的相互影响和作用。通过系统解决泛血管疾病发生、发展及靶器官损害修复中的关键科学问题，突出系列创新成果的系统转化，有效遏制泛血管疾病引起的健康危机。

泛血管医学研究提供了一个新的疾病研究角度。作为一大类疾病的统称，泛血管疾病累及诸多靶器官，具有复杂的发病机制，可造成严重的临床后果，有重要的临床意义和社会经济影响。对这些疾病的细致研究及应对，从分子机制到疾病模型再到临床干预，以及公共政策的优化，都将成为这个学科的重要内容，有大量工作需要我们进一步探索，以提出降低发病率和病死率的新策略。

（张书宁　葛均波）

推荐阅读

[1] 王克强, 张海平, 郦鸣阳, 等. 血管形态研究中的计算机处理 [J]. 解剖学通报, 1990, 27 (2): 115-119.

[2] 王勇, 葛均波, 丁祖荣, 等. 分叉与网状血管中血流的一种计算机模拟分析 [J]. 医用生物力学, 2004, 19 (4): 217-220.

[3] KOTTE A N, VAN LEEUWEN G M, LAGENDIJK J J. Modelling the thermal impact of a discrete vessel tree [J]. Phys Med Biol, 1999, 44 (1): 57-74.

[4] HOFFMANN K R, SEN A, LAN L, et al. A system for determination of 3D vessel tree centerlines from biplane images [J]. Int J Card Imaging, 2000, 16 (5): 315-330.

[5] LANZER P, TOPOL E J. Panvascular medicine integrated clinical management [M]. Berlin: Springer-Verlag, 2002.

[6] 葛均波. 深化系统生物学理念　推进泛血管医学学科发展 [J]. 中华心血管病杂志, 2016, 5 (44): 373-374.

[7] 葛均波. 泛血管医学的发展及展望 [R]. 西安: 中华医学会第十八次全国心血管大会暨 2016 长安国际心血管病论坛, 2016.

[8] HOEFER I E, STEFFENS S, ALA-KORPELA M, et al. Novel methodologies for biomarker discovery in atherosclerosis [J]. Eur Heart J, 2015, 36 (39): 2635-2642.

[9] CHAN A W. Expanding roles of the cardiovascular specialists in panvascular disease prevention and treatment [J]. Can J Cardiol, 2004, 20 (5): 535-544.

第二章

泛血管疾病的危险因素

第 1 节　泛血管疾病的传统危险因素

一、高血压

(一) 高血压的定义

高血压本质上是由一种或多种因素交互作用所致的以动脉血压升高为特征的进行性“心血管综合征”，是心血管患病风险中最主要的危险因素，累及全身体循环系统及靶器官(泛血管病变)。有效控制高血压可预防或延迟脑卒中、心肌梗死、心力衰竭、肾功能不全等并发症，延长患者寿命，提高生活质量，减轻患者家庭及社会负担。

目前我国采用的高血压定义为在未使用抗高血压药的情况下，非同日 3 次测量诊室血压(OBP)，收缩压(SBP)≥140mmHg(1mmHg=0.133kPa)和/或舒张压(DBP)≥90mmHg；SBP≥140mmHg 和 DBP<90mmHg 为单纯收缩期高血压。患者既往有高血压史，目前正在使用抗高血压药，血压虽然低于 140/90mmHg，仍应诊断为高血压。根据血压升高水平，又进一步将高血压分为 1、2、3 级(表 2-1-1)。动态血压监测(ABPM)的高血压诊断标准：24h 平均 SBP/DBP≥130/80mmHg，日间≥135/85mmHg，夜间≥120/70mmHg。家庭血压监测的高血压诊断标准为≥135/85mmHg，与 OBP 的 140/90mmHg 相对应。

表 2-1-1　血压的分类和定义

分类	SBP/mmHg	SBP 与 DBP 关系	DBP/mmHg
正常血压	<120	和	<80
正常高值	120~139	和/或	80~89
高血压			
1 级(轻度)	140~159	和/或	90~99
2 级(中度)	160~179	和/或	100~109
3 级(重度)	≥180	和/或	≥110
单纯收缩期高血压	≥140	和	<90

注：当收缩压和舒张压分属于不同分级时，以较高的级别作为标准。

SBP，收缩压(systolic pressure)；DBP，舒张压(diastolic pressure)。

2019 年 8 月英国国家卫生与临床优化研究所（NICE）发布了《成人高血压诊断和管理指南》，该指南中高血压的诊断基本沿用了以前的标准，即 OBP ≥ 140/90mmHg，同时还增加了一条新标准，即 ABPM 日间平均值或者家庭血压监测（HBPM）平均值 ≥ 135/85mmHg 也诊断为高血压。

2020 年国际高血压学会（ISH）制定了面向 18 岁及以上成人的高血压管理指南，与大多数主流指南一致，高血压定义为多次重复测量后诊室 SBP ≥ 140mmHg 和 / 或诊室 DBP ≥ 90mmHg。

流行病学资料显示，血压水平与心血管疾病（cardiovascular disease，CVD）发病和死亡的风险呈连续、独立、直接正相关，OBP> 115/75mmHg 时，血压每上升 20/10mmHg，心、脑血管并发症发生的风险加倍。

临床上高血压可分为两类，第一类为原发性高血压，又称高血压病，是一种目前病因不明，以血压升高为主要临床表现，伴或不伴有多种心血管危险因素的综合征，约占 90%。第二类为继发性高血压，病因明确，约占 10%，如能及时治疗，血压可能恢复正常。

（二）流行病学、诊断标准与治疗

泛血管疾病是全世界范围内人类死亡的主要原因。高血压是引发心血管疾病的三大危险因素之一，且高收缩压是导致心血管疾病患者过早死亡的主要危险因素。

临床上高血压可分为两类，具体如下。

1. 原发性高血压 原发性高血压（essential hypertension，EH）是一种以血压升高为主要临床表现的疾病，占所有高血压患者的 90% 以上。其病因复杂且不完全明确，主要受遗传、表观遗传和环境因素的共同影响。具体的危险因素包括遗传倾向、肥胖、糖尿病、吸烟、饮食（饮酒、高钠饮食、高蛋白饮食）、缺乏运动和精神压力等。这些因素相互作用，使得原发性高血压成为一个多因素、多机制和个体差异性较大的心血管疾病。由于其发病机制尚未完全阐明，预防和治疗策略需要综合考虑各种潜在因素，从而增大了治疗的难度和挑战性。

2. 继发性高血压 继发性高血压是确定疾病或病因引起的高血压。当明确病因并有效去除或控制后，继发性高血压可以被治愈或明显缓解，及早明确继发性高血压的病因能明显提高治愈率并防止病情进展。近年来，随着对高血压病因的不断探索和诊断技术水平的提高，继发性高血压的发现率达到 5%~10%，甚至更高（10%~15%）。与原发性高血压不同，继发性高血压的病因可以明确诊断和治疗。常见病因包括肾脏疾病（如肾动脉狭窄、慢性肾脏病），内分泌疾病（如库欣综合征、原发性醛固酮增多症、甲状腺功能亢进症、嗜铬细胞瘤），血管疾病（如主动脉缩窄、多发性大动脉炎），药物（如避孕药、非甾体抗炎药），以及睡眠呼吸暂停综合征等。继发性高血压的临床表现除了血压升高外，还包括导致血压升高的原发疾病的症状，如肾脏损伤（血尿、蛋白尿或肾功能不全）、电解质紊乱、内分泌失衡、低氧血症等。如果原发疾病未得到正确诊治，血压常难以控制；原发疾病引起的内环境紊乱与高血压共存，常可导致更严重的心脑血管损害。因此，及时识别和正确处理继发性高血压的病因，对于有效控制血压和减少并发症至关重要。

3. 高血压诊断标准的更新 高血压是泛血管疾病的传统危险因素之一。据推算，我国现有心血管疾病患者高达 3.3 亿人，其中患高血压的有 2.45 亿人（以收缩压 ≥ 140mmHg 和 / 或舒张压 ≥ 90mmHg 为诊断标准），脑卒中 1 300 万人，冠心病 1 139 万人，下肢动脉疾病 4 530 万人。然而，我国高血压知晓率、治疗率和控制率分别为 51.6%、45.8% 和 16.8%，仍处于较低水平。高血压已成为我国城乡居民因心血管疾病死亡的首要危险因素。

近年来，随着高血压与心脑血管疾病的临床研究证据不断增加，许多国家和地区相继制定或更新了高血压防治指南；同时，在中国人群中开展的高血压相关临床研究证据的不断积累，为我国高血压防治指南的修订提供了循证医学依据。基于观察性研究、临床试验和卫生经济学评估积累的证据，我国最新的高血压防治指南仍推荐 OBP（非同日 3 次测量）≥ 140/90mmHg 作为高血压诊断界值。

4. 高血压的治疗　高血压的基础治疗是改变生活方式，包括减轻体重、健康的饮食模式（包括低钠和高钾摄入）、增加体力活动及适度或减少饮酒。高血压的一线药物治疗包括利尿药、血管紧张素转换酶抑制药（angiotensin converting enzyme inhibitor，ACEI）或血管紧张素受体拮抗药（angiotensin receptor antagonist，ARB）和钙通道阻滞药（calcium channel blocker，CCB）。随机临床试验已明确降低高血压可减少患者的心血管疾病发病率和病死率。收缩压降低 10mmHg 可将高血压患者发生心血管危险事件（冠心病、心力衰竭、脑卒中）的风险降低 20%~30%。

（三）高血压与泛血管疾病

高血压是导致泛血管疾病的主要危险因素，而降低血压可减少此风险。有研究认为，血压增高会使冠状动脉伸张，刺激血管中膜平滑肌细胞增生，并造成血管内膜损伤，产生血管炎症，最终导致冠状动脉粥样硬化。高血压也会造成心肌不可逆的损伤。长期的高压力负荷、高儿茶酚胺和血管紧张素Ⅱ水平可刺激心肌细胞代偿性肥大，并导致心肌细胞间质纤维化，表现为左心室肥厚和扩张，称为高血压心脏病。

此外，高血压影响冠状动脉的同时也会影响大血管。高血压可促进大动脉顺应性减退，大动脉顺应性减退是发生心脑血管事件重要的病理基础。高血压若长期得不到有效控制，可诱发一种极度危险的疾病——主动脉夹层，此时高压血液将撕裂血管壁，极易导致大出血甚至发生猝死。高血压对脑血管健康也有恶劣的影响。慢性高血压会逐渐破坏脑血管系统的结构和功能，导致微血管稀疏和功能障碍，以及神经血管解耦，损害脑血液供应。另外，高血压会破坏血脑屏障的完整性，促进神经炎症，并可能导致淀粉样蛋白沉积和阿尔茨海默病。

视网膜含有丰富的微血管，因此高血压同样会引发视网膜病变，其大致可分为血管收缩期、硬化期和渗出期三个阶段。在血管收缩期，生理性血管痉挛和视网膜小动脉血管收缩导致视网膜小动脉狭窄。在硬化期，视网膜血管内膜、中膜增生，在病理上可以观察到透明变性。随着时间的推移，长期持续的血压升高会导致视网膜组织缺血和血液 - 视网膜屏障破坏。在渗出期，可观察到平滑肌和内皮细胞坏死、脂质渗出、视网膜神经纤维层缺血等病理变化。临床上，这些变化表现为视网膜出血、微动脉瘤、硬渗出物和棉絮斑点。

肾脏是血供极其丰富的器官，同样，高血压会影响到肾脏。慢性肾衰竭是长期高血压的严重不良后果之一。长期高血压可引起肾小球囊内压力升高、肾小球硬化、肾动脉萎缩、肾实质缺血硬化和肾单位减少，最终导致肾小球滤过率下降。高血压急症时，入球小动脉和小叶间动脉表现为增生性内膜炎和纤维素样坏死，可在短时间内出现肾衰竭。

另外，高血压与血管老化有内在联系，有研究表明，控制年龄增长伴随的血压升高将减少衰老导致的血管方面的不良影响。随年龄增大发生的血管重塑与高血压相关，这一过程有活性氧（reactive oxygen species，ROS）的参与。高血压患者血管的主要病理特征是纤维化、血管周围炎症和血管钙化，这些特征在血管老化过程中至关重要，可导致血管硬化。高血压增加血管平滑肌细胞的僵硬度和黏附性，并且随着年龄的增长此效应会进一步加强。血压升高会导致血管平滑肌细胞中促收缩信号的激活。高血压老年小鼠出现了内皮功能障碍的加速发展、血管 ROS 增加和内皮素 -1（endothelin 1，ET-1，又称内皮缩血管肽 -1）表达升高。综上所述，氧化应激和炎症是影响血管功能的重要因素，是高血压导致血管重塑、僵硬和动脉粥样硬化等并发症的桥梁。

机制上，高血压状态下，肾素 - 血管紧张素 - 醛固酮系统（renin-angiotensin-aldosterone system，RAAS）过度激活，血管紧张素Ⅱ和 ET-1 增加，诱导了氧化应激，尤其是还原型烟酰胺腺嘌呤二核苷酸磷酸（NADPH）氧化酶来源的 ROS 增加，造成了内皮型一氧化氮合酶（eNOS）表达量减少，内皮舒张因子［如一氧化氮（NO）］的生成减少、活性降低。另外，内皮收缩因子的增加使血管痉挛性收缩，加速了内皮细胞炎症的发展，从而诱导或加重了高血压及其并发症。有许多可改善心血管系统氧化和炎症的新分子已被发现，比如骨保护素——可减少细胞凋亡、保护血管结构。有研究发现，参与鞘氨醇 -1- 磷酸生成的 *SPHK1* 基因（鞘氨醇激酶 1 基因）受到血管紧张素Ⅱ的高度影响，并发现它可调节 NO 释放、血管收缩和血管炎症，这些都是高血压破坏血管功能的关键因素。

二、高血糖

（一）高血糖的简介

血糖指血液中的葡萄糖含量，当血糖值高于正常范围即为高血糖。空腹血糖正常值在 6.1mmol/L 以下，餐后 2h 血糖正常值在 7.8mmol/L 以下。空腹血糖高于 6.1mmol/L 或餐后 2h 血糖高于 7.8mmol/L 称为高血糖。高血糖的诊断主要通过测量血液中的葡萄糖含量，最常见的方式是采集指尖血进行检测，此外采集静脉血进行血浆葡萄糖检测和使用连续血糖监测仪（CGM）通过组织液间接估计血液中葡萄糖含量也是常见的检测方式。

临床上高血糖包括糖尿病前期和糖尿病，具体如下。

1. 糖尿病前期　是指血糖已经升高，但还没有达到糖尿病的诊断标准，血糖介于正常与糖尿病之间的一种情况。这时的血糖既不正常，又没有达到糖尿病的程度。

2. 糖尿病　目前的诊断标准为空腹血糖 ≥ 7.0mmol/L 或餐后 2h 血糖 ≥ 11.1mmol/L，或做口服葡萄糖耐量试验，服 75g 葡萄糖后 2h 血糖 ≥ 11.1mmol/L。糖尿病是心血管疾病的危险因素，常合并肥胖和血脂异常等其他危险因素，共同促进心血管疾病的发生与发展。糖尿病与心血管疾病在病理机制方面存在共同的致病因素，主要包括胰岛素抵抗、炎症、氧化应激、高凝状态、高血压、血脂异常及肥胖等，尤其胰岛素抵抗和高血糖可能导致炎症、氧化应激增强、内皮功能障碍和动脉粥样硬化。

高血糖的治疗首先要去除血糖升高的诱因，如感染、应激、药物等。糖尿病前期和糖尿病的治疗应该遵循“五驾马车”综合治疗的原则，包括合理的饮食、适当的运动、糖尿病知识的学习、对血糖和病情的监测、药物治疗。

泛血管医学关注心血管疾病（特别是动脉粥样硬化）的发生与发展，高血糖是已知的心血管疾病传统的危险因素之一。

（二）高血糖是泛血管疾病重要的危险因素

高血糖对动脉粥样硬化或其他心血管疾病的不利影响可归因于高血糖对血管内皮细

胞、血管平滑肌细胞和单核 / 巨噬细胞的影响。研究显示，高血糖可通过多种机制损伤内皮细胞和血管平滑肌细胞，血管中的内皮细胞是血液和血管壁之间的天然屏障，高血糖会造成血管内皮结构损害，破坏血管壁的完整性，暴露内皮下胶原，激活血小板在受损部位凝集成栓，并影响脂质代谢，诱导脂质沉积在血管内皮下形成斑块，导致动脉粥样硬化，引发心血管事件。

同时有研究证实，纠正高血糖对于减轻体重和降低肥胖患者的心血管风险至关重要。蛋白质和脂类持续暴露在高浓度葡萄糖中，通过非酶催化的糖基化，形成晚期糖基化终末产物（AGE），通过增加氧化应激和慢性代谢炎症等导致动脉粥样硬化及其他心血管疾病的发生与发展。

（三）AGE 通过增加氧化应激和慢性代谢炎症加速动脉粥样硬化及其他心血管疾病的发生与发展

1. AGE 与血管损伤 AGE 是一种生物活性物质，是在血糖、蛋白质、脂类和核酸等分子非酶糖基化反应后产生的终末产物。AGE 激活己糖胺、多元醇和蛋白激酶 C 途径，导致血管损伤，从而加速动脉粥样硬化及其他心血管疾病的发展。在糖尿病等疾病状态下，体内 AGE 水平升高，而 AGE 修饰蛋白的积累与糖尿病的微血管和大血管并发症有关。高血糖诱导的己糖胺、多元醇和蛋白激酶 C 途径激活，可加剧细胞内氧化应激，参与包括动脉粥样硬化、微血管疾病在内的糖尿病并发症的发生和发展。

AGE 分子积累会使内皮细胞应激、黏附因子表达，促进单核 / 巨噬细胞在斑块形成初期的黏附和进入内皮下间隙。同时，AGE 促进巨噬细胞释放炎症因子，引发血管壁内的炎症反应，造成了促进动脉粥样硬化及其他心血管疾病发生与发展的炎症环境。此外，AGE 在血管壁内的积累会导致血管壁僵硬，从而影响血管的弹性和舒缩功能。AGE 可能通过减少单核细胞上 ATP 结合盒转运蛋白 A1 和 G1（ABCA1 和 ABCG1）的表达来抑制胆固醇的反向转运，通过增加 ET-1 水平来增强血管收缩，并通过降低 NO 水平来降低血管舒张，在动脉粥样硬化及高血压、冠心病等心血管疾病发生与发展中发挥重要作用。另外，AGE 参与细胞外基质分子的修饰，这也促进了动脉粥样硬化及其他心血管疾病的发展。例如过度糖基化修饰的细胞外基质蛋白促进巨噬细胞、内皮细胞、血管平滑肌细胞和其他细胞类型上晚期糖基化终产物受体（RAGE）的相互作用，这种相互作用导致炎症和细胞内 ROS 增加。

2. 高血糖相关的氧化应激与血管损伤 高血糖诱导的氧化应激在内皮细胞损伤中起重要作用。氧化应激是指细胞内氧化物质（如自由基）和抗氧化系统失衡，导致过多的氧化物质对细胞组织造成损伤。在高血糖环境中，氧化应激的产生主要是由于 AGE 诱导了氧自由基的生成，破坏了细胞内的氧化还原平衡。高血糖可阻断线粒体电子转移链（ETC）并产生大量 ROS，这可能导致 DNA 损伤，例如双链断裂（DSB），以及随后的多聚 ADP- 核糖聚合酶（PARP）的过度活化。然后，超活化的 PARP 通过消耗底物 NAD^+ 并向其附着聚 ADP- 核糖（PAR）来抑制甘油醛 -3- 磷酸脱氢酶（GAPDH）的活性。当 GAPDH 被抑制时，生理糖酵解受到干扰。同时，包括多元醇、蛋白激酶 C 和己糖胺生物合成途径在内的糖酵解旁路途径被激活，从而触发靶细胞的氧化应激损伤。氧化应激损伤会导致血管内皮细胞的完整性被破坏、炎症反应的激活、内皮细胞黏附分子的表达增加等，最终引发血管内皮功能紊乱和血管损伤。此外，氧化应激反应是破坏动脉壁局部微环境中的组织而导致糖尿病大血管疾病的原因，参与此反应的途径包括在线粒体中产生超氧化物。单核细胞来源的巨噬细胞产生

NADPH，从而损伤血管，促进动脉粥样硬化及其他心血管疾病。此外，动脉粥样硬化及其他心血管疾病病变中氧化应激诱导的血管钙化增加还与脂质氧化和基质蛋白分泌有关。

3. 高血糖相关的代谢炎症与血管损伤　炎症在高血糖和心血管疾病之间发挥桥梁作用，在动脉粥样硬化及其他心血管疾病的发生与发展中起重要作用，并与动脉粥样硬化性心血管疾病（atherosclerotic cardiovascular disease，ASCVD）的临床结局相关。研究表明，由高血糖引起的低氧诱导因子（HIF）信号转导紊乱可能导致线粒体功能障碍、氧化应激和炎症。尽管血管炎症在动脉粥样硬化及其他心血管疾病的发展中起着关键作用，但其调节机制仍不完全清楚。

在体外和体内，高糖可促进单核细胞的激活。在高浓度葡萄糖中培养的单核细胞或从血糖控制不良的糖尿病患者血液中分离出来的单核细胞均处于激活状态，表现为白细胞介素 -1β、白细胞介素 -6、CD36 和单核细胞趋化蛋白 -1 的表达增加。这些炎症因子会引起内皮细胞损伤、平滑肌细胞迁移和增生，促进动脉粥样硬化的形成和发展。

单核细胞在趋化因子的作用下进入动脉内膜，增殖并分化为巨噬细胞，在糖尿病患者的动脉壁中积累。动脉粥样硬化与其他心血管疾病的发病机制与炎症因子的局部和 / 或全身表达增加密切相关，白细胞的募集和活化、脂质的内皮下积累，以及平滑肌细胞和成纤维细胞的局部增殖均参与了这一过程。

4. 其他　此外，动脉壁巨噬细胞可以从修饰过的低密度脂蛋白（LDL）中吸收脂质并清除。暴露在高浓度葡萄糖中可导致脂蛋白和其他蛋白质被修饰，其可能降低巨噬细胞介导胆固醇逆向转运的能力。胆固醇逆向转运的能力降低，可能促进动脉粥样硬化与其他心血管疾病发生。高浓度葡萄糖可在体外刺激血管平滑肌细胞增殖。随着动脉粥样硬化病变的进展，平滑肌细胞从中膜迁移到内膜，在内膜中增殖，并参与纤维帽的形成。同时，血管平滑肌细胞合成胶原能力增强，在高血糖状态下，胶原蛋白的非酶糖基化增加，这增加了它结合 LDL 的能力，导致 LDL 更多地滞留于血管壁，导致血管脂质堆积与炎症。

三、血脂异常

（一）血脂异常的定义、诊断及治疗

血脂异常是指循环血液中的脂质或脂蛋白的组成成分浓度异常，可由基因和 / 或环境因素引起，使循环血液中脂蛋白的生成、变化和清除发生改变。血液中的脂质包括总胆固醇（total cholesterol，TC）和甘油三酯（triglyceride，TG），在血液循环中主要以脂蛋白形式转运，其中脂蛋白根据不同的密度分为乳糜微粒（chylomicron，CM）、极低密度脂蛋白（very low density lipoprotein，VLDL）、低密度脂蛋白（low density lipoprotein，LDL）、中等密度脂蛋白（intermediate density lipoprotein，IDL）及高密度脂蛋白（high density lipoprotein，HDL）。此外，脂蛋白 a［lipoprotein（a），Lp（a）］也参与血脂异常的发生，并作为影响血管性疾病的一个独立危险因素得到广泛的关注。

中国 18 岁以上人群血脂异常定义为存在任一类型的血脂异常，包括 TC ≥ 6.22mmol/L、LDL-C ≥ 4.14mmol/L、HDL-C＜1.04mmol/L、TG ≥ 2.26mmol/L。

血脂水平受多种因素的影响，如年龄、性别、遗传、饮食、运动、吸烟、肥胖、药物（孕激素、类固醇激素等）等。生活方式干预（包括控制饮食中胆固醇的摄入、科学锻炼、控制体重及戒烟限酒）是治疗血脂异常的基础措施。血脂异常的传统药物治疗包括他汀类（如阿托

伐他汀、瑞舒伐他汀等)、胆固醇吸收抑制剂(如依折麦布)、胆酸螯合剂(如考来烯胺、考来替泊等)、贝特类(如非诺贝酸片等)、烟酸类、普罗布考、胆固醇酯转移蛋白抑制剂,ω-3-脂肪酸[如二十碳五烯酸(EPA)和二十二碳六烯酸(DHA)]等。新型调脂药物包括前蛋白转化酶枯草杆菌蛋白酶/kexin 9型(PCSK9)抑制剂(如依洛尤单抗、口服抑制剂MK-0616等)、脂蛋白a抑制剂(如muvalaplin)、微粒体TG转移蛋白抑制剂(如洛美他派),ApoB100合成抑制剂(米泊美生),小干扰RNA(如olpasiran和zerlasiran),血管生成素样蛋白3(ANGPTL3)抑制剂(如evinacumab)及反义寡核苷酸[如AKCEA-APO(a)-LRx]等。

其他治疗措施还包括脂蛋白血浆置换、肝移植、部分回肠旁路手术和门腔静脉分流术,作为辅助治疗措施用于家族性高胆固醇血症患者。

(二)血脂异常与泛血管疾病

血脂异常是泛血管疾病的传统危险因素之一。以低密度脂蛋白胆固醇(LDL-C)或TC升高为特点的血脂异常是ASCVD重要的危险因素;降低LDL-C水平,可显著减少ASCVD发病及死亡风险。其他类型的血脂异常,如TG及Lp(a)水平增高、HDL-C水平降低与ASCVD发病风险增加也存在一定的关联。动脉粥样硬化形成的关键起始事件是LDL-C和其他富含胆固醇的载脂蛋白(apolipoprotein,Apo)如ApoB在动脉壁内滞留,导致脂质沉积和动脉粥样硬化的发生、发展。动脉粥样硬化斑块随着压力负荷的增加及斑块成分的变化可能会破裂形成血栓,严重阻碍血液流动导致ASCVD包括急性冠脉综合征(ACS,如心肌梗死或不稳定型心绞痛)、稳定型心绞痛、脑卒中和短暂性脑缺血发作(TIA)及外周动脉疾病(peripheral artery disease,PAD)等的发生。

此外,高胆固醇血症会引起微血管的炎症反应。已经证实先天性和适应性免疫系统参与毛细血管后微静脉对胆固醇水平升高的反应,导致毛细血管后微静脉中的白细胞聚集和动脉内皮功能障碍。高胆固醇血症会降低小动脉内皮细胞产生生物活性NO的能力,诱导毛细血管通透性增加。相对短暂的高胆固醇血症会对微循环的内皮功能产生深远影响,包括小动脉扩张、毛细血管液体过滤和毛细血管后微静脉白细胞募集的调节。高胆固醇血症诱导的微血管反应的一个结果是微循环对缺血和炎症的脆弱性增强。

来自普通人群的研究数据表明,TG水平和TC水平的升高及HDL水平降低可能与视网膜小静脉扩张独立相关。而在肾脏中,血脂异常除形成动脉粥样硬化外,还可以导致小动脉内皮依赖性血管舒张受损和小静脉内皮黏附分子表达上调。此外,在大鼠中,高血脂增加了肾小球和肾小管间质的炎症细胞浸润,加重了肾小球硬化。

微血管动脉粥样硬化和炎症反应又可影响心肌微血管功能,扰乱正常的心肌血供,导致心肌微血管扩张受损或收缩增强。心肌和骨骼肌中的脂肪组织或肌细胞内脂质可能通过改变脂联素、瘦素和其他脂肪因子(自身作用于微血管)的全身水平,以旁分泌和/或经典内分泌方式调节微血管。

(三)LDL

LDL是血浆中含量最丰富的致动脉粥样硬化脂蛋白,是胆固醇向动脉壁输送的关键载体。LDL导致动脉粥样硬化的病理生理学机制主要包括以下几个方面。

1. LDL跨内皮细胞转运(transcytosis)　LDL分子通过与内皮细胞表面受体结合进入细胞内,参与细胞代谢。当受体功能低下或LDL水平过高时,LDL将无法被正常清除而在细胞内蓄积,引发一系列病理生理反应,如氧化、糖基化、炎症因子释放等,最终形成动脉粥样硬化斑块。

2. LDL 在动脉壁内的蓄积和修饰 在动脉壁内，LDL 分子容易受到氧化、糖基化等修饰作用，更容易被巨噬细胞摄取从而导致巨噬细胞转变为泡沫细胞，参与动脉粥样硬化斑块形成。LDL 在动脉壁内的蓄积和修饰刺激了血管壁的炎症反应，引发血管平滑肌细胞迁移、血管内膜增厚、血栓形成等病理变化。这些变化最终导致动脉粥样硬化的发生和发展。

3. 其他 修饰后的 LDL 诱发的复杂免疫炎症反应、坏死核心形成，以及纤维帽降解导致的斑块破裂、裂隙或侵蚀等，在其他常见的危险因素（如吸烟、糖尿病、高血压等）所导致的动脉壁内皮功能受损的基础上，LDL 通过被动滤过转运、以清道夫受体 B1（scavenger receptor class B type 1，SR-B1）介导的主动跨内皮转运或以内皮细胞质膜微囊、LDL 受体（LDL-receptor，LDLR）介导的囊泡运输进入内皮下。随后，在载脂蛋白 B100（apolipoprotein B100，ApoB100）中带正电荷的基团和动脉壁内带负电荷的基团相互作用介导下 LDL 不能适时离开并造成血管内皮下脂质蓄积。血管内皮下蓄积的脂质进一步在酶或非酶作用下发生氧化修饰，进一步发生变性，造成细胞外脂质堆积，形成细胞外胆固醇结晶。另外，所形成的氧化低密度脂蛋白（oxidized LDL，oxLDL）竞争结合巨噬细胞表面特定的清道夫受体，增加其对 oxLDL 的摄取和内化，最后形成丰富的泡沫细胞，造成最早的粥样硬化病变——“脂纹”。

LDL 的滞留和随后的修饰不仅可引发先天性免疫应答反应，包括直接作为损伤相关分子模式（damage associated molecular patterns，DAMP）促进中性粒细胞、树突状细胞等向动脉壁募集，进而形成局部慢性炎症，导致细胞凋亡或坏死，从而使坏死核心形成；而且可引发获得性免疫应答，激活抗原特异性 T 细胞反应和 B 细胞产生抗体，进一步推动动脉壁炎症进展。此外，通过驱动斑块内炎症反应，纤维帽中被激活的巨噬细胞分泌金属蛋白酶和组织蛋白酶分解细胞外基质，残存的平滑肌细胞也在炎症微环境下衰老和死亡。在胆固醇结晶的穿透作用下，斑块破裂。破裂的斑块进一步形成动脉粥样硬化血栓，是引起 ACS、缺血性脑卒中等泛血管事件的基础。

基于以上病理生理学机制，目前大量临床证据表明，降低血液中 LDL-C 能够减少斑块内 LDL 蓄积及其诱发的炎症和坏死核心形成，促进斑块逆转和斑块稳定，进而减少心血管事件。临床上现用的降低 LDL-C 药物主要包括他汀类药物、胆固醇吸收抑制剂、PCSK9 抑制剂等。

（四）HDL

高密度脂蛋白（HDL）是体内重要的血浆脂蛋白，由 Apo、酶、脂质转移蛋白、急性反应期蛋白、补体成分等多种蛋白成分组成。HDL 在结构、化学和生物学特性上呈现复杂的多样性。与 LDL 和心血管疾病之间明确的剂量依赖关系不同的是，HDL 对泛血管疾病的影响更为复杂，在心血管疾病的诊疗中尚未被认可作为干预靶点之一。

HDL-C 的生物学特性体现在其可以通过参与胆固醇逆向运输（reverse cholesterol transport，RCT），改善内皮细胞功能，减少黏附分子表达，逆转 LDL 氧化及抗凋亡。另外，HDL-C 参与了损伤引起的免疫反应和内皮祖细胞增殖等病理生理过程，其中以载脂蛋白 A1（apolipoprotein A1，ApoA1）介导的巨噬细胞及血管平滑肌中的 RCT 最为重要。大的球形 HDL 接受由三磷酸腺苷结合盒转运体 G1（adenosine triphosphate-binding cassette transporter G1，ABCG1）从细胞输出的胆固醇；而相关的转运体三磷酸腺苷结合盒转运体 A1 (adenosine triphosphate-binding cassette transporter A1,ABCA1)将细胞胆固醇输出到无脂的ApoA1和小而致密的HDL。胆固醇向HDL和ApoA1的外流也开启了胆固醇逆向运输的第一步,在这一途径中,动脉壁巨噬细胞中多余的胆固醇被ApoA1和HDL获得,并被运输到肝脏作为胆汁的组成部分排泄。除此以外,HDL可减少多种细胞类型的炎症、吸收脂质过氧化物等减少其他致动脉粥样硬化带来的氧化应激作用。

早在1961年,弗莱明翰心脏研究(Framingham heart study,FHS)首次指出HDL-C水平与心血管疾病风险呈负相关,此后许多大型队列研究均证实HDL在心血管事件中发挥保护作用,为"好的"胆固醇。然而,血浆中高浓度的HDL-C并不总是保护性因素,近年来最新的孟德尔随机研究和一些以升高HDL为治疗目标的大型药物随机对照研究结果均得出与上述研究相矛盾的结论,例如他汀类药物带来的HDL-C轻度升高并未带来心血管保护获益,可引起HDL-C显著增加的胆固醇转运蛋白(cholesteryl ester transfer protein,CETP)抑制剂类药物相关研究因表现出病死率增加、无疗效等被迫终止。

于是近年来,相关的研究热点开始由HDL-C的"数量"向"质量"转变。未来,随着蛋白质及脂质组学技术的发展,深入揭示HDL修饰组学特征及其分子生物学机制将有助于明确HDL相关疾病的发病机制,并进一步揭晓HDL的功能。

(五) TG、TRL及其残余物

高甘油三酯血症(hypertriglyceridemia,HTG)是目前临床上的一种常见的血脂异常表现形式。近期流行病学调查研究显示,中国18岁以上成年居民中,33.97%的人血脂异常,较10年前患病率大幅度升高,其中以HTG(12.17%)和低HDL-C血症(15.31%)为主。

血浆TG水平的增加,通常以一种或多种富含TG的脂蛋白(TRL)形式存在,包括VLDL和VLDL残余物、中间密度脂蛋白(IDL),以及乳糜微粒及其残余物,均被认为是致动脉粥样硬化的重要危险因素。HTG可以刺激CETP的酶活性,促进TG从富含TG的脂蛋白转移到HDL和LDL以交换胆固醇酯,导致HDL和LDL中TG含量的增加。随后,富含TG的LDL颗粒通过脂蛋白脂肪酶(LPL)或肝脂肪酶(HL)进行水解,从而使LDL颗粒减小,因而更易于穿透动脉壁,并且在内膜中停留的时间更长。TRL残余物可被巨噬细胞直接吞噬,无须氧化修饰,促进了泡沫细胞和动脉粥样硬化斑块的形成。LPL可介导TRL水解产生氧化游离脂肪酸和残余脂蛋白,从而诱导产生炎症因子(肿瘤坏死因子α即TNF-α)、白细胞介素(IL-1、IL-6、IL-8)和致动脉粥样硬化黏附分子(即细胞内黏附分子-1和血管细胞黏附分子-1),加速白细胞向炎症部位迁移,导致内皮依赖性血管舒张受损。除此以外,TRL还可以通过NADPH诱导内皮细胞凋亡、阻断单核细胞和巨噬细胞的胆固醇外排来抑制HDL-C的减轻动脉粥样硬化和抗炎作用。目前,已有证据显示使用他汀类药物和更新的降脂药物降低LDL-C水平后仍存在大量残余动脉粥样硬化风险,而由这种风险所带来的ASCVD事件复发可能与HTG相关。因此,传统干预方法包括生活方式干预、降血脂药物及一些新型靶向降TG药物可能将有助于改善其对心血管疾病带来的负面影响。

(六) Lp(a)

Lp(a)主要由包含ApoB的LDL样颗粒和类似于纤溶酶原的特异性糖蛋白ApoA颗粒组成。Lp(a)作为ASCVD的独立危险因素已被研究数年。高水平的Lp(a)增加心血管疾病的风险。Lp(a)可以通过促进动脉壁内胆固醇沉积、炎症反应和血栓形成等机制导致动脉粥样硬化的发生和发展。Lp(a)中ApoA结构和功能的特殊性决定了Lp(a)的致动脉粥样硬化作用比 LDL 更强，可能机制包括以下几种。

1. 促进胆固醇沉积　Lp(a)分子中的 ApoA 部分与低密度脂蛋白(LDL)结构相似，并且在其结构中具有胆固醇的载体功能。当 Lp(a)水平升高时，它们可以在血液中穿过内皮细胞并进入动脉壁内。Lp(a)比 LDL 更易被氧化，从而更容易被清道夫受体识别，进一步被吞噬而形成泡沫细胞在血管壁沉积；在动脉壁内，Lp(a)中的胆固醇会通过与血管壁的负电荷相互作用，特别是通过结合糖胺聚糖和糖蛋白等成分，使其在动脉壁上沉积。

2. 促进炎症反应　Lp(a)可以优先携带氧化磷脂，进而诱导内皮细胞、平滑肌细胞和巨噬细胞的促炎信号激活，增加促炎性细胞因子和趋化因子的分泌，以及调节单核细胞活化，引发动脉壁的炎症反应；中性粒细胞分泌的 α- 防御因素能促进 Lp(a)与内皮细胞基质结合，使其滞留于血管壁，促进泡沫细胞脂肪斑块形成，同时作用于内皮细胞，促进可溶性血管细胞黏附分子 -1 和 E- 选择素的表达，使单核细胞黏附移向血管壁参与动脉粥样硬化形成；此外，Lp(a)还可以干扰抗氧化系统的功能，削弱内皮细胞对氧化应激的抵抗力，进一步加剧炎症反应。

3. 促进血栓形成　Lp(a)具有与纤溶酶原同源的结构，可干扰纤溶酶原与链激酶的结合，抑制纤溶酶原的激活作用，进而组织纤溶酶的形成和纤溶蛋白的溶解，促进血栓的形成；Lp(a)还可以激活和聚集血小板，使其黏附在血管壁上形成血小板聚集物。这个过程中释放的血小板因子和血栓素(如 TXA_2)可进一步增强血小板聚集，促进血栓形成。

4. 其他　Lp(a)还可以刺激平滑肌细胞增生并通过刺激细胞分泌多种细胞因子和生长因子进一步提高其活力，促进其在斑块局部的增殖和迁移。

2021 年美国心脏病学会(American College of Cardiology，ACC)在共识中指出，Lp(a)≥50mg/dl 或 ≥125nmol/L 构成 ASCVD 风险增强因子；2022 年欧洲动脉粥样硬化学会(European Atherosclerosis Society，EAS)亦在共识中指出，每个成人一生至少检测 1 次 Lp(a)水平，其极度升高(>180mg/dl 或>430nmol/L)所带来的 ASCVD 终生风险相当于杂合子型家族性高胆固醇血症(heterozygous familial hypercholesterolaemia，HeFH)；而关于降 Lp(a)的治疗，除了前蛋白转化酶枯草杆菌蛋白酶 /PCSK9 抑制剂外，目前的降脂药物未能充分降低 Lp(a)水平。AKCEA-APO(a)-LRx 是一种新型的反义寡核苷酸药物，可以剂量依赖性的方式降低 Lp(a)水平。此外还有 lepodisiran(长效短干扰 RNA)，但目前缺乏其在治疗心血管疾病中有益的临床证据。

四、吸烟

除了上述三种常见危险因素外，吸烟是泛血管疾病的第四种传统危险因素，吸烟可以导致动脉粥样硬化、冠心病、脑卒中、周围血管疾病等多种泛血管疾病。吸烟主要包括传统的烟草与电子烟等。

(一) 传统烟草

吸烟是冠状动脉疾病、周围血管疾病和高血压的重要因素之一。香烟烟雾是一种高度复杂的气溶胶，含有超过 4 000 种化合物，包括 ROS、活性氮、一氧化碳(CO)、NO、尼古丁、多环碳氢化合物、镉，以及其他金属和氧化剂。

(二) 电子烟

电子烟是含有不同浓度尼古丁的电子液体溶液，加热后会产生蒸气或气溶胶。除尼古丁外，电子液体溶液还含有丙二醇，加热液态丙二醇会产生环氧丙烷、甲醛、乙醛、甲苯、苯等产物，均易导致心血管疾病。

（三）吸烟与泛血管疾病

人群暴露于香烟烟雾中会降低内皮细胞调节和维持血管张力的能力。烟草中的有害物质，如尼古丁、CO 等，可以损伤血管内皮，促进血栓形成，并增加血液的黏稠度，从而引发血管炎症、动脉粥样硬化等问题。此外，这些有害物质还可以刺激人体释放儿茶酚胺，导致心率加快、血压升高。长期吸烟还可能导致冠状动脉痉挛，从而加重心肌缺血。1982 年，美国癌症协会发起的前瞻性队列研究 Cancer Prevention Study Ⅱ表明，空气污染或二手烟可以引起个体不良生物反应，增加心血管疾病死亡的风险。吸烟导致发生动脉粥样硬化、冠状动脉痉挛、心肌梗死、血压和心率升高以及肺血管重塑的概率大大提高。

使用电子烟同样会使内皮细胞结构功能受损，并导致动脉粥样硬化、血栓形成、冠心病和高血压。2016 年的一项横断面研究表明，调整其他心血管危险因素后，吸电子烟的天数与心肌梗死风险增加有关。

（四）吸烟致病机制

1. 血栓形成风险增加　与主动吸烟相关的主要心血管危险因素之一是血栓形成风险增加。吸烟会引起血小板黏性增高。香烟烟雾产生的 ROS 会触发核因子 κB（NF-κB）的活化，从而导致促炎性细胞因子和黏附分子的表达。另外，吸烟会影响凝血系统，使凝血因子的活性增加，如凝血酶原、纤维蛋白原等水平升高，加速血栓形成的过程。

2. 小动脉痉挛　香烟中的尼古丁可以使小动脉产生痉挛，减少小动脉与毛细血管的血流灌注。小鼠实验发现，香烟中的尼古丁可以导致主动脉内皮细胞细胞质空泡化、线粒体肿胀、内皮下水肿增加。

3. 肾上腺素能受体分布改变　长期吸烟会导致肾上腺素能受体分布的改变，影响肾上腺素能受体敏感性。吸烟者的 β_2- 肾上腺素受体密度水平降低。α- 肾上腺素能和 β- 肾上腺素能受体之间的不平衡导致 α- 肾上腺素激活增加。

4. 离子通道功能水平改变　研究表明，香烟烟雾可以通过增加细胞衰老水平直接促进肺动脉重塑，使 Kv7.4 通道的水平和功能降低，从而导致血管张力改变。此外，吸烟引发的炎症反应也可能影响离子通道的表达和功能。炎症反应可通过调节细胞信号转导和蛋白质的磷酸化等方式，影响离子通道的激活、失活和调节。尼古丁是烟草中的主要成分之一，它可以模拟乙酰胆碱，影响乙酰胆碱受体通道的开放，从而改变离子通道的功能。

5. 内皮细胞功能障碍　内皮细胞排列在血管的内表面，并形成具有多功能特性的保护屏障，包括维持血管稳态、调节血压、促进血管生成和控制凝血过程。烟酰胺腺嘌呤二核苷酸磷酸（NADP）氧化酶、黄嘌呤氧化酶、线粒体电子运输链和非偶联内皮一氧化氮合酶（eNOS）等增加了血管壁内 ROS 的产生，其具有血管收缩和细胞毒性作用，会对蛋白质、脂质和 DNA 造成氧化损伤。氧化应激和炎症可以诱导和促进内皮细胞衰老。

6. 儿茶酚胺释放增加　电子烟的一些不良反应可以用尼古丁导致儿茶酚胺释放并产生急性血流动力学后果来解释，例如心率和血压升高。

7. 氧化应激　烟草中的有害物质，如尼古丁和 CO，可以增加游离基的产生。这些游离基包括超氧阴离子、羟基自由基等，它们具有高度反活性，可损伤细胞和血管内皮影响血管舒张功能，促进血脂氧化，进而促进心血管疾病的发展。电子烟导致 NADPH 氧化酶 2 和

8-异前列腺素 $F_{2\alpha}$ 水平显著升高，这表明电子烟可能增加了动脉粥样硬化的风险。

（翁建平 郑雪瑛 徐索文 骆斯慧）

推荐阅读

[1] MENSAH G A, FUSTER V, MURRAY C J L, et al. Global burden of cardiovascular diseases and risks, 1990-2022 [J]. J Am Coll Cardiol, 2023, 82 (25): 2350-2473.

[2] GUZIK T J, SKIBA D S, TOUYZ R M, et al. The role of infiltrating immune cells in dysfunctional adipose tissue [J]. Cardiovas Res, 2017, 113 (9): 1009-1023.

[3] HAO Y, TSURUDA T, SEKITA-HATAKEYAMA Y, et al. Cardiac hypertrophy is exacerbated in aged mice lacking the osteoprotegerin gene [J]. Cardiovas Res, 2016, 110 (1): 62-72.

[4] XU S, ILYAS I, LITTLE P J, et al. Endothelial dysfunction in atherosclerotic cardiovascular diseases and beyond: From mechanism to pharmacotherapies [J]. Pharmacol Rev, 2021, 73 (3): 924-967.

[5] MAZZONE T, CHAIT A, PLUTZKY J, Cardiovascular disease risk in type 2 diabetes mellitus: Insights from mechanistic studies [J]. Lancet, 2008, 371 (9626): 1800-1809.

[6] TOKGÖZOĞLU L, LIBBY P. The dawn of a new era of targeted lipid-lowering therapies [J]. Eur Heart J, 2022, 43 (34): 3198-3208.

[7] KONTUSH A, CHANTEPIE S, CHAPMAN M J. Small, dense HDL particles exert potent protection of atherogenic LDL against oxidative stress [J]. Arterioscler Thromb Vasc Biol, 2003, 23 (10): 1881-1888.

[8] SANDESARA P B, VIRANI S S, FAZIO S, et al. The forgotten lipids: Triglycerides, remnant cholesterol, and atherosclerotic cardiovascular disease risk [J]. Endocr Rev, 2019, 40 (2): 537-557.

[9] GINSBERG H N, PACKARD C J, CHAPMAN M J, et al. Triglyceride-rich lipoproteins and their remnants: Metabolic insights, role in atherosclerotic cardiovascular disease, and emerging therapeutic strategies: A consensus statement from the European Atherosclerosis Society [J]. Eur Heart J, 2021, 42 (47): 4791-4806.

[10] GENCER B, KRONENBERG F, STROES E S, et al. Lipoprotein (a): The revenant [J]. Eur Heart J, 2017, 38 (20): 1553-1560.

[11] KRONENBER F, MORA S, STROES E S G, et al. Lipoprotein (a) in atherosclerotic cardiovascular disease and aortic stenosis: A European Atherosclerosis Society consensus statement [J]. Eur Heart J, 2022, 43 (39): 3925-3946.

[12] VIRANI S S, MORRIS P B, AGARWALA A, et al. 2021 ACC Expert Consensus Decision Pathway on the management of ASCVD risk reduction in patients with persistent hypertriglyceridemia: A report of the American College of Cardiology Solution Set Oversight Committee [J]. J Am Coll Cardiol, 2021, 78 (9): 960-993.

[13] BENOWITZ N L, FRAIMAN J B. Cardiovascular effects of electronic cigarettes [J]. Nat Rev Cardiol, 2017, 14 (8): 447-456.

[14] FARSALINOS K E, POLOSA R, CIBELLA F, et al. Is e-cigarette use associated with coronary heart disease and myocardial infarction？ Insights from the 2016 and 2017 National Health Interview Surveys [J]. Ther Adv Chronic Dis, 2019, 10: 2040622319877741.

第 2 节 泛血管疾病的非传统危险因素

泛血管疾病是一组血管系统性疾病，以血管病变（主要是动脉粥样硬化）为共同病理特征，主要危害心脏、大脑、肾脏、四肢等重要器官。广义的泛血管是指小血管、微血管、静脉以及肿瘤、糖尿病和免疫等。泛血管疾病的特征还表现在血管疾病的系统性、血管病理共性特征及血管共同危险因素三个方面。

近年来，我国泛血管疾病发病率迅速攀升，已经成为中国居民的首要死亡原因。因此，明确泛血管疾病的相关危险因素，对于早期防治该类疾病、减轻相应的疾病负担具有重要意义。

目前，公认的泛血管疾病危险因素主要包括高血压、高血脂、高血糖、吸烟等。事实上，除了这些传统的危险因素外，越来越多的非传统因素也逐渐引发关注。本节主要围绕最新研究发现的环境危险因素和精神心理因素，简要介绍泛血管疾病的非传统危险因素及其可能的致病机制，并提出相应的防护建议。

一、泛血管疾病的环境危险因素

（一）空气污染

空气污染组成复杂，主要包括悬浮颗粒物和气态污染物。其中，悬浮颗粒物按照颗粒直径大小，分为可吸入颗粒物（PM_{10}，空气动力学直径 ≤ 10μm）、细颗粒物（$PM_{2.5}$，空气动力学直径 ≤ 2.5μm）和超细颗粒物（UFP，空气动力学直径 ≤ 0.1μm）等。气态污染物则包括二氧化氮（NO_2）、臭氧（O_3）、二氧化硫（SO_2）、一氧化碳（CO）等。

根据全球疾病负担研究的估计，空气污染是威胁我国居民健康的第四大危险因素，也是重要的环境问题之一。2019 年大气污染造成全球过早死亡人数达 667 万人，我国过早死亡人数为 185 万人，其中死于心血管疾病的比例最高，达 114 万人。国内外大量流行病学研究也表明，空气污染可能是导致动脉粥样硬化发生与发展的重要危险因素，它不仅与人群泛血管疾病的病死率升高有关，也与相关疾病发病率和就诊率的升高密切相关。

1. 空气污染长期暴露对泛血管疾病的影响 队列研究是公认的评价大气污染长期暴露对人群健康影响的较为理想的方法。其中，著名的哈佛六城市研究（Harvard Six Cities Study）、美国癌症协会（ACS）研究以及欧洲空气污染效应队列研究（ESCAPE）均一致发现，长期暴露于空气污染与心血管死亡风险增加相关，因而具有重要的里程碑意义。对哈佛六城市队列的进一步随访显示，$PM_{2.5}$ 与心血管疾病病死率有关联，且 $PM_{2.5}$ 浓度降低与死亡风险降低有关。对 ACS 队列的进一步分析则表明，归因于 $PM_{2.5}$ 暴露的死亡原因主要为缺血性心脏病、心律不齐、心力衰竭和心搏骤停等。

另一项女性队列（美国东北部"护士健康研究"的一个亚组）则发现，PM_{10} 暴露每增加 10μg/m^3，全因死亡率增加 7%~16%，致死性冠状动脉性心脏病风险增加 30%~40%。

有学者利用英国大型前瞻性队列 UK Biobank 也发现，多种空气污染物长期暴露对心血管代谢性共病(2 型糖尿病、缺血性心脏病、脑卒中)发展的多个阶段均存在显著影响。污染物年均浓度每增加一个四分位间距,个体发生首个心血管代谢性疾病、从首个心血管代谢性疾病进展到多重共患病、从首个心血管代谢性疾病进展到死亡,以及从基线进展到死亡的风险将增加 2%~6%。

近年来,我国研究人员也在国内开展了多项大规模的队列研究,同样发现长期空气污染暴露可能导致各类泛血管疾病发病和死亡人数的增加,尤其是缺血性心脏病。例如,基于全国高血压调查及其随访研究的大气污染与健康效应关系的前瞻性队列研究,在全国 16 个省份 31 个城市的中年人群中开展研究,结果显示 1991—2000 年总悬浮颗粒物平均浓度每升高 10μg/m^3,人群心血管疾病增加 0.9%。基于我国慢性病前瞻性研究项目(CKB 队列)的研究也发现,$PM_{2.5}$ 暴露可显著增加居民心血管疾病的发病风险。

2. 空气污染短期暴露对泛血管疾病的影响 时间序列及病例交叉研究常用来探索空气污染短期暴露对健康的影响。现有证据表明,空气污染物短期暴露(从数小时到数天)与心肌梗死、脑卒中等泛血管疾病的发病及死亡风险增加有关。例如,一项多国多城市研究合作平台(MCC)的时间序列研究发现,全球 $PM_{2.5}$ 水平每升高 10μg/m^3,人群总死亡风险和心血管疾病死亡风险分别升高 0.68% [95% 置信区间(*CI*) 0.59%~0.77%] 和 0.55%(95%*CI* 0.45%~0.66%)。另一项基于美国 Medicare 医疗保险数据开展的病例交叉研究发现,短期 $PM_{2.5}$ 暴露水平的升高,可以显著升高多种心血管疾病、糖尿病的入院率。

一项荟萃分析显示,当天 $PM_{2.5}$ 暴露每升高 10μg/m^3,心肌梗死发生风险可增加 2.5%(95%*CI* 1.5%~3.6%),其他气态污染物与心肌梗死发生风险同样存在显著关联。在我国,一项基于中国心血管健康联盟 - 胸痛中心数据库的病例交叉研究表明,多种空气污染物($PM_{2.5}$、NO_2、SO_2、CO)的急性暴露可在极短时间(1h)内诱发急性冠脉综合征发作,效应可持续 1 天左右,且不存在明显阈值,相关效应在老年人中和冬季更强。

此外,在我国 272 座城市开展的多项时间序列研究,也为确证空气污染短期暴露引起各类泛血管疾病病死率的升高提供了强有力的流行病学证据。

3. 空气污染引起泛血管疾病的可能机制 空气污染引起泛血管疾病的生物学机制仍未完全阐明,目前可能的机制主要包括氧化应激、炎症反应和内皮功能异常(例如内皮功能损伤、血管舒张功能下降、凝血激活)等,这些过程都与动脉粥样硬化的发生密切相关。例如,许多人类和动物实验研究都发现,空气污染的暴露,可以引起机体氧化应激反应的增强,产生高浓度的 ROS,这些 ROS 可以通过损伤血管内膜、加速脂质过氧化、促进平滑肌细胞的增殖和迁移等来启动和加速动脉粥样硬化的发展。空气污染还可能通过刺激肺泡巨噬细胞释放促炎性细胞因子,例如 TNF-α、IL-6 等,引发局部、全身炎症反应,最终作用于血管,引起损害。研究发现,如果阻断炎症通路后,空气污染暴露引起动脉粥样硬化的程度也相应减弱。此外,内皮功能紊乱也在泛血管疾病的发生与发展中发挥着重要作用。

有研究表明,空气污染暴露可以引起内皮损伤,破坏内皮屏障的完整性,从而引发动脉粥样硬化斑块。

现有研究还表明,空气污染的暴露也对泛血管疾病的多种危险因素(高血压、高血脂、糖尿病等)的发生与发展有加速作用,这也是空气污染导致泛血管疾病发生与发展的可能原因。

(二) 气象因素

近年来,由于全球气候变化,气象因素对健康的影响也逐渐引发关注。本节以不适宜环境温度、温度变异性，以及极端天气事件为例，简要介绍气象因素对泛血管疾病的影响。

1. 不适宜环境温度对泛血管疾病的影响　诸多流行病学证据表明，不适宜环境温度与心血管疾病的发作、入院和死亡均密切相关。2019 年，全球疾病负担研究首次将不适宜环境温度列为一大独立的环境危险因素，并在全球范围评估了归因于不适宜环境温度的疾病负担。

据估计，2019 年全球约有 910 万人死于缺血性心脏病，其中，可归因于不适宜环境温度暴露的死亡人数约为 60 万人，我国位列第一。一项基于我国 272 座城市开展的时间序列研究发现，无论高温还是低温暴露，都会显著引起人群心血管疾病病死率（包括冠心病、出血性脑卒中和缺血性脑卒中等）的升高。约 17.48% 心血管疾病患者死亡可归因于不适宜环境温度暴露，其中，低温相关的死亡风险出现较缓，可以持续超过 14 天，而高温相关的风险则立即出现并持续 2~3 天。另一项基于我国胸痛中心全国数据库的病例交叉研究发现，极端低温可迅速增加急性心肌梗死的发作风险，相关效应可持续 2~3 周，极端高温的效应则相对较弱，且持续时间较短（72h 内）。

国外研究也对气温与泛血管疾病的关系进行了探讨。例如，一项基于英国心肌缺血国家登记系统（MINAP）的分析表明，过高或过低的环境温度均与心肌梗死急性发作显著相关，其中高温的效应可能在几小时内出现。另一项开展于澳大利亚昆士兰的研究也有类似发现。

2. 温度变异性对泛血管疾病的影响　除了不适宜环境温度外，温度的短期波动同样会对泛血管疾病造成影响。有些学者采用气温日较差（DTR）作为暴露指标，即一天最高温度与最低温度的差值，它可以反映每日温度变化率和气温稳定性。结果显示，较高的 DTR 暴露可能导致心血管疾病发病、入院和死亡风险增加。

一项在中国 8 座城市开展的研究发现，DTR 与日死亡率显著相关，尤其是在寒冷季节，DTR 每上升 1℃，总非意外死亡率和心血管疾病病死率分别上升 0.42% 和 0.45%。另一项开展于韩国 4 座城市的病例交叉研究发现，随着 DTR 的增加，这些城市心血管疾病的就诊率也增加。

3. 极端天气事件对泛血管疾病的影响　随着全球气候变化，极端天气事件（如寒潮、热浪等）的发生也逐渐频繁。相比于单纯的低温和高温，寒潮与热浪的特征是持续时间较久的极端温度，因而其健康影响可能更为严重。

一项基于我国 272 座城市开展的时间序列研究表明，寒潮相关的冠心病死亡相对风险为 1.66（95%*CI* 1.20~2.31），脑卒中为 1.49（95%*CI* 1.12~1.97），相关效应在 10~15 天达到峰值，最大可持续 28 天；热浪相关的心血管疾病死亡相关风险为 1.14（95%*CI* 1.09~1.18），冠心病为 1.13（95%*CI* 1.07~1.19），脑卒中为 1.12（95%*CI* 1.07~1.17），缺血性脑卒中为 1.18（95%*CI* 1.09~1.28），出血性脑卒中为 1.04（95%*CI* 0.97~1.12），相关效应在当天或第二天出现，在滞后 2~3 天时最强，在滞后 4~5 天时消失。

另一项在我国 16 座城市开展的时间序列研究发现，寒潮导致的居民心血管疾病死亡相对风险为 1.10（95%*CI* 1.07~1.13），热浪导致的居民心血管疾病死亡相对风险则为 1.04（95%*CI* 1.02~1.06）。一项荟萃分析表明，热浪对心肌梗死病死率影响的汇总比值比（*OR*）为 1.639（95%*CI* 1.087~2.470）。

4. 气象因素引起泛血管疾病的可能机制　气象因素引起泛血管疾病发生的机制还需要进一步探索，目前得到学界广泛认可的机制主要如下：低温刺激可以引起血压升高、血流速度加快、红细胞计数升高和外周血管收缩，也可引起血糖、胆固醇和纤维蛋白原升高，以及血小板聚集。其中，纤维蛋白原在冠状动脉斑块的形成、急性心肌梗死发作中起重要作用。

也有研究表明，温度降低时，人体与炎症相关的细胞因子水平也上升，进而促进动脉粥样硬化的形成和进展。此外，寒冷天气容易诱发并发症，例如呼吸道感染，从而间接影响心血管功能。高温则刺激人体的体温调节，通过增加散热维持热平衡，此时血液循环加速，出汗增加，加重脱水和盐分流失。脱水引起血液黏度和胆固醇水平升高，有利于动脉粥样硬化斑块形成，进而造成泛血管疾病的发作。

二、泛血管疾病的其他非传统危险因素

除了环境危险因素外，越来越多的研究表明，精神心理因素也对泛血管疾病的发生与发展具有重要影响。其中，有关抑郁与焦虑的研究最多。一项综合多个前瞻性研究的荟萃分析在校正了其他危险因素后发现，患有抑郁障碍的人发生冠心病的概率是没有患抑郁障碍者的 1.5~2.0 倍；在冠心病患者中，合并有抑郁障碍的人群远期发生心血管事件的危险度是未合并者的 2.0~2.5 倍。另一项荟萃分析则表明，焦虑作为冠心病的独立危险因素，可以用于预测冠状动脉事件的发生。事实上，除了抑郁和焦虑外，大量研究证实，敌意、愤怒、社会孤立、社会经济地位低、担心、悲观、工作压力、感觉受到不公正待遇等也与泛血管疾病的发生和预后不良密切相关。

例如，我国一项基于股市波动的研究发现，上证指数的变化与冠心病死亡人数之间存在“U”形关系，即指数的上升和下降都与更多的死亡人数有关，而指数维持稳定时死亡的人数最少。相对应，乐观、有社会支持、生活有目标可减少相关疾病的发生风险，降低病死率。

精神心理因素影响泛血管疾病的机制，往往与下丘脑 - 垂体 - 肾上腺轴及交感肾上腺系统激活有关，交感神经的兴奋升高、高皮质醇和儿茶酚胺水平，可以进一步导致炎症激活、血小板聚集和内皮功能紊乱，从而导致动脉粥样硬化的发生与发展。这些病理生理变化，不仅容易触发各类泛心血管事件的发生，也会增加相关疾病的死亡风险，导致不良预后。

三、总结与启示

随着泛血管疾病防治研究的不断深入，越来越多的危险因素逐渐为人们所发现。本节所介绍的空气污染、气象因素和精神心理因素在泛血管疾病的发生和进展中都起到重要推动作用，探索和阐明这些因素的具体影响，对于不同角色的人群有着不同的启示意义。

1. 对于政策制定者的启示　政策制定者应针对环境危险因素，制定相应的指南和标准，并出台政策和规范，从源头控制空气污染，改善空气质量。有关部门可以推出重污染、极端天气事件的预警系统，及时提醒公众采取适当的防护措施。此外，政府部门还应加强基础设施建设，推行针对性的防护政策，更好地保护敏感人群。

2. 对于医务工作者的启示　现阶段的临床权威指南往往重点关注泛血管疾病的传统危险因素，却忽视了新近发现的危险因素。因此，未来医务工作人员在对患者进行诊疗时，可以将空气污染、气象条件及精神心理压力这类因素纳入考虑，提醒患者注意避免，做好个人防护。此外，在重污染天气、极端天气事件或出现大型社会事件（例如股市波动）时，相关科室需要对医疗资源进行合理分配，以应对可能出现就诊患者增加的情况。

3. 对于普通民众的启示　普通民众，尤其是老年人和小孩等易感人群，应积极了解泛血管疾病的非传统因素，并采取正确的自我防护措施。在日常生活中，降低自身空气污染暴露水平（例如戴口罩、使用室内空气净化器以及污染天气减少户外活动等），做好防寒保暖措施，避免过大的精神压力和情绪波动。

总之，明确泛血管疾病的非传统危险因素，有助于对该类疾病进行早期预防、缓解进展、改善预后，因而具有重要的临床和公共卫生意义。未来，医疗工作者还需要加强开展多学科的交叉合作，充分利用各学科的新技术和新方法，继续探明泛血管疾病的各类危险因素，为更好地防治相关疾病提供科学依据，最终有效减轻我国泛血管疾病的负担。

（阚海东）

推荐阅读

[1] 邓芙蓉. 空气颗粒物与健康 [M]. 湖北: 湖北科学技术出版社, 2019.

[2] 刘聪. 大气细颗粒物对居民死亡、发病急慢性影响的多中心研究 [D]. 上海: 复旦大学, 2020.

[3] AL-KINDI S G, BROOK R D, BISWAL S, et al. Environmental determinants of cardiovascular disease: Lessons learned from air pollution [J]. Nat Rev Cardiol, 2020, 17 (10): 656-672.

[4] BHASKARAN K, HAJAT S, ARMSTRONG B, et al. The effects of hourly differences in air pollution on the risk of myocardial infarction: Case crossover analysis of the MINAP database [J]. BMJ, 2011, 343: d5531.

[5] BHASKARAN K, ARMSTRONG B, HAJAT S, et al. Heat and risk of myocardial infarction: Hourly level case-crossover analysis of MINAP database [J]. BMJ, 2012, 345: e8050.

[6] BURKART K G, BRAUER M, ARAVKIN A Y, et al. Estimating the cause-specific relative risks of non-optimal temperature on daily mortality: A two-part modelling approach applied to the Global Burden of Disease Study [J]. Lancet, 2021, 398 (10301): 685-697.

[7] CHEN R, YIN P, WANG L, et al. Association between ambient temperature and mortality risk and burden: Time series study in 272 main Chinese cities [J]. BMJ, 2018, 363: k4306.

[8] CHEN R, JIANG Y, HU J, et al. Hourly air pollutants and acute coronary syndrome onset in 1. 29 million patients [J]. Circulation, 2022, 145 (24): 1749-1760.

[9] LIU C, CHEN R, SERA F, et al. Ambient particulate air pollution and daily mortality in 652 cities [J]. N Engl J Med, 2019, 381 (8): 705-715.

[10] MA W, CHEN H, JIANG L, et al. Stock volatility as a risk factor for coronary heart disease death [J]. Eur Heart J, 2011, 32 (8): 1006-1011.

[11] MURRAY C J L, ARAVKIN A Y, ZHENG P, et al. Global burden of 87 risk factors in 204 countries and territories, 1990-2019: A systematic analysis for the Global Burden of Disease Study 2019 [J]. Lancet, 2020, 396 (10258): 1223-1249.

[12] RAJAGOPALAN S, AL-KINDI S G, BROOK R D. Air pollution and cardiovascular disease: JACC State-of-the-Art Review [J]. J Am Coll Cardiol, 2018, 72 (17): 2054-2070.

[13] RAJAGOPALAN S, LANDRIGAN P J. Pollution and the heart [J]. N Engl J Med, 2021, 385 (20): 1881-1892.

[14] VOS T, LIM S S, ABBAFATI C, et al. Global burden of 369 diseases and injuries in 204 countries and

territories, 1990-2019: A systematic analysis for the Global Burden of Disease Study 2019 [J]. Lancet, 2020, 396 (10258): 1204-1222.

［15］WEI Y, WANG Y, DI Q, et al. Short term exposure to fine particulate matter and hospital admission risks and costs in the Medicare population: time stratified, case crossover study [J]. BMJ, 2019, 367: l6258.

第三章

泛血管疾病的筛查与评估

第 1 节　泛血管疾病的综合筛查与评估

一、泛血管疾病的综合筛查与评估概述

（一）综合筛查与评估的概念

近代血管疾病临床上是按供血靶器官分别进行研究和治疗，但学者们逐渐认识到单部位治疗的局限性，提出从整体的角度理解此类疾病。泛血管是指人体的脉管系统，是动脉、静脉、淋巴管等构成的一个复杂网络。泛血管疾病是一组全身性血管疾病，可同时累及大、中血管及微血管等，主要危害的靶器官包括心、脑、外周血管、肾脏和视网膜等。病变机制涉及血糖与血脂代谢异常、炎症反应、高凝状态和表观遗传基因等，其加速诸如动脉粥样硬化性血管疾病的进展，可继发出血、血栓形成、动脉瘤破裂和动脉粥样硬化性狭窄等病理改变。病变起始多无症状，在亚临床期不易被发现，而后随着病变进展，可能进一步引起血管狭窄或血管损伤，从而增加缺血性事件如急性心肌梗死、缺血性脑卒中或严重肢体缺血的发生风险。与此同时，泛血管疾病存在共同的危险因素包括高血压、糖尿病、高脂血症、吸烟和肥胖等，其主要的病理改变相似。泛血管疾病不论血管起源，还是防控策略，都具有整体相似的共性特征。

因此，解决泛血管疾病的第一步应是系统综合评估，包括危险因素、血管结构和功能及靶器官损伤的早期评估、远期心脑血管事件的风险预测，以及多学科综合管理（包括心血管内科、内分泌科、肾脏内科、神经内科、眼科和血管外科等）。从系统生物学角度重新和统一认识血管性疾病的发生与发展规律及特征，需要多学科交叉、跨学科整合的研究模式和发展理念，才能从全身的角度，从源头上预防血管性疾病的发生。

（二）综合筛查与评估的意义

泛血管疾病完善的综合评估具有重要的实际意义，能够早期发现、早期干预，减少病残率。与具体的系统、器官血管疾病相比，泛血管疾病通常发病年龄更早且起病隐匿，常在检出时已经发生血管器质性病变，甚至已经造成心肌梗死、脑卒中等严重事件，合并糖尿病的患者血管病变更广泛、严重，易并发多部位的血管病变。虽然这些患者的亚临床动脉粥样硬化病变普遍存在，但血管病变和治疗并没有作为重点，因为泛血管疾病的诊疗涉及心血管内科、内分泌科、肾脏内科、神经内科、眼科、血管外科和心血管外科等不同科室，由于学科细分，各个学科往往关注局部病变，而忽视患者全身系统性血管病变问题，导致对高危患者的

防治策略不完善。因此，早期系统地评估血管病变、制定综合性的管理策略对于泛血管疾病的预防具有重要意义。

综合评估过程中，应积极开展系统的患者自我管理及健康教育，当发现危险因素、血管病变或靶器官的损伤等情况时，及时应用多学科协作诊疗模式有助于控制病情、减少花费和延缓泛血管疾病的进展。多学科合作和跨学科整合管理，是以患者为中心，对早期患者进行全方位、全周期的疾病管理。同时充分调动学术组织、科研机构、医疗机构、企业、医师和患者等各方面的力量，搭建多学科交叉平台，从基础到临床不同层面探索泛血管疾病的发病机制和有效防控策略，从而更好地预防、诊断和管理这一疾病。

二、泛血管疾病综合筛查与评估

（一）泛血管疾病风险人群的综合筛查

对泛血管疾病风险人群的综合筛查旨在发现风险人群已知的遗传与生活方式及行为的危险因素，寻找潜在的泛血管危险因素（如血管斑块），发现生物标志物异常，明确泛血管疾病早期病变，跟踪指标变化，预测泛血管疾病状态及发展趋势，以提高泛血管疾病的早筛、早诊和早治。

1. 适用对象　具有泛血管疾病风险，但无明确泛血管疾病证据者。泛血管疾病风险人群包括：早发心血管疾病家族史、家族性高胆固醇血症、吸烟、高血压、糖尿病、高脂血症、肥胖、China-PAR 评分为中高危者。

2. 泛血管疾病风险人群综合筛查原则　对于风险人群的筛查，应遵循以下原则：①综合性和科学性原则；②技术先进性与适宜性原则；③便捷性与规范性原则；④最佳成本效益原则。

3. 泛血管疾病风险人群综合筛查

(1) 主观综合自测问卷：健康风险问卷主要用于收集泛血管疾病风险人群的遗传信息（特别是早发心血管疾病家族史）、心血管疾病的病史与近期心血管疾病躯体症状、吸烟、过量饮酒、不合理饮食、体力活动不足、职业应激压力与睡眠等信息，这是开展泛血管疾病风险人群筛查的重要基础手段。这也相当于标准化的问诊。

(2) 常规体检筛查项目：依据我国《健康体检基本项目目录》，包含内科、外科、眼科、耳鼻咽喉科、口腔科等临床科室检查，心率、血压、空腹血糖、血脂、肝功能、肾功能、三大常规等生理生化检查项目；十二导联静息心电图、腹部超声和胸部 X 线检查等。这些常规检查项目是泛血管疾病风险人群筛查的必查项目，也是心血管疾病危险因素综合评估的常规信息采集手段。

(3) 血管结构和功能检查：通过各种检查手段，评估大、中、小血管硬化情况等。

1）动脉硬化测定：脉搏波传导速度（PWV）和踝臂指数（ABI）是目前检测动脉弹性功能与动脉硬化危险的常用指标。

2）血管彩超：颈椎动脉彩超、腹主动脉彩超、髂股动脉彩超，主要检测动脉内中膜厚度（IMT）、斑块及判断狭窄程度等。血管彩超是筛查泛血管疾病风险人群、评价亚临床颈动脉硬化和全身动脉硬化风险的重要方法及“窗口”，其结果增加了传统危险因素对心血管事件的预测价值。

3）无创血管内皮功能检测：目前用于临床检查的有两种，即上臂 / 外周动脉血流介导的血管舒张功能和 Endo-PAT 血管内皮功能检测。这两者可分别评估中动脉和微小动脉的内皮功能。

(4) 泛血管疾病相关生物标志物检查：近年来，由于分子检测与体外诊断技术的进步及应用研究的深入，“新”的泛血管危险因素或危险生物标志不断被发现。用于初步筛查推荐以下指标。

1) C 反应蛋白（C reaction protein，CRP）：是血管炎症指标，炎症反应与动脉粥样硬化的发生、发展有关，炎性标志物 CRP 升高与冠心病事件、脑卒中、PAD 及全因死亡呈正相关。

2) 同型半胱氨酸（HCY）：HCY 水平升高是心血管疾病的独立危险因素，也是泛血管相关疾病的独立危险因素。

3) 糖化血红蛋白（HbA1c）和空腹胰岛素：HbA1c 检查可用于诊断糖尿病和评估血糖控制情况，空腹胰岛素可以与空腹血糖结合，计算胰岛素抵抗指数，这对评估多种泛血管疾病均有重要价值。

4) 尿微量蛋白和半胱氨酸蛋白酶抑制剂 C（又称胱抑素 C）：这两个都是提示肾脏早期受损的指标，分别留取尿液标本和血标本。糖尿病和高血压患者出现微量白蛋白尿时表明肾脏早期受损，也预示心血管系统已发生早期病变。半胱氨酸蛋白酶抑制剂 C 更早期发现肾功能受损，且不受年龄、性别、身体肌肉的组成及饮食等因素的影响。

5) 小而密低密度脂蛋白、脂蛋白相关磷脂酶 A_2 和 D- 二聚体：这几个指标是目前用于筛查的较“新”的指标，小而密低密度脂蛋白可以评估心血管疾病的危险程度，并作为动脉粥样硬化的辅助诊断。脂蛋白相关磷脂酶 A_2 可用于评估动脉粥样硬化的炎症程度和斑块稳定性，预测心脑血管事件的风险。D- 二聚体是对静脉血栓性疾病的筛查指标。

（二）泛血管疾病风险人群的综合评估

泛血管疾病风险人群的综合评估除了常规问诊、风险因素问卷采集（吸烟史、饮酒史、早发心血管疾病家族史、家族性高胆固醇血症、生活 / 饮食 / 睡眠习惯等）、体格检查、血液生化检查及功能和影像学等检查评估外，要重点进行心血管疾病的风险评估，以早期发现亚临床动脉粥样硬化甚至泛血管疾病的人群。

1. 泛血管疾病风险评估的定义　泛血管疾病风险评估是根据多个心脑血管疾病危险因素的水平和组合来评估个体在未来一段时间内发生心脑血管疾病的概率，可分为短期风险和长期风险。短期风险一般指 10 年风险，长期风险一般指 15~30 年甚至 30 年以上或终生风险。泛血管疾病主要包括冠心病（急性心肌梗死和其他冠心病死亡），以及致死性和非致死性脑卒中、外周动脉栓塞等。总体风险评估是泛血管疾病一级预防决策的基础，即在特定的心血管事件发生前开展风险评估和危险因素管理，适用对象为 20 岁及以上合并心脑血管疾病危险因素的个体。

2. 评估工具

(1) 评估工具一“China-PAR 心脑血管疾病风险评估”：China-PAR 是基于中国人开发的 ASCVD 风险预测模型，如合并心脑血管疾病的患者已属于极高危，需进行治疗和管理，不再进行 China-PAR 的风险评估。

1) 评估纳入指标：性别、年龄、现居住地（城市或农村）、地域（北方或南方，以长江为界）、腰围、总胆固醇（TC）、高密度脂蛋白胆固醇（HDL-C）、当前血压水平、是否服用抗高血压药、是否患有糖尿病、现在是否吸烟，是否有心脑血管疾病家族史。

2) 评估流程及分层：对 20 岁及以上没有心脑血管疾病的个体，第一步，进行心血管疾病 10 年风险评估，将评估对象分为 10 年风险低危、中危、高危个体；第二步，对于 10 年风险中、低危且年龄为 20~59 岁的个体，进行心脑血管疾病终生风险评估。

在 China-PAR 模型 10 年风险评估中，采用 5.0% 和 10.0% 作为切点：如果 10 年心脑血管疾病发病风险 ≥ 10.0%，视为心脑血管疾病高危人群；发病风险为 5.0%~9.9%，视为中危人群；发病风险 < 5.0%，视为低危人群。

3）评估方法：心脑血管疾病 10 年发病风险和终生风险评估软件和网站。通过网站（cvdrisk）或“心脑血管风险”手机应用（APP）评估工具，可以方便、快捷地进行心血管疾病 10 年风险和终生风险评估。

4）评估频率：对于 35 岁及以上存在心血管疾病危险因素者（如高血压、糖尿病、血脂异常、超重或肥胖、吸烟等），推荐每 1~2 年进行一次 10 年风险评估。

（2）评估工具二“《中国心血管病一级预防指南》评估”：2020 年中华医学会心血管病学分会发布了《中国心血管病一级预防指南》，该指南指出心血管疾病风险评估的第一步是筛查出心血管疾病高危个体，第二步是对于不符合高危条件个体，评估 ASCVD 和总心血管疾病 10 年发病风险，第三步是对心血管疾病发病风险为中危的 < 55 岁的人群进行余生风险评估，第四步是对 10 年风险为中危的个体，应考虑结合风险增强因素以便于综合评价危险等级，以及确定是否需要强化干预措施和一级预防用药。心血管疾病风险增强因素包括靶器官损害指标、血清生物标志物、心血管疾病家族史及先兆子痫等（图 3-1-1）。

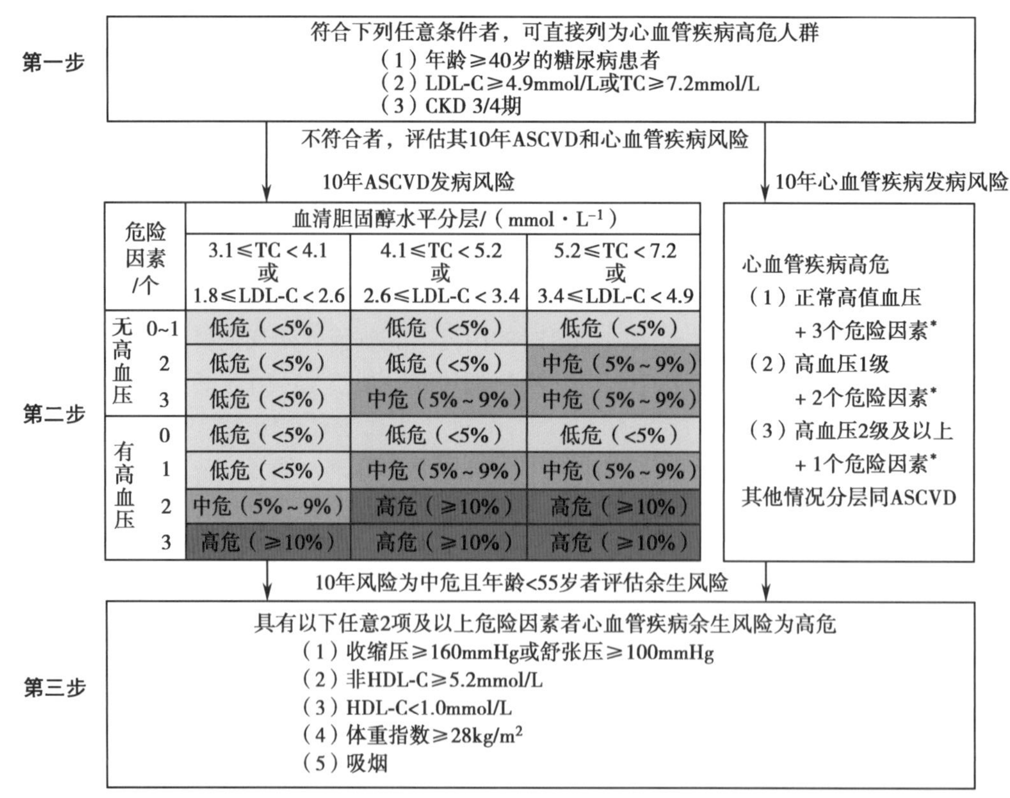

图 3-1-1　中国成人心血管疾病一级预防风险评估流程

LDL-C，低密度脂蛋白胆固醇；TC，总胆固醇；CKD，慢性肾脏病；ASCVD，动脉粥样硬化性心血管疾病；HDL-C，高密度脂蛋白胆固醇。*危险因素包括吸烟、低 HDL-C 及年龄 ≥ 45/55 岁（男性 / 女性）；危险因素的水平均为干预前水平。1mmHg=0.133kPa。

(3)评估工具三“《生物标志物用于体检人群心血管病风险评估的专家共识》评估”：生物标志物异常作为心血管疾病风险增强因素之一，在心血管疾病的风险分层、诊断、治疗及预后评估方面发挥着重要作用。重点推荐高敏心肌肌钙蛋白(hs-cTn)和B型利尿钠肽(BNP)两种证据质量高的生物标志物。

1)使用心脏特异性标志物hs-cTn，应用国际标准的高灵敏度方法，用于有心血管疾病危险因素的健康体检人群进行心血管疾病风险筛查，有助于对中危人群进行进一步评估以筛查出心血管疾病高危人群。

2)BNP：推荐心脏特异性标志物BNP和N末端B型利尿钠肽前体(NT-proBNP)用于心力衰竭的一级预防。推荐有心力衰竭危险因素(如高血压、糖尿病、肥胖、酗酒史等)人群检测BNP或NT-proBNP[如受检者服用血管紧张素受体脑啡肽酶抑制药(ARNI)沙库巴曲缬沙坦，考虑其对BNP的干扰，则建议检测NT-proBNP](表3-1-1)。

表3-1-1　心脑血管疾病风险增强因素

项目	内容
靶器官损害	冠状动脉钙化积分≥100AU
	超声示颈动脉内膜中层厚度≥0.9mm或存在颈动脉粥样斑块
	踝臂指数<0.9
	左心室肥大：心电图Sokolow-Lyon电压>3.8mV或Cornell乘积>244mV·ms，或超声心动图示左心室质量指数≥115/95g/m^2(男性/女性)，或室间隔厚度≥11mm
血清生物标志物	非HDL-C≥4.9mmol/L(190mg/dl)
	载脂蛋白B≥130mg/dl
	脂蛋白a≥125nmol/L或50mg/dl
	甘油三酯≥2.3mmol/L(200mg/dl)
	高敏C反应蛋白≥2.0mg/L
其他因素	早发心血管疾病家族史[发病年龄<55/65岁(男性/女性)]等

注：AU，Agatston单位；HDL-C，高密度脂蛋白胆固醇。Sokolow-Lyon电压=$S_{V_1}+R_{V_5}$或R_{V_6}电压。Cornell乘积=($R_{aVL}+S_{V_3}$)×QRS间期。

(三)泛血管疾病稳定期人群的综合评估与多学科协作诊疗

1. 泛血管疾病稳定期人群的综合评估(评估优先顺序)　对于泛血管疾病人群应系统地采集血管疾病相关的症状，包括但不限于：①胸闷、胸痛、呼吸困难或其他提示心绞痛的症状；②间歇性跛行；③下肢静息性疼痛或体位相关性疼痛；④上肢劳力性疼痛，尤其伴有头晕或眩晕；⑤神经系统症状；⑥餐后腹痛、腹泻，伴或不伴体重减轻；⑦勃起功能障碍；⑧泡沫尿、血尿等。

进行全面体格检查，包括对所有相关动脉的听诊、触诊，足部检查，记录皮肤和毛发的颜色、温度，足背和胫后动脉波动触诊及股动脉杂音听诊等，是否存在溃疡或愈合不良的伤口。测量双臂血压，臂间差异>10mmHg表明存在严重的血管疾病，应进行进一步检查。

同时,泛血管疾病评估时要注意心脑血管优先评估(表 3-1-2)。一般来说,当临床发现其他部位动脉斑块如颈动脉斑块时,要同时评估是否有心脏动脉斑块。

表 3-1-2　泛血管疾病稳定期人群的综合评估

项目	评估指标	评估优先级
危险因素	性别、年龄、体重指数、体脂率、内脏脂肪含量 血脂、血压、空腹血糖、糖化血红蛋白、尿酸等 个人史、家族史、既往史 心理应激、种族、睡眠障碍、不健康生活方式、工作压力、环境污染、社会经济学因素等	必须评估
血管结构和功能	踝臂指数、踝臂脉搏波传导速度 无创血管内皮功能	必须评估
脏器评估优先级(按推荐评估先后顺序排列)		
心脏	心肌标志物:NT-proBNP/BNP、hs-cTn 心电图 超声心动图 冠状动脉 CTA	优先进行心血管、脑血管评估,然后肾脏、视网膜评估,最后考虑外周大血管评估。另外,结合临床症状、体征决定评估优先级顺序
脑	颅外血管:颈部血管超声 颅内血管:经颅彩色多普勒超声 头颅 CT 或 MRI 简易精神状态检测表、蒙特利尔认知评估量表等	
外周血管	彩色多普勒超声:下肢动脉、腹主动脉等	
肾脏	尿白蛋白 / 肌酐比值、血肌酐等 肾脏彩色多普勒超声、肾动脉彩色多普勒超声	
视网膜	眼部检查:视力、眼压、前房角、虹膜、晶状体和眼底等	
相关合并症	慢性肾脏病、慢性炎症性疾病、恶性肿瘤、慢性阻塞性肺疾病、睡眠呼吸障碍、精神疾病等	根据临床症状、体征安排专科评估

2. 泛血管疾病人群的多学科协作诊疗　泛血管疾病人群需进行系统性评估及多学科综合管理,系统性评估包括全面了解个体危险因素、血管结构和功能、全身血管床病变状况和合并症、远期心脑血管事件的风险预测等。多学科综合管理,包括心血管内科、内分泌科、肾脏内科、神经内科、眼科、血管外科和风湿免疫科等。强调多学科合作和跨学科整合,多学科协作模式有助于控制病情、减少医疗费用、延缓泛血管疾病进展、预防急性心脑血管事件的发生。

鼓励各医疗机构建立泛血管疾病多学科诊疗协作组,对泛血管疾病患者进行联合会诊,制定标准化的风险评估及管理路径。泛血管疾病人群随访中,建议每年至少进行一次泛血管疾病的系统性风险评估及随访。

三、泛血管疾病综合筛查与评估的检查集成包

（一）泛血管疾病风险人群筛查（表 3-1-3）

表 3-1-3　泛血管疾病风险人群筛查

项目类别	体检项目	检查意义
问诊	综合自测问卷	对既往的生活习惯、症状进行筛查
体格检查	一般项目	测量身高、体重、血压、腰围、腹围等基础数据
	外科	进行乳腺、甲状腺、肛肠等检查，初步排除常见疾病
	内科	进行心、肺、腹部体格检查，初步排除常见疾病
	耳鼻咽喉科	了解有无耳鼻咽喉科常见疾病
	口腔科	检查口腔科常见疾病等
	眼科 + 眼底检查	检查视力及眼底动脉血管等
生化检查	肝功能九项	反映肝脏功能基本状况
	肾功能三项	检查肾脏功能有无受损
	空腹血糖	目前诊断糖尿病的主要依据之一，也是判断糖尿病病情和控制程度的主要指标
	血脂八项	判断有无高脂血症等
	小而密低密度脂蛋白	可以评估心血管疾病的危险程度，并作为动脉粥样硬化的辅助诊断
	脂蛋白相关磷脂酶 A_2	评估动脉粥样硬化的炎症程度和斑块稳定性，预测心脑血管事件的风险
	D- 二聚体	主要应用于静脉血栓栓塞（VTE）、深静脉血栓形成（DVT）和肺栓塞（PE）的诊断
	尿液分析	了解有无泌尿系统感染、血尿、蛋白尿等
	盐摄入检测	该项目包括尿微量白蛋白、尿肌酐、尿电解质（尿钾、尿钠、尿钙、尿氯）六项指标检测。通过计算估测盐摄入情况
	粪便隐血定量检测	检测大便隐血，筛查结肠癌，预测并降低结直肠癌病死率
影像学功能检查	胸部正侧位片	诊断和筛查呼吸道疾病、心血管疾病、肿瘤等
	肝胆脾胰双肾、门脉系统彩色多普勒超声	诊断和筛查消化系统、泌尿系统方面的疾病
	前列腺彩色多普勒超声（男性）	检查前列腺结构，筛查病变
	妇科彩色多普勒超声（女性）	检查女性盆腔子宫和附件结构，筛查病变
	乳腺彩色多普勒超声（女性）	检查乳腺结构，筛查病变
	甲状腺彩色多普勒超声	检查甲状腺结构，筛查病变
	心脏	
	超声心动图	检测心脏结构、瓣膜病变
	心电图	判断和评估心律失常、心肌肥厚、心肌缺血、心肌梗死等

续表

项目类别	体检项目	检查意义
血管炎症指标	C 反应蛋白 超敏 C 反应蛋白	C 反应蛋白和超敏 C 反应蛋白是最强有力的心血管事件危险预测因子，同时可作为心血管疾病危险程度，动脉粥样硬化发生、演变和发展的危险因子评估，辅助诊断冠心病、脑卒中及周围血管栓塞等疾病的发生、严重程度及预后
	同型半胱氨酸	辅助评估心血管疾病及脑卒中的风险，早期发现衰老、免疫功能低下、解毒功能下降、骨折风险等
	半胱氨酸蛋白酶抑制剂 C	更早期发现肾功能受损，且不受年龄、性别、身体肌肉的组成及饮食等因素的影响
代谢指标	空腹胰岛素	空腹胰岛素可以帮助诊断胰岛素瘤、低血糖、胰岛素抵抗等疾病，也可以帮助确定 2 型糖尿病患者是否需要使用胰岛素治疗（可用于计算胰岛素抵抗指数）
	糖化血红蛋白	评价近 3 个月的平均血糖水平，早期发现糖尿病和糖尿病前期人群，判断糖尿病患者治疗效果
血管结构和功能检查	动脉硬化测定	对身体中等动脉的弹性、硬化程度及动脉管腔的阻塞程度进行综合评估，早期预测心脑血管疾病（脑卒中、心肌梗死等）的风险程度及疾病的发展趋势
	无创血管内皮功能	是一种血管内皮功能检测方法，能够对内皮功能进行量化。有效帮助冠心病患者降低心血管事件的发生，对心血管疾病的预防和治疗具有重大的临床意义
	颈椎动脉彩色多普勒超声	检查颈、椎动脉结构、弹性、内膜厚度，有无斑块，管腔有无狭窄，预警和评估血管疾病如高血压、糖尿病、冠心病、脑卒中等风险
	腹主动脉彩色多普勒超声	帮助诊断腹主动脉瘤、主动脉夹层、假性动脉瘤等疾病，也可以作为肾动脉狭窄的筛选手段
	髂股动脉彩色多普勒超声	评估髂股动脉是否有狭窄、闭塞、血栓等病变

（二）“三高”疾病人群泛血管疾病评估

在上述基础筛查（见表 3-1-3）中增加下述检查（表 3-1-4），进一步评估“三高”疾病人群泛血管疾病的程度与范围。

表 3-1-4　“三高”疾病人群泛血管疾病评估

评估内容	体检项目	检查意义
心脏血管评估	BNP	诊断心力衰竭，尤其是对呼吸困难的鉴别诊断有价值；评估心力衰竭的严重程度和预后，BNP 水平越高，预后越差；指导心力衰竭的治疗，BNP 水平下降说明治疗有效；风险分层和预后评估，BNP 水平升高提示高危患者

续表

评估内容	体检项目	检查意义
心脏血管评估	肌钙蛋白	诊断急性心肌梗死(AMI),尤其是非ST段抬高型心肌梗死(NSTEMI),是诊断AMI的必要条件和标准之一;评估AMI的严重程度和预后,肌钙蛋白水平越高,心肌坏死量越大,预后越差;指导AMI的治疗,肌钙蛋白水平下降说明治疗有效,反之则提示再梗死或再灌注损伤;风险分层和预后评估,肌钙蛋白水平升高提示高危患者;诊断其他心血管疾病,如心肌炎、主动脉夹层、心尖球形综合征等
	心脏型脂肪酸结合蛋白	早期诊断急性心肌梗死(AMI);评估缺血再灌注损伤(IRI);预测AMI和急性冠脉综合征(ACS)的预后
	髓过氧化物酶	评估心血管疾病的风险和预后,特别是急性冠脉综合征
	心功能测定	评价心脏综合功能如心肌收缩力、心脏负荷、心肌耗氧、冠状动脉供血阈值及心肌顺应性等。为早期发现高血压、冠心病提供依据
	活动平板试验	评估心肌供血,诊断冠心病的"银标准"
	24h动态心电图	记录24h心电图的动态状况,能检出各类心律失常和在24h内所出现的有或无症状性心肌缺血
	冠状动脉CTA(根据症状)	是一种无创的冠状动脉检查方法,对冠状动脉狭窄、冠状动脉内斑块具有诊断价值,是健康体检者无创诊断冠心病的"金标准"
	CT成像测量 ^{18}F-fluorodeoxygl ucose(FDG)	在冠状动脉斑块中摄取与斑块的微钙化、正性重构、坏死核心等高危特征,具有显著的相关性
	PVAT衰减指数	反映脂肪细胞的大小和脂质的含量,并与斑块易损性和血管的炎症状态显著相关
	冠状动脉钙化(coronary artery calcium,CAC)评分	利用CT成像计数来判断冠状动脉钙化的程度,钙化表现为高密度影,并随着钙化程度增加颜色加深
脑血管评估	头部MRI+MRA(根据症状)	筛查脑组织病变,早期发现脑血管畸形和狭窄,预警脑血管意外事件风险
	经颅多普勒超声(TCD)	评估脑血管供血情况,评价脑血管功能,判断脑动脉硬化、脑供血不足、脑动脉狭窄、脑血管痉挛的部位及程度
	颈动脉血管内超声成像(IVUS)	能精确地判断血管腔的狭窄及管壁病变状况
肾脏血管评估	肾动脉彩色多普勒超声	通过检测肾动脉有无硬化、狭窄、阻塞等情况,早期发现肾功能受损,辅助评估心脑血管疾病、糖尿病等肾脏并发症
下肢血管评估	双下肢血管彩色多普勒超声	检查下肢动脉结构、弹性、内膜厚度,有无斑块,管腔有无狭窄、堵塞,预警和评估血管疾病如高血压、糖尿病、冠心病、脑卒中等风险
胸腹部大血管评估	胸腹主动脉计算机体层血管成像(CTA)(根据具体症状)	诊断胸主动脉瘤或者胸主动脉夹层的首选方法
眼部血管评估	眼底照相	检查眼底的血管情况,对已患糖尿病的人群,筛查糖尿病的眼底病变,评估并发症的程度

(范慧敏 王建刚 王雯霞 杨娉婷 李亚培 邓淑文)

推荐阅读

[1] 中国心血管病风险评估和管理指南编写联合委员会. 中国心血管病风险评估和管理指南 [J]. 中国循环杂志, 2019, 34 (1): 25.

[2] 中华医学会心血管病学分会, 中国康复医学会心脏预防与康复专业委员会, 中国老年学和老年医学会心脏专业委员会, 等. 中国心血管病一级预防指南 [J]. 中华心血管病杂志, 2020, 48 (12): 1000-1038.

[3]《泛血管疾病综合防治科学声明》工作组. 泛血管疾病综合防治科学声明 [J]. 中国循环杂志, 2019, 34 (11): 6.

[4] 中国医师协会心血管内科医师分会《2 型糖尿病患者泛血管疾病风险评估与管理中国专家共识 (2022 版)》专家组. 2 型糖尿病患者泛血管疾病风险评估与管理中国专家共识 (2022 版)[J]. 中国循环杂志, 2022, 37 (10): 974-990.

[5] 符伟国, 杨靖, 葛均波. 如何认识泛血管医学 [J]. 中华医学信息导报, 2020, 35 (17): 20.

[6] 杨靖, 张英梅, 葛均波. 泛血管疾病防控: 从疾病治疗到综合管理 [J]. 中华心血管病杂志 (网络版), 2021, 4 (1): 1-6.

[7] 中华医学会健康管理学分会, 中华健康管理学杂志编委会. 健康体检基本项目专家共识 [J]. 中华健康管理学杂志, 2014, 8 (2): 81-90.

第 2 节 主动脉疾病的筛查与评估

主动脉是人体最大的动脉。组织学上主动脉壁可分为三层：内皮细胞排列而成的内膜；弹性纤维、胶原纤维和平滑肌细胞为主的中膜；胶原纤维为主的外膜。依据解剖位置，可以将主动脉分为 5 段，即主动脉根部（主动脉瓣环至窦管交界）、升主动脉（窦管交界至无名动脉近端）、主动脉弓（无名动脉至左锁骨下动脉）、降主动脉（左锁骨下动脉以远至膈肌层面）和腹主动脉（膈肌层面至主髂分叉层面）。

根据临床解剖需要，也可对主动脉进行分区：Z0 区为窦管交界至无名动脉远端；Z1 区为无名动脉远端至左颈总动脉远端；Z2 区为左颈总动脉远端至左锁骨下动脉远端；Z3 区为左锁骨下动脉以远 2cm；Z4 区为 Z3 区至降主动脉中段；Z5 区为降主动脉中段至腹腔干近端；Z6 区为腹腔干近端至肠系膜上动脉近端；Z7 区为肠系膜近端至高位肾动脉近端；Z8 区为高位肾动脉近端至低位肾动脉远端；Z9 区为肾下腹主动脉段；Z10 区为髂总动脉段；Z11 区为髂内和髂外动脉段。主动脉疾病包括急性主动脉综合征和无症状的主动脉瘤等。

急性主动脉综合征是一组累及主动脉的、具有相似临床表现的急症，通常导致动脉内膜和中膜的破裂，常表现为急性的胸背或腹部疼痛，包括主动脉夹层、主动脉壁间血肿、穿透性主动脉溃疡、主动脉假性动脉瘤、创伤性主动脉损伤和（包裹性）主动脉瘤破裂等。

一、主动脉疾病的筛查

主动脉综合征常急性起病，表现为剧烈的胸背部或腹部疼痛，通过排查其他可能原因如心肌梗死、肺栓塞或急腹症等，完善主动脉 CTA 即可明确诊断。因此，急性主动脉综合征并不属于筛查范畴，而目前针对主动脉疾病的筛查多集中于主动脉瘤和遗传性主动脉疾病。主动脉疾病筛查的目的是早期发现和监测，必要时实施干预，以降低主动脉疾病相关病死率。

(一) 主动脉瘤的筛查

1. 腹主动脉瘤（abdominal aortic aneurysm，AAA） 定义是腹主动脉直径 ≥ 正常直径的 1.5 倍或 ≥ 3cm。腹主动脉瘤通常无症状，多在检查时被发现或（先兆）破裂出现症状时被发现。

美国一项基于超声的腹主动脉瘤筛查研究纳入了 310 万年龄<85 岁的人群，发现腹主动脉瘤的患病率为 0.77%，通过筛查时详细的基线问卷调查和多因素分析，明确以下因素是腹主动脉瘤的预测因素。

(1) 年龄（55~59 岁 *vs.*<55 岁，*OR*=2.76，*P*<0.001；60~64 岁 *vs.*<55 岁，*OR*=5.35，*P*<0.001；65~69 岁 *vs.*<55 岁，*OR*=9.41，*P*<0.001；70~74 岁 *vs.*<55 岁，*OR*=14.46，*P*<0.001；75~79 岁 *vs.*<55 岁，*OR*=20.43，*P*<0.001；80~84 岁 *vs.*<55 岁，*OR*=28.37，*P*<0.001）、男性（*OR*=5.7，*P*<0.001）。

(2) 吸烟（呈剂量效应关系，10 年以内烟龄<0.5 包 /d，*OR*=2.61，*P*<0.001；35 年以上烟龄>1 包 /d，*OR*=12.13，*P*<0.001）。

(3) 腹主动脉瘤家族史（*OR*=3.8，*P*<0.001）是患有腹主动脉的较强预测因素。

(4) 此外还发现冠心病（*OR*=1.72，*P*<0.001）、PAD（*OR*=1.59，*P*<0.001）、颈动脉疾病（*OR*=1.51，*P*<0.001）、高胆固醇血症（*OR*=1.34，*P*<0.001）、高血压（*OR*=1.25，*P*<0.001）、体重指数 ≥ 25kg/m^2（*OR*=1.2，*P*<0.001）、脑血管疾病史（*OR*=1.18，*P*<0.001）是患有腹主动脉瘤的预测因素。

我国一项横断面调查，对辽宁省 4 个城市共计 3 560 名年龄>60 岁的人群进行腹主动脉超声筛查，结果显示腹主动脉瘤的阳性检出率为 0.9%，通过多因素分析发现吸烟（*OR*=10.12，*P*=0.028）、高血压（*OR*=5.35，*P*=0.002）、高脂血症（*OR*=3.862，*P*=0.004）、动脉硬化（*OR*=2.97，*P*=0.019）是患有腹主动脉瘤的预测因素。从数据看，我国腹主动脉瘤的患病率和危险因素与国际研究结果基本吻合。同时可以看出，腹主动脉瘤在普通人群中的患病率较低，但具备特定危险因素后，患病率显著升高。

关于腹主动脉瘤筛查的效果，有较高级别证据。

英国一项研究纳入 67 770 名 65~74 岁男性，随机分配至超声筛查腹主动脉瘤和无筛查对照组，随访 13 年，发现超声筛查组的腹主动脉瘤相关病死率降低 42%，全因死亡率降低 3%。

一项系统评价纳入约 32 万人群，综合分析腹主动脉瘤筛查的随机对照研究发现，65 岁以上男性接受筛查者，虽然全因死亡率未显著降低（*RR*=0.99），但腹主动脉瘤相关死亡风险（*OR*=0.65）、腹主动脉瘤破裂风险（*OR*=0.62）和急诊手术风险（*OR*=0.57）在随访 12~15 年间均显著降低。虽然以上随机对照研究纳入女性较少，且研究结果未能持续地支持对女性进行腹主动脉瘤筛查，但在合并特定危险因素如吸烟后，女性患有腹主动脉瘤风险升高。

一项筛查研究纳入 150 万女性，发现目前女性吸烟者腹主动脉瘤患病风险显著升高（*OR*=15）。

关于腹主动脉家族史与腹主动脉瘤的关系，一项小型筛查队列研究表明，在腹主动脉瘤患者家属中，腹主动脉瘤检出率约为13%，而这一比例在一级亲属中更高。基于腹主动脉瘤患者相关危险因素、腹主动脉瘤筛查效果等研究，不同专业学会就腹主动脉瘤的筛查给出了相应的推荐或建议。

2014年欧洲心脏病学会（European Society of Cardiology，ESC）关于主动脉疾病的诊治指南指出，对65岁以上男性，推荐进行超声腹主动脉瘤筛查；对65岁以上合并吸烟史的女性，考虑进行超声腹主动脉瘤筛查；对腹主动脉瘤患者的一级亲属，考虑进行超声腹主动脉瘤筛查；对无吸烟史、无腹主动脉家族史的女性，不推荐进行超声腹主动脉瘤筛查。

2018年美国血管外科学会（Society of Vascular Surgery，SVS）关于腹主动脉瘤诊治指南指出，对65~75岁合并吸烟史的男性或女性，推荐进行超声腹主动脉瘤筛查；对75岁以上合并吸烟史且身体健康的男性或女性，建议进行超声腹主动脉瘤筛查；对腹主动脉瘤患者的一级亲属，建议对65~75岁或超过75岁但身体健康者进行超声腹主动脉瘤筛查。

2019年欧洲血管外科学会（European Society of Vascular Surgery，ESVS）关于腹主动脉瘤诊治指南指出，对65岁或以上男性，推荐进行超声腹主动脉瘤筛查；对腹主动脉瘤患者≥50岁的一级亲属，考虑进行超声腹主动脉瘤筛查；不推荐对女性进行腹主动脉瘤筛查。

2022年美国心脏协会（American Heart Association，AHA）/美国心脏病学会（American College of Cardiology，ACC）联合美国胸外科协会（American Association for Thoracic Surgery，AATS）、美国胸外科医师学会（Society of Thoracic Surgeons，STS）和SVS等发布的主动脉疾病诊治指南指出：对65岁或以上合并吸烟史的男性，推荐进行超声腹主动脉瘤筛查；对65岁或以上合并吸烟史的女性，进行超声腹主动脉瘤筛查是合理的；对腹主动脉瘤患者的≥65岁的一级亲属，推荐进行超声腹主动脉瘤筛查；对65岁以上合并多项危险因素或一级亲属有腹主动脉瘤病史者，可考虑进行超声腹主动脉瘤筛查。

2. 胸主动脉瘤（thoracic aortic aneurysm，TAA） 定义是胸主动脉直径≥正常直径的1.5倍。目前关于主动脉弓和降主动脉瘤，尚缺乏明确定义的直径。一项队列研究纳入201例接受主动脉瓣置换的主动脉瓣二叶畸形患者，随访超过10年，发现升主动脉直径>4.5cm者，15年免于主动脉并发症（主动脉瘤、主动脉夹层或猝死）生存率显著降低[<4cm：(78±6)%；4~5cm：(81±6)%；>4.5cm：(43±15)%；P<0.001]。一项队列研究纳入3 573例普通人群，发现主动脉夹层发生率随升主动脉直径增加而增加，相比升主动脉直径≤3.4cm，升主动脉直径为3.5~3.9cm时主动脉夹层风险为4.55倍，升主动脉直径为4.0~4.4cm时主动脉夹层风险为89.1倍，升主动脉直径≥4.5cm时主动脉夹层风险为6 305.5倍。以上研究提示，升主动脉直径达4.5cm时，主动脉相关风险剧增。基于这两项队列研究数据，2022年主动脉疾病诊治指南将主动脉根部和升主动脉瘤的标准定义为4.5cm。

针对胸主动脉瘤，目前尚缺乏基于人群的筛查研究。一项多中心研究纳入331例腹主动脉瘤患者，通过筛查发现合并胸主动脉瘤者达7.6%，54.6%患者合并胸主动脉扩张。另一项研究纳入616例腹主动脉瘤患者，发现合并胸主动脉瘤者达2.4%，且在随后平均82.5个月的随访中，新发胸主动脉瘤比例为2.2%。这提示对腹主动脉瘤患者进行评估时，应进行全主动脉CTA检查，以发现可能存在的胸主动脉瘤。

（二）遗传性主动脉疾病的筛查

遗传性主动脉疾病是一组以胸主动脉瘤/夹层为主要特征的疾病，是引起猝死的主要原因之一，具有很强的遗传倾向和高度异质性，可发生于马方综合征、Loeys-Dietz 综合征、血管型 Ehlers-Danlos 综合征、家族性胸主动脉瘤 / 夹层等多种疾病。一项研究纳入 520 例胸主动脉瘤 / 夹层患者，发现约 20% 合并有家族史。另一项基于人群队列的研究显示，一级亲属合并主动脉瘤 / 夹层患者时，在平均 7 年的随访中出现主动脉瘤和夹层的风险分别是对照组的 6.70 倍和 9.24 倍。这提示对有胸主动脉瘤 / 夹层的患者，需对一级亲属进行筛查，以发现可能存在的胸主动脉疾病。

在 2019 年，国家心血管病专家委员会血管外科专业委员会参考国际指南、共识，结合国人遗传性胸主动脉疾病基因检测数据和中国血管外科专家的临床诊疗经验，制定了《遗传性胸主动脉瘤 / 夹层基因检测及临床诊疗专家共识》。该共识给出了相关建议：①对胸主动脉瘤（≥ 4.5cm）/ 夹层遗传倾向高危险组（诊断年龄<50 岁、诊断年龄 50~60 岁但无高血压、阳性家族史或综合征表现），建议进行基因检测；②对于明确致病突变基因者，建议进行家系筛查；③对不能明确致病突变基因的散发胸主动脉疾病者，建议单次家系筛查，如果首次筛查<40 岁，则 50 岁后重复检查；④对不能明确致病突变基因的家族性胸主动脉疾病者，建议在 25 岁或早于家族中年龄最小患者 10 岁时开始家系筛查，如果筛查结果正常，则每 5 年筛查 1 次，65 岁后可以不再筛查，但如果首次筛查>60 岁，则需再筛查一次。

2022 年主动脉疾病诊治指南也突出了遗传性胸主动脉疾病筛查工作的重要性，该指南指出：①遗传性胸主动脉疾病的危险因素包括胸主动脉疾病合并马方综合征、Loeys-Dietz 综合征或血管型 Ehlers-Danlos 综合征的特征，诊断胸主动脉疾病时年龄<60 岁，一级或二级亲属具有胸主动脉疾病或外周 / 颅内动脉瘤的家族史，一级或二级亲属在相对年轻的年纪有无法解释的猝死病史；②对主动脉根部 / 升主动脉瘤或主动脉夹层患者，推荐详细询问多代胸主动脉疾病、无法解释的猝死和外周及颅内动脉瘤家族史；③对合并遗传性胸主动脉疾病危险因素的主动脉根部 / 升主动脉瘤或主动脉夹层患者，推荐进行基因检测以明确可能的致病突变基因；④对明确有致病突变基因的胸主动脉疾病患者，推荐对合并危险因素的家系进行遗传检测，对发现致病突变基因的亲属，推荐进行经胸超声心动图（如果不清楚，则进行 CT 或 MRI 检查）；⑤对未能明确致病突变基因的胸主动脉疾病患者，推荐对合并危险因素的家系进行主动脉影像学筛查；⑥对未能明确致病突变基因的胸主动脉疾病患者，如果不合并已知的家族史或可能致病突变基因，推荐对一级亲属进行主动脉影像学筛查。

二、主动脉疾病的评估

主动脉疾病的评估主要包括症状、体征和影像学检查，实验室检查在主动脉疾病特异性评估中的作用有限。急性主动脉综合征通常表现为剧烈的胸背部或腹部疼痛，腹主动脉瘤可在腹部触诊到搏动性肿物。主动脉疾病影像学评估的基本原则包括：①如技术允许，建议垂直于中心线测量主动脉直径；②如重复检查评估疾病进展，建议选取同一种检查方式；③如测量主动脉直径的目的是明确是否有手术指征，需要按照外膜至外膜测量主动脉直径；④如测量主动脉直径的目的是指导手术中主动脉支架或人工血管型号的选择，需要按照内膜至内膜测量主动脉直径。

主动脉疾病影像学评估的检查方式包括超声、CTA、MRI 和血管造影（DSA）：经胸超声心动图是胸主动脉疾病常规使用的评估手段，可较清楚地评估主动脉根部、升主动脉和部分主动脉弓的形态和测量直径，还可以提供心脏和主动脉瓣的形态学、功能学评估结果；腹主动脉超声可及性好、费用低，常用于腹主动脉瘤的筛查和监测；CTA 可清晰明确病变部位、大小、范围以及和周围组织的关系，是目前临床上诊断主动脉瘤的"金标准"。MRI 可以提供类似 CTA 的信息，但因检查耗时，可及性相对差，应用受限。主动脉造影多用于术中评估。

1. 主动脉夹层的评估 主动脉夹层（aortic dissection，AD）的定义是各种原因导致主动脉内膜破裂，血流进入中层，导致主动脉管壁分离形成真假腔样表现。根据主动脉夹层的发病时间，可分为超急性期（<24h）、急性期（1~14 天）、亚急性期（15~90 天）和慢性期（>90 天）。

根据主动脉夹层的解剖特点，有不同的分型。DeBakey 分型依据破口位置和夹层范围而定：①Ⅰ型，夹层起自升主动脉，延伸至主动脉弓、降主动脉和 / 或腹主动脉；②Ⅱ型，夹层起自升主动脉且局限于升主动脉；③Ⅲa 型，夹层起自降主动脉且局限于降主动脉；④Ⅲb 型，夹层起自降主动脉并延伸至腹主动脉。Stanford 分型在 DeBakey 分型的基础上做了简化，依据升主动脉是否受累而定：① Stanford A 型，夹层累及升主动脉（相当于 DeBakey Ⅰ型和Ⅱ型）；② B 型，夹层未累及升主动脉（图 3-2-1）。

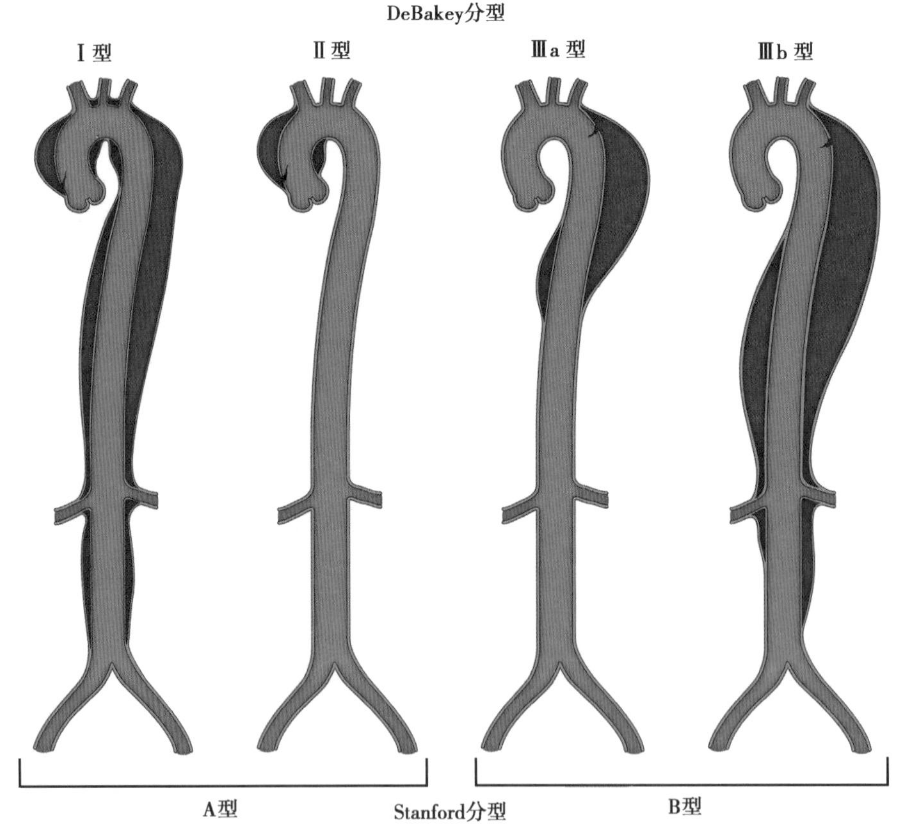

图 3-2-1 DeBakey 分型和 Stanford 分型

DeBakey 分型依据最近端破口和夹层累及范围而定：①Ⅰ型，夹层起自升主动脉，延伸至主动脉弓、降主动脉和 / 或腹主动脉；②Ⅱ型，夹层起自升主动脉且局限于升主动脉；③Ⅲa 型，夹层起自降主动脉且局限于降主动脉；④Ⅲb 型，夹层起自降主动脉并延伸至腹主动脉。Stanford 分型依据升主动脉是否受累而定：① Stanford A 型，夹层累及升主动脉（相当于 DeBakey Ⅰ型和Ⅱ型）；② Stanford B 型，夹层未累及升主动脉。

Stanford 分型除简化分类以外，还能有效对主动脉夹层患者进行危险分层。来自国际主动脉夹层注册登记研究数据表明，接受药物治疗的 Stanford A 型主动脉夹层患者的 30 天累积死亡率明显高于接受药物治疗的 Stanford B 型主动脉夹层患者（约 50% *vs.* 约 10%），且接受包括侵入性治疗在内的各种治疗后，Stanford A 型主动脉夹层患者的 60 天生存率仍明显低于 Stanford B 型主动脉夹层患者（约 70% *vs.* 85%）。然而，DeBakey 分型和 Stanford 分型均未明确定义主动脉弓部夹层，在此情况下，夹层破口可能位于弓部，或位于降主动脉而逆撕至弓部。在国际主动脉夹层注册登记研究中，这一比例为 16.5%。虽然研究结果提示不影响治疗选择和远期结果，但分类标准的缺乏不利于规范的学术报道和学科进步。鉴于此，2020 年 SVS 和 STS 联合发布了 Stanford B 型主动脉夹层报告规范，其中依据最近端破口位置提出了新的分型：① A 型，破口位于 Z0 区；② B 型，破口位于 Z1 或以远分区。

此外还增加了对夹层近端和远端累及范围的描述（A 型描述为 A_D，B 型描述为 $B_{P,D}$），其中下标的 D（distal）代表夹层远端累及分区，P（proximal）代表夹层近端累及分区；对于不能辨别破口的主动脉夹层患者，标注为 $I_{P,D}$。

主动脉夹层的最常见症状是胸背部或腹部撕裂样疼痛，少部分患者出现意识丧失。主动脉 CTA 能明确破口位置、夹层累及范围及影像学灌注不良等，是目前诊断主动脉夹层的首选检查方式。同时，经胸超声心动图也常规用于主动脉夹层的评估，提供额外的主动脉瓣形态学和功能学结果，以及排查心脏结构异常和提供心功能参数如射血分数结果，此外，超声心动图还可明确心包积血、胸腔积液，以及排查心脏压塞等。原则上，A 型夹层明确诊断后需紧急干预，而对 B 型夹层，需早期识别一些进展的危险因素，以降低患者的病死率和并发症发生率。根据临床表现、实验室检查和影像学检查及对预后的影响，SVS 对 B 型主动脉夹层进行危险分层，将 B 型主动脉夹层分为非复杂型主动脉夹层、高危型主动脉夹层和复杂型主动脉夹层（表 3-2-1），其中复杂型包括破裂和灌注不良。灌注不良定义为组织床血流灌注不足，是 B 型夹层急诊干预的最常见原因，最常受累的包括肾动脉、内脏血管（腹腔干和肠系膜动脉）、下肢动脉和脊髓。肾灌注不良通常以影像学灌注不良（肾动脉狭窄或阻塞、肾脏低密度）结合血肌酐值及其变化而定，根据血肌酐值或尿量的变化，可进行急性肾损伤分级（表 3-2-2）；内脏灌注不良通常以影像学灌注不良（腹腔干或肠系膜动脉狭窄或阻塞）结合症状（腹痛）、体征（腹膜刺激征）和转氨酶值及变化而定；下肢动脉灌注不足以影像学灌注不良（下肢动脉狭窄或阻塞）结合下肢缺血症状（疼痛、苍白、无脉、感觉异常、运动障碍）而定；针对脑梗死，建议根据改良 Rankin 评分量表（Modified Rankin Scale，MRS）进行评级（表 3-2-3）；针对脊髓缺血建议采用改良 Tarlov 评分量表（Modified Tarlov Scoring Scale）进行评级（表 3-2-4）。此外，根据分支血管受累情况，可将灌注不良相关梗阻分为静力性梗阻和动力性梗阻：静力性梗阻是由分支内膜脱套、分支夹层假腔血栓形成或主动脉真腔持续受压而引起的分支血管梗阻；动力性梗阻是心动周期内内膜片间歇性覆盖分支动脉开口。

表 3-2-1　B 型主动脉夹层危险分层

危险分层	具体表现
非复杂型	无破裂 无灌注不良 无高危因素
高危型	难治性疼痛 难治性高血压 血性胸腔积液 主动脉直径>40mm 单纯影像学灌注不良 再入院 小弯侧破口 假腔直径>22mm
复杂型	破裂 灌注不良

表 3-2-2　急性肾损伤分级(KDIGO 标准)

分级	血肌酐标准	尿量标准
1	血肌酐增加 ≥ 0.3mg/dl(≥ 26.4μmol/L)或升高达基线值的 1.5~2.0 倍	<0.5ml/(kg·h),持续 6~12h
2	血肌酐升高达基线值的 2.1~3.0 倍	<0.5ml/(kg·h),持续>12h
3	血肌酐升高达基线值的 3.1 倍或升高达 ≥ 4.0mg/dl(353.6μmol/L);或开始 RRT;或年龄<18 岁,eGFR 下降达<35ml/(min·1.73m^2)	<0.3ml/(kg·h),持续 ≥ 24h;或无尿 ≥ 12h

表 3-2-3　脑梗死严重程度分级:Modified Rankin Scale

该分级包含 0~6 级,严重程度涵盖健康无症状至死亡
0 级:无症状
1 级:无明显残疾,虽然有一些症状,但能开展所有日常活动
2 级:轻度残疾,在无协助的情况下能自我照顾,但无法开展所有日常活动
3 级:中度残疾,需要一些帮助,但在无协助下可以行走
4 级:中重度残疾,无法照顾自己,无法自行行走
5 级:重度残疾,需要持续的护理和关注,卧床和大小便失禁
6 级:死亡

表 3-2-4　脊髓损伤分级：Modified Tarlov Scoring Scale

分级	运动功能	健康状况
0 级	下肢无运动	截瘫
1 级	下肢不能抵抗重力运动	截瘫
2 级	下肢能抵抗重力运动	截瘫
3 级	协助后能站立	下肢轻瘫
4 级	协助后能行走	下肢轻瘫
5 级	正常	正常

2. 主动脉壁间血肿的评估　主动脉壁间血肿（intramural hematoma，IMH）的定义是主动脉中膜内血肿形成，管壁呈新月形或环形增厚>5mm，伴或不伴内膜破口。主动脉壁间血肿的分型参照主动脉夹层。通常主动脉壁间血肿为急性起病，表现为剧烈胸背部或腹部疼痛。主动脉壁间血肿的诊断首选主动脉计算机体层血管成像（CTA），重点是评估血肿的位置、范围，以及是否合并溃疡、胸腔积液、心包积液等，必要时可间隔 1~2 周复查主动脉 CTA，以明确血肿的进展情况（主动脉增粗、血肿增厚或溃疡增大等）。基于特定因素对预后的影响，2014 年 ESC 指南列出了主动脉壁间血肿进展的危险因素：尽管积极药物治疗仍有持续或反复发作的疼痛、难以控制的高血压、升主动脉受累、最大主动脉直径 ≥ 50mm、主动脉管壁厚度增加（>11mm）、主动脉直径增大、复发性胸腔积液、血肿区域穿透性溃疡或溃疡样凸起、脏器缺血（脑、心肌、肠道、肾等）；该指南同时引入了复杂型主动脉壁间血肿的概念，即反复出现的疼痛、血肿扩张、主动脉周围血肿和内膜破口。2017 年 ESVS 指南沿用了 2014 年 ESC 指南关于复杂型主动脉壁间血肿的概念。2022 年 AHA/ACC 指南就主动脉壁间血肿的危险分层做了细化，进一步修订了复杂型主动脉壁间血肿的概念及具体特征（表 3-2-5），引入了主动脉壁间血肿的高危影像学特征（表 3-2-6）。

表 3-2-5　复杂型主动脉壁间血肿的特征

复杂型主动脉壁间血肿的特征
灌注不良
主动脉周围血肿
心包积液合并心脏压塞
持续性、难治性或反复发作的疼痛
破裂

表 3-2-6　主动脉壁间血肿的高危影像学特征

分类	高危影像学特征
A 型主动脉壁间血肿	最大直径>45~50mm 血肿厚度 ≥ 10mm 升主动脉或主动脉弓部溃疡样凸起 就诊时心包积液

续表

分类	高危影像学特征
B 型主动脉壁间血肿	最大直径>47~50mm 血肿厚度≥13mm 急性期降主动脉溃疡样凸起 胸腔积液增加或复发
A 型和 B 型主动脉壁间血肿	进展为主动脉夹层 主动脉直径增加 血肿厚度增加

3. 穿透性主动脉溃疡的评估　穿透性主动脉溃疡（penetrating aortic ulcer，PAU）的定义是主动脉粥样斑块溃疡穿透内弹性层进入中膜，可导致主动脉壁间血肿、主动脉假性动脉瘤、主动脉夹层甚至主动脉破裂。穿透性主动脉溃疡多无症状，常在检查时被意外发现，如果患者表现为剧烈的胸背部或腹部疼痛，则提示先兆破裂可能，需紧急处理。穿透性主动脉溃疡的诊断首选主动脉 CTA，重点是评估溃疡的直径、深度以及是否合并血肿，此外，多次测量可以评估溃疡的增长情况。2014 年 ESC 指南指出，穿透性主动脉溃疡合并反复发作或难治性疼痛、包裹性破裂征象（如主动脉溃疡快速增大、合并主动脉周围血肿或胸腔积液）或无症状穿透性主动脉溃疡直径>20mm 或深度>10mm 时，容易出现进展。2017 年 ESVS 指南对复杂型穿透性主动脉溃疡做了进一步定义：反复发作的疼痛、溃疡直径>20mm 或深度>10mm、主动脉直径增加。2022 年 AHA/ACC 指南进一步细化了穿透性主动脉溃疡的危险分层：除合并主动脉破裂、合并主动脉壁间血肿、合并持续性疼痛较紧急外，还引入了高危影像学特征的概念（表 3-2-7）。

表 3-2-7　穿透性主动脉溃疡的高危影像学特征

穿透性主动脉溃疡的高危影像学特征
穿透性主动脉溃疡最大直径≥20mm
穿透性主动脉溃疡最大深度≥10mm
穿透性主动脉溃疡的直径或深度明显增加
穿透性主动脉溃疡合并囊状动脉瘤
穿透性主动脉溃疡合并胸腔积液增加

4. 主动脉瘤的评估　主动脉瘤的定义是主动脉直径增加≥正常直径的 1.5 倍。根据解剖条件，可将主动脉瘤大致分为胸主动脉瘤、腹主动脉瘤和胸腹主动脉瘤，而根据累及范围又可对胸腹主动脉瘤进行分型（Crawford 分型）：①Ⅰ型：左锁骨下动脉以远至肾动脉上方；②Ⅱ型：左锁骨下动脉以远至髂总动脉分叉；③Ⅲ型：第 6 胸椎下缘肋间隙至髂总动脉分叉；④Ⅳ型：膈肌水平至髂总动脉分叉；⑤Ⅴ型：第 6 胸椎下方肋间隙至肾动脉上方。主动脉瘤通常无症状，多在检查时被发现。如有疼痛症状，则预示破裂可能。部分表现为压迫症状，主动脉瘤压迫气管、支气管，可引起刺激性咳嗽和上呼吸道部分梗阻，致呼吸困难；压迫喉返神经，可产生声音嘶哑；压迫交感神经，可引起 Horner 综合征；压迫膈神经，可产生膈肌麻痹；压迫左无名静脉，可使左上肢静脉压高于右上肢。胸主动脉瘤破裂时可出现急性胸痛、休克、血胸、心脏压塞等，短时间内即可死亡；腹主动脉瘤破裂可出现急性腹痛、休克、腹

膜后积血，因位于后腹膜密闭间隙，破裂时可被周围组织包裹，如抢救及时，或可挽救生命。主动脉瘤的诊断首选主动脉 CTA，可明确主动脉瘤部位、大小、形态、累及范围等，有助于指导治疗方式的选择。

5. 主动脉缩窄的评估 主动脉缩窄是主动脉的局限性狭窄，最常发生于动脉韧带位置，且在缩窄以远通常形成瘤样扩张。未经治疗的主动脉缩窄预后不良，大部分死于上半身高血压相关并发症，包括主动脉夹层、主动脉破裂、心力衰竭、颅内出血等。主动脉缩窄的症状和体征依据疾病的严重程度而定，而主动脉缩窄的严重程度可通过压差评价：上下肢袖带血压监测提示上下肢压差>20mmHg 或经导管或超声测量提示缩窄远近端压差>20mmHg。主动脉 CTA 是诊断主动脉缩窄的首选检查方式，可明确主动脉缩窄的形态、位置、范围、狭窄程度、侧支循环等，其次有助于术前测量、评估手术方式，以及指导术中支架或人工血管的选择等。经胸超声心动图也常规用于主动脉缩窄的评估，主要提供心脏形态和功能学结果（如左心功能、左心室肥厚、主动脉瓣形态、主动脉瓣功能），同时可以用于测量主动脉缩窄远近端压差，发现可能同时存在的主动脉瓣二叶化畸形以及其他可能的先天畸形。

（胡盛寿 舒 畅）

推荐阅读

[1] KENT K C, ZWOLAK R M, EGOROVA N N, et al. Analysis of risk factors for abdominal aortic aneurysm in a cohort of more than 3 million individuals [J]. J Vasc Surg, 2010, 52 (3): 539-548.

[2] THOMPSON S G, ASHTON H A, GAO L, et al. Final follow-up of the Multicentre Aneurysm Screening Study (MASS) randomized trial of abdominal aortic aneurysm screening [J]. Br J Surg, 2012, 99 (12): 1649-1656.

[3] GUIRGUIS-BLAKE J M, BEIL T L, SENGER C A, et al. Primary care screening for abdominal aortic aneurysm: Updated evidence report and systematic review for the US Preventive Services Task Force [J]. JAMA, 2019, 322 (22): 2219-2238.

[4] ERBEL R, ABOYANS V, BOILEAU C, et al. 2014 ESC Guidelines on the diagnosis and treatment of aortic diseases: Document covering acute and chronic aortic diseases of the thoracic and abdominal aorta of the adult: The Task Force for the Diagnosis and Treatment of Aortic Diseases of the European Society of Cardiology (ESC)[J]. Eur Heart J, 2014, 35 (41): 2873-2926.

[5] CHAIKOF E L, DALMAN R L, ESKANDARI M K, et al. The Society for Vascular Surgery practice guidelines on the care of patients with an abdominal aortic aneurysm [J]. J Vasc Surg, 2018, 67 (1): 2-77.

[6] WANHAINEN A, VERZINI F, VAN HERZEELE I, et al. Editor's Choice: European Society for Vascular Surgery (ESVS) 2019 Clinical Practice Guidelines on the management of abdominal aorto-iliac artery aneurysms [J]. Eur J Vasc Endovasc Surg, 2019, 57 (1): 8-93.

[7] WRITING COMMITTEE M, ISSELBACHER E M, PREVENTZA O, et al. 2022 ACC/AHA Guideline for the Diagnosis and Management of Aortic Disease: A report of the American Heart Association/American College of Cardiology Joint Committee on Clinical Practice Guidelines [J]. J Am Coll Cardiol, 2022, 80 (24): e223-e393.

[8] BORGER M A, PRESTON M, IVANOV J, et al. Should the ascending aorta be replaced more frequently in patients with bicuspid aortic valve disease？ [J]. J Thorac Cardiovasc Surg, 2004, 128 (5): 677-683.

[9] PARUCHURI V, SALHAB K F, KUZMIK G, et al. Aortic size distribution in the general population:

Explaining the size paradox in aortic dissection [J]. Cardiology, 2015, 131 (4): 265-272.

[10] RAUNSØ J, SONG R J, VASAN R S, et al. Familial clustering of aortic size, aneurysms, and dissections in the community [J]. Circulation, 2020, 142 (10): 920-928.

[11] 杨航, 罗明尧, 马艳云, 等. 遗传性胸主动脉瘤/夹层基因检测及临床诊疗专家共识 [J]. 中国循环杂志, 2019, 34 (4): 15-21.

[12] HAGAN P G, NIENABER C A, ISSELBACHER E M, et al. The International Registry of Acute Aortic Dissection (IRAD): New insights into an old disease [J]. JAMA, 2000, 283 (7): 897-903.

[13] BOOHER A M, ISSELBACHER E M, NIENABER C A, et al. The IRAD classification system for characterizing survival after aortic dissection [J]. Am J Med, 2013, 126 (8): 730.

[14] LOMBARDI J V, HUGHES G C, APPOO J J, et al. Society for Vascular Surgery (SVS) and Society of Thoracic Surgeons (STS) reporting standards for Type B aortic dissections [J]. Ann Thorac Surg, 2020, 109 (3): 959-981.

[15] RIAMBAU V, BÖCKLER D, BRUNKWALL J, et al. Editor's Choice-management of descending thoracic aorta diseases: Clinical Practice Guidelines of the European Society for Vascular Surgery (ESVS)[J]. Eur J Vasc Endovasc Surg, 2017, 53 (1): 4-52.

第 3 节　冠状动脉疾病的筛查与评估

动脉粥样硬化是指脂质和 / 或纤维成分沉积在动脉内膜，可影响多个器官的动脉床，是一种弥漫性、缓慢进展的疾病。随着时间的推移，斑块内的纤维化和钙化成分增加，无症状期可长达数十年。晚期动脉粥样硬化斑块可侵入管腔，阻碍血流，导致组织缺血。因此当症状出现时，动脉粥样硬化已经进展到了晚期。组织缺血通常由斑块导致的管腔狭窄或血栓性阻塞两种病理生理机制引起。前者通常发生在病情稳定的患者中，心肌需氧量增加引起缺血症状。然而，急性血栓闭塞大部分由非血流受限性阻塞斑块发生破裂及血栓形成阻塞管腔所致。

冠状动脉疾病（coronary artery disease，CAD）是泛血管疾病主要的类型之一，指动脉粥样硬化累及冠状动脉引起的缺血性症状和心肌功能障碍甚至心肌坏死的一组疾病。斑块破裂、血栓形成导致管腔闭塞是 CAD 致死的主要病理生理机制。因此，在无症状的个体中进行血管早期病变的筛查并采取预防措施，能降低急性冠状动脉事件的发生率和致死风险。CAD 的主要特点如下：患病率高；有很长的潜伏期；疾病的进程已被充分了解；存在有效的防治方法。因此，CAD 符合开展疾病筛查的标准。在无症状个体中进行 CAD 筛查的目的是识别血管病变，精确评估风险，诊断隐匿性高危病变。目标是启动预防策略，以降低缺血性事件的发生率，并最终降低心血管疾病病死率。

一、筛查对象

对动脉粥样硬化检测的筛查策略在不同的指南中不尽相同，但几乎所有指南都建议应首先根据动脉粥样硬化的危险因素对未来心血管事件的个体风险进行初步评估。值得注意的是，常用的风险评估系统如中国的 China-PAR 评分、美国的 PCE 评分和欧洲的 SCORE 评分并不包括对动脉粥样硬化病变本身的检测。

心血管疾病风险按照连续变量计算，但为了便于应用，以分类的形式显示，分别为低风险、中风险、高风险和极高风险。筛查的预测价值取决于被检查人群中 CAD 的患病率。对 CAD 中等以上风险人群进行筛查是减少假阳性率的关键。在过去的十年中，多项研究评估了基于症状、危险因素、临床表现和 / 或生物标志物风险分层模型的准确性。其中，基于症状和体征诊断 CAD 的灵敏度和特异度均比较低。风险分层为后续是否进一步检测或者选择何种检测提供了指导。

对于无症状低风险者进行 CAD 的筛查无益，因此并不推荐对此类人群进行筛查。《2019 年 ACC/AHA 心血管疾病一级预防指南》建议，对 PCE 评分为中风险者进行冠状动脉钙化积分检测。《2021 年 ESC 心血管疾病临床实践预防指南》建议，对 70 岁以下 SCORE2 评分极高风险以下的个体和 70 岁以上 SCORE2-OP 评分高风险和极高风险的个体进行冠状动脉钙化积分和颈动脉超声检测。对于无确定 ASCVD 的高风险患者，比如有糖尿病、家族性高胆固醇血症、早发冠心病家族史、高多基因风险评分，应接受冠状动脉粥样硬化的筛查。需要特别关注家族性高胆固醇血症和高多基因风险评分患者，因为其终生暴露于高风险之中，在早年进行筛查可能有更多的获益。

对于有确定的除 CAD 以外的 ASCVD（比如缺血性脑卒中、PAD）患者，不论发生的部位如何，均代表全身动脉粥样斑块负荷累积超过了临界值，同时存在隐匿性 CAD 的概率超过 30%。因此，对冠状动脉的筛查将有助于发现 CAD 并制定更为精准的风险评估。

二、筛查项目

除了上述的根据传统危险因素的风险预测工具外，筛查项目可分为两类：对心肌组织缺血的检测和对冠状动脉斑块的检测。

（一）验前概率（pre-test probability，PTP）

PTP 是筛查 CAD 非常重要的工具。该方法采用年龄、性别和症状（典型、非典型或非心绞痛）三个变量进行建模。传统的 PTP 模型显著高估了现今人群阻塞性 CAD 的概率。《2019 年 ESC 慢性冠脉综合征的诊断和管理指南》更新了 PTP 模型，增加了以呼吸困难为主要症状的患者（表 3-3-1）。PTP<15% 的患者心血管死亡或心肌梗死的年风险<1%。对这类患者推迟检查是安全的。CVD 的危险因素会增加 CAD 的发生率，这些因素可作为 PTP 的修正因子。心电图、超声心动图、CT 扫描的结果如存在病理性 Q 波、ST-T 改变、左心室功能障碍、冠状动脉钙化，这些信息均能改进阻塞性 CAD 的 PTP。

表 3-3-1 2019 年 ESC 慢性冠脉综合征的诊断和管理指南 PTP 模型

年龄 / 岁	典型心绞痛		不典型心绞痛		非心绞痛		呼吸困难	
	男性	女性	男性	女性	男性	女性	男性	女性
30~39	3%	5%	4%	3%	1%	1%	0	3%
40~49	22%	10%	10%	6%	3%	2%	12%	3%
50~59	32%	13%	17%	6%	11%	3%	20%	9%
60~69	44%	16%	11%	22%	22%	6%	27%	14%
≥ 70	52%	27%	34%	19%	24%	10%	32%	12%

（二）心肌缺血的检测

在心输出量固定的情况下，整个冠状动脉系统的血流量取决于血管阻力，按照动脉直径分，心外膜下血管（>400μm）的阻力占5%，前小动脉（100~400μm）、小动脉（10~100μm）和毛细血管（<10μm）的阻力之和占95%。缺血是心肌组织层面的概念，在无创条件下，冠状动脉几乎不可直接观察。因此，面向缺血的筛查常规包括症状、十二导联心电图和经胸超声心动图，更精准的检测方法包括负荷超声心动图、核素扫描或MRI，利用心肌水平的灌注来反映冠状动脉血流量。这些方法既对未知的缺血或梗死（仅适用于无已知冠心病的无症状患者）进行筛查，又可计算缺血性负荷。在前者中筛查的目的是识别可能从强化药物或血运重建术中获益的CAD患者。非常低风险的患者不需要额外的检测。

1. 静息心电图、动态心电图和运动心电图 采用心电图（electrocardiogram，ECG）来识别心肌缺血的模式已经有100年的历史。ECG上复极的模式，主要是ST-T波形反映心肌缺血情况。因此，静息状态的十二导联ECG仍然是初步评估不可或缺的检测。静息ECG中的ST-T改变通常并不特异，灵敏度也不超过50%。约半数稳定型CAD患者的静息ECG正常，甚至严重CAD患者的静息ECG也可能正常。因此，心电图的ST-T改变仅可作为引导进一步诊断的线索。对于疑似或确诊CAD的患者来说，正常的静息ECG比异常的长期预后更好。ECG上的病理性Q波或传导异常（最常见的是左束支传导阻滞和房室传导阻滞）也可以提示CAD的可能。在持续心绞痛期间记录到动态的ST段变化，对诊断心肌缺血非常重要。超过50%的正常静息ECG患者在心绞痛时ECG发生变化，最常见的改变是ST段压低，也可见到静息时异常的ST-T伪正常化。

动态心电图监测可以定量计算日常活动中ST-T改变的频率和持续时间，以检测与身体活动无关的心绞痛发作，但它对于检测CAD的灵敏度低于运动心电图。动态心电图监测可能发现无症状心肌缺血的证据。在女性中提示缺血的ECG变化非常常见，但与负荷试验的结果无关。值得注意的是，针对动态监测发现的无症状缺血的治疗方案并未改善病死率，需要进一步的检测来明确。

运动心电图对于CAD中等可能并且静息ECG正常的胸痛综合征患者鉴别诊断意义较大。尽管对于CAD患病可能性较高或较低的患者来说，运动测试对增加诊断价值有限，但该检测为两类患者提供了缺血程度和预后风险的额外信息。对运动测试结果的解释应考虑患者的运动能力（持续时间和代谢当量）以及临床、血流动力学和心电图反应。对无已知CAD的无症状个体不建议进行运动心电图检测。但是对于计划剧烈运动、高风险的无症状、高风险职业（如飞行员），以及在其他无创检测（如心脏CT扫描）中发现广泛动脉粥样硬化迹象的无症状个体，可能需要进行运动心电图检测。无论是因为达到目标运动持续时间还是目标运动负荷量，或者因呼吸困难、疲劳或心绞痛而中止测试，最大运动能力都是重要且公认的预后标志之一。在CVD患者中，调整年龄后，以代谢当量测量的峰值运动能力是死亡风险最强的预测因素之一。运动跑步机测试中，与慢性稳定型心绞痛患者不良预后相关的其他因素包括ST段压低的存在和程度，以及心率和血压反应异常。无论症状的严重程度如何，负荷试验呈现高危结果的个体患有CAD的可能性很高，如果没有明显的禁忌证，应进行冠状动脉造影。相反，无论症状如何，运动心电图检测阴性的结果都提示预后良好，血运重建通常不会改善结局。如果没有其他高风险特征或难治性症状，则通常不建议对运动心电图检测阴性的患者进行冠状动脉造影。

2. 静息超声心动图和负荷超声心动图 静息经胸超声心动图可以提供左心室射血分数、心室壁运动和瓣膜结构和功能异常等重要信息。诊断CAD最具价值的是节段性室壁运动异常。ACC/AHA指南建议，对具有心肌梗死史、ECG中ST-T异常、传导障碍或异常Q波的患者进行超声心动图检查（Ⅰ类推荐，B级证据）。负荷超声心动图（stress echocardiography）可以识别运动或药物应激状态下缺血而引起的室壁运动异常，确定缺血的严重程度和风险分层。许多研究表明，运动超声心动图可以像负荷心肌灌注显像一样准确地检测到CAD的存在，并且优于单独的运动心电图检测。负荷超声心动图对于缺血心肌的定位和定量也具有重要价值。使用心肌对比剂、三维成像和应变率超声心动图等方法，已经减少了心内膜边界显示不清晰导致的限制。对于无法进行运动的患者，可选用多巴酚丁胺进行药物负荷。

负荷超声心动图为已知或疑似CAD患者提供了重要的预后价值。运动或药物负荷诱发的节段性室壁运动异常及左心室射血分数变化，都为静息超声心动图提供了额外的预后信息。此外，负荷超声心动图的阴性结果预示着低风险预后。已经证明，左前降支中远段的血流储备能够改善风险分层，尤其是对存在CAD（包括非阻塞性CAD）的特定患者有帮助。

3. 核素心肌灌注显像 静息/负荷正电子发射计算机断层扫描（positron emission computed tomography，PET/CT）或单光子发射计算机断层扫描（single photon emission computed tomography，SPECT）的心肌灌注显像（myocardial perfusion imaging，MPI）可以检测到心肌灌注异常、左心室功能和瞬时性缺血扩张等高危征象。相较于MPI，PET检测心肌血流储备分数（fractional flow reserve，FFR）能够提供更多诊断和预后信息。在检测CAD、识别冠脉多支病变、定位罪犯血管以及测定缺血和梗死心肌的范围方面，同时检测MPI和ECG的灵敏度和特异度优于单独的运动心电图检测。对静息ECG异常的CAD患者和ST段改变无法准确解释（例如左心室肥厚引起的复极异常以及正在接受洋地黄类药物治疗）的患者，负荷MPI尤其有帮助。负荷MPI是一项相对昂贵的检查，并伴有辐射暴露，因此在CAD患病可能性较低的患者中不应将负荷MPI用作筛查目的。负荷MPI的预后价值现已得到广泛认可。MPI提示预后的参数，包括左心室射血分数以及灌注异常的大小和分布，对于预测未来心血管事件，比临床信息和运动心电图更有价值。

（三）冠状动脉粥样斑块的检测

1. 冠状动脉钙化积分 钙化是冠状动脉粥样硬化中十分重要的组成成分和过程。动脉中膜和内膜钙化与平滑肌细胞的衰老和炎症有关，也与平滑肌细胞向软骨细胞和成骨细胞的转化有关。这些病灶通常在脂质池/坏死核心中产生，与巨噬细胞在凋亡小体中的不完全胞葬作用有关。微钙化是最初的局灶性病变，直径为0.5~15.0μm。这种微钙化在空间分辨力0.5mm的CT扫描上无法检测到。微钙化逐渐聚集成更大的团块，扩散到坏死核心、细胞外基质和斑块的纤维帽，成为斑点状和碎片状钙化（直径≥1mm），巨噬细胞和T淋巴细胞的浸润进一步降低了纤维帽的完整性。坏死核心中的钙化进展为更大的片状钙化，在CT扫描上可检测到“钙化斑块”，并且斑块中的钙化成分与斑块稳定性有关。CT上的点状钙化为组织病理学上的斑点状和碎片状钙化，其比片状钙化斑块破裂风险更大。钙化结节突入管腔，可能破坏纤维帽，引起急性血栓，这种情况占所有斑块破裂的3%~5%。此外，以CT上的1 000HU斑块形式出现的高密度钙化斑块与急性冠脉综合征低风险相关。

冠状动脉中钙化的存在是亚临床动脉粥样硬化的一个特定标志。组织病理学研究证实，冠状动脉钙化积分（coronary artery calcium score，CACS）可以准确测量冠状动脉钙化斑块负荷。冠状动脉钙化的严重程度按照 Agatston 钙化积分，常被分层为 0、1~99、100~399 和 ≥ 400。CACS 为 0 的无症状个体表现出非常低的心血管（CV）风险，但只要 CACS>0，心血管事件发生率和全因死亡率明显上升，并且随着 CACS 升高而增加。CACS>300 的患者随访 4 年的全因死亡、主要不良心血管事件（MACE）、晚期血运重建的发生率和既往有 ASCVD 的患者相当。CACS ≥ 1 000 的死亡风险与高危 ASCVD 相当。在无症状患者的心血管风险评估中，CACS 比传统的危险因素评分更能改善风险分层。一方面，患者即便有主要危险因素，但只要 CACS 为 0，即属于低风险；另一方面，CACS 能帮助识别出可以从他汀类药物中获益的无症状个体。AHA/ACC 指南推荐，在 ASCVD 中等风险的患者中测量 CACS。但由于缺乏随机临床试验的证据，指南不推荐直接采用基于 CACS 的管理策略。直到最近，ROBINSCA 试验表明，与 SCORE 模型相比，CACS 将无症状患者分配至中等风险以上的数量更少，从而减少了预防性治疗。

动脉粥样硬化是一个动态变化的过程，有必要对关键的标志物定期复查。对于 CACS 为 0 而暂无使用他汀类药物指征的患者，复查 CACS 具有额外的价值。CACS 从 0 进展为大于 0 需要 3~7 年时间，建议 CT 复查的间隔为 5 年。糖尿病和高危患者的检查间隔为 3 年。在他汀类药物治疗后，斑块的纤维化和钙化成分增加，斑块总体积进展减缓甚至逆转，CACS 增加而不是降低，此种情形复查的间隔有待进一步研究。

近年来，接受胸部 CT 扫描的患者越来越多，CACS 能直接从非冠状动脉目的性非门控胸部 CT 平扫中获得，这称为机会性筛查（opportunistic screening）。研究表明，在吸烟和符合肺癌筛查条件的患者中，非门控胸部 CT 的 CACS 与 CV 结局显著相关。斯坦福大学心血管疾病研究所的团队回顾性分析了 2014—2019 年接受非门控胸部 CT 平扫患者的 CACS，发现 CACS ≥ 100 的患者 10 年 ASCVD 风险为 24%，但其中仅有 26% 患者使用了他汀类药物。外科手术前胸部 CT 发现的冠状动脉钙化累及的范围、严重程度与围手术期死亡风险呈正相关。对 CACS 的机会性筛查还可能促使他汀类药物的应用和更多的 CAD 检查。根据这些发现，SCCT/ 胸椎放射学会最近的指南建议，对所有无已知 CAD 的受试者进行非门控无对比剂的胸部 CT 平扫检查时，至少提供半定量 CACS。

综上，目前大量研究证实了 CACS 具有强大的预后价值，但并不支持将 CACS 作为以一级预防为目的的 CAD 筛查的唯一方式。在多数指南中，CACS 可以作为在危险因素评分基础上风险分层的替代方法，特别是对于治疗决策不明确的中等风险个体。

CACS 不仅在无症状的一级预防中扮演重要角色，还在有症状的怀疑 CAD 的人群中起到评估和引导决策作用。《2019 年 ESC 慢性冠脉综合征诊断和管理指南》建议，除了性别、年龄和症状外，发现冠状动脉钙化还可以增加阻塞性 CAD（冠状动脉直径狭窄 ≥ 50%）的可能性。因此，来自大量有症状患者的数据表明，将 CACS 纳入 CAD 的 PTP 模型，可以将一半以上的症状性患者重新归为阻塞性 CAD 的低风险类别，而无须进一步检查。然而，因为不能提供狭窄严重程度的信息，CACS 的数值并不能用于完全排除阻塞性 CAD 的诊断。

2. 冠状动脉 CT 血管成像　冠状动脉计算机断层扫描成像（coronary computed tomography angiography，CCTA）在无症状患者中的应用在近十年间持续增加。这种无创性检查利用对比剂的充盈观察管腔形态学异常，通过 CT 扫描的 HU 值获取管壁的组织学信息，分别与作为“金标准”的侵入性冠状动脉造影（invasive coronary angiography，ICA）和腔内影像相对应，越来越广泛地用于评估CAD风险。特别是对于存在危险因素但无明显症状的人群，CCTA可以提供早期诊断和干预的入口。评估冠状动脉斑块组成和大小在预测急性冠状动脉事件方面比管腔狭窄更重要。CCTA既能检测冠状动脉管腔，又提供了关于冠状动脉树和动脉粥样硬化斑块的信息，以指导预防、药物治疗和血运重建。

(1)有症状且疑似CAD的患者：CT成像技术的进步提高了检测阻塞性冠状动脉狭窄的诊断准确性，而且心房颤动或心动过速的影响也在降低。多项前瞻性多中心研究和荟萃分析研究表明，在疑似CAD患者中，与侵入性冠状动脉造影相比，CCTA诊断阻塞性CAD的灵敏度为97%，特异度为78%，阳性似然比和阴性似然比分别为4.44和0.04。CCTA诊断准确性接近90%，对排除CAD的效果最好，阴性预测值接近100%，显著高于无创功能学检测。CCTA联合ICA确认阻塞性CAD与直接ICA相比，MACE的发生率相似。

CCTA可借助软件对斑块进行定性和定量评估。具有破裂倾向的斑块称为高风险斑块(high-risk plaque，HRP)。最初的组织病理学分析中HRP在形态学上表现为薄纤维帽粥样斑块(thin-cap fibroatheroma，TCFA)，包括纤维帽薄(厚度<65μm)、巨噬细胞浸润和大坏死核心。CCTA上的高风险特征(正性重构、低衰减斑块、点状钙化或餐巾环征象)与腔内影像中的TCFA相对应，因此通过CCTA就能识别具有破裂风险的斑块。正性重构定义为血管直径比斑块节段的平均直径大10%；低衰减斑块定义为斑块中心的病灶区域，衰减密度为CT值<30HU；点状钙化定义为冠状动脉壁内最大直径<3mm的局灶性钙化；餐巾环征象定义为低衰减斑块的中心区域，外围边缘为高衰减斑块。ICONIC研究表明，急性冠脉综合征(ACS)中31%罪犯病变具有HRP特征，而在3.4年的随访期间，52%具有高风险特征的患者发生了ACS事件。高风险特征是预测心血管不良事件的独立危险因素，并且在数量上有累加效应。即使无显著的管腔狭窄，高风险特征也与升高的心血管风险有关，在临床上具有重要意义。需要注意的是，并不是所有HRP都会导致ACS，因为这还涉及生物力学、血液中致栓-抗栓因子等其他复杂因素。但如果有HRP，患者可以接受强降脂治疗以预防斑块进展和破裂。

除了可以对总斑块体积进行量化外，CCTA还可以对钙化斑块、非钙化斑块和低衰减斑块等不同类型的斑块组分进行定量分析。PARADIGM研究使用CCTA对斑块的评估表明，他汀类药物促进了不稳定斑块转化为稳定钙化斑块，表现为非钙化斑块的进展减缓，且总斑块负荷减小。在评估斑块分布时，与左前降支和右冠状动脉相比，左旋冠状动脉的斑块体积明显更小，尤其是低衰减斑块。在预测价值方面，基线总斑块体积预示了非阻塞性病变的进展。更重要的是，在CAPIRE研究中，与管腔狭窄和临床风险状况相比，斑块体积(特别是非钙化斑块体积)是心血管事件更强的预测因子。在SCOT-HEART研究中，低衰减斑块负荷是心肌梗死预后的最强预测因子，优于心血管风险评分、管腔狭窄严重程度、CACS和总斑块体积。由于CCTA评估斑块体积的准确性及其与心血管事件的相关性，CCTA测量的斑块体积已被用作临床试验的替代终点。

通过定量CCTA评估斑块组成与形态特征识别高风险患者可能是一种最优预测模型。CCTA能准确、无创地量化和显示冠状动脉粥样硬化，作为一种强大、有效的研究工具，CCTA的定量分析可用于跟踪冠状动脉的长期特征，评估对治疗的反应。

目前的血运重建指南建议，以有创的FFR为标准对冠状动脉中度狭窄病变进行生理学评估，对血流显著受限(FFR≤0.80)的病变进行血运重建治疗。然而侵入性功能检测在临床实践中普遍使用率低，原因包括操作人员对重新学习技术缺乏兴趣，担心额外操作带来的风险，更多的耗时和费用，另外注射腺苷引起患者不适也是重要的障碍。无创的 CCTA 衍生而来的生理学评估目前部分替代了 FFR。目前进入市场的 CT-FFR 可由机器学习方法自动提取管腔中心线、确定管腔边界和估算心肌质量。由人工检查和校正自动生成的结果，通过计算流体动力学的方法计算 FFR 或者通过提取图像特征和机器学习预测 FFR。

以 FFR ≤ 0.80 作为诊断血流动力学显著性 CAD 的标准，CCTA 狭窄程度的特异度为 61%，预测缺血的准确性为 73%，CT-FFR 的特异度和预测准确性分别达到 78% 和 90%。在 PACIFIC 试验中以 FFR 为参照，CT-FFR、SPECT 和 PET 对缺血的诊断性能，在患者水平上的曲线下面积（area under curve，AUC）分别为 0.92、0.75 和 0.91，在血管水平上的 AUC 分别为 0.94、0.70 和 0.87。大型前瞻性 ADVANCE 登记研究显示，经 CCTA 诊断为 CAD、临床症状稳定且 CT-FFR>0.80 的患者在 90 天内未发生死亡或心肌梗死。CT-FFR 的预后价值在长达 5 年的随访中得到了证实。

ORBITA 和 ISCHEMIA 这两项研究结果认为，血管成形术仅在中至重度心肌缺血且最佳药物治疗后症状仍持续的稳定型 CAD 患者中获益。CCTA 联合 CT-FFR 能将左主干病变和临界狭窄病变但存在血流动力学阻塞的患者分辨出来，进行血运重建治疗。

CCTA 提供心血管预后预测信息。多项研究表明，正常 CCTA 具有良好的短期、中期和长期预后（年化事件发生率在 0.02%~0.3%）。CCTA 上非阻塞性 CAD 通常被传统的负荷试验所忽视，但是与没有可识别斑块的个体相比，MACE 的调整风险比在 1.6~7.1，平均年化事件发生率为 1.6%。CCTA 检测的 CV 风险，而不是存在阻塞性狭窄或心血管危险因素，与冠状动脉粥样硬化斑块负荷相关性优于阻塞性狭窄或危险因素。

CCTA 已得到多个 CAD 指南的推荐，在临床中的应用不断拓展。2016 年英国 NICE 指南推荐 CCTA 作为非典型和典型心绞痛（或无症状的 CAD 心电图表现）患者的一线诊断性测试，无论 PTP 如何。非心源性胸痛患者不建议进一步行影像学检查。建议对已知 CAD 患者或当 CCTA 结果不确定时采用功能检测。《2019 年 ESC 慢性冠脉综合征诊断和管理指南》推荐 CCTA 作为评估 CAD PTP 较低范围的胸痛患者的初始测试，不建议在可能影响扫描质量的情况下使用 CCTA，如心率不规律、广泛冠状动脉钙化、明显肥胖、无法配合屏气。

在急诊科对急性胸痛患者使用 CCTA，是因为 CCTA 对 CAD 诊断和远期 CV 风险的高阴性预测值可以准确排除 ACS，患者无须进一步诊断检测或住院即可早期安全出院。在过去的几年中，一些观察性研究已经证明 CCTA 在急性胸痛和低至中等 PTP 急性胸痛患者中应用的可行性。尽管 CCTA 诊断 CAD 的阳性预测值有限，但可以根据 CCTA 上存在的病变来指导风险分层或进一步检测，比如 ICA 或 FFR。《2014 年 AHA/ACC 非 ST 段抬高型 ACS 患者管理指南》指出，在胸痛低危患者中，CCTA 比负荷 MPI 更快速、成本效益更高。《2020 年 ESC 非持续性 ST 段抬高型 ACS 治疗指南》推荐，当 CAD 的可能性为低至中等，且肌钙蛋白和 / 或 ECG 不确定时，CCTA 可作为 ICA 的替代方案（Ⅰ类推荐，A 级证据）。此外，指南建议如胸痛无复发、心电图正常、肌钙蛋白水平正常，但仍怀疑 ACS 的患者在决定 ICA 前行 CCTA（Ⅰ类推荐，B 级证据）。

（2）已有明确的冠心病：尽管斑块总体积或管腔狭窄程度可能随着时间的推移没有变化，但是斑块中的纤维脂质成分和坏死核心斑块体积增大以及 HRP 特征数量增加显著升高了 CV 风险。最近的研究表明，斑块进展也是未来心肌梗死的主要决定因素之一。PARADIGM 研究评估了冠状动脉粥样硬化的进展，证明了 CCTA 对 CAD 进行连续量化和表征的作用。随着时间的推移,他汀类药物的使用可抑制易破裂的非钙化斑块的进展,促进向钙化斑块的转化,从而提高斑块的稳定性。定量 CCTA 分析也被用于评估最佳药物治疗和秋水仙碱对近期 ACS 患者改善斑块特征的影响。未来的研究应进一步评估 PCSK9 抑制剂等新型靶向治疗对冠状动脉斑块组成和形态学的影响。

CCTA 对金属支架植入后的冠状动脉成像受到限制,但随着新的设备、成像和重建技术的进步,这些限制在逐步减少。CCTA 对冠状动脉旁路移植术后移植血管的评估通常比天然冠状动脉更准确。最近一项荟萃分析显示,与参考标准 ICA 相比,CCTA 在检测移植物狭窄或闭塞方面具有优异的诊断性能,灵敏度为 96%,特异度为 96%,阴性预测值达到 99%。这为移植物和原发 CAD 严重程度的综合评估提供了 CV 死亡和非致命性心肌梗死的长期预后信息。CCTA 还可以识别未知的解剖结构、ICA 之前的移植物数量,以及它们在胸骨切开之前的位置。

当前,低放射量 CT、人工智能技术辅助图像采集、质量控制、影像重建和分析,大大促进了 CCTA 的普及。然而,由于临床实践的惯性,对钙化血管检测价值、对比剂引起急性肾损伤的担忧,放射科医师经验的限制,在危险因素评分基础上,临床上采用 CT 筛查 CAD 仍然有限。另外,CT 应用于 CAD 筛查也受制于当前有限的抗动脉硬化治疗措施。最近,不断进入市场的新型降脂药物、抗炎药物和新的抗血栓药物可能会增加 CT 检查的研究,通过心脏 CT 确定在一级和二级预防中适合新疗法的候选者(表 3-3-2)。

表 3-3-2 ACC/AHA 和 ESC 指南:非侵入性检测发现 CAD 的灵敏度和特异度

非侵入性检测	灵敏度		特异度	
	ACC/AHA 2012	ESC 2013	ACC/AHA 2012	ESC 2013
运动心电图	0.68	0.45~0.50	0.77	0.85~0.90
超声心动图				
运动或药物	0.76		0.88	
运动		0.80~0.85		0.80~0.88
药物		0.79~0.83		0.82~0.86
单光子发射计算机断层成像				
运动或药物	0.88		0.77	
运动		0.73~0.92		0.63~0.87
药物		0.90~0.91		0.75~0.84
正电子发射断层扫描				
运动或药物	0.91		0.82	
药物		0.80~0.97		0.74~0.91
心脏磁共振				
多巴酚丁胺		0.79~0.88		0.82~0.86
血管扩张剂		0.67~0.94		0.61~0.85
冠状动脉 CT 血管造影		0.95~0.99		0.64~0.93

三、评估

1. 侵入性冠状动脉造影(invasive coronary angiography,ICA) 侵入性冠状动脉造影是将造影导管选择性插入左或右冠状动脉开口,注射对比剂使冠状动脉及其分支显影,观察并记录管腔形态、狭窄程度和血流速度。ICA是侵入性诊疗策略的基础,当前仍然是影像评估管腔狭窄的"金标准"。与非侵入性检测不同,ICA除了提供诊断和预后信息外,还具有指导治疗的作用。对于CAD诊断,在非侵入性检测结果无法确定或特定患者需要特殊考虑时,才需要ICA。在临床上高度怀疑CAD的患者中,初始药物治疗后仍有心绞痛,或者在低强度运动下出现典型心绞痛,并且初始临床评估显示CV高风险,早期ICA可确定适合血运重建的病变。冠状动脉狭窄50%~90%的患者ICA和血流动力学严重程度常不匹配。ICA与FFR结合的方法将改变30%~50% ICA患者的治疗策略。经股动脉途径的诊断性造影相关并发症(主要是需要输血的出血)的综合发生率仍为0.5%~2%。死亡、心肌梗死或脑卒中的综合发生率为0.1%~0.2%。然而,经桡动脉进行ICA的方法大大降低了并发症发生率,加快了周转,已经成为ICA默认的入路。

2. 腔内影像检测 以血管内超声(intravascular ultrasound,IVUS)和光学相干断层扫描(optical coherence tomography,OCT)为代表的腔内影像(intravascular imaging,IVI)检测克服了ICA的二维成像和不能直接观察管壁的局限性。

IVI已成为识别冠状动脉斑块形态和成分、定量检测的"金标准",被应用于:①罪犯病变的识别;②识别高危斑块,风险分层;③指导经皮冠状动脉介入治疗(percutaneous coronary intervention,PCI),包括斑块修饰、支架的选择和支架植入后的优化。

早期比较IVUS与ICA的研究主要关注钙化、偏心病变、参考段病变和不确定性病变。IVUS对钙化斑块的灵敏度和特异度显著高于ICA。然而,IVUS超声波无法穿透钙化组织,因此评估钙化只能限于钙化的弧度和长度。相反,OCT可以穿透钙化来评估钙化的厚度、面积和体积。严重的钙化与支架扩张不足有关,但目前尚无导致支架扩张不足的钙化量的特定界值。ICA在评估病变的偏心性方面也存在局限性。无论造影的形态如何,约50%病变在IVUS中呈偏心性,另一半为同心性斑块。此外,IVUS确定了分叉处的斑块沉积在分支的外侧,早期在斑块堆积时冠状动脉会扩大以限制腔内狭窄的产生。总体而言,75% IVUS斑块体积在ICA中没有显现。即使斑块积累还没有临床表现,斑块负荷对患者的长期预后也有重要影响,所以就体内检测血管病变而言,IVUS相对于ICA无疑是巨大的进步。IVUS研究显示67%急性冠脉综合征患者存在负性重构,而OCT研究显示25%~30%患者出现血栓形成,60%患者出现斑块破裂,30%出现斑块侵蚀。IVI研究显示,ICI中的动脉瘤通常是与一处或多处狭窄相邻的正常动脉段。IVI可检测到1/4的左前降支存在肌桥;而这些肌桥在ICA中几乎都没有显示。IVI发现肌桥造成的缺血主要取决于冠状动脉舒张期松弛受限,而不是收缩期压迫程度。

组织病理学定义的TCFA是最常见的易损斑块类型。灰阶IVUS研究表明,与TCFA一致的有四种形态学特征:大斑块负荷(>70%)、衰减斑块、浅表低回声区和点状钙化。因为分辨力问题,IVUS只能通过识别坏死核心与斑块负荷来提示TCFA的存在。OCT可以识别<65μm的纤维帽、纤维帽中的巨噬细胞和坏死核心,较IVUS识别TCFA有更高的灵敏度和特异度。即便如此,IVUS或OCT确定的HRP预测临床结局的阳性预测值仅在20%

左右。连续的 IVI［IVUS、OCT、近红外光谱(near-infrared spectroscopy,NIRS)或这些技术的组合］研究表明,斑块形态学在急性冠脉综合征几个月内可以发生显著变化,特别是在接受高剂量他汀类药物治疗后。周而复始的斑块破裂和愈合常无症状且反复发生,导致病变进展、斑块负荷增加而并不引起死亡或心肌梗死。与组织学研究对比显示,IVI 各项技术之间存在 25%~30% 的不一致性。

IVI 对介入的指导从介入前开始,评估病变严重程度。对于非左主干病变,最小管腔面积(minimal lumen area,MLA)是与 FFR 定义的缺血最相关的参数。IVUS 的 MLA 界值范围为 2.1~4.4mm^2。OCT 的 MLA 界值范围为 1.6~2.4mm^2。亚洲人总体低于西方人种。MLA 对缺血具有相对较高的阴性预测值,但阳性预测值较低。对于左主干病变,ICA 对左主干开口病变仅有 30% 的准确性。在西方患者中,IVUS 中的左主干 MLA<6mm^2 与缺血最相关。韩国的研究表明,MLA>4.5~4.8mm^2 无须血运重建。OCT 因为血管大小和需清除管腔中的血液,评估左主干受到限制,但也可以用于评估左主干中段或远段的病变。

IVI 在支架植入前确定是否需要进行病变准备(例如钙化修饰),并选择适当的支架直径和长度。如果 IVI 导管无法通过病变,应在成像前对病变进行预处理。在支架植入,并满足 ICA 成功标准后,应进行介入后评估,并进行额外高压扩张,以尽量减少支架膨胀不全,或植入额外的支架以减少病变覆盖不全,同时 IVI 可识别和指导治疗支架并发症,比如支架边缘夹层等。最后再次成像以确认 PCI 手术已经优化。IVI 还可以明确支架的并发症——支架内再狭窄和支架内血栓形成的机制,并指导相关的治疗策略。

富含脂质的坏死核心是高危冠状动脉病变的代表性特征之一。NIRS-IVUS 是一种结合了传统 IVUS 和使用近红外光对斑块脂质进行定量的新技术。NIRS 还能够识别脂质分布,并计算脂质核心斑块在动脉每个检查部位出现的可能性。在导管回撤后,NIRS 会自动显示每 2mm 部分的结果,以从红色到黄色的颜色来表示脂质核心斑块出现的可能性,以脂质核心负荷指数(lipid core burden index,LCBI)表示。高 LCBI 意味着高脂质富集斑块的可能性大。临床研究验证了 LCBI 和 $maxLCBI_{4mm}$ 是预测 MACE 风险的替代指标,可用于风险分层。NIRS 不仅适用于罪犯病变,而且适用于非罪犯病变。然而,NIRS 无法区分表浅和深层的脂质,无法获得斑块进展的相关分子信息。因此,NIRS 无法检测在斑块进展过程中涉及的相关炎症过程。此外,IVUS 在检测高危冠状动脉病变方面的形态学成像能力有限。近期开发出 NIRS 与 OCT 组合的技术,预计将克服 NIRS-IVUS 技术固有的缺陷,但也无法常规测量斑块负荷。

3. 冠状动脉生理学检测(coronary physiological testing) 自动调节是冠状循环在一系列灌注压力下维持稳定血流的固有能力。在健康情况下,冠状动脉血流量在最大需求时增加 3~4 倍,并以冠状动脉血流储备(coronary flow reserve,CFR)来表示。CFR 受心外膜血管和微血管综合影响,评估心外膜和微血管疾病的联合严重性时,以 2.0 为界值。然而,为了选择性地测量功能性心外膜血管狭窄的严重程度,CFR 已在很大程度上被根据冠状动脉压力测量的 FFR 所取代。

与血流相比,冠状动脉内压力的检测更容易且更少出现差错。1975 年,David Young 在犬模型中展示了在充血状态下,压力与直径狭窄之间呈线性关系。压力传感器冠状动脉导丝的问世标志着冠状动脉生理学的新时代。1993 年,Pijls 等描述了通过冠状动脉压力计算冠状动脉流量储备的理论基础,简化了 FFR 的推导公式。FFR 与 PET 衍生的相对冠状动脉流量储备有较好相关性。在慢性冠脉综合征中，与 ICA 指导相比，FFR 指导的血运重建策略在随访期间再次血运重建和 MACE 风险显著降低。因此，FFR 通常被视为侵入性冠状动脉生理指标的“金标准”。FFR 是成人血运重建指南中第一个获得Ⅰ A 类推荐的生理指标，用于评估 ICA 发现的中等狭窄病变。

为了确保广泛应用于临床，以 0.80 作为检测是否存在缺血的 FFR 界值。FFR 值与 MACE 风险之间存在负相关关系。FFR 作为连续变量显示，指导血运重建获得最佳预后的 FFR 界值可能为 0.67。PCI 后的 FFR 较低与患者预后较差相关。PCI 后 FFR 低的原因包括治疗的结果不理想，以及存在连续或弥漫性 CAD。在使用基于压力的 FFR 时，串联病变会影响单个病变的生理学意义，因此需要回撤压力导丝对串联的病变逐个评估。在回撤的过程中，检测者可同时观察记录压力曲线的形态和梯度，较低的回拉梯度表明有广泛的冠状动脉粥样硬化。

在过去的十年里，静息状态下获得的非充血性压力比值（non-hyperemic pressure ratios，NHPR）引起了极大的关注。NHPR 可以减少操作时间，避免使用腺苷所导致的费用和不良反应。每个 NHPR 是在心脏周期的预定窗口中测量静息跨狭窄压力比值（Pd/Pa）的方法。瞬时无波形比值（instantaneous wave-free ratio，iFR）基于舒张晚期的 Pd/Pa，排除后 5mm 的时间间隔，即所谓的“无波段”期间，在该期间微血管阻力理论上在心脏周期中最低。iFR 阈值使用 ≤ 0.89 和 FFR ≤ 0.80 比较，iFR 与 FFR 在大约 80% 病例中一致。iFR 与 PET 和 MPI 比较，结果显示性能相当。血运重建指南推荐，iFR 和 FFR 都可以用于生理性狭窄的评估。最近，大量其他 NHPR，包括舒张期指标如舒张期无充血比值，或整个心脏周期的指标如静息 Pd/Pa 和静息全周期比值，均已逐渐展开研究。这些指标已经被证明与 iFR 具有良好的相关性，这表明不管基于心脏周期的哪个阶段，任何非充血指标在临床上都可以使用。

4. 基于冠状动脉造影的 FFR　在 40 多年前研究者就提出了采用冠状动脉造影模拟冠状动脉血流动力学参数。针对 FFR 固有的局限性，根据造影图像计算的 FFR 获得了广泛关注。目前已有许多基于 ICA 的指标被开发、研究并进入市场，包括但不限于：①定量流量比（QFR）；②血管 FFR；③ FFRangio。这些指标都是通过将多个血管造影图像重建成三维图像来计算得出的，已经通过与“金标准”的比较研究得到验证。到目前为止，QFR 具有最多的临床研究证据。FAVOR 系列研究（Pilot、FAVOR Ⅱ和 FAVOR Ⅱ China）证明了 QFR 的有效性，并在某些情况下展示了 QFR 在预测 FFR 方面优于三维定量冠状动脉造影。

四、总结

CAD 是全球主要的死亡和疾病负担之一。CAD 的隐匿性、进展性、弥漫性的病变特点决定了筛查的合理性和可行性。CAD 的早期筛查和评估有助于发现能从药物或血运重建治疗中长期获益的患者，减少心血管事件，改善预后。当前，CAD 的筛查包括病史询问、体格检查、实验室检查（如胆固醇和血糖等），以及各种非侵入性心脏成像技术（如超声心动图、心脏核素显像和冠状动脉 CT）。对于无症状患者，筛查应在危险因素评分中风险以上的个体中进行。而对于有症状疑似 CAD 者，应根据验前概率决定是否采用解剖和 / 或功能检测的合理性。精准评估 CAD 病程和严重程度的方法包括侵入性冠状动脉造影、冠状动脉血流储备测定、冠状动脉压力测定等。此外，心脏生物标志物，如肌钙蛋白和 B 型利尿钠肽，也在 CAD 的筛查和评估中发挥了重要作用。尽管多年来，从无创到有创，从形态到功能，CAD 的筛查和评估已经获得巨大进展，但仍面临一些挑战，包括如何有效筛查高危群体、确定最优化的检测模式、提高临床使用率、改善经济效益等问题。因此，需要进一步的研究以优化 CAD 的筛查和评估策略，从而改善患者的临床结果和生活质量。

（杨 靖　张英梅）

推荐阅读

[1] ARNETT D K, BLUMENTHAL R S, ALBERT M A, et al. 2019 ACC/AHA Guideline on the Primary Prevention of Cardiovascular Disease: A report of the American College of Cardiology/American Heart Association Task Force on Clinical Practice Guidelines [J]. Circulation, 2019, 140 (11): e596-e646.

[2] VISSEREN F L J, MACH F, SMULDERS Y M, et al. 2021 ESC Guidelines on cardiovascular disease prevention in clinical practice [J]. Eur J Prev Cardiol, 2022, 29 (1): 5-115.

[3] KNUUTI J, WIJNS W, SARASTE A, et al. 2019 ESC Guidelines for the diagnosis and management of chronic coronary syndromes [J]. Eur Heart J, 2020, 41 (3): 407-477.

[4] COLLET J P, THIELE H, BARBATO E, et al. 2020 ESC Guidelines for the management of acute coronary syndromes in patients presenting without persistent ST-segment elevation [J]. Eur Heart J, 2021, 42 (14): 1289-1367.

[5] LINDHOLT J S, SØGAARD R, RASMUSSEN L M, et al. Five-year outcomes of the Danish Cardiovascular Screening (DANCAVAS) Trial [J]. N Engl J Med, 2022, 387 (15): 1385-1394.

[6] LINDHOLT J S, SOGAARD R. Population screening and intervention for vascular disease in Danish men (VIVA): A randomised controlled trial [J]. Lancet, 2017, 390 (10109): 2256-2265.

[7] MINTZ G S, GUAGLIUMI G. Intravascular imaging in coronary artery disease [J]. Lancet, 2017, 390 (10096): 793-809.

[8] DEMIR O M, RAHMAN H, VAN DE HOEF T P, et al. Invasive and non-invasive assessment of ischaemia in chronic coronary syndromes: Translating pathophysiology to clinical practice [J]. Eur Heart J, 2022, 43 (2): 105-117.

[9] BUDOFF M J, KINNINGER A, GRANSAR H, et al. When does a calcium score equate to secondary prevention？: Insights from the multinational CONFIRM registry [J]. JACC Cardiovasc Imaging, 2023, 16 (9): 1181-1189.

[10] SERRUYS P W, HARA H, GARG S, et al. Coronary computed tomographic angiography for complete assessment of coronary artery disease: JACC State-of-the-Art Review [J]. J Am Coll Cardiol, 2021, 78 (7): 713-736.

第 4 节　脑血管病的筛查和评估

脑血管病（cerebral vascular disease，CEVD）是指各种原因导致脑血管病变或血流障碍引起的脑部疾病的总称。根据起病急缓,分为急性脑血管病和慢性脑血管病。急性脑血管病临床上以动脉血管的病变为主。急性脑血管病分为两大类,即缺血性脑血管病和出血性脑血管病。前者依据发病形式和病变程度,分为缺血性脑卒中和短暂性脑缺血发作;后者根据出血部位不同,主要分为脑出血和蛛网膜下腔出血。慢性脑血管病包括血管性痴呆等。本文主要介绍急性脑血管病的筛查和评估。

脑血管病筛查的主要目的是发现潜在的脑血管病患者,主要用于院前。

脑血管病评估的主要目的是进一步诊断脑血管病,并根据评估结果进行治疗,主要用于院内。

总体而言,脑血管病的筛查和评估依赖于准确的病史采集、临床及辅助检查。但在筛查和评估时,需要根据发病时间、客观条件等条件不同而采取不同的策略。

一、脑血管病的筛查

多种脑血管病筛查工具已被开发用于疑似脑血管病的院前评估。应用该工具的受试者数量最多的包括辛辛那提院前脑卒中量表(Cincinnati Prehospital Stroke Scale,CPSS;表 3-4-1)、洛杉矶院前脑卒中筛查量表(Los Angeles Prehospital Stroke Screen,LAPSS;表 3-4-2)、急诊室脑卒中识别量表(Recognition of Stroke in the Emergency Room,ROSIER;表 3-4-3)和FAST 量表(Face,Arm,Speech,Time;表 3-4-4)。CPSS 和 FAST 量表的评估相对简单,筛查脑血管病的灵敏度相似(CPSS 为 44%~95%,FAST 量表为 79%~97%),但 2 个评分系统的特异度均较差(CPSS 为 24%~79%,FAST 量表为 13%~88%)。评估项目更复杂的工具,如LAPSS,提高了筛查的特异度(48%~97%),但降低了灵敏度(59%~91%)。所有筛查工具都没有充分考虑假阴性,因此可能人为地提高了这些评分工具性能。目前这几项筛查量表均可以使用,无法就使用哪一种工具优于另一种工具提出强烈建议。

表 3-4-1　辛辛那提院前脑卒中量表

寻找下列体征之一(有任何一个异常强烈提示脑血管病)
口角歪斜(令患者示齿或微笑)
正常:两侧面部运动对称 异常:一侧面部运动不如另一侧
上肢无力(令患者闭眼,上肢向前伸直维持 10s)
正常:两上肢运动一致或无移动 异常:一侧上肢无移动,另一侧下落
言语异常(令患者重复一句话例如“吃葡萄不吐葡萄皮”或“辛辛那提的天是蓝色的”)
正常:用词正确,发音不含糊 异常:用词错误,发音含糊或不能讲

注:急救系统在患者到达医院前应做的记录包括如下内容,临床表现、急救诊断、院前最初的重要体征、急救系统派遣时间及到达时间、急救护士给出的院前诊断、急救医师给予的治疗、到医院时间。

表 3-4-2 洛杉矶院前脑卒中筛查量表

1. 患者姓名：______ ______
姓 名

2. 病史来源：
□患者
□家属 ______ 电话：______
□其他 姓名

3. 最后一次知道患者如常 / 清醒的时间 时间：______
日期：______

筛选标准：	是	不详	否
4. 年龄>45 岁	□	□	□
5. 无抽搐或癫痫病史	□	□	□
6. 症状持续时间<24h	□	□	□
7. 发病前，患者未使用轮椅或卧床	□	□	□

↓ 是 否

8. 血糖在 60~400mg/dl □ □

9. 查体：明显不对称	正常	右侧	左侧
鼓腮或龇牙	□	□无力	□无力
握力	□	□弱 □无力	□弱 □无力
臂力	□	□缓慢垂下 □很快垂下	□缓慢垂下 □很快垂下

是 否

根据查体，患者只有单侧（而不是双侧）力弱 □ □

↓ 是 否

10. 4、5、6、7、8、9 项都"是"（或不详）→ LAPSS □ □

表 3-4-3 急诊室脑卒中识别量表

描述	评分 / 分
单侧面部无力	1
单侧上肢无力	1
单侧下肢无力	1
语言错乱	1
视野缺损	1
意识丧失 / 晕厥	–1
癫痫发作	–1
总分	

注：≥1 分表示脑卒中可能。

表 3-4-4　FAST 量表

字母	描述
F	Face 的第一个字母，指面部麻木或力弱，尤其是单侧
A	Arm 的第一个字母，指上肢麻木或力弱，尤其是单侧
S	Speech 的第一个字母，指言语含糊、言语困难或者不能被理解
T	Time 的第一个字母，指如果突然出现了上述症状或者伴随有视野缺损、眩晕并平衡失调、剧烈的不明原因的头痛，请立即呼叫急救系统，在国内多为“120”，在国外多为“911”

二、脑血管病的急诊评估

对于脑血管病患者，如果生命体征平稳的情况下，应立即收集患者病史、评价患者的神经功能缺损与可能的并发症。总体目标为不仅应识别出可能的脑血管病患者，还应排除脑血管病疑似疾病（出现脑血管病样症状的疾病，如表 3-4-5 所示，识别其他需要立即干预的合并情况，并判断脑血管病的可能原因从而进行早期二级预防）。在充分评价的基础上，应尽早进入脑卒中绿色通道和 / 或通知脑卒中团队。

表 3-4-5　脑血管病疑似疾病的临床特征

脑血管病疑似疾病	临床特征
心因性疾病	无脑神经受损表现，非血管分布区的神经系统表现，不同体检结果不一致
癫痫发作	发作病史，目击到癫痫发作，发作后表现
低血糖	糖尿病病史，低血糖、意识水平下降
伴先兆偏头痛	类似事件史，先兆、头痛
高血压脑病	头痛、谵妄、严重高血压、皮质盲、脑水肿、痫性发作
Wernicke 脑病	酗酒、共济失调、眼外肌麻痹、意识错乱
中枢神经系统脓肿	药物滥用、心内膜炎、医用装置植入病史伴发热
中枢神经系统肿瘤	渐进发展的症状，其他原发性肿瘤，以癫痫发作起病
药物中毒	锂盐、苯妥英、卡马西平等

（一）收集病史

1. 脑血管病发生的确切时间　确定脑血管病的发病时间是病史询问中最重要的。发病时间是指患者的基线状态或没有出现症状的时间。确定发病时间需要询问患者本人、旁观者，或通过急救系统人员的首次评估。对于发病现场有目击者，或者神志清楚、能够准确表达的患者，症状出现时间相对容易获得。对于无法提供这一信息或醒后出现脑血管病症状的患者，发作时间被认为是患者最后清醒、没有症状或最后看起来“正常”的时间。

医师需要仔细询问以确定可能的症状发作时间点，这样可为那些最初被判定为“发病时间不明”或“超出时间窗”的患者带来治疗机会。

“醒后”脑血管病的患者应确定一个时间点，例如当时其独自去浴室或厨房的时间、入睡前最后正常的时间、固定穿衣的时间。

有些患者在出现目前症状之前，就已经出现类似的症状，但是症状较轻或者症状缓解，因此患者未予重视，从而设定错误的发病时间。对于神经系统功能缺损持续存在的患者，要以出现相应较轻症状的时间为发病时间，而不是目前发现较重症状的时间；而对于神经系统症状完全缓解的患者，症状出现的时间应重新设定，从而治疗时间需重新计算。尽管患者临床表现为短暂性脑缺血发作的症状，但是目前研究发现短暂的神经功能缺损持续时间越长，弥散加权像和表观弥散像上出现与神经解剖相符合的局部病灶的可能性就越大，而这种情况是否会增加溶栓治疗后出血转化的风险仍不明确。

2. 其他相关病史　急诊科医师还需要收集其他病史信息，包括与神经系统症状发展相关的情况，以及提示其他可能病因的证据。患者的既往史、临床症状和体征可以帮助医师明确患者的症状是否由其他病因导致。

询问患者是否有动脉粥样硬化和心源性疾病的危险因素十分重要，这会提示患者是否存在发生脑血管病的风险。

其他相关信息还包括药物（特别是抗凝药物）使用史、偏头痛、癫痫、感染、外伤或妊娠等。这些信息对于决定急性缺血性脑卒中患者的治疗干预方案十分重要。

如果患者由于意识障碍、失语、构音障碍等无法提供病史，需要向旁观者或家庭目击者询问患者的发病时间与既往病史。以意识障碍起病的患者常是后循环卒中，治疗干预方案与前循环卒中有所不同。既往史的采集对于判断患者意识障碍的病因十分重要，呼吸系统、心血管系统、肝病以及药物、毒物、外伤史都可能导致急性意识障碍，这就要求急诊科医师尽可能全面地收集相关临床信息。

（二）常规体格检查和神经科检查

对气道、呼吸和循环评估完毕，并且对血压、心率、血氧饱和度及体温等重要生命体征测量完成后，应进行更为详细的体格检查。体格检查包括常规体格检查和神经科检查，可由急诊科医师和 / 或神经内科医师进行。

1. 常规体格检查　对于疑似急性缺血性脑卒中的患者，常规体格检查容易被临床医师所忽略。然而，常规体格检查对于发现引起患者症状可能的病因、存在的并发症或其他可能影响治疗选择的因素十分重要。因此，需要进行有重点的体格检查（表 3-4-6）。

对于意识障碍尤其是昏迷的患者，眼球的位置、不自主眼球运动、瞳孔大小及反射、其他脑神经损害、双侧病理征的阳性，对于确定后循环卒中的诊断具有重要的参考价值。

表 3-4-6　常规体格检查的重点

检查项目	意义
头面部检查	可能发现外伤或癫痫活动的征象
颈部听诊	可能发现颈动脉杂音
心脏触诊、视诊、听诊	可能发现充血性心力衰竭的征象
胸部听诊	可能发现心脏杂音、心律失常及肺部啰音
对皮肤的一般检查	可能发现由凝血障碍、血小板功能异常引起的出血斑、外伤征象或栓塞损伤（Janeway 损伤、Osler 结节）
双侧上肢血压测量	双侧血压不一致，可能提示主动脉夹层、心源性栓塞导致的周围动脉栓塞、锁骨下动脉狭窄

2. 神经科查体与脑血管病量表/得分 首次神经科查体应简明而全面,重点查体包括:意识水平、意识内容、语言等高级皮层功能,眼球运动、瞳孔反射、眼球震颤、面舌瘫等颅神经查体,以及感觉、运动、共济系统查体。若首次病史与简单的查体提示存在脑血管病,需要完成脑血管病评分。脑血管病评分需要采用标准化的神经系统检查量表,以确保及时并规范地完成主要的神经系统检查项目。目前临床常用的正规脑血管病量表有美国国家卫生研究院脑卒中量表(National Institutes of Health Stroke Scale,NIHSS;表 3-4-7)。NIHSS 可以快速地完成病情评估,帮助量化神经功能缺损程度、发现闭塞血管位置,并可预测早期的预后,帮助选择适于患者的干预措施,发现可能的并发症。

表 3-4-7 美国国家卫生研究院脑卒中量表(NIHSS)

项目	评分标准
1a. 意识水平 即使不能全面评价(如气管插管、语言障碍、气管创伤及绷带包扎等),检查者也必须选择 1 个反应。只在患者对有害刺激无反应时(不是反射)才能记 3 分	0 清醒,反应灵敏 1 嗜睡,轻微刺激能唤醒,可回答问题,执行指令 2 昏睡或反应迟钝,需反复刺激、强烈或疼痛刺激才有非刻板的反应 3 昏迷,仅有反射性活动或自发性反应,或完全无反应、软瘫、无反射
1b. 意识水平提问 月份、年龄。仅对初次回答评分。失语和昏迷者不能理解问题记 2 分,因气管插管、气管创伤、严重构音障碍、语言障碍或其他任何原因不能完成者(非失语所致)记 1 分。可书面回答	0 两项均正确 1 一项正确 2 两项均不正确
1c. 意识水平指令 睁闭眼,非瘫痪侧握拳松开。仅对最初反应评分,有明确努力但未完成的也给分。若对指令无反应,用动作示意,然后记录评分。对创伤、截肢或其他生理缺陷者,应予适当的指令	0 两项均正确 1 一项正确 2 两项均不正确
2. 凝视 只测试水平眼球运动。对随意或反射性眼球运动记分。若眼球偏斜能被随意或反射性活动纠正,记 1 分。若为孤立的周围性眼肌麻痹记 1 分。对失语者,凝视是可以测试的。对眼球创伤、绷带包扎、盲人或有其他视力、视野障碍者,由检查者选择一种反射性运动来测试,确定眼球的联系,然后从一侧向另一侧运动,偶尔能发现部分凝视麻痹	0 正常 1 部分凝视麻痹(单眼或双眼凝视异常,但无强迫凝视或完全凝视麻痹) 2 强迫凝视或完全凝视麻痹(不能被头眼反射克服)
3. 视野 用手指数或视威胁方法检测上、下象限视野。若能看到侧面的手指,记录正常。若单眼盲或眼球摘除,检查另一只眼。明确的非对称盲(包括象限盲),记 1 分。若全盲(任何原因)记 3 分。如果有单侧忽略评 1 分,结果用于回答第 11 项问题	0 无视野缺损 1 部分偏盲 2 完全偏盲 3 双侧偏盲(包括皮质盲)

续表

项目	评分标准
4. 面瘫	0 正常 1 轻微(微笑时鼻唇沟变平、不对称) 2 部分(下面部完全或几乎完全瘫痪) 3 完全(单或双侧瘫痪,上下面部缺乏运动)
5 & 6. 上下肢运动 置肢体于合适的位置:坐位时上肢平举 90°,仰卧时上抬 45°,掌心向下,下肢卧位抬高 30°;若上肢在 10s 内,下肢在 5s 内下落,记 1~4 分。对失语者用语言或动作鼓励,不用有害刺激。依次检查每个肢体,从非瘫痪侧上肢开始	**上肢** 0 无下落,置肢体于 90°(或 45°)坚持 10s 1 能抬起但不能坚持 10s,下落时不撞击床或其他支持物 2 试图抵抗重力,但不能维持坐位 90° 或仰卧位 45° 3 不能抵抗重力,肢体快速下落 4 无运动 9 截肢或关节融合,解释: 5a. 左上肢;5b. 右上肢 **下肢** 0 无下落,于要求位置坚持 5s 1 5s 末下落,不撞击床 2 5s 内下落到床上,可部分抵抗重力 3 立即下落到床上,不能抵抗重力 4 无运动 9 截肢或关节融合,解释: 6a. 左下肢;6b. 右下肢
7. 肢体共济失调 目的是发现一侧小脑病变。检查时睁眼,若有视力障碍,应确保检查在无视野缺损中进行。进行双侧指鼻试验、跟膝胫试验,共济失调与无力明显不成比例时记分。若患者不能理解或肢体瘫痪不记分。盲人用伸展的上肢摸鼻。若为截肢或关节融合记 9 分,并解释	0 无共济失调 1 一个肢体有 2 两个肢体有 **如共济失调在:** 9 截肢或关节融合,解释: 左上肢 1= 有,2= 无 9 截肢或关节融合,解释: 右上肢 1= 有,2= 无 9 截肢或关节融合,解释: 左下肢 1= 有,2= 无 9 截肢或关节融合,解释: 右下肢 1= 有,2= 无
8. 感觉 检查对针刺的感觉和表情,或意识障碍及失语者对有害刺激的躲避。只对与脑卒中有关的感觉缺失评分。偏身感觉丧失者需要精确检查,应测试身体多处[上肢(不包括手)、下肢、躯干、面部]确定有无偏身感觉缺失。严重或完全的感觉缺失记 2 分。昏睡或失语者记 1 分或 0 分。脑干卒中双侧感觉缺失记 2 分。无反应或四肢瘫痪者记 2 分。昏迷患者(1a=3)记 2 分	0 正常 1 轻至中度感觉障碍(患者感觉针刺不尖锐或迟钝,或针刺感缺失但有触觉) 2 重度感觉障碍至完全感觉缺失(面、上肢、下肢无触觉)

续表

项目		评分标准
9. 语言 命名、阅读测试。若视觉缺损干扰测试，可让患者识别放在手上的物品，重复和发音。气管插管者手写回答。昏迷者记 3 分。给恍惚或不合作者选择一个记分，但 3 分仅给不能说话且不能执行任何指令者	0 1 2 3	正常 轻至中度失语：流利程度和理解能力部分下降，但表达无明显受限 严重失语，交流是通过患者破碎的语言表达，听者需推理、询问、猜测，交流困难 不能说话或者完全失语，无言语或听力理解能力
10. 构音障碍 读或重复表上的单词。若有严重的失语，评估自发语言时发音的清晰度。若因气管插管或其他物理障碍不能讲话，记 9 分，同时注明原因。不要告诉患者为什么做测试	0 1 2 9	正常 轻至中度，至少有些发音不清，虽有困难但能被理解 言语不清，不能被理解，但无失语或与失语不成比例，或失音 气管插管或其他物理障碍，解释：
11. 忽视 如果患者视力严重下降，无法同时进行视觉双重刺激，且皮肤刺激正常，则评分正常。若失语，但确实表现为对双侧的注意，记分正常。视、空间忽视或疾病失认也可认为是异常的证据	0 1 2	正常 视、触、听、空间觉或个人的忽视；或对一种感觉的双侧同时刺激忽视 严重的偏侧忽视或一种以上的偏侧忽视；不认识自己的手；只能对一侧空间定位

3. 急诊影像学评估注意事项　详细的影像学评估稍后介绍，此处讲急诊影像学评估的注意事项。所有疑似急性脑血管病的患者到达医院后，应进行神经影像学评估。

在大多数情况下，CT 平扫就可以为急诊评估提供必要的信息，是急诊疑似脑血管病患者首选的神经影像学检查。建立完善的急诊转运体系，使得至少 50% 的可能需要静脉溶栓或机械取栓的患者能够在急诊室接诊后 20min 内接受头颅影像学检查。

对于符合血管内治疗的急性缺血性脑卒中患者，推荐在进行初始影像学检查期间进行非侵入性颅内血管检查，但不应延迟静脉溶栓治疗，即应在非侵入性血管检查之前进行静脉溶栓治疗，随后尽早进行非侵入性颅内血管影像学检查。

对于无肾功能不全病史并怀疑有颅内大血管闭塞且适合血管内治疗的患者，可在检测肌酐前先进行 CTA 检查。

对于可能需要进行机械取栓的患者，除了颅内血管影像外，颈动脉颅外段和椎动脉影像可为患者的筛选和血管内治疗提供有用的信息。

对于发病 6h 内、拟采取机械取栓的患者，在已进行 CT/CTA 或 MRI/ 磁共振血管造影（MRA）检查后，不再行灌注成像检查。

对于前循环大动脉闭塞的急性缺血性脑卒中患者，如果最后看起来正常的时间在 6~24h 以内，需要进行 CT 灌注（CTP）、MRI 弥散或灌注成像，帮助筛选适合机械取栓的患者。

三、脑血管病的影像学评估

最近几年来，脑血管病的影像学检查取得了长足的进步。尤其在急性期，早期、快速的影像学检查对急性脑血管病患者的诊治至关重要。脑血管病的影像学检查需要注意，不仅需要进行结构影像学的评估，还应进行血管影像学与灌注影像学的评估，主要的检查方法如下。

1. 结构影像学检查　包括头部CT和MRI。

（1）缺血性脑卒中的结构影像学：缺血性脑卒中头部CT在6h内的影像学征象常不明显，在缺血性脑卒中24~48h后，可显示梗死区域为边界不清的低密度灶（图3-4-1）。CT检查对明确病灶、脑水肿和有无出血性梗死有很大价值，但对于小脑或脑干的病灶，常不能显示。

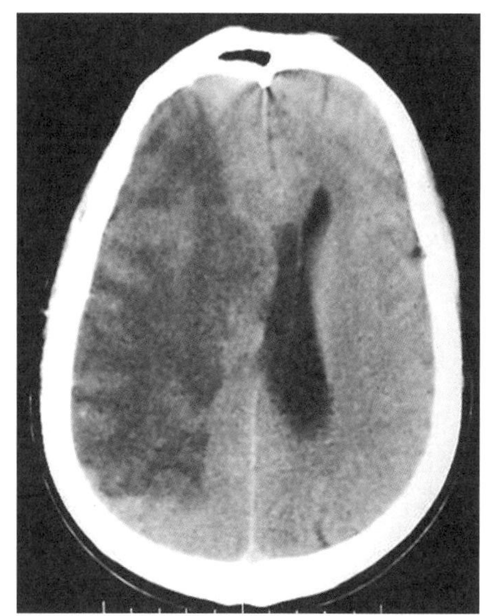

图3-4-1　CT检查
缺血性脑卒中表现为低密度影。

MRI一般在发病6~12h后，可见在T_1加权像上低信号，T_2加权像上高信号（图3-4-2），出血性梗死显示其中混杂T_1高信号。与CT相比，MRI可以发现脑干、小脑梗死。弥散加权成像对早期诊断缺血性脑卒中的诊断较常规序列更灵敏，在发病2h内显示缺血病变（图3-4-3），为早期治疗提供重要信息。

（2）脑出血的结构影像学：脑出血时，新鲜血肿在CT上常见圆形或卵圆形的均匀高密度区，边界清楚，也可显示血肿部位、大小、形态，是否破入脑室，血肿周围有无低密度水肿带及占位效应（图3-4-4）。

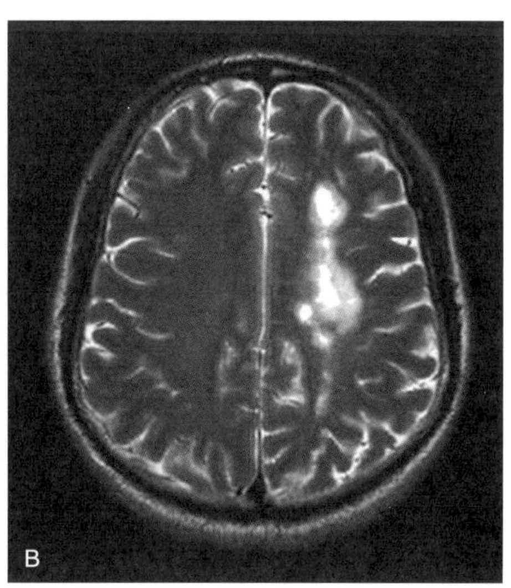

图3-4-2　磁共振检查
A. 缺血性脑卒中在T_1加权像上表现为低信号；B. 缺血性脑卒中在T_2加权像上表现为高信号。

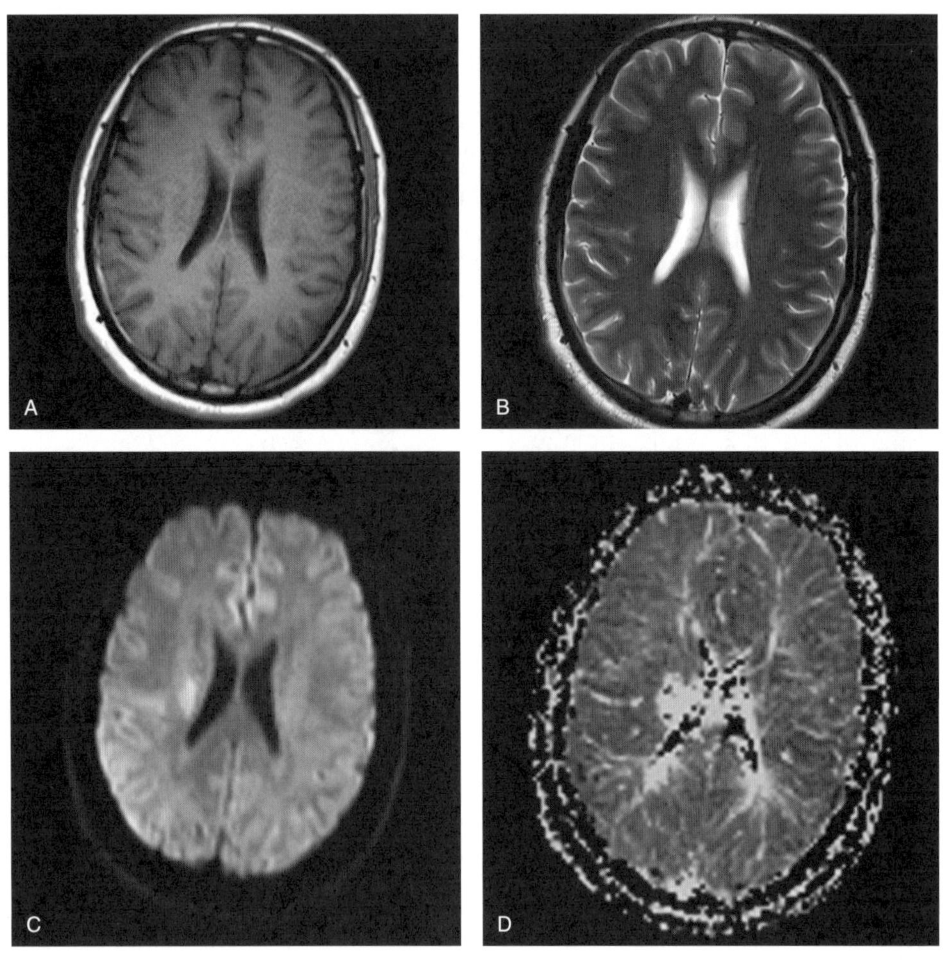

图 3-4-3　磁共振检查

A、B. 缺血性脑卒中早期在 T_1 加权像（A）、T_2 加权像（B）无明显异常信号影；C. 弥散加权像上表现为高信号；D. 灌注加权像上有异常灌注区，灌注加权像异常区域较弥散加权像区域大。

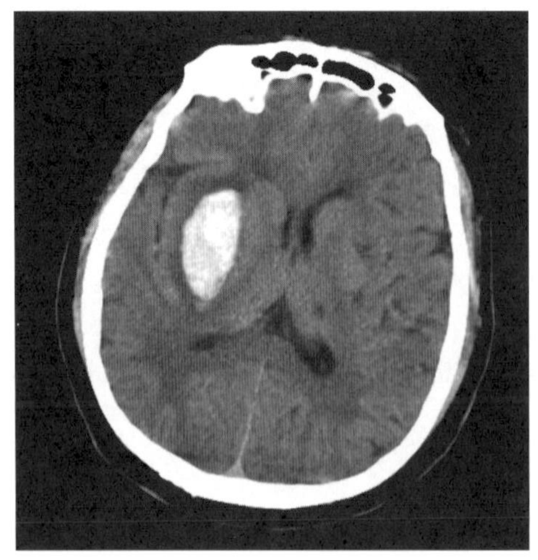

图 3-4-4　CT 检查示异常高密度区

MRI 检查急性期对幕上及小脑出血的价值不如 CT。MRI 对于脑干出血的检测优于 CT。脑出血后随着时间的延长，完整红细胞内的含氧血红蛋白（HbO_2）逐渐转变为去氧血红蛋白（DHb）及正铁血红蛋白（MHb），红细胞破碎后，正铁血红蛋白析出呈游离状态，最终成为含铁血黄素。上述演变过程从血肿周围向中心发展，因此出血后的不同时期血肿的 MRI 表现也各异。在 MRI 图像上，其表现随血肿内血红蛋白的病理生理变化而产生一系列特征性改变。MRI 梯度回波（gradient recalled echo，GRE）和磁敏感加权成像（susceptibility weighted imaging，SWI）两个序列对识别急性出血都很敏感（表 3-4-8）。在磁共振上，较 CT 更容易发现血管畸形、肿瘤等。

表 3-4-8　不同时期脑出血的 CT 与 MRI 表现

时期	病理生理变化	CT	T_2^* 加权像	T_1 加权像	T_2 加权像
超急性期（小于 6h）	含氧血红蛋白	高密度	低信号	等信号	高信号
急性期（6h~3 天）	脱氧血红蛋白	高密度	低信号	等信号	低信号
亚急性期					
早期（3 天 ~1 周）	细胞内正铁血红蛋白	等密度	低信号	高信号	低信号
晚期（1 周 ~1 个月）	游离正铁血红蛋白	等密度	低信号	高信号	高信号
慢性期（>1 个月）	含铁血黄素	低密度	低信号	低信号	低信号

2. 血管检查　主要包括目前常用的颈动脉双功能超声（duplex ultrasonography，DUS）、经颅多普勒超声、CTA、MRA（图 3-4-5）、数字减影血管造影（digital subtraction angiography，DSA）技术等，脑血管检查的目的是了解血管的畅通性（正常、狭窄、闭塞或再通），还包括对血管壁的了解（斑块的性质、大小、溃疡或微栓子脱落等）。

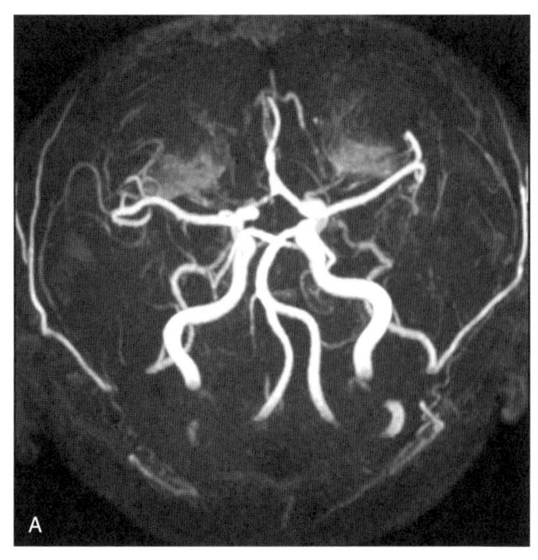

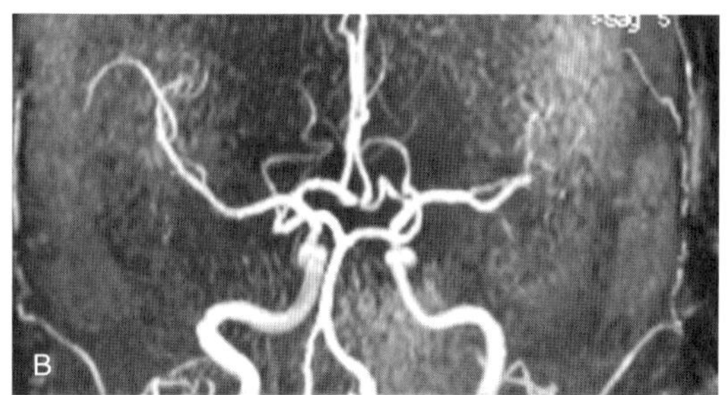

图 3-4-5　脑血管正常与脑血管闭塞 MRA 表现

A. 正常脑血管 MRA 表现；B. 左侧大脑中动脉闭塞 MRA 表现。

3. 灌注影像检查 主要包括常用的CT灌注成像、磁共振灌注加权像、较少应用的SPECT,以及新的检查技术融合灌注成像技术(fusion CT image)。灌注加权成像是静脉注射顺磁性对比剂后显示脑组织相对血流动力学改变的图像。灌注加权图像异常区域较弥散加权改变区域大,被认为是弥散-灌注不匹配区(mis-match),为半暗带(见图3-4-3),因此灌注影像检查在识别缺血半暗带及溶栓治疗方面发挥了重要作用。

4. 其他脑影像学检查 其他脑影像学检查包括磁共振纤维束成像、功能磁共振成像(fMRI)等,这些特殊的检查在判断预测患者预后、帮助选择适宜的康复手段、对功能区作用和解释临床现象等方面起到了重要作用。

5. 其他检查 对于可疑心源性栓塞者可行超声心动图、经食管超声心动图检查来证实。对于可疑镰状细胞贫血、高同型半胱氨酸血症、高凝状态等,可行相应的血液检查。

四、脑血管病的评估流程

脑血管病应作为一个综合征,而不是疾病来诊断。脑血管病评估流程依据疾病发生时期有所不同,急诊处理时,由于时间紧迫,难以进行详细病史采集、体格检查和辅助检查,而应快速、及时地采取有效的处理,待病情平稳后,再进行详细的病史采集。全面和详细地对脑血管病进行评估,有助于选择合适的治疗,提高治疗效果,减少并发症。脑血管病的诊断可分为下列7个步骤。

1. 初步诊断 首先要判断患者是真脑血管病或假脑血管病,是缺血性脑卒中、出血性脑卒中,还是静脉系统血栓形成。所有入院的疑似急性缺血性脑卒中的患者到达医院后,应进行脑部影像学评估。在大多数情况下,平扫CT将提供必要的信息来作出关于急性治疗的决策。通过上述典型症状,结合CT或MRI检查并不困难。误诊为脑血管病的常见疾病有癫痫、意识模糊、晕厥、中毒和代谢性疾病(包括低血糖)、脑肿瘤、硬膜下血肿等。

2. 脑血管病病理生理学 判断结构学储备和功能学储备的情况。结构学储备主要指侧支循环的开放:1级侧支开放[脑基底动脉环(cerebral arterial circle,Willis' artery circle)]和2级侧支开放(眼动脉、软脑膜侧支等);功能学储备中重要的贝利斯(Bayliss)效应指当局部血管严重狭窄或闭塞致血流量下降时,血管床扩张使局部血容量增加以维持正常灌注压的血流储备机制。

3. 伴发或血管病变 应判断病变的部位,如心脏、大动脉、主动脉弓、颈部血管、颅内血管。寻找血管损伤的原因:①心脏病变,如附壁血栓、心房颤动、瓣膜病、卵圆孔未闭、心内膜炎等;②血管病变,如动脉粥样硬化重度以上狭窄或轻中度狭窄、动脉粥样硬化斑块破裂、夹层动脉瘤、血管痉挛、纤维肌发育不良、动脉炎等。

4. 评估全身危险因素

(1)传统危险因素:如高血压、吸烟、糖尿病、血脂异常。

(2)易栓症:抗磷脂抗体综合征、红细胞增多症、血小板增多症、高纤维蛋白原血症、蛋白C缺乏症、蛋白S缺乏症、抗凝血酶Ⅲ缺乏症、凝血酶变异。

(3)其他危险因素:高同型半胱氨酸血症。

5. 确定发病机制 准确判断脑血管病的不同发病机制。病灶分布在大脑前动脉、大脑中动脉及大脑后动脉的两个以上流域时,应依据病情考虑颈内动脉、主动脉弓甚至心源性栓子引起的脱落;蛛网膜下腔出血、原发性或继发性出血、外伤后血管痉挛继发的脑梗死,考虑为血管痉挛。当血流动力学异常、低灌注压加上高度血管狭窄造成,且在 CT 或 MRI 上梗死灶分布于血管供血区交界区域时,考虑为血流动力学 / 分水岭梗死。

6. 确定严重程度

(1)临床:主要依据 NIHSS 来判断脑血管病的严重程度(见表 3-4-7)。

(2)影像:依据梗死部位及梗死面积大小来判断。

7. 患者个体因素 在脑血管病的诊断中,重视患者的自身因素对诊断和治疗决策也有十分重要的影响。患者自身因素包括:年龄、既往功能状态、并发症、伴发疾病、心理、社会、经济、价值取向等。

(王拥军 刘建民 秦海强)

推荐阅读

[1] RUDD M, BUCK D, PRICE C I, et al. A systematic review of stroke recognition instruments in hospital and prehospital settings [J]. Emerg Med J, 2016, 33 (11): 818-822.

[2] JAUCH E C, SAVER J L, ADAMS H P Jr, et al. Guidelines for the early management of patients with acute ischemic stroke: A guideline for healthcare professionals from the American Heart Association/American Stroke Association [J]. Stroke, 2013, 44 (3): 870-947.

[3] 王拥军. 脑血管病临床手册系列: 脑血管病量表手册 [M]. 北京: 人民卫生出版社, 2009.

[4] POWERS W J, RABINSTEIN A A, ACKERSON T. Guidelines for the early management of patients with acute ischemic stroke: 2019 update to the 2018 guidelines for the early management of acute ischemic stroke: A guideline for healthcare professionals from the American Heart Association/American Stroke Association [J]. Stroke, 2019, 50 (12): e344-e418.

第 5 节 颈动脉疾病的筛查与评估

脑卒中是导致死亡和残疾的主要原因,颈动脉粥样硬化疾病占脑卒中的 15%~30%。颈动脉是向大脑供氧的主要血管,承担大脑 85% 的血液供应,同时,颈动脉疾病与心脑血管疾病存在良好的相关性,是全身动脉粥样硬化性疾病形成和演变的反映窗口。颈动脉疾病依据狭窄程度分为 4 级:<30% 为轻度狭窄;30%~69% 为中度狭窄;70%~99% 为重度狭窄;>99% 为完全闭塞。

一、颈动脉疾病的病理及流行病学

动脉粥样硬化是一种进展性疾病,起始于成年早期,一般会在中老年发病。颈动脉疾病是全身性动脉粥样硬化的局部表现,斑块进展经历了几十年的时间,但其进展曲线并不是线性的,其变化受多种条件的驱动,包括不良的生活习惯、局部血流动力学条件、药物的介入等。由于脑血管储备和来自基底动脉环侧支循环的代偿血流量,颈动脉狭窄引起的同侧血流减少很少引起缺血性脑卒中。与动脉粥样硬化斑块破裂相关的不稳定特征，如脂质核、斑块内出血和炎症等，可预测未来的心脑血管事件。

2018 年中国 40 岁以上人群颈动脉疾病的总体患病率为 28.8%，年龄在 40~49 岁、50~59 岁、60~69 岁及 70 岁以上，患病率分别为 10.3%、25.5%、43.9% 及 52.8%，故随着年龄的增长，患病率会显著增高。农村的患病率高于城市（30.0% *vs.* 27.8%）。东部地区的患病率最高（37.9%），其次为中部地区（25.7%），西部地区的患病率最低（17.4%）。在 *Lancet Global Health* 杂志 2020 年的系统综述中，Song 等报道在全球 30~79 岁人群中，颈动脉内膜 - 中膜厚度增加的患病率估计为 27.6%（约 11 亿例），颈动脉斑块的患病率为 21.1%（约 8.16 亿例），颈动脉狭窄的患病率为 1.5%（约 5 800 万例）。西太平洋地区在全球颈动脉疾病病例中所占比例最大，非洲地区在颈动脉内膜 - 中膜增厚病例中所占比例最小，而东地中海地区在颈动脉斑块病例中所占比例最小，这可能是由遗传和表观遗传学（生活方式、饮食和环境）的差异或诊断和管理方面的差异所造成的影响。

由上可知，颈动脉疾病的患病率较高，而且是脑卒中的一个重要原因，本文就颈动脉疾病的筛查与评估作一系统综述。

二、颈动脉疾病的筛查与评估

对于已知颅外颈动脉疾病的患者，初始诊断为有症状或无症状是非常重要的。无症状颈动脉疾病是指 6 个月内无缺血性脑卒中史、短暂性脑缺血发作史或其他神经体征或症状的个体存在狭窄。如果患者在 6 个月内出现与同侧大脑半球或视网膜相关的短暂或永久的局灶性神经症状，则被认为是有症状性颈动脉疾病。颈动脉狭窄是脑卒中的已知危险因素，也是心肌梗死和血管死亡风险增加的标志。

无症状颈动脉狭窄的患病率在一般人群中较低，但随着年龄的增长而增加。一项 2010 年的个体参与者数据荟萃分析（IPD-MA）发现，中度无症状颈动脉狭窄（定义为 ≥ 50% 狭窄）的流行率估计随着年龄的增长而增加，在男性中更常见。在男性中，颈动脉狭窄的发病率从 50 岁以下的 0.2% 增加到 80 岁以上的 7.5%。同样的，在女性中，颈动脉狭窄的发病率从 50 岁以下的 1% 增加到 80 岁以上的 5%。在<50 岁的人群中，严重狭窄的患病率较低，但在 80 岁及以上的男性和女性中，严重狭窄的患病率也随着年龄的增长而增加，分别约为 3% 和 1%。美国一项研究（n=3 291 382）发现，临床中度颈动脉狭窄（≥ 50% 狭窄）在女性中的患病率为 3.4%，在男性中为 4.2%。这些比例因种族而有显著差异，美国原住民和白种人的患病率最高，非洲裔美国男性和亚裔女性的患病率最低。在狭窄较严重程度（≥ 80%）的分析中，流行趋势保持一致。但上述研究对于无症状颈动脉狭窄在非白种人人群中的流行程度的估计数据有限。因此，进行颈动脉疾病的筛查是非常有必要的。

颈动脉疾病筛查与评估的潜在好处是可以减少无症状患者发生这些事件的风险，我们可以通过颈动脉超声、MRA 和 CTA 来进行筛查和确诊。在无症状人群中，仅在体检时听诊颈动脉杂音对潜在的颈动脉狭窄或脑卒中风险预测价值有限，因此不能认为是一种合理的筛查方法。传统的脑血管造影是成像的“金标准”，但不建议作为筛查的一种手段，因为其价格较昂贵，而且为有创操作，可能会发生相关并发症。下文中我们将详细叙述各种检查方法的利弊，以期能为临床工作提供有价值的参考。

1. 体格检查　所有颈动脉狭窄患者都要进行神经系统体格检查，包括表情状态、面部是否对称、语言、意识、运动功能、肢体张力、共济失调试验、感觉功能等，部分患者可有脑卒中体征，偶可发现精神和智力异常。颈动脉疾病患者的听诊区域在双侧颈三角及锁骨上方区，在颈三角部位杂音最响时，表明病变位于颈动脉分叉。杂音在锁骨上方最响时，表明病变在近端颈总动脉；听诊患者颈动脉搏动减弱，提示近心端病变，这往往在常规多普勒超声检查中遗漏；部分患者可闻及血管杂音。一般来说，音调高、时间长的杂音提示狭窄严重，但轻度狭窄和完全闭塞前可由于血流速度变慢而没有杂音。但由于灵敏度和特异度较差，体格检查不能作为一种合理的筛查方法。

2. 颈动脉超声及超声造影　超声是评估颈动脉斑块的一线成像方式，因为它相对简单、便宜，广泛使用。超声成像的优点是它可以提供局部直径、壁厚测量和流动特性，包括波形、梯度和峰值速度。高频（7~10MHz）传感器可用于颈动脉等表面结构的探查。不同形态的超声已经用于诊断颈动脉疾病，包括 B 超和彩色多普勒超声血流成像检查。B 超检查有助于区分正常动脉和狭窄动脉。彩色多普勒超声是一种连续脉冲多普勒技术，提供血流动力学变量，如速度变化和狭窄后湍流，它可用于测量内膜 - 中膜厚度，正常内膜 - 中膜厚度<1.0mm；而 ≥ 1.0mm 为内膜 - 中膜增厚；当内膜 - 中膜厚度>1.0mm 或局部有斑块者可诊断为颈动脉硬化，内膜 - 中膜厚度是亚临床动脉粥样硬化的非创伤性标志物，在心血管研究中具有关键作用。

双功能超声结合了 B 超检查和多普勒超声的特点。若双功能超声检查发现无回声帽、薄回声帽或破裂回声帽，是急性缺血性脑卒中的一种危险因素。临床上可以通过双功能超声评估斑块的灰度中值（grey scale median，GSM），它可以反映斑块的组成。高 GSM 与稳定的纤维化或钙化斑块相关，而低 GSM 的脂质斑块更容易变得不稳定，目前 GSM 诊断易损斑块尚无临床公认的临界值。Ruiz-Ares 等纳入 72 名非心源性栓塞性脑梗死患者，研究结果显示以 GSM=29 作为诊断易损斑块的截断值，其诊断灵敏度为 76%，特异度为 82%。

对比增强超声造影（contrast-enhanced ultrasonography，CEUS）是一种新兴技术，其原理是在特定疾病部位选择性保留对比。它使用对比剂，可以检测斑块新生，指示斑块不稳定，并区分完全颈动脉闭塞和近闭塞。有证据表明，超声造影中的斑块增强与组织学上的新生血管形成相关。当然，CEUS 也有一定的应用局限性，如该检查需要使用价格昂贵的对比剂；严重心血管疾病有发生罕见意外的风险；过敏风险，如胸闷等。故 CEUS 暂不能作为判断颈动脉硬化斑块稳定性及鉴别颈动脉极重度狭窄的首选方法。

多普勒超声检查属无创性检查，成本低、灵敏度高、便捷、可重复性好，但是，与 CT、MRI 相比，超声在检测斑块溃疡方面灵敏度低，尤其是在中度狭窄的患者中，存在溃疡可能需要改变治疗方法。

3. CTA　若超声发现患者存在无症状性颈动脉狭窄，则 CTA 可作为超声的补充用于评估颈动脉狭窄的严重程度和范围。研究表明，CTA 诊断重度狭窄（灵敏度和特异度分别为 85% 和 93%）和评估闭塞程度（灵敏度和特异度分别为 97% 和 99%）准确性较高。在斑块形态方面，CTA 对于斑块表面溃疡的检测尤为灵敏，诊断准确性高于超声。

此外，CT 检测钙化具有良好的准确性，根据 Schroeder 等的报告标准：脂肪斑块 CT 值<50HU，混合斑块 CT 值介于 50~119HU，钙化斑块 CT 值>120HU。相比于超声，CT 会带给患者额外的辐射伤害，但随着对机械取栓术及介入手术疗效的肯定，CTA 更多地用于颈动脉狭窄患者的初步评估。

4. MRI 及 MRA　近年来，磁共振越来越多地应用于评估及筛查颈动脉疾病。高分辨力 MRI 不仅能对颈动脉的狭窄程度进行准确评估，还能清楚显示粥样斑块的部位、形态和大小。其能够清楚区分动脉粥样硬化管壁的组织成分（如鉴别斑块内出血、脂质核、纤维成分及钙化、斑块内炎症及斑块内新生血管等），识别上述信息可以动态监测斑块的演变及识别斑块发展。故现在高分辨力 MRI 已成为评估颈动脉粥样硬化主要的无创成像方法。与超声和 PET/CT 相比，高分辨力磁共振在斑块检出率和斑块性质鉴别方面具有明显优势，其不足之处与 DSA 类似，即设备和检查费用昂贵限制了它的普及和应用。

MRA 同样是一种无创伤、不需要插管且不需要使用对比剂的血管成像方法，评估颅内外血管情况具有高特异度及高灵敏度，可准确成像颅内血管解剖细节。然而，MRA 的适用性受到成本、静脉注射对比剂及电离辐射相关风险的限制。因此，其主要用作超声诊断后进一步表征病变 / 狭窄的二线方法。

5. 经颅多普勒超声　经颅多普勒超声同样具有安全、经济的优点，同时可以实时评估脑血流速度及检测微栓塞信号，因其无创性、便携性及低成本，成为监测颅内血管病变的首选工具。经颅多普勒超声检查可以帮助评估颈动脉狭窄患者的颅内基底动脉环、颈外动脉、眼动脉等血管的交通情况，辅助治疗及手术方案制定，而且是颅内活动性栓塞的主要诊断方法，可用于监测颈动脉内膜切除术时栓子脱落、大脑中动脉的血流速度等情况。

研究表明，不同脑卒中亚型中栓塞信号的发生率存在差异，大动脉脑卒中的发生率高于心源性栓塞和腔隙性脑卒中。在最近有症状的颈动脉疾病患者中，大约 40% 的人可以识别到同侧大脑中动脉（MCA）的栓塞信号。与无症状的颈动脉疾病患者相比，症状性颈动脉狭窄的栓塞信号的发生率更高，斑块成像特征表明斑块的风险也更高。前瞻性纵向研究表明，经颅多普勒超声监测的无症状栓塞可预测颈动脉疾病患者未来的脑卒中风险，但是需要一定的技巧来熟练掌握。

6. DSA　DSA 是诊断颈动脉疾病的“金标准”，将其与常规 CTA 及 MRA 进行比较，DSA 的灵敏度、特异度和准确性分别为 95%、99% 和 97%。然而，与该手术相关的并发症比如脑卒中、穿刺部位出血、对比剂反应和急性肾脏疾病的风险，以及术前评估成本的大幅增加，降低了 DSA 的使用性。由于无创医学成像的迭代改进，DSA 已被 MRA 和 CTA 所取代。它的主要作用仅限于需要血管内干预的患者，如血管成形术和支架植入。DSA 还可识别出颈动脉介入后可能出现的脑高灌注现象（HPP），HPP 发病率低，但可引起脑梗死，故临床危害较大，DSA 预测 HPP（延长的 CCT）的灵敏度和特异度分别为 75% 和 100%。

7. 血管内成像平台　颈动脉粥样硬化的腔内成像方法，包括纤维束血管镜（fiber-bundle angioscopy，FBA）、IVUS 和 OCT。FBA 于 20 世纪 80 年代早期引入，最初用于评估斑块破裂、腔内血栓和辅助支架置入。尽管最初人们对动脉管腔和动脉表面的成像表现出了前所未有的热情，但由于图像质量差（即使使用 FBA 也小于 10 000 像素）、尺寸大及相机的硬度可能会损伤血管壁，极大地限制了其应用。光子和光学方面的最新进展使得激光扫描纤维血管镜的发展成为可能，能够实时生成高分辨力的结构、生化和生物血管视频，可用于辅助颈动脉支架手术及评估药物治疗的有效性。

IVUS 是在 20 世纪 80 年代末引入的，它采用了一种体内压电换能器，可以产生通过血液和组织传播的声波。IVUS 现已应用于评估颈动脉粥样硬化的组织学特征，测量颈动脉狭窄程度等。OCT 是一种侵入性的成像技术，能够非常详细地显示皮下组织（空间分辨力为

10μm),可以显示脂质含量及纤维帽厚度。目前,OCT 已应用于冠状动脉床的研究,初步研究表明,OCT 也可应用于颈动脉斑块的评估,但其在评估易损斑块和组织损伤方面的作用仍然非常有限。

8. 正电子断层显像(^{18}F-FDG PET) ^{18}F-FDG PET 是一种很有前景的高危动脉粥样硬化斑块的非侵入性评估方法。^{18}F-FDG 是一种葡萄糖的类似物,可通过促糖转运体在细胞内聚集,而不被利用,尤其是代谢活性旺盛的炎症细胞,如斑块内激活的巨噬细胞,此即颈动脉炎症易损斑块 ^{18}F-FDG PET 的分子成像基础。^{18}F-FDG PET/CT 和 ^{18}F-FDG PET/MRI 有助于血管壁炎症细胞活动位置的可视化,提供了超越传统形态学诊断(超声、CTA 及 MRA)的新信息,且 ^{18}F-FDG PET/MRI 可能成为阐明不明原因栓塞脑卒中发病机制的有力工具。^{18}F-FDG PET 可用于评估巨噬细胞所致的斑块炎症的严重程度,并监测他汀类药物和其他新型药物治疗的反应。有研究指出,^{18}F-FDG PET 能够监测易损斑块的炎症反应程度,从而预测缺血性脑卒中发生的风险,有助于临床对颈动脉粥样硬化患者发生脑卒中进行危险分层并制定个体化治疗方案。正电子断层显像磁共振扫描仪预示着斑块成像的一个新时代的到来。

三、展望

总之,每种成像技术都有其优点和缺点。成本效益、可用性、结果的可重复性与当地医师的操作技能水平等有很大的关系,但总体来说超声应考虑作为首选的成像方式,CTA 或 MRA 可作为二线成像选择。在考虑每个患者的情况、需求和期望之后,医师需要借助不同的影像学技术检查结果做出正确的临床决策,并为每位患者选择最佳的治疗方法。现在迫切需要先进的临床预测模型,包括斑块易损性的成像参数,以评估患者个性化的脑卒中风险。需要进行试验来证实这些成像参数对临床决策帮助有多大,更好地利用这些成像参数评估脑卒中风险并做出精准临床决策,以能够改善患者的预后。

（谷涌泉　郭建明　潘迪康）

推荐阅读

[1] 王陇德. 中国脑卒中防治报告 (2015)[M]. 北京: 中国协和医科大学出版社, 2015.

[2] GUPTA A, BARADARAN H, SCHWEITZER A D, et al. Carotid plaque MRI and stroke risk: A systematic review and meta-analysis [J]. Stroke, 2013, 44 (11): 3071-3077.

[3] 王晓君. 中国 40 岁及以上人群颈动脉粥样硬化流行病学特征及其与心血管疾病关系研究 [D]. 武汉: 华中科技大学, 2018.

[4] SONG P, FANG Z, WANG H, et al. Global and regional prevalence, burden, and risk factors for carotid atherosclerosis: A systematic review, meta-analysis, and modelling study [J]. Lancet Glob Health, 2020, 8 (5): e721-e729.

[5] BADHEKA A O, CHOTHANI A, PANAICH S S, et al. Impact of symptoms, gender, co-morbidities, and operator volume on outcome of carotid artery stenting (from the Nationwide Inpatient Sample [2006 to 2010])[J]. Am J Cardiol, 2014, 114 (6): 933-941.

[6] BOITANO L T, DECARLO C, SCHWARTZ M R, et al. Surgeon specialty significantly affects outcome of asymptomatic patients after carotid endarterectomy [J]. J Vasc Surg, 2020, 71 (4): 1242-1252.

[7] LUCAS-HERALD A K, DELLES C. Carotid intima-media thickness is associated with obesity and hypertension in young people [J]. Hypertension, 2022, 79 (6): 1177-1179.

[8] SOTO-GARCÍA A J, ELIZONDO-RIOJAS G, RODRIGUEZ-GUTIÉRREZ R, et al. Carotid intima-media thickness in patients with subclinical hypothyroidism: A prospective controlled study [J]. Clin Invest Med, 2021, 44 (4): E39-E45.

[9] KASSEM M, FLOREA A, MOTTAGHY F M, et al. Magnetic resonance imaging of carotid plaques: Current status and clinical perspectives [J]. Ann Transl Med, 2020, 8 (19): 1266.

[10] BEST L M, WEBB A C, GURUSAMY K S, et al. Transcranial doppler ultrasound detection of microemboli as a predictor of cerebral events in patients with symptomatic and asymptomatic carotid disease: A systematic review and meta-analysis [J]. Eur J Vasc Endovasc Surg, 2016, 52 (5): 565-580.

[11] SAXENA A, NG E Y K, LIM S T. Imaging modalities to diagnose carotid artery stenosis: Progress and prospect [J]. Biomed Eng Online, 2019, 18 (1): 66.

[12] ZHANG X, JIE G, YAO X, et al. DSA-based quantitative assessment of cerebral hypoperfusion inpatients with asymmetric carotid stenosis [J]. Mol Cell Biomech, 2019, 16: 27-39.

[13] SAVASTANO L E, ZHOU Q, SMITH A, et al. Multimodal laser-based angioscopy for structural, chemical and biological imaging of atherosclerosis [J]. Nat Biomed Eng, 2017, 1: 23.

[14] MAC GRORY B, FLOOD S P, APOSTOLIDOU E, et al. Cryptogenic stroke: Diagnostic workup and management [J]. Curr Treat Options Cardiovasc Med, 2019, 21 (11): 77.

[15] SCHROETER M, DENNIN M A, WALBERER M, et al. Neuroinflammation extends brain tissue at risk to vital peri-infarct tissue: A double tracer [^{11}C] PK11195-and [^{18}F] FDG-PET study [J]. J Cereb Blood Flow Metab, 2009, 29 (6): 1216-1225.

第 6 节　肾动脉疾病的筛查与评估

肾脏血供丰富，各种原发或继发的疾病累及肾动脉可能造成肾动脉疾病，从而导致继发性高血压、肾缺血、肾梗死、肾功能受损等。肾动脉疾病是 PAD 的重要表型。主要的肾动脉疾病有肾动脉狭窄、栓塞、血栓形成及肾动脉瘤等。

一、肾动脉狭窄

肾动脉狭窄（renal artery stenosis，RAS）是引起肾血管性高血压和 / 或肾功能不全的重要原因之一。我国肾动脉狭窄的病因构成以动脉粥样硬化最常见，约占 81.5%，主要见于老年人，多发性大动脉炎约占 12.7%，纤维肌性发育不良（fibromuscular dysplasia，FMD）约占 4.2%，后两种病因多见于青年人。其他病因如血栓、栓塞、主动脉夹层累及、先天性动脉发育异常、结节性多动脉炎、白塞综合征等约占 1.6%。由于肾动脉狭窄病因多样，临床表现缺乏特异性，如何准确地筛查和评估肾动脉狭窄患者十分重要。

（一）筛查人群

肾动脉狭窄的主要临床表现是高血压，部分患者可伴有肾功能损害和高血压并发症，并无特异性，基于已有的指南和共识推荐，《肾动脉狭窄的诊断和处理中国专家共识》建议在高血压人群中筛查肾动脉狭窄的人群如下：①持续高血压达Ⅱ级或以上，伴有明确的冠心病、四肢动脉狭窄、颈动脉狭窄等；②高血压合并持续的轻度低血钾；③脐周血管杂音伴有高血压；④既往高血压可控制，抗高血压药未变情况下突然血压难以控制；⑤顽固性或恶性高血压；⑥重度高血压患者左心室射血分数正常，但反复出现一过性肺水肿；⑦难以用其他原因解释的肾功能不全或非对称性肾萎缩；⑧服用 ACEI 或血管紧张素Ⅱ受体拮抗药后出现血肌酐明显升高或伴有血压显著下降。当高血压患者具备以上 1 项或多项临床特点时需要高度警惕肾动脉狭窄，进行专业检查，以明确诊断。

另外，存在难以解释的肾萎缩或双侧肾脏大小差距超过 1.5cm，或突然出现的难以解释的肺水肿时，也提示肾动脉狭窄可能，建议进一步筛查。

（二）病因诊断

《肾动脉狭窄的诊断和处理中国专家共识》指出，肾动脉狭窄常见病因有动脉粥样硬化、大动脉炎及 FMD 等。

1. 动脉粥样硬化　可以双侧发生，狭窄多位于肾动脉开口处或近端 1/3 处。根据《肾动脉狭窄的诊断和处理中国专家共识》推荐，动脉粥样硬化性肾动脉狭窄诊断标准为：①危险因素：至少具有 1 个动脉粥样硬化的危险因素（肥胖、糖尿病、高脂血症、年龄>40 岁、长期吸烟）；②影像学表现：至少具有 2 项动脉粥样硬化的影像学表现（肾动脉锥形狭窄或闭塞，偏心性狭窄，不规则斑块，钙化，主要累及肾动脉近段及开口；腹部其他血管动脉粥样硬化的表现）。在 50 岁以上的高血压患者中，粥样硬化性肾动脉狭窄的患病率在 10%~15%，在伴有高血压、冠状动脉粥样硬化性疾病和 PAD 以及肾功能障碍的老年患者中，患病率在 50%~60%。独立的危险因素包括基线肾动脉狭窄>60%、收缩压高和糖尿病。

2. 大动脉炎（Takayasu arteritis，TAK）　好发于中青年人群，主要累及主动脉及其主要分支，是一种慢性、进展性、非特异性大血管炎。肾动脉受累时即称为大动脉炎性肾动脉炎（Takayasu arteritis-induced renal arteritis，TARA），导致肾动脉狭窄。2022 年美国风湿病学会 / 欧洲抗风湿病联盟联合制定 TAK 分类标准（表 3-6-1），满足 2 条准入条件且分类标准得分 ≥ 5 分即可诊断。诊断大动脉炎还需要评估全身血管、测量四肢血压，包括双上肢、双下肢间血压的差值以及踝肱指数（ankle brachial index，ABI），有助于早期发现 TARA。美国国家卫生研究院判断 TAK 疾病活动度的 Kerr 评分包括：①全身症状；②血管缺血症状与体征；③红细胞沉降率（erythrocyte sedimentation rate，ESR）加快（≥ 20mm/h）；④血管造影阳性，目前可由 MRA、CTA、PET/CT、动脉彩色多普勒超声所替代。以上每项计 1 分，总分 ≥ 2 分为 TAK 活动。

3. FMD　为原发性、节段性、非动脉粥样硬化性、非炎症性的动脉壁肌性病变所导致的体循环中动脉狭窄，好发于肾动脉，也可累及颈内动脉、椎动脉、锁骨下动脉、肠系膜动脉、髂动脉等，一般青少年时期开始出现症状，多见于育龄女性。肾动脉病变大多位于肾动脉主干的中远段，可累及一级分支。单灶型在血管远端可见到单发的动脉瘤或瘤样扩张改变。影像学见到肾动脉受累的特征性改变，并排除动脉粥样硬化、肾动脉痉挛、大动脉炎或者其他血管炎等，可诊断为肾动脉 FMD。

（三）肾动脉狭窄影像检查方法

肾动脉狭窄的影像检查方法主要有双功能超声、CTA、MRA 和肾动脉造影（表 3-6-2）。

表 3-6-1　2022 年美国风湿病学会 / 欧洲抗风湿病联盟联合制定的 TAK 分类标准

准入条件	分类标准	评分
年龄 ≤ 60 岁 影像学存在血管炎证据	**临床标准**	
	女性	1
	血管炎引起的心绞痛或缺血性心脏疼痛	2
	上肢 / 或下肢运动障碍	2
	动脉杂音	2
	上肢动脉搏动减弱	2
	颈动脉搏动减弱或触痛	2
	双上肢收缩压差 ≥ 20mmHg	1
	影像学标准	
	受累动脉数	
	1 支	1
	2 支	2
	3 支及以上	3
	对称动脉成对受累	1
	腹主动脉伴肾动脉或肠系膜动脉受累	3

表 3-6-2　肾动脉狭窄的功能评估

方法	原理	作用 / 优点	不足
RASS 激活评估			
外周血浆肾素活性测定	反映循环 RAAS 激活情况	测定循环 RAAS 激活情况	预测肾血管性高血压的准确性低，影响因素多
分肾静脉肾素活性测定	比较分侧肾肾素释放情况	判断患肾肾素释放水平，预测血管重建疗效	有创，预测疗效准确性中等
卡托普利激发同位素肾 γ 显像	卡托普利诱发患肾滤过压下降，GFR 下降	判断患肾 RAAS 激活，预测血管重建疗效	已发生肾功能不全患者不可靠
肾功能评估			
血肌酐测定	测定整体肾功能	随时可查，便宜	非特异性，无法测定分肾功能
尿液分析	检测尿液成分	随时可查，便宜，反映肾小球和肾小管的损伤程度	非特异性，影响因素多，无法判断分肾情况
估测肾小球滤过率	估算整体肾功能	推算，近似 GFR	无法估测分肾功能

续表

方法	原理	作用/优点	不足
分肾肾小球滤过率测定	测定分肾 GFR	测定狭窄对 GFR 的影响，能较好预测血管重建疗效	直观，无法判断患肾肾小球存活情况
双功能超声检查	观察肾脏大小、形状、皮质厚度、缺血区，测量血流量	随时可查，便宜，无需对比剂，可大致推测肾动脉血流量、肾脏灌注	无法测量患肾 GFR
CTA/MRA	观察肾脏大小、形状、皮质厚度、缺血区，估测灌注程度	可大致推测肾脏灌注情况	无法测量患肾 GFR，需对比剂，碘对比剂有肾毒性，X 射线有辐射
血流动力学评估			
FFR	压力导丝同时测跨狭窄收缩压比值	患肾血流储备，反映狭窄程度，可预测血管重建疗效	有创，影响因素多
肾动脉阻力指数	肾内段动脉舒张末流速/收缩期峰值流速	无创，反映肾小球血管阻力，可预测血管重建疗效	非特异性，预测准确性有限

注：RAAS，肾素 - 血管紧张素 - 醛固酮系统；GFR，肾小球滤过率；FFR，血流储备分数。

1. 双功能超声　灰阶超声可对双侧肾脏体积和实质回声进行评估，双肾长径差值>1.5cm 可作为形态学指标间接提示肾动脉重度狭窄及慢性闭塞。彩色多普勒超声可检测肾动脉及分支血流信号。

2021 年发表的《肾动脉狭窄的超声诊断专家共识》推荐的超声诊断标准如下。

（1）中度肾动脉狭窄（狭窄率 ≥ 60%）的诊断标准：肾动脉湍流处峰值流速（peak systolic velocity，PSV）≥ 180cm/s 或肾动脉 PSV 与腹主动脉 PSV 比值（ratio of renal artery PSV to aorta PSV，RAR）≥ 3。应注意：腹主动脉峰值流速<50cm/s 时，不宜使用 RAR；严重肾动脉狭窄肾动脉峰值流速可在正常范围内；对于狭窄率 ≥ 50% 的肾动脉狭窄，推荐以下标准，肾动脉湍流处 PSV ≥ 150cm/s 或肾动脉 PSV 和肾叶间 PSV 比值（ratio of renal artery PSV to renal interlobar artery PSV，RIR）≥ 5.5。

（2）重度肾动脉狭窄（狭窄率 ≥ 70%）的诊断标准：在结合直接指标的基础上，肾内叶间动脉出现小慢波（表现为收缩早期波消失、频谱低平、收缩早期频谱倾斜）或收缩早期加速时间（acceleration time，AT）≥ 0.07s。

（3）肾动脉闭塞的诊断标准：肾动脉主干管腔内既无彩色多普勒血流信号也不能探测到多普勒频谱；肾内动脉频谱表现为小慢波；患侧肾长径<8cm 可提示肾动脉慢性闭塞。但受检查医师经验、患者体型、患者肠胀气等因素影响较大。该共识推荐的肾动脉狭窄诊断流程图如图 3-6-1 所示。

2. CTA　肾动脉 CTA 可清晰显示肾动脉及肾实质影像，有较高的空间分辨力，并可三维成像。作为无创评价肾动脉狭窄的“金标准”，其灵敏度、特异度和准确性极高。但 CTA 也有不足点：① X 射线辐射剂量较大；②对钙化和支架内狭窄细节评价有限；③对比剂可能产生过敏反应和肾毒性，有对比剂过敏史或肾功能异常者慎用，肌酐 > 3.0mg/dl 时不建议使用；④严重心功能不全或主动脉瓣反流患者，流经肾动脉的对比剂很慢或不均匀，可导致 CTA 结果假阳性。

3. MRA　包括对比剂增强型 MRA（contrast-enhanced MRA，CE-MRA）及非对比剂增强型 MRA。CE-MRA 辅助诊断肾动脉主干狭窄的特异度和灵敏度均较高，亦是推荐的肾动脉狭窄无创检查方法之一。但 MRA 也存在一定的缺点：① CE-MRA 空间分辨力低，其段动脉及其以下动脉显示不够清楚；②严重心功能不全、肾功能减退或主动脉瓣反流患者，流经肾动脉的血流排空效应差，可导致 MRA 结果假阳性或夸大狭窄程度；③无法观察严重钙化和肾动脉支架再狭窄病变；④ CE-MRA 应用的含钆对比剂有可能导致肾功能不全者肾源性系统性纤维化。近年来有研究报道流入反转恢复序列非对比增强 MRA 用于临床，对于老年及体弱患者，更加适用。其不足之处是该成像技术受血流量影响大，成像过程受肠道干扰大，可能高估了肾动脉狭窄程度。

4. 经皮肾动脉造影　经皮肾动脉造影术或 DSA 是诊断肾动脉狭窄的“金标准”，能准确显示肾动脉狭窄部位、范围、程度，可以较好地评估钙化病变、支架再狭窄、肾内分支动脉狭窄等（图 3-6-1）。但该方法属于有创性操作，且放射线的剂量较大，可能导致穿刺点血肿、感染、对比剂不良反应、对比剂肾病等。该方法主要用于拟同期进行肾动脉介入治疗的患者。

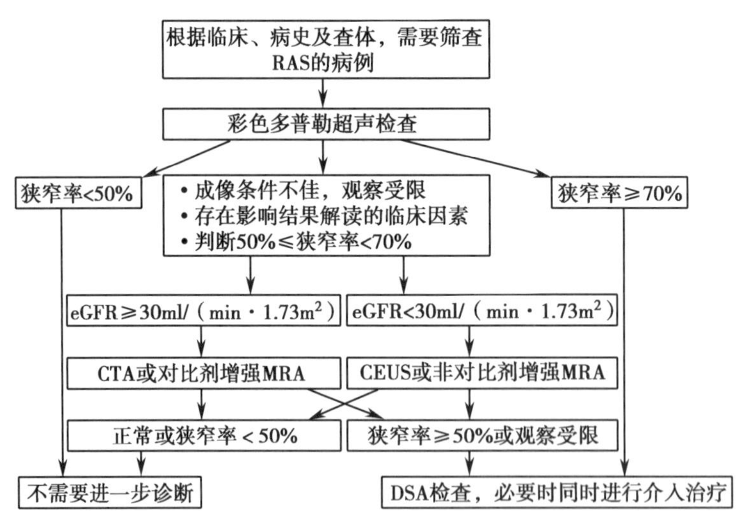

图 3-6-1　肾动脉狭窄诊断流程

RAS，肾动脉狭窄（renal artery stenosis）；eGFR，估算肾小球滤过率（estimated glomerular filtration rate）；CTA，计算机断层血管成像（computed tomography angiography）；CEUS，超声造影，又称对比增强超声（contrast-enhanced ultrasound）；MRA，磁共振血管成像（magnetic resonance angiography）；DSA，经皮肾动脉造影术或数字减影血管造影（digital subtraction angiography）。

（四）肾动脉狭窄功能检查方法

肾动脉狭窄致肾缺血时可刺激肾素分泌，激活 RAAS，造成外周血管收缩，水钠潴留，引起肾血管性高血压（renal vascular hypertension），动脉粥样硬化及大动脉炎所致肾动脉狭窄可影响肾灌注压，表现为肾血管性高血压和缺血性肾病，导致患侧肾脏肾小球硬化、肾小管萎缩及肾间质纤维化，肾小球滤过率（glomerular filtration rate，GFR）下降。评估肾动脉狭窄是否有功能意义是临床关注的重要问题，除超声、CTA、MRA 外，还有以下检查方法。

放射性核素检查（卡托普利肾显像试验）：服用卡托普利 25~50mg，比较服药前后肾显像结果。肾动脉狭窄侧肾脏 GFR 的维持主要依靠血管紧张素Ⅱ依赖性的出球小动脉收缩，应用卡托普利后肾动脉狭窄侧肾脏对核素摄入减少，排泄延缓，而提供诊断间接信息。

血浆肾素活性检查：肾血管性高血压患者还需检测外周肾素活性（peripheral plasma renin activity，PRA），并做卡托普利试验（服用卡托普利 25~50mg，测定服药前及服药 1h 后外周血 PRA，服药后 PRA 明显增高为阳性）。有条件时还应做双肾静脉血 PRA 检测（分别插管至两侧肾静脉取血化验，两侧 PRA 差别大反映单侧狭窄）。准确检测 PRA 不仅能帮助诊断，而且能在一定程度上帮助预测疗效。但是 PRA 检测前需停用可能影响肾素水平的抗高血压药，一定程度上限制了其应用。

目前临床工作中用于肾动脉狭窄评估的各种检查方法如表 3-6-2 所示，对其原理、优点及不足作了扼要说明。需注意，单侧肾动脉狭窄仅导致患侧缺血性肾病，健侧肾功能代偿时血肌酐可不升高。虽然血肌酐升高，估算肾小球滤过率（estimated glomerular filtration rate，eGFR）明显下降，但肾功能下降程度与狭窄程度不相符时，提示肾缺血可能不是肾功能损伤的全部原因，还需要进一步鉴别肾功能损伤的其他病因，以判断是否需要对肾动脉狭窄进行干预治疗。

基于国际上已有的推荐和我国的临床实践经验，《肾动脉狭窄的诊断和处理中国专家共识》推荐肾动脉狭窄处理流程如图 3-6-2 所示。

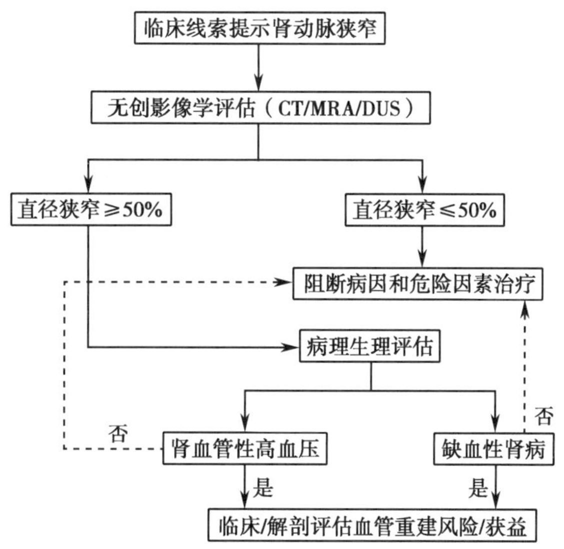

图 3-6-2　肾动脉狭窄的处理流程

CTA，计算机断层血管成像（computed tomography angiography）；MRA，磁共振血管成像（magnetic resonance angiography）；DUS，双功能超声（duplex ultrasonography）。

二、肾动脉栓塞和血栓形成

肾动脉栓塞（renal artery embolism）的栓子主要来源于远位器官，多为血栓脱落，其中来源于心脏的栓子最多，主要发生于心律失常、心房颤动、心肌梗死后附壁血栓、心室壁瘤、换瓣术后血栓、感染性细菌性心内膜炎、风湿性心脏病、心房黏液瘤等，但也可来源于心脏外（如脂肪栓子、肿瘤栓子等）。

肾动脉血栓（renal artery thrombosis）可在肾动脉病变（如动脉粥样硬化、大动脉炎症、动脉瘤、FMD 等）或血流凝固性增高基础上发生，如高脂血症及抗磷脂抗体综合征，也常见于动脉壁创伤（如钝性外伤、减速性损伤）以及肾动脉造影、经皮肾动脉球囊扩张术等临床操作引起。

诊断与评估

急性肾动脉血栓形成、肾动脉栓塞等均可导致急性肾动脉闭塞及肾梗死。急性肾动脉血栓形成是导致急性肾动脉闭塞最常见的原因。急性肾动脉闭塞临床少见，且多发生在 55 岁以上人群。Korzets 等报道急性肾动脉闭塞发生率仅为 0.007%，患者年龄中位数为 67 岁。单侧急性肾动脉闭塞发生后，对侧肾脏功能会迅速代偿性增加，此时临床上可无典型表现而被忽略。双侧急性肾动脉广泛闭塞时，可致无尿及急性肾损伤，病情进展快，需尽早诊断及治疗。Hazanov 等报道发生急性肾动脉闭塞致肾梗死患者中，最常见的临床症状为血尿（72%）和腹痛（68%），其次为发热（49.3%）、恶心和呕吐（40.4%）、腰痛（14%）等。约 60% 患者因肾缺血引起肾素释放增多而导致高血压。急性肾梗死时，查体可见肾区叩痛和肋脊角压痛等阳性体征。但实验室检查多缺乏特异性。对出现上述症状，特别是存在前述病因的高危患者需及时筛查，早期诊断，早期干预和治疗。

常用无创检查方法包括放射性核素肾显影、静脉肾盂造影、肾脏超声、CTA、MRA 等。放射性核素肾显影检查若存在节段性肾灌注缺损（分支阻塞）、肾灌流完全缺如（肾动脉主干完全阻塞），则提示本病。由于发病率低且临床表现不典型，容易错过早期诊断的最佳时机，在不能除外相关疾病且无禁忌证时，建议尽早完善腹部增强 CT、CTA 或 MRA 等检查，以免漏诊及误诊。

诊断的“金标准”依然为肾动脉造影。对比剂的缺损或折断，可明确血栓和梗死部位，并能同期进行介入治疗。如考虑肾动脉栓塞，需要行超声心动图检查评估心脏内有无血栓等其他病因。

三、肾动脉瘤

肾动脉瘤（renal artery aneurysm，RAA）是指肾动脉全三层血管壁发生的局灶、孤立性扩张，约占内脏动脉瘤的 20%，其测量值超过正常近端相邻动脉横断面直径的 1.5 倍，是一种生长缓慢的动脉瘤。

（一）筛查

本病较为少见，在血管造影和 CT 研究中，发病率为 0.3%~2.5%，在普通尸检系列中为 0.01%~0.09%，但破裂时病死率很高，接近 10%，特别是妊娠期女性有更高的破裂风险。最常见的并发症是肾梗死，大多不伴有肾功能损害。发生 RAA 的危险因素是血管发育不良，如纤维肌肉发育不良和 Elhers-Danlos 综合征、动脉粥样硬化、马方综合征、大动脉炎、白塞综合征、川崎病、肉芽肿伴多血管炎、创伤和感染等。

本病早期可无明显症状，随着其体积的增大，出现肾实质的进一步压迫后，可出现疼痛、血尿和高血压等临床表现。肾动脉瘤通常出现在60岁以后，女性较男性多见，与高血压有关，为单侧病变，主要在右侧。出现腹部疼痛、血尿、背痛、肠梗阻和失血性休克等表现，则提示动脉瘤破裂可能。较大体积的肾动脉瘤在体检时可扪及肾门区搏动性包块，听诊可闻及杂音，但早期体征可不明显而较少被发现。

鉴于肾动脉瘤早期的临床表现不典型，不易早期发现，患者可因其他疾病进行腹部检查时偶然发现。有危险因素并出现相关症状时，需尽快完善检查，无论干预前后，都需要随访和复查。

（二）诊断与评估

评估RAA常用的成像方式包括CTA、非增强CT、MRA、血管造影、超声等。CTA的灵敏度、特异度和准确性较高，评估肾动脉瘤时优于其他无创检查。非对比剂MRA多用于评估患者需避免辐射暴露风险者，如儿童、妊娠期女性等，或有对比剂禁忌证患者，如肾功能不全、对比剂过敏者。MRA与CTA相比，没有显示壁钙化的能力，并且对外动脉壁的可视化较差。彩色多普勒超声检查不但能直接显示肾动脉瘤位置、大小、形态，还可以显示瘤体内血流状态及附壁血栓，可用于治疗后的随访检查手段。

（李 卓　叶智明　余学清）

推荐阅读

［1］PENG M, JIANG X J, DONG H, et al. Etiology of renal artery stenosis in 2047 patients: A single-center retrospective analysis during a 15-year period in China [J]. J Hum Hypertens, 2016, 30 (2): 124-128.

［2］中国医疗保健国际交流促进会血管疾病高血压分会专家共识起草组. 肾动脉狭窄的诊断和处理中国专家共识 [J]. 中国循环杂志, 2017, 32 (9): 835-844.

［3］SAFIAN R D. Renal artery stenosis [J]. Prog Cardiovasc Dis, 2021, 65: 60-70.

［4］GRAYSON P, LUQMANI R. ACR, EULAR preview release of new classification criteria for vasculitis [R/OL].(2021-11-18)[2024-10-10]. https://www. acrconvergencetoday. org/acr-eular-preview-release-of-new-classification-criteria-for-vasculitis/.

［5］LI J C, JIANG Y X, ZHANG S Y, et al. Evaluation of renal artery stenosis with hemodynamic parameters of Doppler sonography [J]. J Vasc Surg, 2008, 48 (2): 323-328.

［6］王健, 王亚红, 李建初. 肾动脉狭窄规范化超声检查 [J/CD]. 中华医学超声杂志（电子版), 2018, 15 (10): 721-740.

［7］TAN K T, VAN BEEK E J, BROWN P W, et al. Magnetic resonance angiography for the diagnosis of renal artery stenosis: A meta-analysis [J]. Clin Radiol, 2002, 57 (7): 617-624.

［8］BROOME D R, GIRGUIS M S, BARON P W, et al. Gadodiamide-associated nephrogenic systemic fibrosis: Why radiologists should be concerned [J]. AIR Am J Roentgenol, 2007, 188 (2): 586-592.

［9］KORZETS Z, PLOTKIN E, BEMHEIM J, et al. The clinical spectrum of acute renal infarction [J]. Isr Med Assoc J, 2002, 4 (10): 781-784.

［10］HAZANOV N, SOMIN M, ATTALI M, et al. Acute renal embolism: Forty-four cases of renal infarction in patients with atrial fibrillation [J]. Medicine (Baltimore), 2004, 83 (5): 292-299.

[11] COLEMAN D M, JAMES C. Stanley: Renal artery aneurysms [J]. J Vasc Surg, 2015, 62 (3): 779-785.
[12] McDONNELL C O, FARRELL N L, KELLY I M G, et al. Endovascular management of renal artery aneurysm [J]. EJVES Extra, 2004, 8 (4): 81-82.
[13] GHOSH S, DUTTA S K. Endovascular interventions in management of renal artery aneurysm [J]. Br J Radiol, 2021, 94 (1124): 20201151.
[14] ZHU A, CONNOLLY P, HAKIMI A A. Endovascular management of a large renal artery aneurysm: A case report and review of the literature [J]. BMC Urol, 2021, 21 (1): 121.
[15] COLEMAN D M, STANLEY J C. Renal artery aneurysms [J]. J Vasc Surg, 2015, 62 (3): 779-785.

第 7 节 下肢动脉疾病的筛查与评估

下肢动脉的主干是股动脉，在腹股沟韧带中点深面至股浅部，由髂外动脉移行为股动脉，股动脉在股三角内下行，经收肌管裂孔至腘窝，移行为腘动脉。腘动脉在腘窝深部下行至腘肌下缘，分为胫前动脉、胫后动脉及腓动脉。下肢动脉主要供应下肢皮肤、肌肉、骨骼等结构的血液。

一、下肢动脉疾病的流行病学

下肢动脉疾病主要表现为随着年龄的增长，出现的下肢动脉慢性粥样硬化斑块导致的疾病，表现为动脉内膜增厚、钙化、继发血栓形成等导致动脉狭窄甚至闭塞的一组退行性、慢性缺血性疾病。多见于 50 岁以上的中老年人，男性多见，病变呈多平面、多节段分布的特征。据报道，下肢动脉疾病的总体人群发病率约为 4.3%，且随着年龄的增加明显增加。50 岁以下的人群发病率约为 0.9%；60~69 岁的人群发病率约为 7.0%；70~79 岁的人群发病率约为 12.5%；80 岁以上的人群发病率约为 23.2%。男性发病率略高于女性。

二、病因学

吸烟、糖尿病、高脂血症、高血压病、高同型半胱氨酸血症、高凝状态、血液黏着性增高及高龄等是下肢动脉疾病发生与发展的危险因素。其中，吸烟与糖尿病的危害最大，二者均可使下肢动脉疾病的发生率增高 3~4 倍，合并存在危险性更高。

1. 吸烟 吸烟和下肢动脉疾病的发生明显相关。吸烟可以减少运动试验时的间歇性跛行距离，增加外周动脉缺血、心肌梗死、脑卒中和死亡的危险，增加肢体重度缺血和截肢的危险。疾病的严重程度和吸烟量呈正相关。

2. 糖尿病 糖尿病使下肢动脉疾病发生率增加 2~3 倍，女性糖尿病患者发病风险是男性患者的 2~3 倍。糖尿病患者糖化血红蛋白每增加 1%，相应动脉粥样硬化闭塞（atherosclerosis obliterans，ASO）的风险增加约 26%。糖尿病患者发生重度肢体缺血的危险高于非糖尿病患者，截肢率较之高 7~15 倍。另外，糖尿病患者发生动脉疾病病变时多累及双侧膝下动脉，末端血管供血差，易发生发展为糖尿病足，导致患者死亡。

3. 高血压 高血压是下肢动脉疾病的主要危险因素之一，收缩期血压相关性更高，但相对危险度弱于吸烟和糖尿病。

4. 高脂血症 高脂血症使下肢动脉疾病的患病率增加，出现间歇性跛行的危险增加。

5. 高同型半胱氨酸血症 相对于普通人群，动脉疾病患者中高同型半胱氨酸血症的发生率明显增高。高同型半胱氨酸血症是动脉粥样硬化的独立危险因素，约30%患者存在高同型半胱氨酸血症。

6. 慢性肾功能不全 研究表明，慢性肾功能不全与动脉疾病相关。对于绝经后女性，慢性肾功能不全是动脉疾病的独立危险预测因素。另外，慢性肾功能不全的患者血管钙化更严重，全身情况更差，病变处理时更加棘手。

7. 炎症指标 动脉粥样硬化是涉及多种炎症细胞和因子的慢性炎症反应。与同龄无症状人群相比，炎症指标（CRP）增高的人群5年后发展为下肢动脉疾病的概率明显增高。

三、临床表现

下肢动脉疾病的临床表现，主要取决于肢体缺血的发展速度和程度。此外，也与侧支循环建立的数量、个体耐受的能力有关。可有以下临床表现：

1. 间歇性跛行 是下肢动脉出现慢性动脉粥样硬化时最常见的表现，间歇性跛行指患者从开始走路，或走了一段路程以后（一般为数百米），出现单侧或双侧腿痛，下肢麻木无力，以至跛行甚至无法继续行走，但蹲下或坐下休息片刻后，症状可以很快缓解或消失，仍可继续行走，再走一段时间后，上述过程和状态再度出现。通常表现为小腿疼痛。症状的严重程度从轻度到重度不等，可严重影响患者的生活质量。

2. 重度肢体缺血 下肢出现缺血性静息痛、溃疡、坏疽等症状和体征，病程超过2周，严重程度取决于下肢缺血程度、起病时间，以及有无诱发加重的因素。静息痛为在间歇性跛行基础上出现的休息时仍然持续存在的肢体缺血性疼痛。疼痛部位多位于肢端，通常发生于前足或足趾，静息痛在夜间或平卧时明显，患者需将患足置于特定位置以改善症状，如屈膝位或者将患足垂于床侧。缺血性溃疡多见于足趾或足外侧，任一足趾都可能受累，常较为疼痛。少数病例的溃疡可发生在足背。

3. 急性下肢缺血 下肢动脉粥样硬化病变的起病过程一般较缓慢，但当其合并急性血栓形成或动脉栓塞时，肢体动脉灌注突然减少，可出现急性下肢缺血。急性下肢缺血既可发生在已有动脉粥样硬化的患者，也可发生在既往无典型症状的患者。急性肢体缺血的典型表现为“5P”症状，即疼痛（pain）、苍白（pallor）、无脉（pulselessness）、麻痹（paralysis）和感觉异常（paresthesia）。症状的严重程度常取决于血管闭塞的位置和侧支代偿的情况。患者通常主诉足部及小腿疼痛感。查体发现足背动脉搏动消失，并可能出现患肢感觉减退。

四、下肢血管的筛查

根据典型的发病年龄，缺血相关症状，合并相关危险因素，查体发现皮温降低、肢体远端动脉搏动减弱或消失、存在皮肤慢性溃疡或肢端坏疽等，应考虑下肢动脉疾病，常用的筛查方法有以下几种。

（一）辅助检查

1. 踝肱指数（ABI） ABI测定是最基本的无损伤血管检查方法，可以初步评估动脉阻塞和肢体缺血程度。ABI计算方法是踝部动脉（胫后动脉或足背动脉）收缩压与上臂收缩压（取左右手臂数值高的一侧）的比值。正常值为1.00~1.40，0.91~0.99为临界值，ABI ≤ 0.90

可诊断为下肢缺血；重度肢体缺血时，ABI 常<0.40。ABI 测定可以用于初筛肢体缺血的患者、评估肢体缺血的程度，作为术后或药物治疗后疗效的评价以及术后随访的重要手段。动脉壁钙化或弹性降低可导致假性高压的发生，从而影响 ABI 的准确性，常见于长期糖尿病、终末期肾病和高龄患者，此时可检测趾肱指数(toe-brachial index，TBI)，作为诊断依据。TBI<0.70 即可诊断下肢缺血。

2. 超声检查　通过二维超声图像可以测量内中膜厚度、斑块大小、明确斑块性质，结合彩色多普勒成像及频谱多普勒可以诊断动脉狭窄或闭塞的部位和程度，并提供收缩期峰值流速、病变部分与病变近心端的峰值流速比值、搏动指数等血流动力学参数。超声检查属无创性检查，检出率高、方便快捷。近年来，由于设备性能不断提高，图像清晰度也随之改善，从而使诊断准确性达到很高的水平。超声检查目前在临床上作为筛查首选的检查方法，可准确诊断病变部位及程度，评价流入与流出道、钙化斑块，术中及术后评估腔内治疗和开放手术的疗效，以及判断病变是否需要再干预。

3. CTA　CTA 是术前常用的无创伤性诊断方式，随着机器性能提高和软件的更新，在一定程度上可以替代 DSA。CTA 扫描迅速，从近腹主动脉到足只需要几分钟，最大限度地提高了患者的依从性。此外，三维重建图像可整体判断血管病变情况，并可横向、纵向对比，对评估病变严重程度、指导治疗方式选择、判断血管重建效果具有重要意义。动脉壁的钙化会影响动脉的显影，对远端小动脉的显影有时不理想且需要准确寻找对应的采集时相。需要注意的是，CTA 需要使用对比剂，临床医师需警惕对比剂肾病、肾源性系统性纤维化等并发症风险，并加以防范。

4. MRA　MRA 也是术前常用的无创性诊断方法，可以不经过动脉穿刺、不使用标准离子对比剂的情况下看见整个动脉分支。可显示 ASO 的解剖部位和狭窄程度。但 MRA 图像有时会夸大动脉狭窄程度，体内有铁磁性金属植入物时不适合行 MRA。

5. DSA　DSA 可以准确显示病变部位、性质、范围和程度，目前仍然是诊断 ASO 的“金标准”。但作为一种有创检查，有一定的并发症发生率。随着 CTA 和 MRA 成像技术水平的提高，DSA 已经较少作为首选的诊断方法。通常可以通过无损伤检查提供初步诊断资料，必要时再行 DSA。尤其是在 CTA 和 MRA 成像不佳、不能明确诊断时，DSA 仍是最为重要的检查手段。如果患者行腔内治疗的可能性大，则首选无损伤诊断，血管造影明确病变部位及性质后，同期进行腔内治疗。

6. 经皮氧分压($TcPO_2$)　$TcPO_2$ 通过测定患肢氧分压参数来评估患者肢体的血供情况。近年来，$TcPO_2$ 被用来协助判定截肢平面。目前研究证实，$TcPO_2$ 高于 40mmHg 时，截肢的伤口可以很好地愈合；但是当 $TcPO_2$ 低于 20mmHg 时，截肢的伤口愈合不佳，需要在更高平面截肢。目前该检查方法仍在研究中使用较多，真实临床实践中应用较少。

(二) 实验室检查

在首次诊断下肢血管疾病时，需常规进行一系列实验室检查，了解患者是否存在高危因素，评估相关器官是否有损害。

1. 血常规　血细胞计数判断血红蛋白增多症、红细胞增多症、血小板增多症。

2. 血脂　空腹血脂由总胆固醇、HDL、LDL 和甘油三酯构成，是筛查患者和危险分层的一个重要组成部分。血脂异常可评估动脉粥样硬化发展至跛行或威胁肢体缺血的可能性。空腹胆固醇水平>7mmol/L 人群中间歇性跛行的发病率成倍增加，总血脂浓度与 HDL 的比值是反映下肢动脉硬化发生的最佳预测指标之一。LDL 增高是独立危险因素，与动脉粥样硬化发病率呈正相关，而 HDL 呈负相关。

3. 血糖　包括空腹和 / 或餐后血糖、糖化血红蛋白。

4. 尿液常规　了解有无血尿、蛋白尿等。

5. 肾功能　了解肾功能情况对判断患者是否耐受血管外科手术十分重要，有利于评估术后肾衰竭的可能性及采取相应对策。

6. 纤维蛋白原　纤维蛋白原水平在检查高凝状态时可能有一定的价值。不能检测纤维蛋白原时，红细胞沉降率可作为替代指标。

7. CRP　CRP 水平是评价患者炎症状态的指标。研究表明，动脉粥样硬化是一个伴有炎症指标升高的过程。另外，CRP 与 ABI 降低有很强的关联性。

8. 血液高凝状态　对于初发的下肢动脉病变患者，都应该进行凝血指标检查，评估患者是否处于高凝状态。当怀疑患者处于高凝状态时，需要进行一系列血液学检查，如凝血酶、凝血酶原时间等。

五、下肢血管的评估

目前评估下肢血管疾病严重程度的主要有 Rutherford 分级和 Fontaine 分期，根据影像学检查所见动脉狭窄或闭塞程度，可按 2007 年第 2 版泛大西洋协作组（Transatlantic InterSociety Consensus，TASC）分型标准进行分型，对临床治疗及预后具有指导意义。若合并急性下肢缺血时，主要参考急性肢体缺血分级。

1. Rutherford 分级

（1）Rutherford 0 级：无症状，无明显血流动力学改变的闭塞性病变，正常的平板试验或反应性充血试验。

（2）Rutherford 1 级：轻度间歇性跛行，步行超过 500m 出现间歇性跛行，能完成平板试验，但是运动后踝压大于 50mmHg，比静息值低至少 20mmHg。

（3）Rutherford 2 级：中度间歇性跛行，步行 200~500m 出现间歇性跛行；介于 1 级和 3 级之间。

（4）Rutherford 3 级：重度间歇性跛行，步行<200m 出现间歇性跛行；不能完成平板试验，运动后踝压小于 50mmHg。

（5）Rutherford 4 级：缺血性静息痛，静息状态下出现肢体疼痛；静息时踝压小于 40mmHg，踝或跖波形记录几乎没有搏动，趾动脉压小于 30mmHg。

（6）Rutherford 5 级：小块组织缺损、非愈合性溃疡，局灶性坏疽伴足底弥漫性缺血改变；静息时踝压小于 60mmHg，踝或跖波形记录几乎没有搏动，非糖尿病患者趾动脉压小于 40mmHg，糖尿病患者趾动脉压小于 50mmHg，经皮氧分压小于 30mmHg。

（7）Rutherford 6 级：大块组织缺损，超过跖骨平面，足部功能无法保留；其余检查同 5 级。

2. Fontaine 分期

（1）Fontaine Ⅰ期（Rutherford 0 级），轻微症状期：发病早期，多数患者无症状，或者仅有轻微症状，例如患肢怕冷、行走易疲劳等。

（2）Fontaine Ⅱ期（Rutherford 1~3 级），间歇性跛行期：是下肢动脉硬化性闭塞症的特征性表现。随着下肢动脉狭窄的程度及阻塞的范围不断增大，病变动脉只能满足下肢肌肉组织静息状态下的供血。步行后病变动脉无法满足肌肉更多的血液灌注需求，代谢产物使小腿酸痛。患者被迫停下休息一段时间后再继续行走。行走一段距离后，症状又重复出现。临床上常以跛行距离 200m 作为间歇性跛行期的分界，Ⅱ期常被划分为Ⅱa 期（绝对跛行距离 > 200m）和Ⅱb 期（绝对跛行距离 ≤ 200m）。

（3）Fontaine Ⅲ期（Rutherford 4 级），静息痛期：当病变进一步进展，动脉侧支不能满足下肢静息状态下血供时即出现静息痛。疼痛部位多在患肢前半足或者趾端，夜间及平卧时容易发生。静息痛是患肢趋于坏疽的前兆。

（4）Fontaine Ⅳ期（Rutherford 5、6 级），组织坏死期：当患肢皮肤血液灌注连最基本的新陈代谢都无法满足时，连轻微的损伤也无法修复而出现肢端破溃不愈，乃至坏疽，如感染将进一步加重病情，增加截肢风险。

需要注意的是，Fontaine Ⅲ、Ⅳ期（Rutherford 4~6 级）通常被称为严重肢体缺血（critical limb ischemia，CLI），应尽快行血管重建。

3. 股腘动脉病变的 TASC Ⅱ分型

（1）A 型：①单处狭窄，长度 ≤ 10cm；②单处闭塞，长度 ≤ 5cm。

（2）B 型：①多处狭窄或闭塞病变，每处 ≤ 5cm；②单处狭窄或闭塞（长度 ≤ 15cm），未累及膝下腘动脉；③单处或多处病变，胫动脉未受累并可用作旁路手术时的远端流出道；④钙化严重的闭塞（≤ 5cm）；⑤单处腘动脉狭窄。

（3）C 型：①多处的狭窄或闭塞，总长度 > 15cm，伴或不伴有严重的钙化；②两次腔内治疗后复发，仍需要治疗的狭窄和闭塞。

（4）D 型：①股总动脉和股浅动脉的慢性完全闭塞，> 20cm 且累及腘动脉；②腘动脉和膝下三分支的慢性完全闭塞。

4. 急性肢体缺血分级

（1）Ⅰ级：无感觉缺失和运动减弱，动脉及静脉皆可探及多普勒信号。可择期处理。

（2）Ⅱa 级：无或轻微（趾）的感觉缺失，无运动减弱，动脉多普勒信号消失，静脉多普勒信号可探及。需数天内处理。

（3）Ⅱb 级：严重（超过趾）感觉缺失，轻微 / 中等程度运动减弱，动脉多普勒信号消失，静脉多普勒信号可探及。需立即复流。

（4）Ⅲ级：感觉完全消失，肢体瘫痪（僵硬），动脉及静脉多普勒信号皆消失。不可逆缺血（除外病程 < 3h）。

（蒋小浪 董智慧 符伟国）

推荐阅读

［1］中华医学会外科学分会血管外科学组. 下肢动脉硬化闭塞症诊治指南 [J]. 中华医学杂志, 2015, 95 (24): 1883-1896.

［2］郑月宏, 宋希涛. 下肢动脉硬化闭塞症治疗进展与展望 [J]. 中华外科杂志, 2021, 59 (12): 961-964.

［3］郭伟, 符伟国, 陈忠. 卢瑟福血管外科学 [M]. 7 版. 北京: 北京大学医学出版社, 2012.

[4]《多学科合作下糖尿病足防治专家共识 (2020 版)》编写组. 多学科合作下糖尿病足防治专家共识 (2020 版) 全版 [J]. 中华烧伤杂志, 2020, 36 (8): E01-E52.

[5] ABOYANS V, RICCO J B, BARTELINK M E L, et al. 2017 ESC Guidelines on the diagnosis and treatment of peripheral arterial diseases, in collaboration with the European Society for Vascular Surgery (ESVS): Document covering atherosclerotic disease of extracranial carotid and vertebral, mesenteric, renal, upper and lower extremity arteries Endorsed by: the European Stroke Organization (ESO) The Task Force for the Diagnosis and Treatment of Peripheral Arterial Diseases of the European Society of Cardiology (ESC) and of the European Society for Vascular Surgery (ESVS)[J]. Eur Heart J, 2018, 39 (9): 763-816.

[6] NORGREN L, HIATT W R, DORMANDY J A, et al. Inter-Society Consensus for the management of peripheral arterial disease (TASC Ⅱ)[J]. J Vasc Surg, 2007, 45 (Suppl S): S5-S67.

[7] BRUNICARDI F C, ANDERSEN D K, BILLIAR T R, et al. Schwartz's principles of surgey [M]. 9th ed. New York: McGraw Hill Professional, 2009.

[8] European Stroke Organisation, TENDERA M, ABOYANS V, et al. ESC Guidelines on the diagnosis and treatment of peripheral artery diseases: Document covering atherosclerotic disease of extracranial carotid and vertebral, mesenteric, renal, upper and lower extremity arteries: the Task Force on the Diagnosis and Treatment of Peripheral Artery Diseases of the European Society of Cardiology (ESC)[J]. Eur Heart J, 2011, 32 (22): 2851-2906.

[9] SPRONK S, BOSCH J L, DEN HOED P T, et al. Intermittent claudication: Clinical effectiveness of endovascular revascularization versus supervised hospital-based exercise training: Randomized controlled trial [J]. Radiology, 2009, 250 (2): 586-595.

第 8 节　风湿免疫性血管炎的筛查与评估

一、概述

1. 定义　血管炎（vasculitis）是一大类以血管壁炎症导致血管及周围组织损伤、出血或末端器官缺血坏死为主要表现的风湿性疾病（rheumatic disease）。

2. 机制　血管是人体内部表面积最大的组织之一，通常与淋巴管伴行，与免疫系统关系密切。血管是抗原、抗体、补体、免疫复合物、炎症因子、免疫细胞转运的最主要通道。遗传、环境、感染等因素交互作用诱发血管炎，持续的免疫炎症异常活化血管壁微环境中内皮细胞、平滑肌细胞、血管外成纤维细胞，导致血管壁重塑、增厚、狭窄或破坏弹力纤维形成血管瘤。血管壁组织间持续性免疫微环境紊乱，导致血管壁慢性损伤。

3. 分类及临床表现　目前血管炎的分类及命名主要参照 2012 年修订版国际 Chapel Hill 共识会议（Chapel Hill Consensus Conference，CHCC），以受累血管大小为基础（图 3-8-1），结合疾病特征、病因、发病机制、组织病理学等制定标准（表 3-8-1）。

4. 诊断及鉴别诊断　血管炎的临床表现丰富多变，包括全身系统性症状、病灶部位血管炎症状、血管支配区域血供减少或出血所致的症状，以及脏器功能损害症状。部分血管炎患者临床表现不典型，缺乏特异性实验室诊断标志物，与肿瘤、感染、其他风湿性疾病的表现相似，或者与其他疾病临床表现重叠。筛查、诊断及鉴别诊断需要关注特定血管炎临床特征谱，全面询问病史和体格检查，熟悉血管炎地区分布特征和常见的临床表现，准确判读各项实验室检查及血管炎标志物，借助影像和病理等技术，并充分关注临床个体化差异，详见本节“风湿免疫性血管炎的筛查”部分。

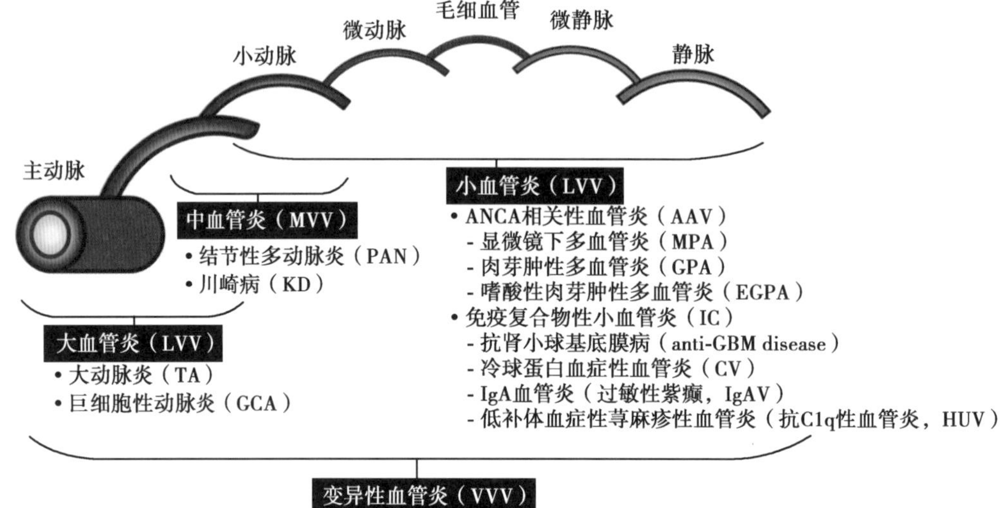

图 3-8-1 血管炎分类

表 3-8-1 2012 Chapel Hill 共识会议血管炎的命名及其定义

分类	疾病	定义
大血管炎（LVV）		主要累及大动脉（主动脉及其主要分支）的血管炎，可累及所有血管
	大动脉炎（TA）	常为肉芽肿性动脉炎，主要累及主动脉及其主要分支，好发于年龄<50 岁的患者
	巨细胞性动脉炎（GCA）	常为肉芽肿性动脉炎，主要累及主动脉及其主要分支，尤其是颈内动脉系统和椎基底动脉系统，常累及颞动脉，好发于年龄>50 岁的患者，常与风湿性多肌痛伴发
中血管炎（MVV）		主要累及中等动脉（器官动脉主干及其分支），所有大小的动脉均可累及，常并发动脉瘤及动脉狭窄
	结节性多动脉炎（PAN）	累及中、小动脉的坏死性动脉炎，但没有肾小球肾炎以及微动脉、毛细血管和小静脉的血管炎，与 ANCA 不相关
	川崎病（KD）	与皮肤黏膜淋巴结综合征密切相关的动脉炎，主要累及中小动脉，尤其是冠状动脉，主动脉和大动脉也可累及，几乎只发生于婴幼儿
小血管炎（SVV）		主要累及小血管（小动脉、微动脉、毛细血管小静脉）的血管炎，中等动脉、静脉也可累及

续表

分类	疾病	定义
ANCA相关性血管炎(AAV)		主要累及小血管(包括毛细血管、小静脉、微动脉和小动脉),无/寡免疫复合物沉积的坏死性血管炎,与MPO-ANCA及PR3-ANCA密切相关。但并非所有患者有ANCA阳性
	显微镜下多血管炎(MPA)	多累及小血管的坏死性血管炎(包括毛细血管、小静脉和小动脉),伴无/寡免疫复合物形成,也可累及小、中动脉,坏死性肾小球肾炎及出血性肺泡炎常见,不出现肉芽肿性炎
	肉芽肿性多血管炎(GPA,既往命名韦格纳肉芽肿)	主要累及上、下呼吸道的坏死性肉芽肿性血管炎,累及中、小血管(包括毛细血管、小静脉、小动脉、动脉和静脉),坏死性肾小球肾炎常见
	嗜酸性肉芽肿性多血管炎(EGPA,既往命名Churg-Strauss综合征)	主要累及呼吸道的伴嗜酸性粒细胞浸润的坏死性肉芽肿性血管炎,累及中、小血管,伴有哮喘和嗜酸性粒细胞增多。有肾小球肾炎时ANCA易出现阳性
免疫复合物(IC)性小血管炎		以免疫球蛋白或补体沉积于血管壁为特征的小血管炎(包括毛细血管、小静脉、小动脉和微动脉),肾小球肾炎受累常见
	抗肾小球基底膜病(anti-GBM disease)	主要累及肺、肾毛细血管,并有抗肾小球基底膜抗体在肾小球基底膜上沉积的血管炎。肺受累可引起出血性肺泡炎,肾受累可引起新月体性肾炎和血管袢坏死
	冷球蛋白血症性血管炎(CV)	以冷球蛋白在小血管中沉积及血清中出现冷球蛋白为特征的血管炎(包括毛细血管、小静脉和小动脉)。主要累及皮肤、肾脏和周围神经
	IgA血管炎(过敏性紫癜,IgAV)	以IgA1为主的免疫复合物沉积为特征的小血管炎(包括毛细血管、小静脉和小动脉)。主要累及皮肤、消化道、关节,肾脏病变与IgA肾炎难以鉴别
	低补体血症性荨麻疹性血管炎(抗C1a性血管炎,HUV)	以荨麻疹及低补体血症为主要特征的小血管炎(包括毛细血管、小静脉和小动脉),血清中出现抗C1a抗体。肾脏受累、关节炎、阻塞性肺疾病、眼炎常见
变异性血管炎(VVV)		可累及任意大小(大、中、小)和任意种类血管(动脉、静脉、毛细血管)的血管炎
	白塞综合征(BS)	动脉和静脉均可累及。以复发性口腔及生殖器溃疡,伴有皮肤、眼、关节、消化道、中枢神经系统受累的系统性炎症性疾病,可出现小血管炎、血栓性脉管炎、血栓症、动脉炎、动脉瘤等
	科根综合征(CS)	以眼、内耳受累为主要特征的血管炎,包括间质性角膜炎、葡萄膜炎、巩膜炎、感音神经性聋、前庭功能障碍,可出现动脉炎(影响大、中、小动脉)、主动脉炎、动脉瘤、二尖瓣瓣膜炎

续表

分类	疾病	定义
单器官血管炎（SOV）		单一器官的血管炎，包括任何大小的动脉和静脉，且没有证据表明是系统性血管炎局限于该器官的表现，单一器官中病灶可以为单发、多发性或弥漫性（例如皮肤小血管炎、睾丸动脉炎、中枢神经系统血管炎）
系统性疾病相关血管炎		与某一系统性疾病相关或可能继发于某一系统性疾病的血管炎（例如类风湿血管炎、狼疮血管炎等）
可能的病因相关血管炎		与某一可能的特殊病因相关的血管炎。名称（诊断名）应在前面具体列出相关因素（如肼屈嗪相关显微镜下多血管炎、乙型肝炎病毒相关性血管炎、丙型肝炎病毒相关性血管炎等）

注：LVV，大血管炎（large-vessel vasculitis）；TA，大动脉炎（Takayasu arteritis）；GCA，巨细胞性动脉炎（giant cell arteritis）；MVV，中血管炎（medium vessel vasculitis）；PAN，结节性多动脉炎（polyarteritis nodosa）；KD，川崎病（Kawasaki disease）；SVV，小血管炎（small vessel vasculitis）；AAV，抗中性粒细胞胞质抗体相关血管炎［anti-neutrophil cytoplasmic antibody（ANCA）-associated vasculitis］；MPA，显微镜下多血管炎（microscopic polyangitis）；GPA，肉芽肿性多血管炎（granulomatosis with polyangitis）；ECPA，嗜酸性肉芽肿性多血管炎（eosinophilic granulomatosis with polyangitis）；IC，免疫复合物（immune complex）；anti-GBM disease，抗肾小球基底膜病［antiglomerular basement membrane（anti-GBM）disease］；CV，冷球蛋白血症性血管炎（cryoglobulinemic vasculitis）；IgAV，IgA 血管炎（IgA vasculitis）；HUV，低补体血症性荨麻疹性血管炎（hypocomplementemic urticarial vasculitis）；VVV，变异性血管炎（variable vessel vasculitis）；BS，白塞综合征（Behçet syndrome）；CS，科根综合征（Cogan syndrome）；SOV，单器官血管炎（single-orgal vascolilis）。

5. 评估、治疗及预后概述　血管炎是慢性疾病，需要长期规律治疗，制定科学有效的血管炎治疗、随访方案，需要从血管炎病情活动度、脏器损害程度、整体危重程度、合并症、并发症、生育要求、经济条件、医保政策等多方面评估，获得患者及家属的充分理解与配合。在诱导缓解期、维持缓解期、复发后治疗期，分别制定分层治疗和个体化治疗方案，患者预后明显改善，大部分患者能够控制疾病活动性，保护或改善脏器功能，减少不良事件，延长生存时间，提高生活质量，详见本节“风湿免疫性血管炎的评估”部分。

诱导缓解期主要应用糖皮质激素和免疫调节药物，包括环磷酰胺、硫唑嘌呤、甲氨蝶呤、吗替麦考酚酯、他克莫司、环孢素 A、来氟米特等。肿瘤坏死因子拮抗剂、IL-6 受体拮抗剂、CD20 单抗等多种生物制剂、JAK 分子靶向小分子药物，以及静脉注射用丙种球蛋白、干细胞移植、免疫吸附等均在血管炎治疗中显示了良好的应用前景。

二、风湿免疫性血管炎的筛查

（一）原发性血管炎

原发性系统性血管炎的早期诊断及治疗很重要，可以避免出现系统损伤和不良预后。血管炎无明确的诊断标准，但现有的分类标准可将血管炎患者归纳到不同诊断亚组。

1. 血管炎的筛查流程　首先，对于多系统受累的患者，需怀疑是否有血管炎可能。其次，完善血清学（ANCA）、影像学（血管造影）以支撑初步猜测；最后，再进行组织活检确认诊断。同时需排除模拟性和继发性血管炎。若仍不能确诊，则需在随访观察和试验性治疗中进一步验证。

2. 血管炎的临床表现

(1)前驱症状：包括发热、体重减轻、多关节痛 / 炎、多发肌痛、头痛、颈痛、疲劳等。

(2)器官特异性症状、体征：累及耳鼻出现鼻息肉、鼻出血、鼻窦炎、鼻痛、耳聋、声音嘶哑等；累及胸部可出现咳嗽、喘息、咯血、呼吸困难、"耐抗生素"肺炎；累及眼部出现眼痛、充血、视力丧失等；累及胃肠道可出现腹痛、肠梗阻等；累及肾脏可出现肾功能异常、血尿、蛋白尿等；累及神经系统出现感觉异常、麻木、无力等。

3. 血管炎的筛查

(1)疑似血管炎的初步筛查(表 3-8-2)。

表 3-8-2　疑似血管炎初筛项目

初筛专业	具体项目
血液学	血常规、红细胞沉降率、凝血功能
血生化	肌酐、尿素、电解质、肝功能、C 反应蛋白、免疫球蛋白和蛋白电泳
免疫学	ANCA、ANA、抗 ENA 抗体、类风湿因子、补体(C3 和 C4)、抗心磷脂抗体、冷球蛋白
病原学	乙型肝炎、丙型肝炎、HIV、PPD/T-SPOT、尿常规及培养
影像学	胸部 X 线、CT

注：ANCA，抗中性粒细胞胞质抗体(antineutrophil cytoplasmic antibody)；ANA，抗核抗体(antinuclear antibody)；HIV，人类免疫缺陷病毒(human immunodeficiency virus)；PPD/T-SPOT，结核菌素纯蛋白衍生物 / 结核分枝杆菌 T-SPOT 试验。

(2)血管炎器官受累的进一步筛查(表 3-8-3)。

表 3-8-3　血管炎器官受累筛查项目

筛查部位	具体项目
耳鼻咽喉	专科检查、活检、CT(或 MR)扫描等
眼	专科检查、眼眶 CT(或 MR)等
胸部	专科检查、CT、支气管镜检查和活检等
心脏	专科检查、超声心动图、心脏 MRI、血管造影等
肾脏	专科检查、肾超声、肾活检等
神经系统	专科检查、神经传导速度、脑 MRI、脑脊液检查、脑血管造影等
胃肠道	专科检查、胃肠镜、腹部 CT 等

(3)对疑似血管炎综合征的进一步筛查：依据各类血管炎临床特征提出诊断线索(图 3-8-2)。对结节性多动脉炎进行腹部 CT 或超声检查，考虑肠系膜和肾血管造影；对巨细胞动脉炎进行颞动脉活检，考虑主动脉 CTA 或 FDG-PET 扫描；对大主动脉进行血管彩色多普勒超声、CTA 或 MRA 检查，考虑进行 FDG-PET 检查。

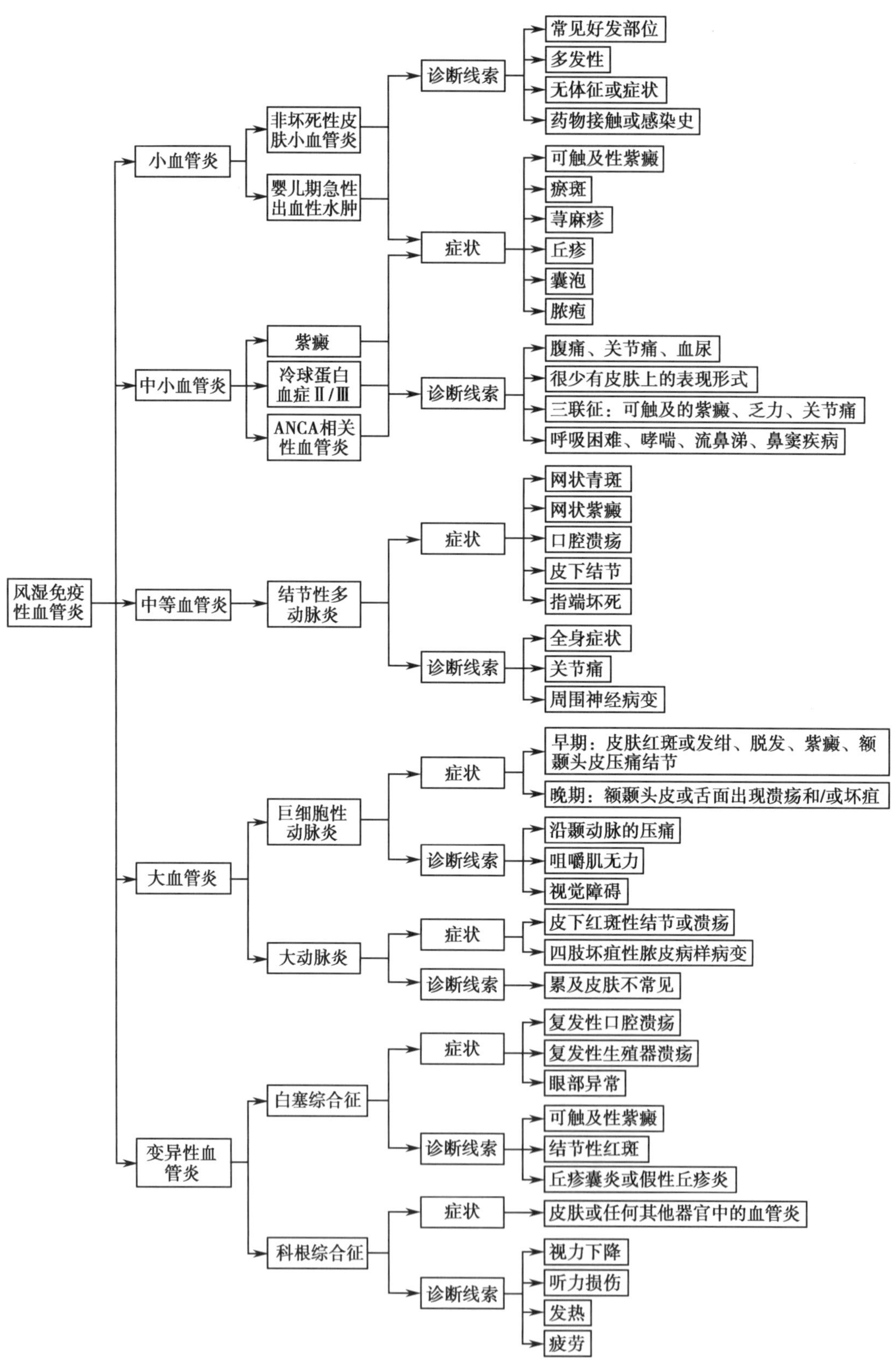

图 3-8-2　各类原发性血管炎临床特征及诊断线索

（二）系统性疾病相关性血管炎

1. 系统性红斑狼疮血管炎　血管炎既是系统性红斑狼疮（systemic lupus erythematosus，SLE）的病理基础，又是它的典型临床表现，可以累及全身各种大小的血管。系统性红斑狼疮血管炎病变范围广泛，临床表现复杂，可出现皮疹、雷诺现象、心肌炎、肺泡出血、浆膜炎、肾炎、神经精神损害、肠系膜血管病变、眼脉络膜病或视网膜病变等。系统性红斑狼疮血管炎目前尚无明确的分类标准，明确诊断有赖于活组织检查和/或影像学检查。凡是可疑系统性红斑狼疮血管炎者，均应仔细询问病史，是否有其他脏器损害表现，并做血清免疫学检查、相关生化检查、血尿常规，有条件者做组织活检病理检查。应注意与其他如巨细胞动脉炎（giant cell arteritis，GCA）、IgG4 相关性疾病（IgG4-related disease，IgG4-RD）、显微镜下多血管炎、白塞综合征等系统性血管炎，以及粥样硬化性疾病、血栓形成等相鉴别。

2. 类风湿血管炎　通常发生在类风湿关节炎（rheumatoid arthritis，RA）诊断后 10~14 年，但亦有报道指出类风湿血管炎发生在 RA 病程早期，甚至可先于 RA 诊断。目前尚无公认的类风湿血管炎的诊断标准，主要依靠临床表现与组织病理学检查。对类风湿血管炎的准确诊断通常需要有全身坏死性血管炎的病理证据，包括中小型血管，组织病理学检查发现纤维蛋白样坏死、血管壁单核细胞和中性粒细胞浸润。临床上可采用 1984 年 Scott 和 Bacon 提出的诊断标准，在确诊为类风湿关节炎的基础上，符合以下任一项或以上即可考虑诊断为类风湿血管炎：①多发性单神经炎或外周神经病；②外周坏疽；③活组织检查提示为急性坏死性血管炎并伴有全身症状（如发热、体重减轻）；④深层皮肤溃疡或关节外活动性病变（如胸膜炎、心包炎、巩膜炎）。

3. 系统性硬化病血管炎　系统性硬化病（systemic scleroderma，SSC）皮肤硬化与血管病变有关，微血管病变是 SSC 发病机制中的基本组成部分。病变可累及皮肤、胃肠道、肾脏、心脏和肺的小动脉。在 SSC 中，血管损伤和活化在疾病早期出现并可能是最重要的表现。主要表现为雷诺现象、皮肤毛细血管扩张、甲襞毛细血管改变（毛细血管扩张、出血及无血管区）、肺动脉高压（PAH）、指溃疡、胃窦血管扩张及 SSC 肾危象。

4. 干燥综合征血管炎　目前尚无公认的诊断标准。主要依靠临床表现、组织病理学检查和血清学检查，组织病理学检查在干燥综合征血管炎的诊断中起着中心作用，影像学亦可帮助诊断。主要与以下疾病相鉴别：感染（带状疱疹、病毒性肝炎、结核病）、糖尿病、动脉或静脉功能不全、药物反应。

三、风湿免疫性血管炎的评估

系统性血管炎是一大类自身免疫性疾病，可引起多器官衰竭和死亡。早期诊断、准确分期和定期疾病评估对血管炎的管理至关重要。血管炎的评估有赖于血清学标志物，特别是以抗 ANCA 为代表的自身抗体、病理和影像学检查的综合判断。

（一）实验室检查

1. 一般检查

（1）血液一般检查：

1）血常规：多数系统性血管炎患者会出现外周血白细胞及血小板升高。肉芽肿性多血管炎患者外周血嗜酸性粒细胞计数显著升高，常大于 1.5×10^9/L，病情缓解或经治疗后嗜酸性粒细胞计数可下降或降至正常。系统性血管炎患者贫血很常见，多为轻到中度正细胞正色素性贫血，有时贫血较重，抗肾小球基底膜病患者为小细胞低色素性贫血，多数可有中重度贫血，贫血程度与肾衰竭程度不一定平行。

2）ESR 和 CRP：在系统性血管炎疾病活动期，大多数患者 ESR 加快和 CRP 升高，并常被用于作为治疗过程中的疾病活动的评估指标之一。

3）肝功能及肾功能：肝脏受累时，可有转氨酶升高、胆红素升高。多数病情活动的系统性血管炎患者，白蛋白水平降低，并且与 CRP 水平常呈显著负相关。此外，血清蛋白在合并肾病或蛋白丢失性肠病的患者中也可降低。大部分系统性血管炎患者可有 α_2 或 γ 球蛋白水平升高。系统性血管炎患者伴有肾脏损害时，可有血肌酐、血尿素氮升高。

4）免疫球蛋白：大动脉炎、结节性多动脉炎、白塞综合征等均可有免疫球蛋白升高。部分嗜酸性肉芽肿性多血管炎患者血清 IgE 显著升高，且与病情严重程度相关，随病情缓解而下降，反复发作者 IgE 可持续增高。50%~70% IgA 血管炎患者血清 IgA 升高。

5）补体：结节性多动脉炎和嗜酸性肉芽肿性多血管炎患者可有血清补体降低。ANCA 相关性血管炎患者常有补体系统的激活，尤其是补体旁路途径。在伴有肾受累时，补体成分均显著升高，其中 C5a 和 Bb 补体片段在 ANCA 相关性血管炎合并肾病的发病过程中起着重要作用，并与肾功能呈显著负相关，且可能作为预测疾病活动性和肾功能预后的生物标志物。

6）细胞因子：IL-6 与大动脉炎和巨细胞动脉炎关系密切，与病情活动度相关，且预测病情复发较 ESR 效果更佳。在急性期和一部分恢复期 ANCA 相关性血管炎患者的血清中，IL-17A 和 IL-23 水平显著升高。有研究证实，IL-23 水平升高的患者比水平低的患者病情更活跃且 ANCA 滴度更高，其持续存在导致高复发率。TNF-α 在多种系统性血管炎的发生中起到重要作用，其水平升高与疾病活动相关。IL-18、IL-33 是反映白塞综合征病情活动程度的预测因子。

(2) 尿液一般检查：伴有肾脏损害时，尿常规可有蛋白尿、血尿、管型尿表现。ANCA 相关性血管炎患者可出现异常形态为主的镜下血尿和红细胞管型。

(3) 肺泡灌洗液：约 1/3 嗜酸性肉芽肿性多血管炎患者支气管肺泡灌洗液可发现嗜酸性粒细胞比例明显升高。

2. 自身抗体检测

(1) ANCA：90% 以上病情活动的肉芽肿性多血管炎患者血清中可出现胞质型 ANCA（c-ANCA）阳性，可用于疾病的诊断和评价疾病活动性，但其滴度与疾病的活动并不一定相关。病情静止时 60%~70% 患者 c-ANCA 阳性，极少数核周型 ANCA（p-ANCA）阳性，20% 患者 ANCA 为阴性。c-ANCA 阳性也可见于少数巨细胞动脉炎、结节性多动脉炎、白塞综合征和皮肤白细胞碎裂性血管炎。

(2) 抗内皮细胞抗体：抗内皮细胞抗体与血管炎病变活动密切相关。抗内皮细胞抗体可出现在大动脉炎、川崎病、显微镜下多血管炎、肉芽肿性多血管炎和抗肾小球基底膜病等，低补体血症性荨麻疹性血管炎和白塞综合征患者抗内皮细胞抗体也偶见阳性。

(3) 抗肾小球基底膜抗体：见于抗肾小球基底膜病。疾病初期血清中抗肾小球基底膜抗体滴度很高，之后抗体滴度逐渐下降，平均 14 个月消失，血清抗体滴度高低与肺、肾病变轻重并不平行。

（二）放射影像学诊断技术

放射学检查可识别血管炎受累血管、评价疾病进展及并发症、观察炎症反应范围，以及识别器官损害程度，对于血管炎的评估起到重要作用。目前临床常用的评价血管炎的放射学检查方法，包括 DSA、CTA、MRA 和 PET/CT 等。

1. DSA　DSA 曾经是影像学上诊断血管病变的“金标准”，然而由于 DSA 是有创性操作，辐射剂量较大，并且不能提供管壁信息，其诊断方面的作用已逐渐被 CT 及 MRI 等无创性技术所取代。

2. CTA　CTA 具有极好的空间分辨力，扫描技术成熟稳定，图像简单易懂，便于临床医师理解和掌握，目前是最常用的影像学检查手段。不仅可以评价管壁改变，而且可以反映管腔的异常。CT 的主要缺点包括 X 射线辐射及碘对比剂对肾功能不全患者的影响。

3. MRA　MRI 具有出色的软组织分辨力，对于血管管壁病变的显示具有优势，可以准确地评估管腔及管壁的病变；MRI 检查不存在电离辐射，适合于确诊血管炎患者的定期随访等；此外，全身钆剂增强 MRA 可以对管腔病变范围和程度做出全面评估，血管成像之后的延迟扫描可对管壁的厚度、强化程度进行评估，用于了解疾病的活动性。MRA 的缺点包括：使用钆剂、分辨力不够高、扫描时间不易掌握、对血管壁钙化显示不佳、检查费用较高和不易普及等。MRI 检查耗时较长，体内有起搏器及铁磁性物质的患者也不宜进行 MRI 检查。

4. 超声检查　简便安全经济，无肾毒性、无创、无辐射，但是检查范围较小，适于大血管炎（如大动脉炎和颞动脉炎）的判断。

5. ^{18}F-FDG PET/CT　越来越多地用于大血管病变的早期诊断或炎症活动评估。其全身的成像方式可以及时、全面地了解动脉管壁的炎症病变程度和分布，尤其是对于治疗后疗效的评价有重要意义。其缺点包括普及率低、电离辐射、分辨力低、检查费用昂贵和特异度不够高等。

（三）病理学检查

病理学检查是系统性血管炎临床诊断重要的组成部分，血管炎的诊断在很多情况下，还要结合血管炎的病理组织学改变、免疫荧光等病理学诊断综合评估。例如，肾组织活检、皮肤活检结合免疫荧光检查可以协助血管炎的诊断或病情与预后的评估。

（曾小峰　厉小梅）

推荐阅读

[1] DEMIR S, SÖNMEZ H E, ÖZEN S, et al. Vasculitis: Decade in review [J]. Curr Rheumatol Rev, 2019, 15 (1): 14-22.

[2] BAJOCCHI G, CAVAZZA A. Histopathology of vasculitis [J]. Reumatismo, 2018, 70 (3): 155-164.

[3] YAZICI H, TASCILAR Y, YAZICI Y, et al. 2022 American College of Rheumatology/European Alliance of Associations for Rheumatology classification criteria sets for three types of antineutrophilic cytoplasmic antibody-associated vasculitis [J]. Curr Opin Rheumatol, 2023, 35 (1): 1-5.

[4] JENNETTE J C, FALK R J, BACON P A, et al. 2012 revised International Chapel Hill Consensus Conference Nomenclature of Vasculitides [J]. Arthritis Rheum, 2013, 65 (1): 1-11.

[5] ALIBAZ-ÖNER F, DIRESKENELI H. Biologic treatments in Behçet's disease [J]. Eur J Rheumatol, 2021,

8 (4): 217-222.
[6] DOMÍNGUEZ-QUINTANA M, ALBA M A, HINOJOSA-AZAOLA A, et al. Classification of ANCA-associated vasculitis: Differences based on ANCA specificity and clinicopathologic phenotype [J]. Rheumatol Int, 2021, 41 (10): 1717-1728.
[7] NATARAJA A, MUKHTYAR C, HELLMICH B, et al. Outpatient assessment of systemic vasculitis [J]. Best Pract Res Clin Rheumatol, 2007, 21 (4): 713-732.
[8] SHAVIT E, ALAVI A, SIBBALD R G, et al. Vasculitis-What do we have to know？ : A review of literature [J]. Int J Low Extrem Wounds, 2018, 17 (4): 218-226.
[9] JAYNE D. The diagnosis of vasculitis [J]. Best Pract Res Clin Rheumatol, 2009, 23 (3): 445-453.
[10] LIEM M D, GZESH D J, FLANDERS A E, et al. MRI and angiographic diagnosis of lupus cerebral vasculitis [J]. Neuroradiology, 1996, 38 (2): 134-136.
[11] PÉREZ RUIZ J, SALMAN-MONTE T C, PROS-SIMÓN A, et al. Aortic vasculitis in a patient with systemic lupus erythematosus [J]. Reumatol Clin, 2016, 12 (3): 169-172.
[12] REDDY Y N, SUNDARAM V, TAM M, et al. Spontaneous coronary artery thrombosis in the setting of active lupus mesenteric vasculitis [J]. Lupus, 2015, 24 (8): 885-888.
[13] MAKOL A, MATTESON E L, WARRINGTON K J, et al. Rheumatoid vasculitis: An update [J]. Curr Opin Rheumatol, 2015, 27 (1): 63-70.
[14] FEIST E, HERMANN K G A, DANKOF A.[Vasculopathy in Sjögren’s syndrome][J]. Z Rheumatol, 2009, 68 (4): 305-311.
[15] 姜林娣. 系统性血管炎 [M]. 2 版. 北京: 人民卫生出版社, 2021.
[16] MILLER A, BASU N, LUQMANI R. Assessment of systemic vasculitis [J]. Autoimmun Rev, 2008, 8 (2): 170-175.
[17] MONTI S, BOND M, CAVALLARO E, et al. One year in review 2019: Vasculitis [J]. Clin Exp Rheumatol, 2019, 37 (Suppl. 117): S3-S19.
[18] THOMPSON G E, SPECKS U. Update on the management of respiratory manifestations of the antineutrophil cytoplasmic antibodies-associated vasculitides [J]. Clin Chest Med, 2019, 40 (3): 573-582.
[19] HELLMICH B, AGUEDA A, MONTI S, et al. 2018 Update of the EULAR recommendations for the management of large vessel vasculitis [J]. Ann Rheum Dis, 2020, 79 (1): 19-30.
[20] DEJACO C, RAMIRO S, DUFTNER C, et al. EULAR recommendations for the use of imaging in large vessel vasculitis in clinical practice [J]. Ann Rheum Dis, 2018, 77 (5): 636-643.

第 9 节 川崎病的筛查与评估

一、川崎病概况

川崎病是一种主要发生在 5 岁以下儿童的急性发热出疹性疾病，于 1967 年由日本 Tomosaki Kawasaki 医生首次报道，病因尚不清楚，可能与感染触发机体免疫反应异常有关。急性期主要表现为发热、皮疹、四肢末端红肿或脱皮、双眼结膜充血、口唇干红皲裂、杨梅舌及颈部淋巴结肿大。

目前已有 60 多个国家报道了川崎病的发生。亚洲高发，以每年每 10 万名 5 岁以下儿童作为基数计算发病率，日本发病率最高，2018 年为 359/10 万，韩国 2017 年为 191.0/10 万，我国台湾地区 2010 年为 82.77/10 万，我国上海地区 2012 年为 55.5/10 万，而欧美国家则相对较低[（4~20）/10 万]。最新流行病学调查显示，川崎病发病率在多个国家和地区呈现上升趋势。在上海地区，1998—2012 年川崎病发病率从 16.8/10 万升至 55.5/10 万。

川崎病冠状动脉病变（coronary artery lesions，CAL）是指冠状动脉炎症性改变，可导致其解剖形态异常，包括冠状动脉扩张、冠状动脉瘤形成、狭窄或闭塞等，是川崎病最重要的并发症。在未经治疗的川崎病病例中，冠状动脉扩张发生率为 18.6%~26.0%，冠状动脉瘤发生率为 3.1%~5.2%。在此基础上，可进一步发生冠状动脉血栓形成、冠状动脉狭窄和闭塞，进而导致心肌缺血、心肌梗死甚至死亡。目前川崎病 CAL 已成为发达国家和我国儿童获得性心脏病的首要病因。随着大剂量静脉注射丙种球蛋白这一应用的增加，川崎病患儿 CAL 的发生率呈现下降趋势。在上海地区，1998—2012 年川崎病 CAL 的发生率由 19.8% 降至 15.9%。然而，中大型 CAL 的发生率无明显变化，这部分患儿易发生缺血性心脏病。因此，川崎病 CAL 仍然是影响川崎病患儿长期预后的最重要因素。

二、川崎病冠状动脉病变的病理特点

川崎病存在三种相互关联的血管病变过程：急性自限性坏死性动脉炎（necrotizing arteritis，NA）、亚急性 / 慢性（subacute/chronic，SA/C）血管炎和管腔肌成纤维细胞增生（luminal myofibroblastic proliferation，LMP）。NA 是与川崎病发病同步的血管内皮中性粒细胞炎症，呈自限性过程，开始并结束于发热的 2 周内。NA 开始于内皮，并依次破坏内膜、内弹力层、中膜、外弹力层和外膜，形成囊状动脉瘤，可导致动脉瘤破裂或血栓形成，是川崎病早期死亡的主要原因。NA 主要累及冠状动脉和中等大小具有肌层和弹力纤维的非冠状动脉（腋窝、肋间或髂骨、肠系膜肌动脉等）。

SA/C 血管炎与川崎病发病非同步，是一种以小淋巴细胞为主的炎症过程，可以在发病的 2 周内开始并持续数月至数年，与 LMP 病变密切相关。SA/C 血管炎自血管外膜或血管周围组织开始，在进展到管腔的过程中不同程度地损伤血管壁，可呈轻微扩张的梭形状态（梭形动脉瘤），或进行性扩张形成囊状动脉瘤，可伴有血栓形成。

LMP 是由内膜平滑肌细胞来源的病理性肌成纤维细胞的增生过程，肌成纤维细胞在 SA/C 炎症细胞背景下产生细胞外介质参与病变，呈环形和对称性，导致不同程度管腔狭窄。SA/C-LMP 病变不是肉芽组织或瘢痕组织，不发生机化、钙化或再通。与 SA/C 血管炎一致，LMP 可在发病的 2 周内开始并持续数月至数年。

三、川崎病冠状动脉病变的定义及风险分级

1. 定义 川崎病并发 CAL 的主要形式为冠状动脉扩张或动脉瘤形成，可分为小型、中型和巨大冠状动脉瘤。长期以来，临床上判断 CAL 的主要依据是冠状动脉内径的绝对值，其优点是数值直观、测量简便，但由于受到患儿年龄和体积的影响，故有一定局限性。

近年来，经体表面积校正的 *Z* 值被认为可以更好地判断 CAL 的严重程度。日本 Kobayashi（CALculator）及加拿大 Dallaire（pedz）建立的两个 *Z* 值计算系统是目前使用较为方便的系统。对于远端没有 *Z* 值的冠状动脉，冠状动脉扩张标准可以采用管腔内径大于邻近冠状动脉内径的 1.5 倍。鉴于我国尚未建立相关标准，*Z* 值的应用也未形成共识，故在判

断冠状动脉瘤的大小时，建议采用综合指标（表 3-9-1）。

表 3-9-1 川崎病冠状动脉瘤的类型

类型	内径	内径 / 邻近段值（年龄 ≥ 5 岁）	Z 值
小型冠状动脉瘤或冠状动脉扩张	≤ 4mm	≤ 1.5	≥ 2~<5
中型冠状动脉瘤	>4mm~<8mm	1.5~4.0	≥ 5~<10
巨大冠状动脉瘤	≥ 8mm	≥ 4	≥ 10

2. 风险分级 为便于采取个体化的临床处理和随访管理，近年来普遍根据冠状动脉病变的程度、解剖异常形态，结合是否存在心肌缺血，进行临床风险分级（表 3-9-2）。

表 3-9-2 川崎病冠状动脉病变的风险分级

风险级别	判断标准
Ⅰ级	任何时期冠状动脉均未受累（Z 值<2）
Ⅱ级	急性期冠状动脉有轻度扩张，在病程 30 天内恢复正常
Ⅲ级	病程 30 天仍有冠状动脉单个小至中型冠状动脉瘤
Ⅲa 级	小型冠状动脉瘤（2.5 ≤ Z 值<5）
Ⅲb 级	中型冠状动脉瘤（5 ≤ Z 值<10，且内径绝对值<8mm）
Ⅳ级	巨大冠状动脉瘤（Z 值 ≥ 10，或内径绝对值 ≥ 8mm），或一支冠状动脉内有多个动脉瘤，未达到Ⅴ级
Ⅴ级	冠状动脉瘤伴冠状动脉狭窄
Ⅴa 级	不伴心肌缺血
Ⅴb 级	伴心肌缺血

四、川崎病冠状动脉病变的形态学评估

1. 超声心动图 经胸超声心动图（transthoracic echocardiography，TTE）对检测冠状动脉近段异常具有高度的灵敏度和特异度，是目前诊断 CAL 的首选方法。冠状动脉应常规测量左冠状动脉主干、左前降支近段、左回旋支、右冠状动脉近段和中段，有冠状动脉扩张尤其是巨大 CAL 的患儿应尽可能测量右冠状动脉远段甚至后降支。除了测量管腔内径外，还应观察管腔内是否有血栓形成和狭窄。冠状动脉仅管径增粗而无局部动脉瘤形成时，称为冠状动脉扩张。由川崎病引起的左冠状动脉主干扩张往往不累及开口，但大多伴有左前降支和 / 或左回旋支扩张。

2. 心导管检查 / 冠状动脉造影 心导管检查 / 冠状动脉造影是诊断 CAL 的“金标准”。对于巨大 CAL，或中型 CAL 但 1 支冠状动脉内有多个或长段动脉瘤，建议于恢复早期（病程 2~3 个月）首次行 CAG，详细评估 CAL 的形态和程度，确定治疗和随访方案。川崎病急性期做心导管检查引起血管不良事件的风险较高，故不建议病程 2 个月内做 CAG；如果在随访过程新发现心肌缺血的证据，建议重复 CAG 检查。中型或巨大 CAL 随访过程中如果超声心动图提示动脉瘤消退，需进一步行 CAG 等检查方法加以明确，以决定是否调整

治疗方案。

3. 其他　常用的多层螺旋 CT 血管成像(multi-slice spiral computed tomography angiography, MSCTA)、磁共振冠状动脉成像(magnetic resonance coronary angiography, MRCA)。急性期如果超声心动图显示冠状动脉内血栓形成伴栓塞风险或已经发生栓塞,可行 MSCTA 协助判断。MSCTA 或 MRCA 检查可用于 CAL 随访。

五、川崎病冠状动脉病变心肌缺血的评估

1. 血液标志物　主要包括心肌肌钙蛋白 T/I(cardiac troponin T/I, cTnT/I)及肌酸激酶同工酶(creatine kinase isoenzyme, CK-MB)。血清 cTnT 和 cTnI 是心肌损伤坏死的标志物,分别在心肌损伤后 12~18h 和 90~120h 达峰值,恢复正常时间分别为 10~15 天和 5~7 天。TnT 检测心肌梗死的特异度和灵敏度均很高,而且释放时间早,为首选的检测指标。在急性心肌梗死患儿,3~6h 开始释放,如果 6h 内检测阴性,需在发病后 8~12h 重复检测。CK-MB 在心肌损伤的 4~6h 出现,2~3 天恢复正常,但 CK-MB 受影响因素较多,不能单独作为心肌损伤的标志。

2. 心电图　包括静息心电图、24h 动态心电图及运动心电图。

(1)静息心电图:在 CAL 患儿中,心肌缺血或心肌梗死发作时可在静息心电图上观察到与梗死部位一致的 ST-T 改变、异常 Q 波等改变,对定期随访有一定价值,但静息心电图检测心肌缺血的灵敏度较低,无法检测到诱导性心肌缺血。

(2)24h 动态心电图:如果患儿主诉胸痛或心悸,建议进行 24h 动态心电图检查。对于不能进行运动试验的中型和巨大 CAL 婴儿,建议每年至少进行一次全导联的 24h 动态心电图检查,通过观察动态心电图中记录的吃奶、哭吵等心率增快至 180~200 次 /min 时(相当于运动负荷状态)有无 ST-T 改变,间接反映有无诱导性心肌缺血。

(3)运动心电图:运动心电图简单、安全而且接近人的正常生理,在临床上应用比较广泛,可作为指导患儿进行日常运动的参考,但通常需要学龄期及以上儿童才能进行。对中型和巨大 CAL 伴或不伴冠状动脉狭窄患儿均建议定期进行运动心电图检测。由于儿童负荷心电图结果受是否达到最大运动量的影响,且存在灵敏度低的问题,故尽管儿科临床相对常用,但单独的运动平板试验不足以全面评估心肌缺血,建议结合负荷影像学检查结果。

(4)超声心动图:

1)TTE:可评估心肌节段性运动不良、心肌缺血引起的腱索和瓣膜损害及心功能状态。结合组织多普勒显像和二维斑点追踪可分析心肌的变形与应变率,评估不同节段心肌的缺血。

2)负荷超声心动图(stress echocardiography, SE):包括药物负荷和运动负荷超声心动图,二者的灵敏度均高于单纯运动平板试验。SE 运动试验仅适合于大儿童。用于 SE 的药物包括多巴酚丁胺、腺苷或三磷酸腺苷、双嘧达莫,以多巴酚丁胺 SE 临床应用较多。但因检查耗时,且对室壁运动主要为定性评估,缺乏客观性,SE 尚未在国内临床常规应用。

(5)核素心肌灌注显像:应力性心肌 SPECT 可观察 CAL 引起的心肌缺血或灌注不足。儿童通常使用锝(Tc)标记的心肌灌注剂,可同时进行运动或药物负荷心肌灌注显像。心肌灌注显像存在可逆性灌注缺损是川崎病患儿发生心脏事件的一个强有力的预测因素。如果负荷心肌灌注显像阳性,24h 再做静息心肌灌注显像。负荷心肌灌注显像有心肌缺血,但

静息心肌灌注显像恢复正常,提示心肌缺血为可逆性。国内应用较多的是ATP负荷甲基异腈类化合物(^{99m}Tc-MIBI)心肌灌注显像。需要注意的是,心肌灌注显像存在假阳性现象,可能与内皮功能障碍有关。心肌灌注显像的禁忌证包括:有哮喘病史、慢性阻塞性呼吸道疾病;病态窦房结综合征;二度和三度房室传导阻滞;急性心肌梗死;心力衰竭;低血压和高血压。

(6)磁共振心肌显像(cardiac magnetic resonance imaging,CMRI):CMRI有较高的时间及空间分辨力,可进行解剖成像和负荷技术,观察川崎病患儿冠状动脉解剖、心肌炎症、心肌纤维化及可诱导灌注缺损。结合钆对比剂延迟强化,可同时评估心肌瘢痕、灌注不足及微循环功能障碍。腺苷是药物负荷CMRI的首选药物,但目前国内外儿科临床尚未常规开展。研究显示,在评价冠状动脉解剖方面,腺苷负荷CMRI的灵敏度接近100%,特异度为98%,具有广泛前景。

(7)其他:PET可以检测心肌血流储备和内皮功能的减弱,因此是检查川崎病患儿心肌缺血的另一种潜在的方法。但因成像价格昂贵,PET目前并未广泛用于心肌缺血和存活心肌的评价。

冠状动脉FFR是评价川崎病冠状动脉临界病变是否存在功能性缺血、指导血运重建的有力工具。FFR<0.75时狭窄病变处建议血运重建,当FFR>0.80提示可行药物保守治疗,0.75~0.80为灰色地带。FFR测定需要冠状动脉导管和特定压力导丝,不仅有创有辐射,而且不同年龄体重的儿童需要不同型号规格的冠状动脉导管,操作要求高,目前国内外儿童应用十分有限。

(黄国英 谢丽萍)

推荐阅读

[1] AE R, MAKINO N, KOSAMI K, et al. Epidemiology, treatments, and cardiac complications in patients with Kawasaki disease: The nationwide survey in Japan, 2017-2018 [J]. J Pediatr, 2020, 225: 23-29.

[2] KIM G B, EUN L Y, HAN J W, et al. Epidemiology of Kawasaki disease in South Korea: A nationwide survey 2015-2017 [J]. Pediatr Infect Dis J, 2020, 39 (11): 1012-1016.

[3] LIN M C, LAI M S, JAN S L, et al. Epidemiologic features of Kawasaki disease in acute stages in Taiwan, 1997-2010: Effect of different case definitions in claims data analysis [J]. J Chin Med Assoc, 2015, 78 (2): 121-126.

[4] XIE L P, YAN W L, HUANG M, et al. Epidemiologic features of Kawasaki disease in Shanghai from 2013 through 2017 [J]. J Epidemiol, 2020, 30 (10): 429-435.

[5] TULLOH R M R, MAYON-WHITE R, HARNDEN A, et al. Kawasaki disease: A prospective population survey in the UK and Ireland from 2013 to 2015 [J]. Arch Dis Child, 2019, 104 (7): 640-646.

[6] MANLHIOT C, O'SHEA S, BERNKNOPF B, et al. Epidemiology of Kawasaki disease in Canada 2004 to 2014: Comparison of surveillance using administrative data vs periodic medical record review [J]. Can J Cardiol, 2018, 34 (3): 303-309.

[7] OKUBO Y, NOCHIOKA K, SAKAKIBARA H, et al. National survey of pediatric hospitalizations due to

Kawasaki disease and coronary artery aneurysms in the USA [J]. Clin Rheumatol, 2017, 36 (2): 413-419.
[8] ORENSTEIN J M, SHULMAN S T, FOX L M, et al. Three linked vasculopathic processes characterize Kawasaki disease: A light and transmission electron microscopic study [J]. PLoS One, 2012, 7 (6): e38998.
[9] 中华医学会儿科学分会心血管学组, 中华儿科杂志编辑委员会. 川崎病冠状动脉病变的临床处理建议(2020 年修订版)[J]. 中华儿科杂志, 2020, 58 (9): 718-724.
[10] 何岚, 刘芳, 黄国英, 等. 选择性冠状动脉造影在儿童川崎病合并严重冠状动脉病变中的应用 [J]. 中华儿科杂志, 2019, 57 (2): 108-112.
[11] FUKAZAWA R, KOBAYASHI J, AYUSAWA M, et al. JCS/JSCS 2020 Guideline on diagnosis and management of cardiovascular sequelae in Kawasaki disease [J]. Circ J, 2020, 84 (8): 1348-1407.
[12] CIFRA B, DRAGULESCU A, BORDER W L, et al. Stress echocardiography in paediatric cardiology [J]. Eur Heart J Cardiovasc Imaging, 2015, 16 (10): 1051-1059.
[13] MIYAGAWA M, MOCHIZUKI T, MURASE K, et al. Prognostic value of dipyridamole-thallium myocardial scintigraphy in patients with Kawasaki disease [J]. Circulation, 1998, 98 (10): 990-996.
[14] KASHYAP R, MITTAL B R, BHATTACHARYA A, et al. Exercise myocardial perfusion imaging to evaluate inducible ischaemia in children with Kawasaki disease [J]. Nucl Med Commun, 2011, 32 (2): 137-141.
[15] BRATIS K, CHIRIBIRI A, HUSSAIN T, et al. Abnormal myocardial perfusion in Kawasaki disease convalescence [J]. JACC Cardiovasc Imaging, 2015, 8 (1): 106-108.
[16] FURUYAMA H, ODAGAWA Y, KATOH C, et al. Assessment of coronary function in children with a history of Kawasaki disease using ^{15}O-water positron emission tomography [J]. Circulation, 2002, 105 (24): 2878-2884.

第 10 节 眼底血管疾病的筛查与评估

一、正常眼底与视网膜脉络膜血管性疾病

（一）微血管疾病概述

微血管疾病（microvascular disease，MVD）是多种病理因素导致的，累及直径<500μm 的小动脉、小静脉和毛细血管（血管密度、管径及功能的改变）为特征的、全身性的病理生理过程。MVD 以血管病变及功能性改变（其中 95% 为动脉粥样硬化）为共同病理特征，是心、脑、肾、四肢以及代谢疾病相关疾病发生与发展的关键途径，并与心血管疾病的病死率增加密切相关。

视网膜血管与心脏血管存在相似的解剖结构和血管级别，视网膜血管的形态、结构和功能与全身血管病变有较强相关性。视网膜动静脉是能在活体上直接观察的血管，血管直径、分叉或弯曲等形态学改变可反映全身血管的病变（包括心脏和脑的大血管和微血管病变），视网膜微循环系统可作为全身性血管疾病的观察窗口。

（二）正常视网膜解剖结构及微循环系统

视网膜的组织结构从外至内分为 10 层，分别为色素上皮层、视锥与视杆细胞层、外界膜、外核层、外丛状层、内核层、神经节细胞层、神经纤维层及内界膜。视网膜微循环系统由

视网膜中央血管系统和睫状血管系统共同组成。

视网膜中央动脉为眼动脉眶内段的第 1 或第 2 分支，从中央动脉经 5 级分支形成深、浅两层视网膜毛细血管网，浅层分布于内界膜下，分布于视神经纤维层及视神经节细胞层，深层分布于内核层与外丛状层之间，两者供给视网膜内 5 层结构。睫状后短动脉为眼动脉分支，进入脉络膜后逐级分支为毛细血管，营养脉络膜及视网膜外 5 层结构。视网膜毛细血管网汇集血液后由视网膜中央静脉进行回流，可经眼上静脉或直接回流至海绵窦。

（三）正常眼底与视网膜脉络膜血管性疾病

1. 正常眼底　正常眼底呈橘红色，视盘边界清晰，颜色淡红至红润，视网膜动静脉伴行，无动静脉管壁的扩张迂曲，动静脉比例约为 2∶3，未见动静脉的交叉，从视盘开始沿着上下血管弓可见视网膜神经纤维层分布，视网膜表面未见出血渗出，黄斑区颜色略暗，无血管分布（图 3-10-1）。正常儿童视网膜血管弓两侧可见明亮的、片状白色湿丝绸样视网膜反光，黄斑周围反光呈“C”形条带（图 3-10-1）。

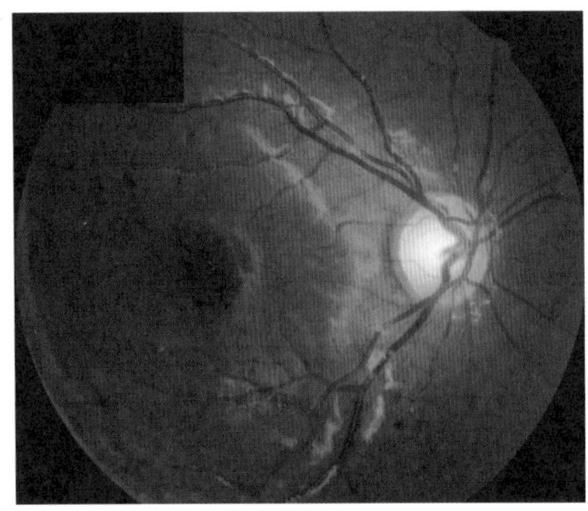
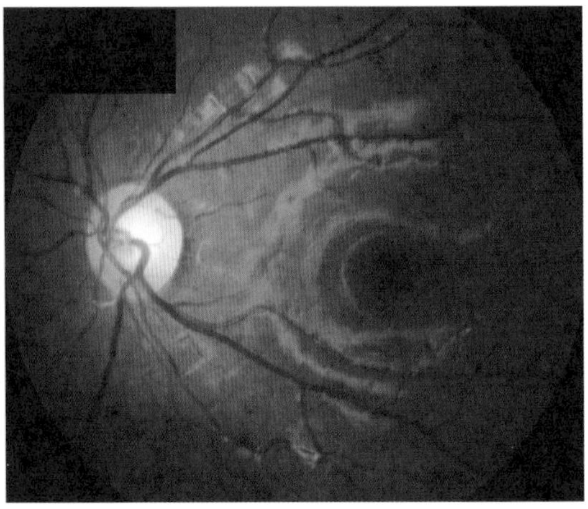

图 3-10-1　正常眼底表现

8 岁男性儿童，视盘大小色泽正常，边界清楚，杯盘比（C/D）约为 0.3，视网膜血管走行及动静脉比例正常。黄斑中心凹反光清晰可见，视网膜血管弓两侧可见明亮的片状白色丝绸样视网膜反光，黄斑周围反光呈“C”形带状。

2. 视网膜脉络膜血管性疾病

（1）血管阻塞性疾病：视网膜动静脉血管阻塞常存在全身性危险因素，如高血压、糖尿病等，同时由于视网膜血管是全身微循环中非常重要的组成，故视网膜血管的阻塞也可作为全身其他小血管和大血管病变的预测因素。视网膜血管阻塞性疾病包括眼动脉阻塞、视网膜中央 / 分支动脉阻塞、视网膜中央 / 分支静脉阻塞等。视网膜动脉阻塞与栓塞、动脉管壁改变与血栓形成、血管痉挛或以上因素综合相关，可见后极部视网膜灰白色水肿，黄斑区呈“樱桃红斑”（图 3-10-2）。视网膜动脉阻塞是眼科致盲性急症之一，一旦发生，需要争分夺秒紧急处置。视网膜静脉阻塞与高血压、高血脂、动脉硬化、血液高黏度及血流动力学异常有关，眼底表现为视盘水肿，视网膜浅层的火焰状出血，静脉迂曲扩张，棉绒斑（图 3-10-3）。

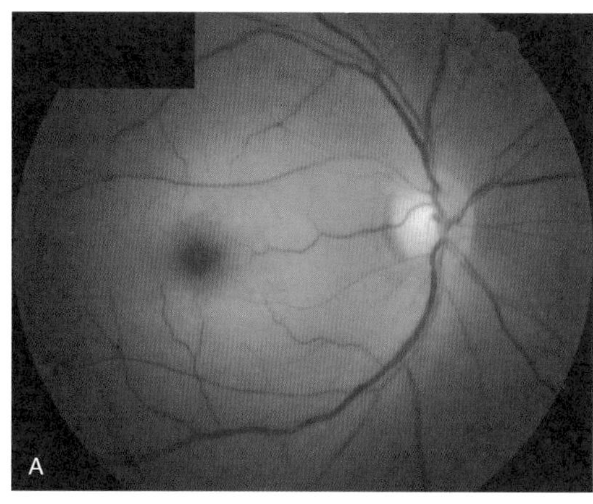

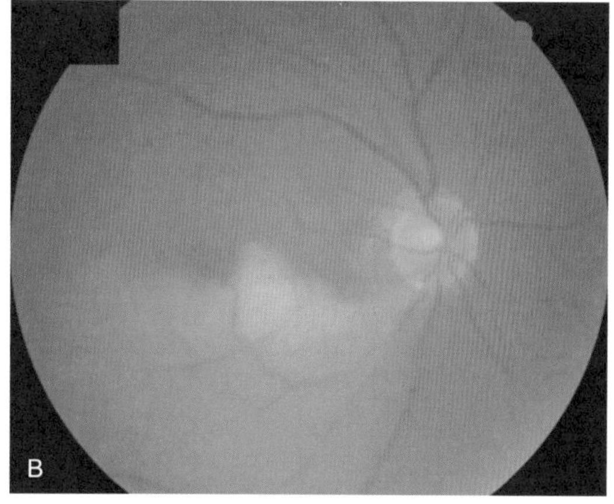

图 3-10-2　视网膜动脉阻塞眼底表现

A. 视网膜中央动脉阻塞病例，患者女性，55 岁，右眼彩色眼底照相显示后极部视网膜水肿，呈灰白色，黄斑区呈樱桃红色，颞上动脉分支纤细，静脉稍有扩张及迂曲；B. 视网膜分支动脉阻塞病例，患者男性，60 岁，右眼彩色眼底照相显示颞下分支动脉阻塞区视网膜水肿，呈灰白色，可见与正常视网膜之间的分界线。

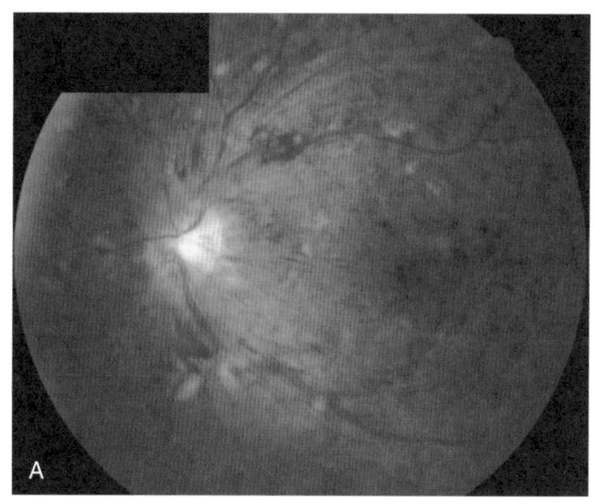

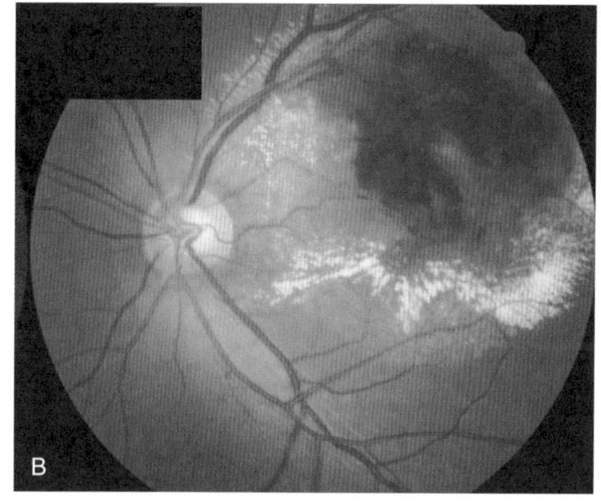

图 3-10-3　视网膜静脉阻塞眼底表现

A. 视网膜中央静脉堵塞病例，患者女性，65 岁，彩色眼底照相可见左眼以视盘为中心视网膜散在神经纤维层的放射状火焰状出血，黄斑区可见神经上皮浅脱离；B. 视网膜分支静脉堵塞病例，患者女性，56 岁，彩色眼底照相可见沿左眼颞分支静脉分布浓厚的大片样出血伴大量黄白色硬性渗出。

（2）视网膜血管发育异常性疾病：

1）外层渗出性视网膜病变：又称 Coats 病，是一种以视网膜血管扩张、广泛视网膜渗出及渗出性视网膜脱离为特征的特发性眼部疾病。该病眼底表现为视网膜毛细血管瘤样扩张，异常血管区域出现片状黄白色视网膜渗出。视网膜渗出严重者可导致渗出性视网膜脱离，呈球形隆起（图 3-10-4）。

2）家族性渗出性玻璃体视网膜病变：家族性渗出性玻璃体视网膜病变是一种遗传性的视网膜血管发育异常疾病。该病周边部视网膜血管化异常，形成周边无灌注区，继而形成视网膜新生血管、出血及增殖。本病多为常染色体显性遗传，主要与 *FZD4* 和 *LRP5* 基因的变异有关。

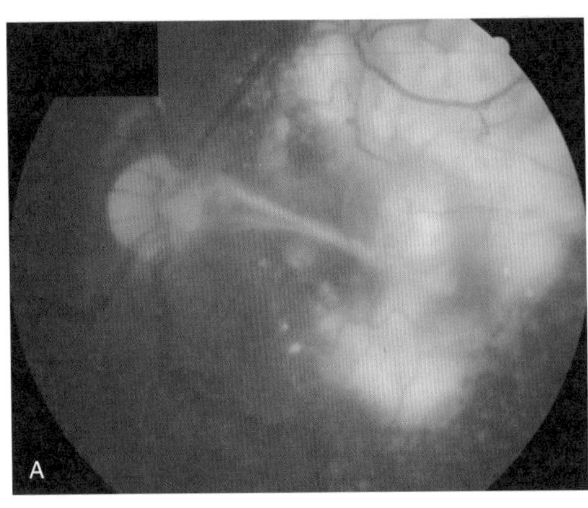

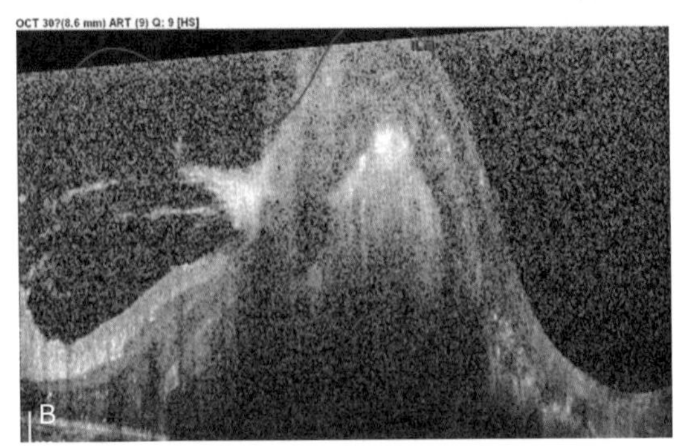

图 3-10-4　外层渗出性视网膜病变

A. 患儿男性，3 岁，彩色眼底照相示左眼颞侧视网膜大量黄白色硬性渗出，视网膜血管迂曲扩张，可见视盘颞侧与黄斑部增殖膜牵拉；B. OCT 可见大量视网膜高反射物质，黄斑区可见牵拉性视网膜脱离。

(3) 视网膜大动脉瘤获得性视网膜动脉的局部扩张：多见于 60 岁以上的老年人，高血压、动脉硬化等是常见的危险因素。眼底可见后极部动脉管壁呈纺锤状或梭形瘤样扩张，常发生在颞侧视网膜动脉的第二、三级分支处。瘤体周围常见环形的黄白色脂质渗出（图 3-10-5）。

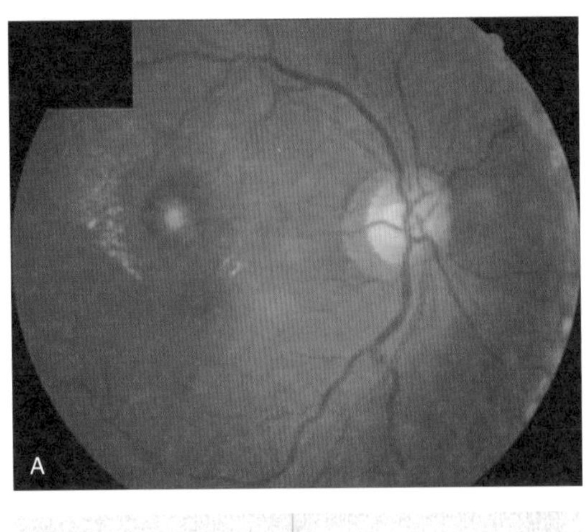

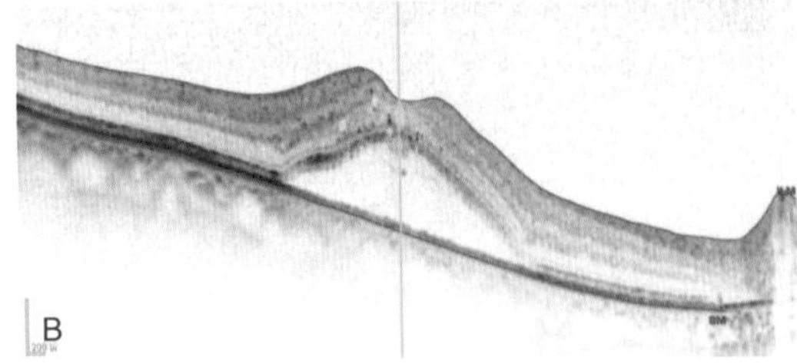

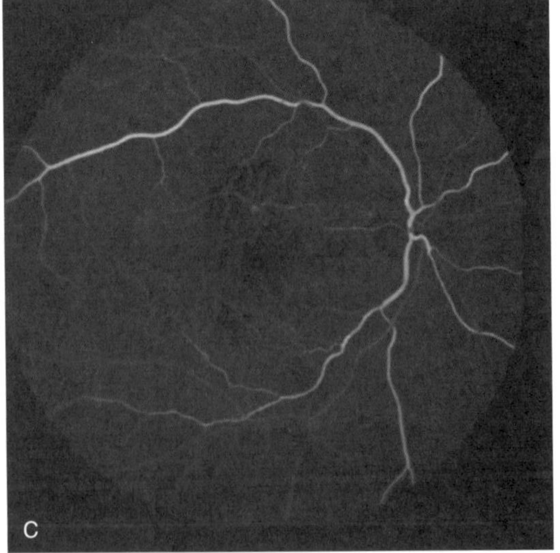

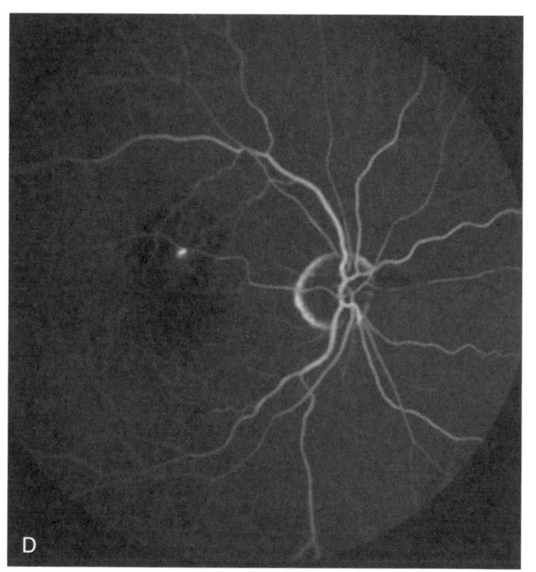

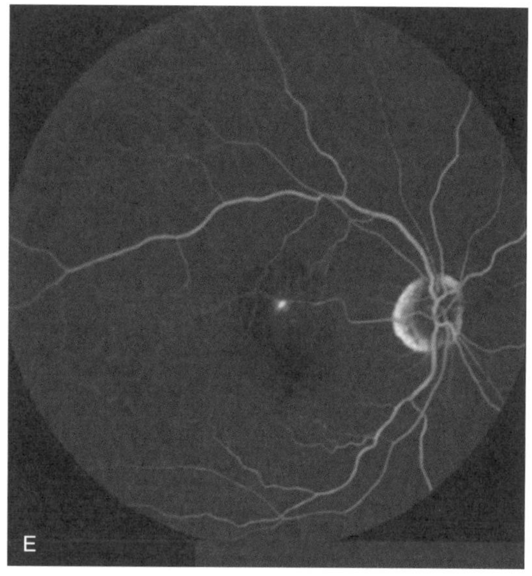

图 3-10-5　视网膜大动脉瘤获得性视网膜动脉的局部扩张

患者女性，81 岁，因“右眼视力下降 2 周”入院，诊断为右眼视网膜大动脉瘤。A. 右眼彩色眼底照相示黄斑区偏上方红色球形隆起病灶，周围伴黄白色硬性渗出及神经上皮浅脱离，累及黄斑中心凹；B. 右眼 OCT 示黄斑中心凹下浆液性神经上皮层脱离；C~E. 右眼荧光血管造影（FA）显示膨大的瘤体与受累动脉。

（4）全身代谢性疾病相关性视网膜血管性病变：

1）糖尿病视网膜病变：糖尿病视网膜病变是高血糖所导致的视网膜血管神经的病理性变化，眼底病变可以反映全身其他微循环器官如肾脏等在慢性高血糖下的病理性变化。糖尿病性视网膜病变以视网膜神经元退行性病变和微血管病变为基本病理特征，以微血管瘤形成、出血、渗出、动脉瘤、无灌注区形成、静脉串珠样改变和视网膜内微血管异常等为临床特征的神经血管性疾病（图 3-10-6）。

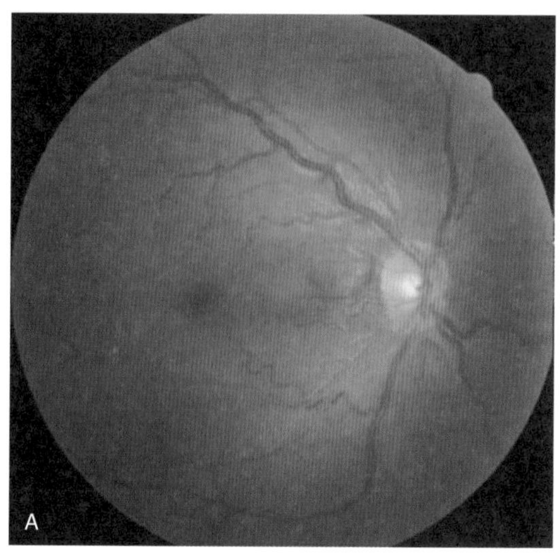

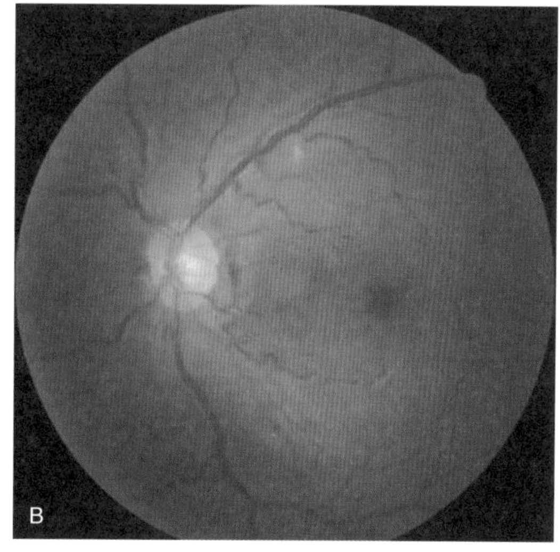

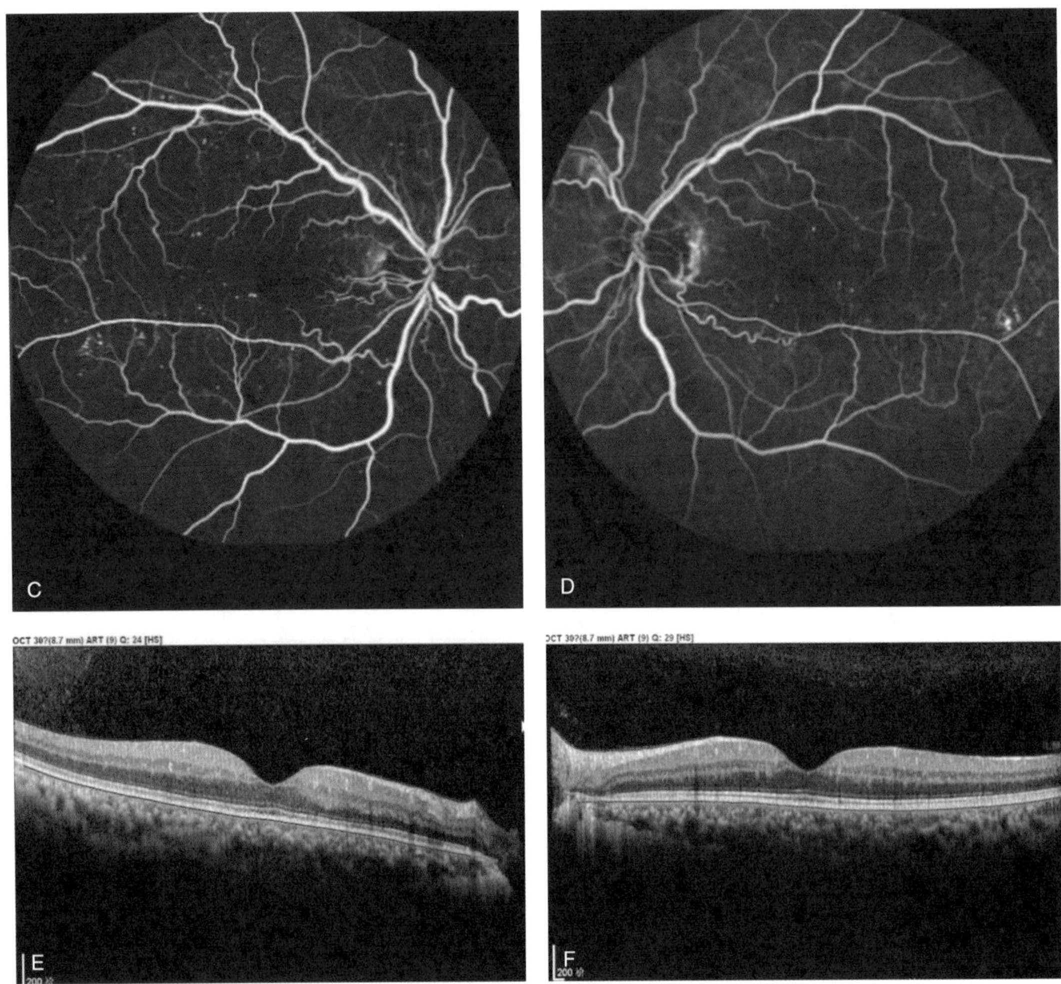

图 3-10-6　非增殖性糖尿病视网膜病变

患者男性，59 岁，2 型糖尿病多年，血糖控制欠佳。A、B. 可见双眼橘红色眼底背景，视盘颜色淡红色，边界清晰，C/D 约为 0.3，视网膜血管走行正常，视网膜平伏在位，黄斑中心凹反光清晰可见，双眼后极部散在微血管瘤、点状出血及渗出；C、D. 视网膜荧光血管造影可见双眼后极部散在点状荧光素渗漏（微血管瘤）及点片状遮蔽荧光（渗出及小片状出血）；E、F. OCT 可见双眼黄斑旁视网膜层间点状高反射。

2）高血压视网膜病变（hypertensive retinopathy）：原发性或继发性高血压患者全身小动脉持续收缩、张力增加，累及视网膜动脉发生功能性或组织学改变（图 3-10-7）。

（5）脉络膜血管性疾病：

1）脉络膜炎：脉络膜血管源于睫状后短动脉，可单独发病，但解剖上与视网膜连接紧密，且供应外层视网膜的血液，因此常累及视网膜并发为视网膜脉络膜炎。根据病变的累及范围，可分为局限性脉络膜炎、播散性脉络膜炎与弥漫性脉络膜炎。

临床表现：活动期脉络膜病灶表现为灰黄色、灰白色，边界不清，位于视网膜下，严重可导致视网膜脱离。可伴有视网膜血管炎。急性期后，炎症逐渐吸收消退，晚期发生脉络膜萎缩，遗留瘢痕伴有色素脱失和增生。轻者仅累及脉络膜毛细血管与色素上皮，暴露脉络膜大血管。重者脉络膜萎缩。

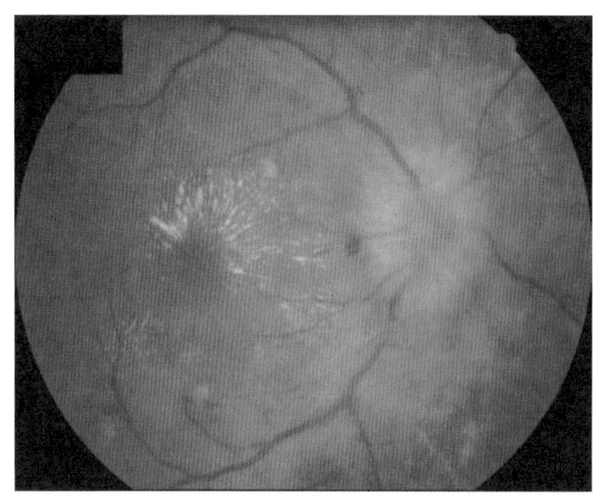
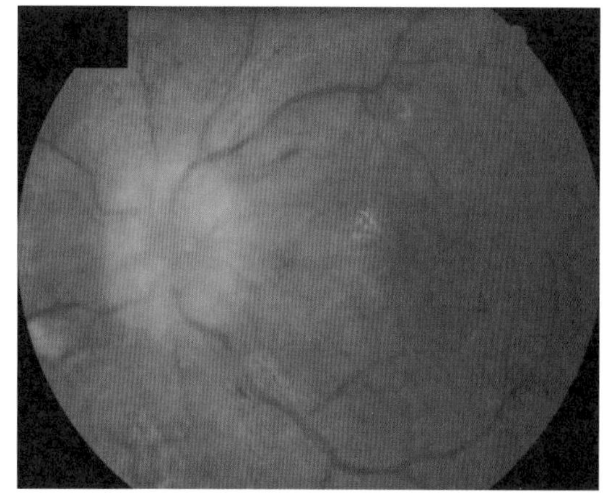

图 3-10-7　高血压视网膜病变

患者女性，71 岁，高血压 3 级 30 年余。双眼眼底照相可见双眼视网膜动脉纤细、反光增强；双眼视网膜静脉迂曲扩张，动静脉交叉压迹（+）；双眼视盘边界不清、水肿，盘周可见点片状出血，黄斑区可见星芒状黄白色硬性渗出（右眼较左眼重）。

急性脉络膜炎的治疗原则：①散瞳；②皮质激素治疗；③非激素类消炎剂；④抗生素；⑤免疫抑制剂治疗；⑥对症治疗。

2）肥厚型脉络膜疾病：肥厚型脉络膜疾病是一类以脉络膜慢性增厚、脉络膜血管功能障碍，以及脉络膜高渗透性为特征的一组疾病，包括息肉样脉络膜血管病变、中心性浆液性脉络膜视网膜病变、肥厚型脉络膜新生血管、肥厚型视网膜色素上皮病变、视盘周围脉络膜增厚综合征、局灶性脉络膜凹陷，以及近年新发现的肥厚型玻璃膜疣（pachydrusen）。其中，息肉样脉络膜血管病变是亚洲人群的主要类型，其主要以脉络膜毛细血管末梢膨大和异常分支血管网为特征，也称为动脉瘤性 1 型新生血管（图 3-10-8，图 3-10-9）。

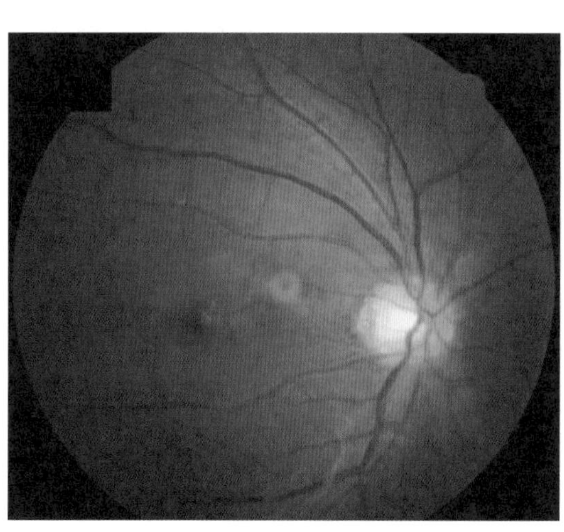
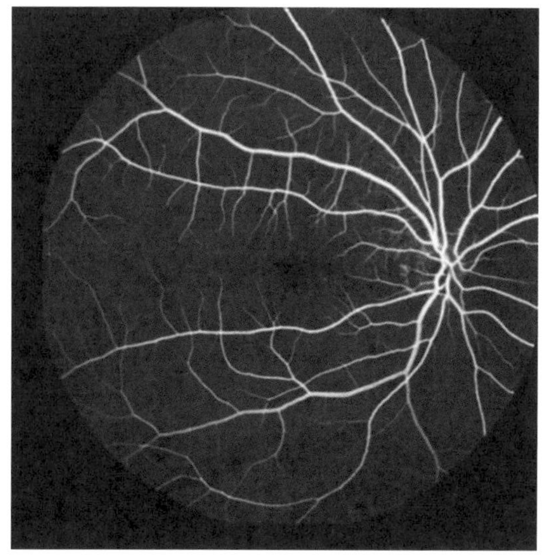

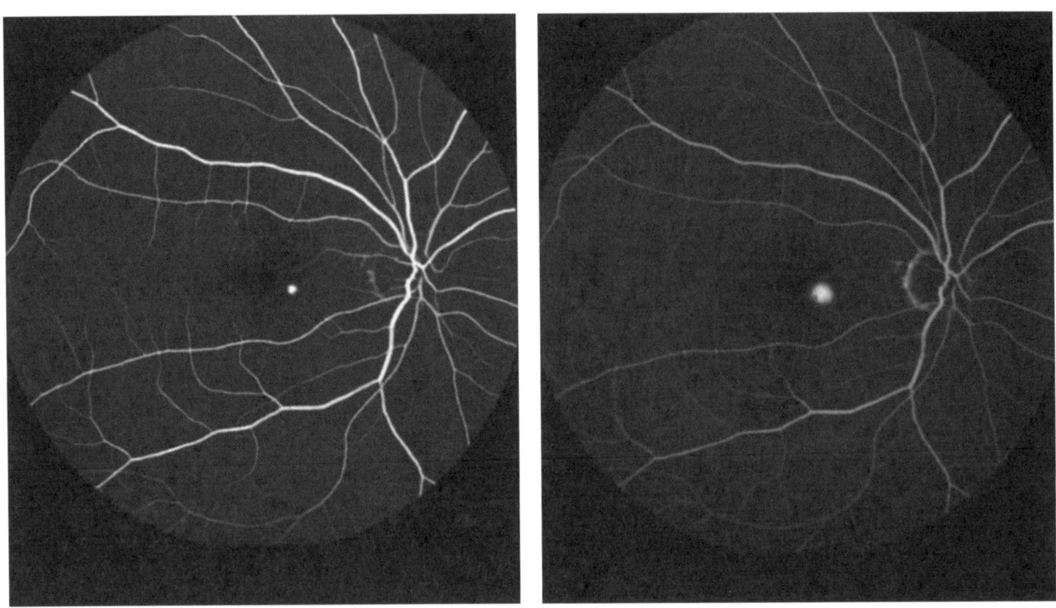

图 3-10-8　中心性浆液性脉络膜视网膜病变

患者男性，39 岁，右眼视物模糊 2 周余。彩色眼底照相可见右眼黄斑区偏颞侧类圆形视网膜神经上皮层浆液性脱离区，约 4PD（papillary diameter，视盘直径，1PD 约为 1.50mm × 1.75mm）大小，脱离区视网膜下可见针尖样黄白色沉着。FA 可见黄斑上方早期点状高荧光，随时间延长呈墨渍样扩大。

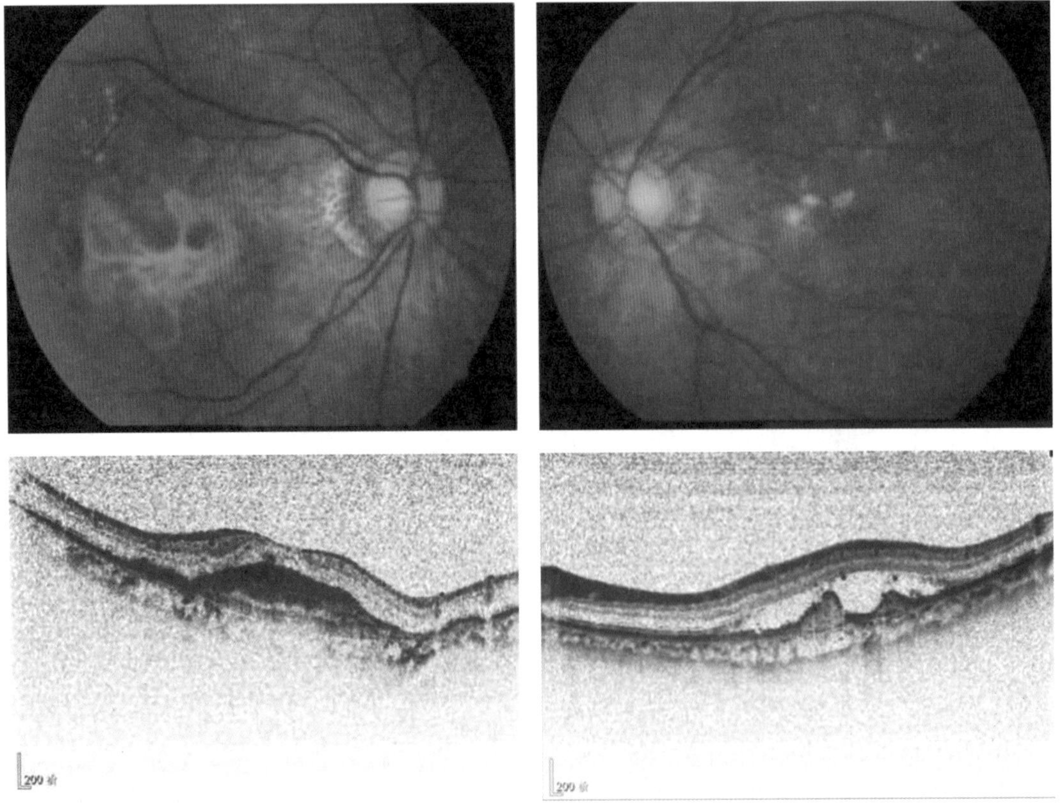

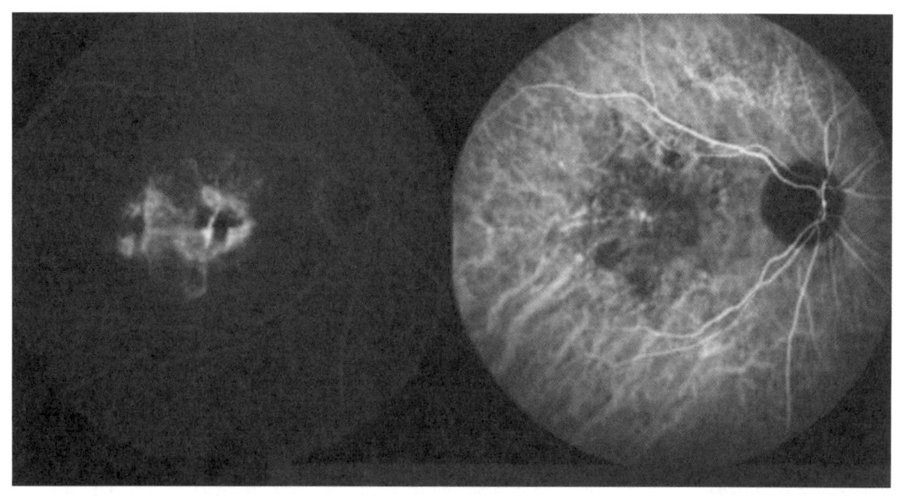

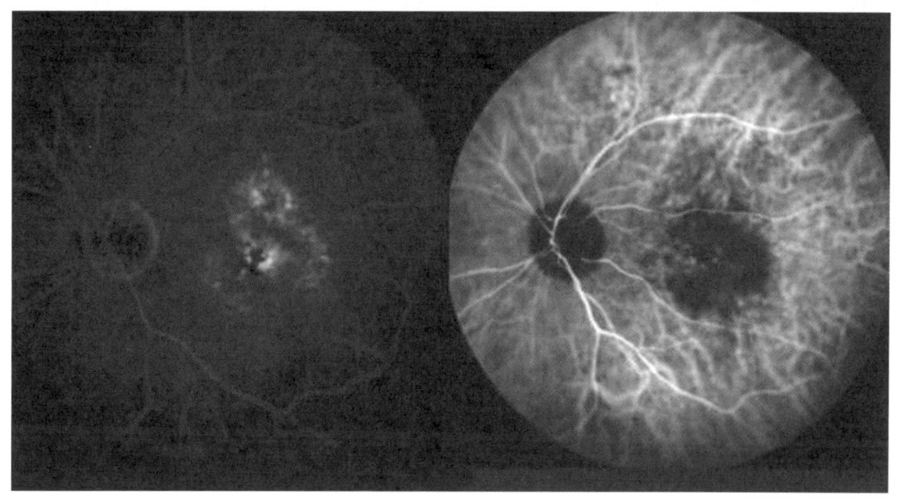

图 3-10-9 双眼老年性湿性黄斑变性(AMD)

患者男性,74 岁。彩色眼底照相可见右眼黄斑部 3PD × 2PD 机化斑,左眼黄斑部黄白色硬性渗出,周围可见大量黄白色沉积(玻璃膜疣),OCT 可见右眼瘢痕化新生血管膜,左眼神经上皮与色素上皮分离,可见视网膜色素上皮层局限隆起的玻璃膜疣,伴有点状高反射物质附着。

二、视网膜生理学

视网膜又称为外周脑,其主要功能是将光信号转换成神经信号(通过光感受器——视锥细胞、视杆细胞的外节进行信息的初步处理)并通过视神经传输给大脑,从而形成视觉等功能。

视网膜为一层薄薄的富含血管与神经的组织,位于眼球后壁的最内侧,起源于中枢神经系统,是在胚胎发育过程中脑组织向外延伸的部分,因此也是大脑的一部分。

除视觉形成作用(明视力及暗视力)、色觉、动觉等功能外,视网膜还参与人体昼夜调节功能。除视锥细胞、视杆细胞外,视网膜还包含较稀少的第三类感光细胞,即视网膜特化感光神经节细胞(ipRGC),其内含有视黑质,参与调节昼夜节律。神经节细胞、水平细胞和双极细胞则共同完成光感受器的神经传递活动。

三、视功能检查

(一) 视力检查

视力可分为中心视力与周边视力,中心视力又有远视力与近视力。远视力是指人眼辨别最小物像的能力,是视网膜中心凹处的形觉敏感度,目前常用的检查方法包括对数视力表、国际标准视力表及ETDRS视力表。近视力常用的检查方法则包括Jaeger近视力表和标准视力表等。视力作为眼科检查中最常用的评估指标,极大地反映了患者的视觉功能状态,泛血管疾病的早期微血管功能障碍多表现为临床无症状,因此早期视力的定期筛查配合视网膜神经血管功能的检查至关重要。

除了眼科最基本的视力检查外,其他评价视觉质量的方法如对比敏感度检查、临床光觉检查、色觉检查、自动视野检查、微视野等在视网膜血管性疾病的早期即可检测到视网膜血管功能的改变,可反映早期视网膜微血管功能状态改变,也可通过视网膜的功能变化辅助诊断或评估全身疾病的疗效和预后,如高血压、糖尿病、动脉粥样硬化、肾病等。

(二) 视觉电生理检查(EOG、ERG/mERG、VEP/mVEP)

视网膜是富含神经与血管的组织,神经与血管之间的解剖关系及二者在功能方面的紧密联系对视网膜血管疾病的临床结局起重要作用。神经元损伤在视网膜血管性疾病的病理发病、临床诊疗与临床预后中都至关重要。

用于视网膜脉络膜血管性疾病筛查与评估的视觉电生理检查主要包括:眼电图(electro-oculography,EOG)、视网膜电图(electroretinogram,ERG)、视觉诱发电位(visual evoked potential,VEP)。VEP主要反映视网膜神经节细胞至视觉中枢的传导功能;ERG主要反映视网膜感光细胞到双极细胞及无长突细胞的功能。在视觉电生理的检查中,某些波形的改变如ERG的a波、b波、Ops波以及图形视网膜电图(PERG)中N_{95}的变化与糖尿病视网膜病变的发生与发展密切相关。联合ERG、多焦视网膜电图(mfERG)可以对视网膜血管血氧进行测量评估。此外,眼内压变化引起的VEP波形的变化与视网膜毛细血管血流动力学的改变有关。VEP也用于视网膜缺血 - 再灌注模型中量化视网膜的损伤。

(三) 超声在视网膜脉络膜疾病诊断的应用

眼超声广泛应用于评估各种眼病,其原理是高频率的超声波在眼组织中传播,遇到不同的界面产生多种反射波,反射波被探头接收后,经换能器将声脉冲转换为电脉冲,形成波形图像,以反映眼部结构及病理变化。超声包括A型超声、B型超声、超声生物显微镜(ultrasound biomicroscope,UBM)、彩色多普勒血流成像等,是眼部屈光间质不清时对眼底血管疾病诊断的有效手段。

彩色多普勒超声利用红细胞与超声波之间的多普勒效应,从而观测眼部血流动力学变化。与血管造影相比,多普勒超声可以实现对眼部血流的无创评估,疾病初始阶段即可检测到眼部血流速度下降。

在血管阻塞性疾病中,如视网膜动静脉阻塞,受累血管无血流或血流速度下降。前部缺血性视神经病变由睫状后动脉循环障碍导致视神经乳头供血不足,表现为睫状后动脉短支无血流或血流速度下降,收缩期血流峰值降低,血流阻力指数增加。糖尿病视网膜病变早期，多普勒超声即可探及球后血流减少，视网膜中央动脉收缩期血流峰值降低，血流阻力指数增加。

（四）眼底荧光血管造影及脉络膜血管造影

视网膜血管是活体唯一可以用肉眼观察到的血管，是全身系统性疾病预测、随访的窗口。荧光血管造影（fluorescein angiography，FA）和脉络膜血管造影，即吲哚菁绿血管造影（indocyanine green angiography，ICGA）是检测视网膜以及脉络膜血管的临床常规经典的检查方法，是眼底血管性疾病诊断的"金标准"，在视网膜血管阻塞性疾病、老年黄斑变性，眼内肿瘤、葡萄膜炎等疾病中的诊疗中起重要作用。眼底血管造影技术可对眼底血管的生理与病理状态进行准确、全面评估，对眼底疾病的诊断、随访，以及对全身疾病的预测具有重要意义。

1. 眼底荧光血管造影

（1）基本原理：将对比剂荧光素钠通过静脉注射被检测者体内，当染料通过血液循环到达眼底血管时，其可被蓝色波段（465~490nm）的激发光激发，发出黄绿色波段（520~530nm）的荧光。由于血视网膜屏障的存在，荧光素并不能渗入组织，若血视网膜屏障被破坏，则会导致对比剂漏出，会出现异常荧光。

（2）造影技术：临床上常用的荧光素钠静脉注射剂量为 10~20mg/kg，一般成人使用 20% 荧光素钠 3~5ml，于 3~5s 内注射完成。荧光素钠总体对人无害，但也有报道可能引起患者严重过敏反应甚至死亡，应提前做好皮肤过敏试验并准备好急救设施。

FFA 的适应证主要包括视网膜、脉络膜及前部神经的检查。正常的造影分期与特点（图 3-10-10）：①臂 - 视网膜循环时间为 7~15s；②分为动脉前期、动脉期、动静脉期、静脉期和静脉后期及静脉晚期，各期有一定循环时间、空间的荧光表现；③动脉前期出现深层朦胧荧光和浅层葡萄状荧光，动脉期出现表层放射状荧光，晚期沿视盘边缘呈环形晕状着色；④动脉前期脉络膜毛细血管形成弥漫性荧光；⑤黄斑区无血管，因此表现为黄斑暗区。

异常荧光：主要包括强荧光、低荧光或弱荧光、循环动态异常等。如中央动脉阻塞的造影表现通常为循环动态异常，出现缺血部位的荧光充盈缺损等（图 3-10-11），而中央静脉阻塞如并发新生血管可出现迅速荧光渗漏，晚期新生血管团则表现为强荧光（图 3-10-12）；老年黄斑病变患者的造影表现通常包括萎缩区强荧光等（图 3-10-13）。

由于视网膜色素上皮色素及脉络膜本身的色素的阻挡作用，眼底荧光血管造影技术在显影脉络膜血管影像时的时间极短，仅有几秒，脉络膜血管造影技术可弥补这一不足。

2. 吲哚菁绿血管造影

（1）基本原理：与 FA 类似，ICGA 通过将吲哚菁绿（ICG）注射入被检测者体内并在一段时间后使用红外光激发，产生黄绿色荧光，而后使用高速摄影或实时摄像来记录结果。

（2）造影技术：临床上使用的一般注射剂量为 0.5~1.0mg/kg，少数人可能有恶心、呕吐等，严重者偶有休克。不良反应主要的产生原因为碘过敏，肝肾功能不全者慎用。

ICGA 的适应证主要包括检查脉络膜、肿物、先天异常、色素上皮及视网膜下新生血管等。ICGA 的特点与分期（图 3-10-14）：①臂 - 脉络膜循环时间为（14.74 ± 4.52）s；②后极部睫状后短动脉相继被充盈，表现为束状分支样形态；③动脉充盈后 3~5s 荧光最强，而后荧光辉度下降；④荧光消退后眼底为均匀的灰白色纱状影像，视盘圆形低荧光，黄斑部为低荧光暗区。

异常荧光包括高荧光、低荧光和荧光遮蔽等（图 3-10-15）。

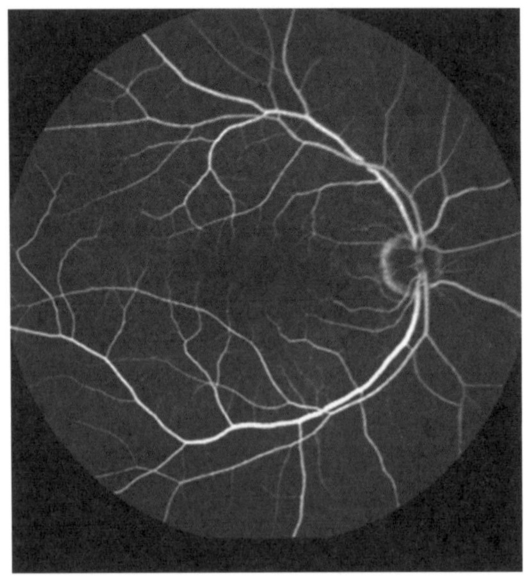

图 3-10-10 正常 FFA 表现（10min 1s，右眼）

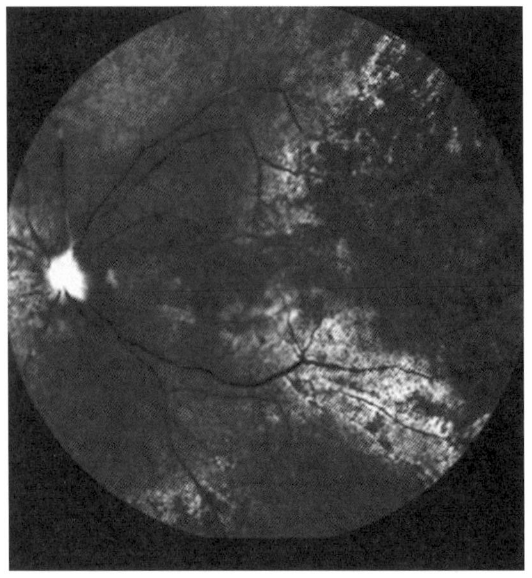

图 3-10-11 中央动脉阻塞 FFA 造影的晚期表现（3min 5s，左眼）

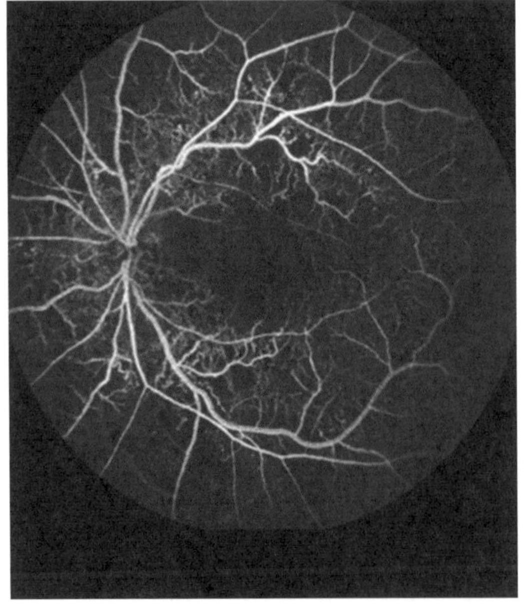

图 3-10-12 中央静脉阻塞 FFA 造影早期表现（31s，左眼）

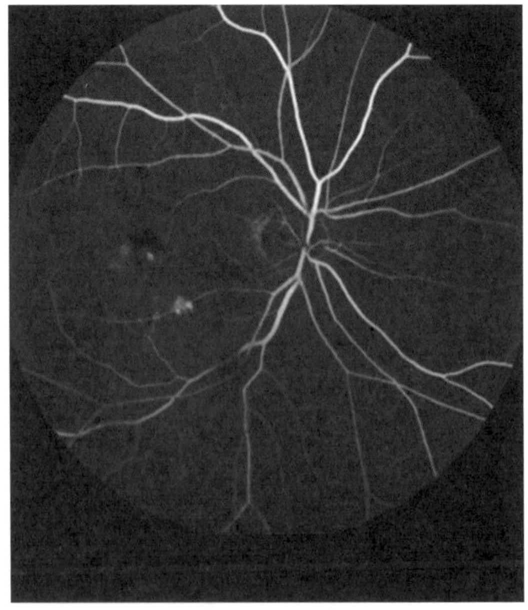

图 3-10-13 老年黄斑病变 FFA 造影的中期表现（右眼）

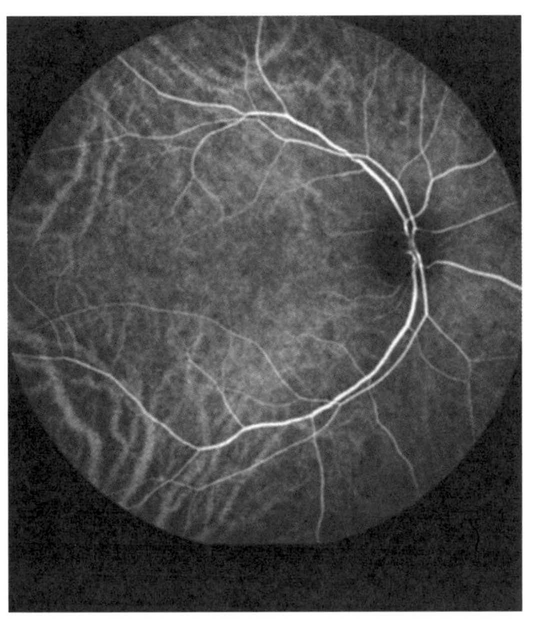

图 3-10-14　正常 ICGA 的中期表现
（3min 59s，右眼）

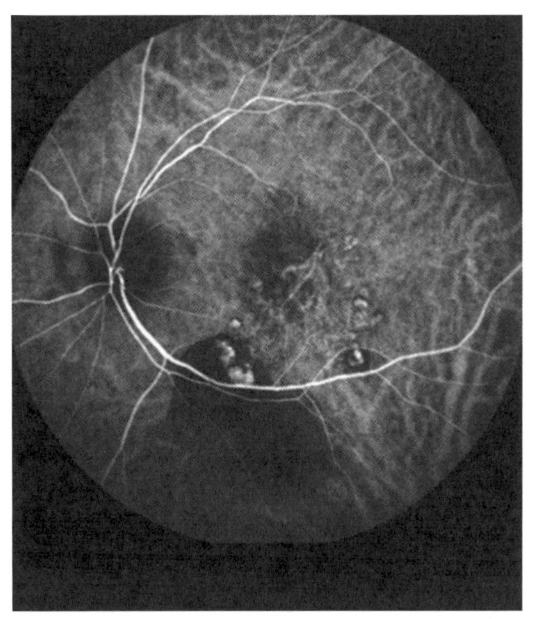

图 3-10-15　息肉状脉络膜血管病变
ICGA 造影表现（左眼）
可见颞下血管弓旁散在的结节样高荧光
（息肉病灶）及大片遮蔽荧光（出血）。

（五）眼底彩色照相

视网膜血管是人体唯一可直接用肉眼观察的活体血管，基于光学成像技术的彩色眼底照相（color fundus photography，CFP）是视网膜疾病诊疗中最常用的检查方法。生理状态下视网膜血管的走行、血管的管径变化，以及病理状态下视网膜血管的阻塞部位、出血、渗出、黄斑水肿、视网膜或视盘新生血管、微血管瘤样病变等，均可以通过简单方便、无创的 CFP 来实现。此外，当脉络膜疾病累及视网膜时，也可通过 CFP 来进行诊断与随访。据美国眼科学会发布的 PPP 原则（perefferal practice pattern，PPP），单视野眼底照相可作为内分泌医师筛查糖尿病性视网膜病变的有力工具，并可转诊眼科进行评估和管理。利用超大广角眼底照相诊断糖尿病性视网、视网膜中央静脉阻塞等视网膜血管性疾病的特异度均在 90% 以上。

（六）眼底检查法

视网膜血管是人体全身唯一可以在活体上无创观测到的血管，通过眼底检查，临床医师不仅可以直观地发现视网膜、脉络膜血管病变，还可以通过根据眼底表现，进行辅助诊断或评估针对全身疾病的疗效和预后，如高血压、糖尿病、动脉粥样硬化、冠心病、肾病、中枢神经系统疾病等。

眼底检查法可分为直接检眼镜（direct ophthalmoscope）检查法、间接检眼镜（indirect ophthalmoscope）检查法和裂隙灯显微镜（slit-lamp biomicroscope）检查法。

（七）眼底检查法在全身微血管疾病中的应用

视网膜和大脑、心、肺的微血管具有共同的胚胎起源，在全身性血管病变中具有相同或相似的病理改变，因此，眼底微血管被认为是监测全身微血管疾病的"窗口"，而眼底检查法可以直观、无创地对视网膜脉络膜血管进行观测。

视网膜血管体征与临床和亚临床脑血管、心血管和代谢相关疾病的预后密切相关。研究表明，影响大脑微循环的全身性疾病可引起视网膜微血管的平行变化。此外，视网膜血管病变在心血管疾病风险分层中的作用已被证实，而视网膜动脉和视网膜静脉直径（A/V）之间的比值则是反映高血压和动脉粥样硬化的风险指标。

总之，眼底检查法各有优劣，为检查者直接观察视网膜微血管和评估全身微血管疾病提供了便捷途径，是临床医师必不可缺的工具。

（张新媛　杨 杨　陈晓思　曾依云）

推荐阅读

[1] FLAMMER J, KONIECZKA K, BRUNO R M, et al. The eye and the heart [J]. Eur Heart J, 2013, 34 (17): 1270-1278.

[2] LIEW G, WANG J J. Retinal vascular signs: A window to the heart？ [J]. Rev Esp Cardiol, 2011, 64 (6): 515-521.

[3] KAWASAKI R, XIE J, CHEUNG N, et al. Retinal microvascular signs and risk of stroke: The Multi-Ethnic Study of Atherosclerosis (MESA)[J]. Stroke, 2012, 43 (12): 3245-3251.

[4] 朱捷. 视网膜的早期感受器电位 [J]. 中国眼耳鼻喉科杂志, 1999,(6): 206-211.

[5] CHANDE P K, RAMAN R, JOHN P, et al. Contrast-sensitivity function and photo stress-recovery time in prediabetes [J]. Clin Optom (Auckl), 2020, 12: 151-155.

[6] AREND O, REMKY A, EVANS D, et al. Contrast sensitivity loss is coupled with capillary dropout in patients with diabetes [J]. Invest Ophthalmol Vis Sci, 1997, 38 (9): 1819-1824.

[7] 国际临床视觉电生理学会. 视觉电生理诊断流程指南 [J]. 中华眼科杂志, 2020, 56 (7): 492-508.

[8] MCANANY J J, PERSIDINA O S, PARK J C. Clinical electroretinography in diabetic retinopathy: A review [J]. Surv Ophthalmol, 2022, 67 (3): 712-722.

[9] PESCOSOLIDO N, BARBATO A, STEFANUCCI A, et al. Role of electrophysiology in the early diagnosis and follow-up of diabetic retinopathy [J]. J Diabetes Res, 2015, 2015: 319692.

[10] ZUO C, WEN F, LI J, et al. Transitions of multifocal electroretinography following combined intravitreal bevacizumab and photodynamic therapy for polypoidal choroidal vasculopathy [J]. Doc Ophthalmol, 2009, 119 (1): 29-36.

[11] ABDEL-KADER M, EL-DESSOUKY W M. Multifocal electroretinogram in retinal vein occlusion [J]. Saudi J Ophthalmol, 2010, 24 (4): 125-132.

[12] NG J S, BEARSE M A, SCHNECK M E, et al. Local diabetic retinopathy prediction by multifocal ERG delays over 3 years [J]. Invest Ophthalmol Vis Sci, 2008, 49 (4): 1622-1628.

[13] ALDRICH J. Basic physics of ultrasound imaging [J]. Crit Care Med, 2007, 35 (5 Suppl): S131-S137.

[14] MCLEOD D, RESTORI M. Ultrasonic examination in severe diabetic eye disease [J]. Br J Ophthalmol, 1979, 63 (8): 533-538.

[15] MOUSSA K, BLOOMER M M, SCHWARTZ D M, et al. Polypoidal choroidal vasculopathy: A clinicopathologic study [J]. Retin Cases Brief Rep, 2017, 11 (Suppl 1): S128-S131.

[16] SEN M, HONAVAR S. Circumscribed choroidal hemangioma: An overview of clinical manifestation, diagnosis and management [J]. Indian J Ophthalmol, 2019, 67 (12): 1965-1973.

[17] TRANQUART F, ARSENE S, GIRAUDEAU B, et al. Initial color Doppler findings in retinal vein occlusion [J]. J Clin Ultrasound, 2000, 28 (1): 28-33.

[18] CONTICINI E, FALSETTI P, FABIANI C, et al. Color Doppler eye ultrasonography in giant cell arteritis: Differential diagnosis between arteritic and non-arteritic sudden blindness [J]. J Ultrasound, 2023, 26 (1): 313-320.

[19] MUSLUBAS I, KARACORLU M, HOCAOGLU M, et al. Ultrasonography findings in eyes with stage 5 retinopathy of prematurity [J]. Ophthalmic Surg Lasers Imaging Retina, 2015, 46 (10): 1035-1040.

[20] SRINIVAS SADDA A S, SCHACHAT A P, WILKINSON C P, et al. Ryan's Retina [M]. 7th ed. Amsterdam: Elsevier, 2022.

[21] MURALEEDHARAN S, TRIPATHY K. Indocyanine Green (ICG) Angiography [M]. Treasure Island (FL): StatPearls Publishing, 2022.

[22] 葛坚, 王宁利. 眼科学 [M]. 3 版. 北京: 人民卫生出版社, 2015.

[23] HOWE L, STANFORD M, GRAHAM E, et al. Indocyanine green angiography in inflammatory eye disease [J]. Eye (Lond), 1998, 12 (Pt 5): 761-767.

[24] STRÖMLAND K, HELLSTRÖM A, GUSTAVSSON T. Morphometry of the optic nerve and retinal vessels in children by computer-assisted image analysis of fundus photographs [J]. Graefes Arch Clin Exp Ophthalmol, 1995, 233 (3): 150-153.

[25] BHUIYAN A, KAWASAKI R, LAMOUREUX E, et al. Retinal artery-vein caliber grading using color fundus imaging [J]. Comput Methods Programs Biomed, 2013, 111 (1): 104-114.

[26] WILLIAMS G A, SCOTT I U, HALLER J A, et al. Single-field fundus photography for diabetic retinopathy screening: a report by the American Academy of Ophthalmology [J]. Ophthalmology, 2004, 111 (5): 1055-1062.

[27] ABITBOL E, MIERE A, EXCOFFIER J B, et al. Deep learning-based classification of retinal vascular diseases using ultra-widefield colour fundus photographs [J]. BMJ Open Ophthalmol, 2022, 7 (1): e000924.

[28] HAYREH S S, ZIMMERMAN M B. Fundus changes in central retinal artery occlusion [J]. Retina, 2007, 27 (3): 276-289.

[29] KOLOMEYER A M, LAVIOLETTE R, WINTER T W. Wyburn-Mason Syndrome [J]. Ophthalmology, 2016, 123 (1): 50.

[30] EUNG C Y, BIOUSSE V, KEANE P A, et al. Hypertensive eye disease [J]. Nature Reviews Disease Primers, 2022, 8 (1): 1-18.

[31] 张承芬. 眼底病学 [M]. 2 版. 北京: 人民卫生出版社, 2010.

[32] 蒋洪元. 全身疾病首发眼科症状临床治疗探讨 [J]. 中国继续医学教育, 2015, 7 (16): 51-52.

[33] GURNEY S P, MAKANJUOLA T, KUTUBI M, et al. How to use…the direct ophthalmoscope [J]. Arch Dis Child Educ Pract Ed, 2018, 103 (2): 102-109.

[34] 黄辉, 李昌明. 直接检眼镜、免散瞳眼底照相在眼科检查中的应用比较 [J]. 长江大学学报 (自科版), 2016, 13 (36): 42-44.

[35] SCHEPENS C L, HARTNETT M E, HIROSE T. Schepens' Retinal Detachment and Allied Diseases [M]. 2nd ed. Oxford: Butterworth-Heinemann, 2000.

第 11 节　肾微小血管疾病的筛查与评估

肾微小血管疾病可见于各种原发性或继发性疾病，造成肾小血管或微小血管损害，常见的相关疾病有糖尿病微血管病变、血栓性微血管病、抗磷脂综合征肾病、结节性多动脉炎等。

一、糖尿病微血管病变

糖尿病微血管病变（diabetic microangiopathy）是糖尿病的特异性并发症之一，典型改变是微循环障碍和微血管基底膜增厚，可累及全身各组织器官，累及肾脏称为糖尿病肾脏疾病（diabetic kidney disease，DKD），累及视网膜称为糖尿病视网膜病变（diabetic retinopathy，DR）。DKD 定义为各种类型糖尿病导致的 CKD，表现为持续的尿白蛋白升高和 / 或进行性肾小球滤过率下降，即尿白蛋白 / 肌酐比值（urinary albumin to creatinine ratio，UACR）高于 30mg/g 和 / 或 eGFR 低于 60ml/（min·1.73m^2）持续时间不少于 3 个月，并排除其他类型的肾脏疾病。主要危险因素包括慢性糖尿病病程、血糖控制不良、高血压、血脂异常、吸烟、胰岛素抵抗等。遗传背景在发病中也起重要作用。

（一）筛查

2009—2013 年的资料提示，我国社区 2 性糖尿病患者合并肾脏疾病的患病率已高达 40% 左右，终末期肾病患者中有 16.4% 由糖尿病肾病所致。南京市 136 家基层医疗卫生机构的糖尿病管理现状调查显示，糖尿病并发症筛查率分别为：尿微量白蛋白 64.7%，糖尿病足 51.5%，眼底检查 32.4%。《基层糖尿病微血管病变筛查与防治专家共识(2021 年版)》指出，基层医疗卫生机构尚缺乏完整和规范的糖尿病微血管病变筛查、防治和管理流程，应充分重视糖尿病微血管病变的筛查与诊断工作，以促进真正有效地预防和控制糖尿病微血管病变的发生、发展，建议常用的筛查指标包括以下内容。

1. 一般资料　病程、妊娠、身高、体重、腰围、体重指数、血压、空腹 / 餐后血糖、糖化血红蛋白、血脂。

2. 视网膜病变　眼病史、视力、眼压、眼底。初筛：成人 1 型糖尿病在患病 5 年内，2 型糖尿病在确认时，应进行眼底检查。复查：每 1~2 年进行一次；如已出现 DR，至少每年 1 次眼底检查；DR 进展或威胁视力，需增加检查频次。计划妊娠或已妊娠的糖尿病女性，应在妊娠前 3 个月或妊娠期进行眼底检查，根据视网膜病变程度，每 3 个月和产后 1 年进行监测。

3. 糖尿病肾病　尿常规、eGFR、UACR 作为筛查的首选方法。病程 ≥ 5 年的 1 型糖尿病和所有 2 型糖尿病患者每年 1 次；UACR > 30mg/g 和 / 或 eGFR < 60ml/（min·1.73m^2）患者每 2 年 1 次。

（二）诊断和评估

微量白蛋白尿是 DKD 的标志性特征。美国糖尿病学会（American Diabetes Association，ADA）糖尿病诊疗规范、美国国家肾脏基金会（NKF）肾病预后质量倡议（Kidney Foundation

Disease Outcomes Quality Initiative，KDOQI)、《糖尿病肾脏疾病诊断、预后评估和生物标志物应用专家共识》建议，UACR ≥ 30mg/g 为尿白蛋白异常升高。由于存在生物学的异质性，须在 3~6 个月内收集的 3 个随机尿样品中，至少 2 个样本 UACR 超过基线水平方可认定为白蛋白尿。UACR 30~300mg/g 定义为微量白蛋白尿，UACR 超过 300mg/g 定义为大量白蛋白尿。白蛋白尿诊断 DKD 不具有特异度，多种类型的 CKD 患者均可以出现微量白蛋白尿，需要鉴别肾脏受累是否为糖尿病所致，或是否同时合并了非糖尿病肾脏疾病(non diabetic kidney disease，NDKD)，必要时可行肾穿刺活检明确诊断，以指导预后，明确个体化的治疗方案。DKD 患者发生终末期肾病(ESRD)、心血管疾病(cardiovascular disease，CVD)和全因死亡的风险与 UACR 水平相关，当 UACR＞300mg/g 时，eGFR 下降的风险明显增加。准确预测 DKD 的发生、进展风险与预后，还需要结合以下检查，并需要长期随访。

目前评价肾脏滤过功能常用的指标是 GFR，用于 DKD 的诊断和分期。《糖尿病肾脏疾病诊断、预后评估和生物标志物应用专家共识》推荐使用基于血清肌酐测定的 CKD-EPI 公式或我国 eGFR 协作组制定的适合我国人群的 MDRD 公式计算 eGFR，将 eGFR＜60ml/(min·1.73m^2)作为 DKD 诊断依据。联合使用 UACR 和 eGFR 能够更好地预测 DKD 进展。ADA 指南及《中国糖尿病肾脏疾病防治临床指南》均建议根据 eGFR 和 UACR 对 DKD 患者进行疾病分期和预后风险分层(表 3-11-1)。

表 3-11-1 基于 UACR 和 eGFR 的 DKD 分期和风险分层

基于 eGFR 的 CKD 分期 [eGFR 单位：ml/(min·1.73m^2)]	基于 UCAR 的白蛋白分期		
	A1(UACR＜30mg/g，正常或轻度升高)	A2(UACR 30~300mg/g，中度升高)	A3(UACR＞300mg/g，重度升高)
G_1(eGFR ≥ 90，正常或升高)	低风险或无 DKD	中度风险	高风险
G_2(eGFR 60~89，轻度下降)	低风险或无 DKD	中度风险	高风险
G_{3a}(eGFR 45~59，轻到中度下降)	中度风险	高风险	极高风险
G_{3b}(eGFR 30~44，中到重度下降)	高风险	极高风险	极高风险
G_4(eGFR 15~29，重度下降)	极高风险	极高风险	极高风险
G_5(eGFR＜15，肾衰竭)	极高风险	极高风险	极高风险

注：CKD，慢性肾脏病(chronic kidney disease)。

半胱氨酸蛋白酶抑制剂 C 是一种可经肾小球自由滤过，且不被肾小管上皮细胞分泌的内源性小分子蛋白酶抑制剂，其血液中的水平主要由 GFR 决定。既往的研究中比较了血清半胱氨酸蛋白酶抑制剂 C 与肌酐在评估肾脏滤过功能的准确性，结果提示半胱氨酸蛋白酶抑制剂 C 与血清肌酐类似(参考本节推荐阅读[9])或更优(参考本节推荐阅读[10-12])，在反映早期肾小球滤过功能方面可能更加灵敏。

诊断 DKD 的“金标准”是肾组织活检病理改变。特别是对于病因鉴别困难、糖尿病病程和蛋白尿或肌酐程度不相符、伴有血尿、无伴有糖尿病特征性视网膜病变、需与糖尿病伴 NDKD 鉴别等情况时，如无禁忌证，建议进行肾活检病理检查。典型的 DKD 病理改变包括：肾小球基底膜增厚、系膜外基质沉积增多、结节性肾小球硬化和球性肾小球硬化；微血管病变可见小动脉内膜玻璃样变性和肾小球纤维蛋白帽等。

二、血栓性微血管病

血栓性微血管病（thrombotic microangiopathy，TMA）是一组急性临床病理综合征。起病急骤，可表现在多种疾病中，其特征为非免疫性血小板减少、以抗球蛋白试验（Coombs 试验）阴性的微血管病性溶血性贫血（microangiopathic hemolytic anemia，MAHA）、微循环血栓形成，可导致多器官功能损伤，急性肾损伤（acute kidney injury，AKI）是常见的突出特征。因与显著的病死率和发病率相关，早期识别 TMA 很重要。常见的分类包括血栓性血小板减少性紫癜（thrombotic thrombocytopenic purpura，TTP）、溶血性尿毒综合征（hemolytic uremic syndrome，HUS）、继发性 TMA 等。继发性 TMA 可由一些自身免疫性疾病导致，如干燥综合征、系统性红斑狼疮、血管炎等。

（一）TTP

1. 筛查　典型分类中的 TTP 为一种少见、严重的血栓性微血管病，以微血管病性溶血、血小板减少性紫癜、神经系统异常、伴有不同程度的肾脏损害及发热典型五联征为主要临床表现的严重的弥散性微血管血栓 - 出血综合征。临床上诊断根据特征的五联征或三联征表现作为依据，血小板减少伴神经精神症状时应高度怀疑本病。但并非所有患者均具备三联征或五联征，临床上需仔细分析病情、寻找病因。

参考中华医学会血液学分会血栓与止血学组制定的《血栓性血小板减少性紫癜诊断与治疗中国指南（2022 年版）》，TTP 的诊断可从以下几点考量：①典型临床表现，五联征、三联征，甚至于早期仅出现微血管病性溶血和血小板减少性出血，这是最灵敏且具有普遍意义的指标。②典型的血细胞变化和血生化改变，如贫血、血小板计数显著降低，最具特征性的是外周血中检出增多的破碎红细胞（＞1%）；血清游离血红蛋白增高，血清乳酸脱氢酶明显升高。③血浆血管性血友病因子裂解酶（a disintegrin and metalloproteinase with thrombospondin motifs 13，ADAMTS13）活性及抑制物测定（ADAMTS）已成为 TTP 诊断的重要辅助手段，ADAMTS13 水平＜10% 有助于诊断，但因易受影响，不能作为治疗前诊断的唯一测定。免疫性 TTP 者常检出 ADAMTS13 抑制物或 IgG 抗体。另外，需要排除 HUS、弥散性血管内凝血（disseminated intravascular coagulation，DIC）、HELLP［溶血（hemolysis，H）、肝酶升高（elevated liver enzymes，EL）和血小板减少（low platelets，LP）的首字母缩写］综合征、抗磷脂抗体综合征等其他类型的 TMA。

2. 评估　根据 ADAMTS13 缺乏机制不同，可分为遗传性（cTTP）和免疫性 TTP（iTTP）。cTTP 的发病机制为血管性血友病因子（VWF）裂解酶（*ADAMTS13*）基因突变，导致 ADAMTS13 酶活性缺乏，确诊需要检测到 *ADAMTS13* 基因的突变。iTTP 为患者体内产生抗 ADAMTS13 自身抗体，抑制 ADAMTS13 活性（中和抗体）或与 ADAMTS13 结合形成抗原抗体复合物而加速 ADAMTS13 在体内清除。iTTP 可无明确原因（原发性），也可继发于感染、药物、肿瘤、自身免疫性疾病、造血干细胞移植等。iTTP 约占 TTP 总例数的 95%；cTTP 仅占总例数的 5%，但儿童和妊娠期女性患者中 cTTP 可占 25%~50%。TTP 发病危险度评估，推荐使用 PLASMIC 评分系统（表 3-11-2）：积分 0~4 分为低危，TTP 预测效率＜5%；积分 5 分为中危，预测效率为 5%~25%；积分 6~7 分为高危，预测效率为 60%~80%。

表 3-11-2　用于评估血栓性血小板减少性紫癜（TTP）发病危险度的 PLASMIC 评分表

项目	分值 / 分
外周血血小板计数<30×10^9/L	1
溶血证据（网织红细胞计数>2.5%、间接胆红素>34.2μmol/L、结合珠蛋白消失）	1
无进展期癌症	1
无实体器官移植或干细胞移植史	1
平均红细胞体积（MCV）<90fl	1
凝血酶原时间国际标准化比值（PT-INR）<1.5	1
肌酐<20mg/L（176.8μmol/L）	1

（二）HUS

HUS 是指临床表现为微血管病性溶血性贫血、血小板减少和急性肾损伤的一组临床综合征，是儿童严重急性肾损伤的重要原因。大多数 HUS 由产志贺毒素生物的胃肠道感染引起，称为典型 HUS，其他病因所致者称非典型溶血性尿毒症综合征（atypical hemolytic uremic syndrome，aHUS）。

1. 筛查　存在以下情况时需考虑 HUS 可能：① MAHA，贫血（血红蛋白<10g/dl，血细胞比容<30%），周围涂片可见红细胞碎片（碎裂细胞 ≥ 2%），升高的乳酸脱氢过氧化氢酶（LDH>450IU/L）或检测不到结合珠蛋白；②血小板减少（血小板计数<150 000/μl）；③急性肾损伤。虽然诊断基于 MAHA、血小板减少症和急性肾损伤的存在，但患者有时可能表现为亚急性肾损伤、全身性高血压和 TMA 的肾组织学特征，但没有血小板减少和微血管病性溶血。如果在多个时间点筛查血小板计数，则诊断的灵敏度会增加。鉴别 DIC 是必要的，特别是在败血症或脓毒症的情况下，另外需要排除 TTP，以及类似或可导致 HUS 的常见感染，如疟疾、钩端螺旋体病和登革热等。

2. 分类　志贺毒素相关肠道感染是 HUS 的主要病因之一，可通过粪便培养和下列任何一种证实：①检测粪便提取物或培养物的毒力基因（*stx1*、*stx2* 和 *eae* 等）；②粪便游离志贺毒素（通过组织培养或免疫测定检测）；③血清 IgM 对血清组特异性脂多糖（ELIS）的抗体。

肺炎球菌 HUS 患者，通常小于 2 岁，有败血症、肺炎或脑膜炎，直接 Coombs 试验阳性，无 DIC 特征。通过以下任何一种方法诊断：①细菌培养出肺炎链球菌，和 / 或体液通过 PCR 或酶联免疫吸附分析（ELISA）法检测到肺炎球菌抗原；或②花生凝集素（peanut agglutinin）聚合试验阳性。

钴胺素缺乏相关 HUS：编码甲基丙二酸尿症和高胱氨酸尿症的 C 类蛋白（methylmalonic aciduria and homocystinuria type C protein，MMACHC）基因出现纯合子或复合杂合子突变可导致钴胺素代谢的异常。甲基维生素 B_{12} 的缺乏可导致同型半胱氨酸血症、血浆蛋氨酸水平下降及甲基丙二酸尿症。钴胺素 C（cblC）缺陷病的婴儿可出现各种发育异常疾病。成年患者可出现溶血性贫血、血小板减少、急性肾损伤和高血压等。总同型半胱氨酸水平>50~100μmol/L，维生素 B_{12} 和叶酸正常，伴 *MMACHC* 基因纯合或复合杂合突变，可确诊钴胺素 C 缺乏相关 HUS。

aHUS 的诊断需排除产志贺毒素大肠埃希菌和肺炎球菌相关 HUS、TTP 和继发性 HUS

等。患病率约为 7/100 万，多数 aHUS 存在补体相关因子的基因突变，6%~10% 患者病因涉及补体蛋白抗体。患者可能同时存在基因突变和补体蛋白抗体。已知的相关致病基因包括补体旁路调节基因（如补体因子 H、补体因子 I 或 CD46）的功能丧失性突变，或效应基因（如补体因子 B 或 C3）的功能获得性突变。对疑似 aHUS 患者可进行以下评估：①补体 C3；②抗 H 因子抗体测试；③流式细胞术检测膜辅因子蛋白（MCP、CD46）在中性粒细胞上的表达；④ CFH、CFI、CFB、C3、CD46、THBD 和 DGKE 测序。治疗前应抽取 C3 和抗 fh 抗体的血液标本。需要注意的是，C3、C4 以及补体因子 H、B、I 水平正常并不能排除补体介导的 TMA。

肾活检对诊断有重要意义。对以下患者，可考虑肾活检：①诊断 HUS 不明确的；②临床疗效不理想；③明确移植肾功能障碍的原因，包括复发的 HUS。

参考《2019 年印度儿童肾脏病学会（ISPN）共识指南：发展中国家溶血性尿毒综合征》，可疑 HUS 患者的诊断流程如图 3-11-1。继发性和感染引发 HUS 的患者也应筛查补体替代通路的异常。

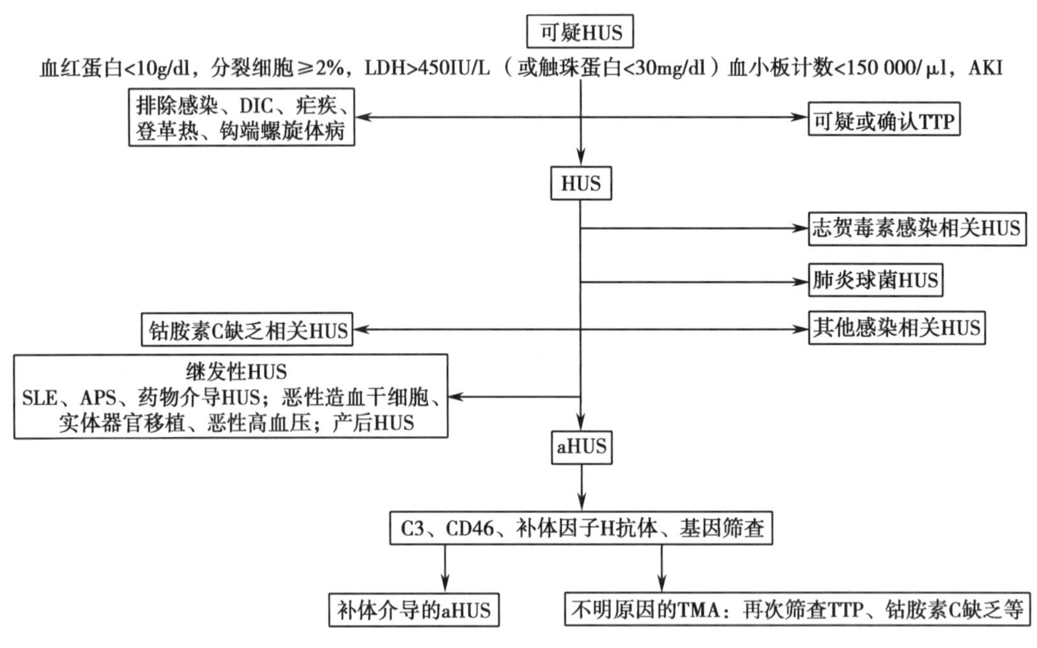

图 3-11-1　可疑 HUS 患者的诊断流程

（三）继发性 TMA

1. 药物介导的 TMA（免疫反应）　某些药物的特殊结构可促进多种细胞表面药物依赖性抗体与抗原的结合，临床表现为服药后数小时内突然出现无尿性急性肾损伤，伴有其他器官的全身症状高度考虑药物介导的 TMA，之前可能也会有相关的病史。药物依赖性抗体检查阳性可支持该病诊断，但结果阴性也不能排除该诊断。

2. 药物介导的 TMA（药物毒性反应）　药物介导的肾脏毒性损伤机制有很多，其中，钙调神经磷酸酶抑制剂（如环孢霉素、他克莫司等）可导致内皮功能障碍、增加血小板聚集，可能通过抑制前列腺素的分泌来损伤肾脏。抑制肾脏内皮细胞和足细胞 VEGF 的功能可逐渐导致肾小球 TMA 的发生。临床表现和诊断典型的临床表现是肾脏功能的逐渐丧失和高血压。

3. 凝血介导的 TMA　凝血介导的 TMA 中的作用机制还没有完全研究透彻。血栓调节素、*DKGE* 基因纯合子或杂合子的突变、凝血系统和补体系统在 TMA 的发病机制中可能存在一定作用。伴有 *DKGE* 基因突变的急性肾损伤患者高度考虑此病，大部分此类患儿的发病年龄在 1 岁左右。

4. 产后 TMA　妊娠和分娩也是 TMA 的常见诱因。然而，由于其他严重的产科并发症，它可能被低估。越来越多的数据表明，补体调节蛋白基因突变引起补体激活和失调导致先兆子痫、HELLP 综合征和 aHUS 发生。

5. 恶性高血压相关 TMA　恶性高血压（malignant hypertension）被定义为严重的高血压，通常收缩压超过 200mmHg，舒张压超过 120mmHg，伴有靶器官的功能障碍。与恶性高血压相关的 TMA 可能发生于依从性差或无法获得治疗的患者中。MAHA 可能与过高的血压有关。Timmermans 及其同事描述了恶性高血压患者肾活检可见 C5b-9 沉积的增加，这提示在某些恶性高血压病例中存在着补体失调。

6. 自身免疫病相关的 TMA　以系统性红斑狼疮为例，自身免疫疾病也是 aHUS 的诱因之一。包括长期以来诱导溶血本身的病理过程。部分患者可能被确诊为系统性红斑狼疮，然后发展为难治性溶血性贫血和血小板减少症。

7. TMA 相关的其他因素　据报道，非法药物、创伤、新型冠状病毒（COVID-19）都会导致 TMA。其模式一些是补体介导 / 反应性的，而另一些似乎不完全是补体介导的。

三、抗磷脂综合征肾病

抗磷脂综合征（antiphospholipid syndrome，APS）是一种以反复血管性血栓事件、复发性自然流产、血小板减少等为主要临床表现，伴有抗磷脂抗体谱（antiphospholipid antibodies，aPLs）持续中、高滴度阳性的自身免疫病。可分为原发性 APS 和继发性 APS，后者多继发于系统性红斑狼疮、干燥综合征等结缔组织病。APS 临床表现复杂多样，全身各个系统均可受累，最突出的表现为血管性血栓形成。

APS 的动脉栓塞最常见的部位为颅内血管，亦可累及冠状动脉、肾动脉、肠系膜动脉等。APS 静脉栓塞最常见的部位为下肢深静脉，亦可累及肾、肝、锁骨下、视网膜、上腔和下腔静脉，以及颅内静脉窦等。APS 肾病是指以急性血栓形成和 / 或慢性动脉和小动脉病变为特征的肾小血管病变。

（一）筛查

根据 2022 年《抗磷脂综合征诊疗规范》的建议，当患者出现如下情况疑诊 APS 时，应尽早完善 aPLs 检测：①不明原因的血栓事件；②反复发作的血栓事件；③肠系膜、肝静脉、肾静脉、颅内静脉窦血栓等非常见部位的血栓事件；④青年（ <50 岁）脑卒中、心血管事件；⑤难以解释的神经系统症状，如舞蹈症、横贯性脊髓炎、早期血管性痴呆；⑥系统性红斑狼疮及其他结缔组织病合并血栓事件者；⑦难以解释的血小板减少症、自身免疫性溶血性贫血；⑧反复流产或伴有早产的妊娠并发症；⑨网状青斑或其他血栓事件相关的皮肤表现；⑩实验室检查意外发现活化部分凝血活酶时间（APTT）延长，梅毒血清检测假阳性。

APS 患者可发生在单侧或双侧肾静脉，导致急性或慢性肾损伤。急性发病时，患者多表现为肾病综合征，或较少出现侧腹疼痛和肉眼血尿。多普勒超声检查可显示肾水肿，回声降低，实质结构破坏，和/或肾静脉血栓。

患者出现突发的或难以控制的高血压，或肾梗死患者出现弥漫性腹部或侧腹疼痛时，应怀疑为肾动脉血栓形成可能，结合 aPLs 结果，以及肾血管相关检查如肾血管造影、CTA、MRA 等，可考虑该诊断，但仍需进一步排除继发性 APS 可能。

少数 APS 患者可在 1 周内出现进行性多个（3 个或 3 个以上）器官的血栓形成，累及脑、肾、肝或心脏等重要脏器造成功能衰竭和死亡，并有病理证实小血管内血栓形成，称为灾难性抗磷脂综合征（catastrophic APS，CAPS）。

（二）评估

2022 年《抗磷脂综合征诊疗规范》推荐采用 APS 悉尼修订分类标准，包括临床和实验室两个方面，须同时符合至少 1 项临床指标和 1 项实验室指标方能诊断 APS。

1. 临床标准

（1）血栓形成：任何器官/组织发生 1 次或 1 次以上动、静脉或小血管血栓形成（浅表静脉血栓不做诊断指标），必须有客观证据（如影像学、组织病理学等），组织病理学如有血栓形成，必须是血栓部位的血管壁无血管炎表现。

（2）病理妊娠：① 1 次或多次无法解释的形态学正常的胎龄 ≥ 10 周胎儿死亡，必须经超声检查或对胎儿直接大体检查表明胎儿形态学正常；②在妊娠 34 周前，因重度子痫或重度先兆子痫或严重胎盘功能不全所致 1 次或多次形态正常的新生儿早产；③连续 3 次或 3 次以上无法解释的胎龄<10 周的自然流产，需除外母亲生殖系统解剖异常，或激素水平异常，或因母亲或父亲染色体异常等因素所致。

2. 实验室标准

（1）血浆中狼疮抗凝物阳性：依照国际血栓与止血学会狼疮抗凝物/磷脂依赖型抗体学术委员会制定的指南进行检测。

（2）采用标准化 ELISA 法检测血清或血浆中抗心磷脂抗体（aCL）：IgG 型/IgM 型中高效价阳性抗体（IgG 型和 IgM 型分别大于 40GPL 或 MPL，或大于第 99 百分点）。

（3）采用标准化 ELISA 法检测血清或血浆抗 β_2 糖蛋白 Ⅰ 抗体：IgG 型/IgM 型阳性（效价大于健康人效价分布的第 99 百分点）。

临床工作中，APS 亦应包括存在网状青斑、血小板减少、心脏瓣膜病变等 aPLs 相关临床表现的患者，以及符合临床标准同时伴持续低滴度 aPLs 阳性者，该类患者同样存在血栓事件和病理妊娠风险，应在管理与治疗上等同于 APS 患者。

血栓事件再发风险评估：2013 年，Savino 等首先提出全面 APS 评分（Global Anti-Phospholipid Syndrome Score，GAPSS），评分标准在系统性红斑狼疮和原发性 APS 队列研究中均显示能较好地反映血栓再发风险，评分标准包括高血压 1 分，高脂血症 3 分，狼疮抗凝物阳性 4 分，aCL IgG 型/IgM 型 5 分，抗 β_2 糖蛋白 Ⅰ 抗体 IgG 型/IgM 型 4 分，抗 PS/PT（抗磷脂酰丝氨酸-凝血酶原）复合物抗体 3 分。GAPSS ≥ 10 分为血栓再发高危人群。由于部分医院尚无法检测抗 PS/PT 复合物抗体，不包含该抗体评分的修订 GAPSS 亦能较好地反映 APS 患者血栓再发风险。GAPSS 有待进一步在大规模前瞻性临床队列研究中进行验证。

（李　卓　叶智明　余学清）

推荐阅读

[1] 中华医学会肾脏病学分会专家组. 糖尿病肾脏疾病诊断、预后评估和生物标志物应用专家共识 [J]. 中华肾脏病杂志, 2022, 38 (8): 771-784.

[2] 中华医学会内分泌学分会. 中国成人糖尿病肾脏病临床诊断的专家共识 [J]. 中华内分泌代谢杂志, 2015, 31 (5): 379-386.

[3] 李阔, 孙祥华, 梅德贤, 等. 南京市基层医疗卫生机构 2 型糖尿病管理现状的调查 [J]. 中华全科医师杂志, 2019, 18 (9): 889-892.

[4] 中国微循环学会糖尿病与微循环专业委员会, 中国医疗保健国际交流促进会基层卫生分会基层糖尿病学部, 江苏省基层内分泌特色科室孵化联盟. 基层糖尿病微血管病变筛查与防治专家共识 (2021 年版)[J]. 中国医学前沿杂志 (电子版), 2021, 13 (6): 16-38.

[5] American Diabetes Association. 11. Microvascular complications and foot care: standards of medical care in diabetes-2021 [J]. Diabetes Care, 2021, 44 (Suppl 1): S151-S167.

[6] National Kidney Foundation. KDOQI clinical practice guideline for diabetes and CKD: 2012 update [J]. Am J Kidney Dis, 2012, 60 (5): 850-886.

[7] LEVEY A S, GANSEVOORT R T, CORESH J, et al. Change in albuminuria and GFR as end points for clinical trials in early stages of CKD: A scientific workshop sponsored by the National Kidney Foundation in collaboration with the US Food and Drug Administration and European Medicines Agency [J]. Am J Kidney Dis, 2020, 75 (1): 84-104.

[8] 中华医学会糖尿病学分会微血管并发症学组. 中国糖尿病肾脏病防治指南 (2021 年版)[J]. 中华糖尿病杂志, 2021, 13 (8): 762-784.

[9] MACISAAC R J, TSALAMANDRIS C, THOMAS M C, et al. Estimating glomerular filtration rate in diabetes: A comparison of cystatin-C-and creatinine-based methods [J]. Diabetologia, 2006, 49 (7): 1686-1689.

[10] FAN L, LEVEY A S, GUDNASON V, et al. Comparing GFR estimating equations using cystatin C and creatinine in elderly individuals [J]. J Am Soc Nephrol, 2015, 26 (8): 1982-1989.

[11] 李明, 陈慧卿, 刘迅, 等. 临床常用肾小球滤过率评估方程在 2 型糖尿病患者中的效能比较 [J]. 中华糖尿病杂志, 2012, 4 (6): 334-339.

[12] 张培培, 刘志红, 谢红浪, 等. 胱抑素 C 测定在糖尿病肾病肾功能评价中的应用 [J]. 肾脏病与透析肾移植杂志, 2007, 16 (6): 501-508.

[13] 殷杰, 余自强.《血栓性血小板减少性紫癜诊断与治疗中国指南 (2022 年版)》解读 [J]. 中华血液学杂志, 2022, 43 (1): 16-18.

[14] JOLY B S, COPPO P, VEYRADIER A. Thrombotic thrombocytopenic purpura [J]. Blood, 2017, 129 (21): 2836-2846.

[15] BENDAPUDI P K, UPADHYAY V, SUN L, et al. Clinical scoring systems in thrombotic microangiopathies [J]. Semin Thromb Hemost, 2017, 43 (5): 540-548.

[16] GUPTA M, FEINBERG B B, BURWICK R M. Thrombotic microangiopathies of pregnancy: Differential diagnosis [J]. Pregnancy Hypertens, 2018, 12: 29-34.

[17] TIMMERMANS S, ABDUL-HAMID M A, POTJEWIJD J, et al. C5b9 formation on endothelial cells Reflects complement defects among patients with renal thrombotic microangiopathy and severe hypertension [J]. J Am Soc Nephrol, 2018, 29 (8): 2234-2243.

［18］赵久良，沈海丽，柴克霞，等．抗磷脂综合征诊疗规范［J］．中华内科杂志，2022，61（9）：1000-1007.
［19］TEKTONIDOU M G. Antiphospholipid syndrome nephropathy: From pathogenesis to treatment [J]. Front Immunol, 2018, 9: 1181.

第 12 节　心脏微血管疾病的筛查与评估

一、冠状动脉微循环解剖生理学

冠状动脉微循环由直径为 100~500μm 的前小动脉、直径<100μm 的微小动脉、毛细血管和微静脉等构成，它既是冠状循环中用于调节冠脉血流量和心肌灌注及氧供的主要的阻力血管，也是心肌进行营养能量代谢的唯一场所。

冠状循环血流由主动脉与右心房之间压力差所驱动，血流量随着阻力增加而减少。冠脉阻力主要来自前小动脉和微小动脉，分别占到 25% 和 55%；心外膜动脉仅占 10%，毛细血管和微静脉只占 10%。前小动脉能随着血流剪切力及血管内压力变化而发生舒缩反应，微小动脉能对心肌氧供代谢变化做出舒缩反应。血管有三类张力调节机制：①内皮依赖性血管反应，直径为 100~200μm 的血管，血流变化调节血管舒缩；②肌源性调节，直径为 40~100μm 的血管，管腔内压力变化刺激管壁平滑肌牵张感受器调控血管舒缩；③心肌代谢活动调节，直径<40μm 的微小动脉，心肌代谢调节血管舒缩。心肌耗氧量 / 代谢产物增加，促进直径<40μm 的血管扩张、导致直径为 40~100μm 的血管管腔压力降低使得血管扩张引起血流增加、进一步增加直径为 100~200μm 的血管的血流量并使心外膜动脉扩张，增加心肌总体灌注量；三类血管张力调节机制协调一致高效运作，在灌注压或血流量发生较大范围变化时发挥关键作用，通过血管舒张收缩改变冠状动脉阻力、维持冠状动脉血流量。

二、冠状动脉微血管病变定义演变与流行病学

冠状动脉粥样硬化性心脏病（coronary atherosclerotic disease，CAD）属于缺血性心脏病，定义为冠状动脉明显狭窄或阻塞导致心肌缺血、缺氧或坏死的心脏疾病。然而，20%~50% 患者因心绞痛或有心肌缺血证据而行冠状动脉造影却发现冠状动脉狭窄程度<50% 或狭窄程度不足以解释临床现象。1967 年 Likoff 等首次报道冠状动脉造影未发现狭窄但有典型心绞痛的临床病例；1973 年 Kemp 首次将此病命名为心脏 X 综合征；1985 年 Cannon 等命名为微血管性心绞痛；2007 年 Camici 命名为微血管功能异常；2013 年 ESC《稳定性冠状动脉疾病管理指南》将其正式命名为微血管功能异常；2017 年我国发布首部《冠脉微血管疾病诊断和治疗的中国专家共识》，提出“微血管功能异常”一词未能涵盖本病中存在的微血管结构异常，建议命名为“冠状动脉微血管病变（coronary microvascular disease，CMVD）”。CMVD 是指在多种致病因素作用下，微血管中的前小动脉和微小动脉结构和 / 或功能异常所致的劳力性心绞痛或有心肌缺血客观证据的临床综合征。2019 年 AHA 发布的《冠状动脉非阻塞型心肌梗死（MINOCA）患者当前的诊断和管理》提及在 MINOCA 病因中，CMVD 平均患病率为 8%，女性比男性高 2~3 倍；2020 年欧洲经皮心血管介入协会联合 ESC 发布

《非阻塞性冠脉缺血（INOCA）专家共识》，其中指出 CMVD 分别占女性和男性 INOCA 病因的 47% 和 30%；CMVD 已成为继阻塞性 CAD 之后又一导致心肌缺血的重要病因。迄今整个微血管疾病（microvascular disease，MVD）领域中对 CMVD 的研究最为深入，CMVD 相关的研究引领着其他各系统 MVD 临床研究动向。

目前尚无大样本人群 CMVD 流行病学资料。文献报道，高达 50% 慢性冠脉综合征（chronic coronary syndrome，CCS）和约 20%ACS 与 CMVD 有关。在 300 万 ~400 万美国 CCS 患者中，约 30% 冠状动脉造影无明显狭窄，大部分属于 CMVD；2012 年欧洲一项包括 11 223 例 CCS 患者长期随访研究显示，近 1/3 男性和 2/3 女性患者冠状动脉造影无阻塞性病变，经过 7.5 年随访，所有患者主要不良心血管事件（major adverse cardiovascular events，MACE）和全因死亡率显著高于对照人群；2020 年 Gdowski 等发表涉及 6 631 例疑诊 INOCA 患者的荟萃分析，以冠状动脉血流储备（CFR，指药物引起冠状动脉阻力血管最大程度扩张达到最大充盈时血流量与基础状态下血流量的比值）<2.0 作为微血管病变的判断标准，CFR 异常患者 MACE 和死亡率分别增加 3.93 倍和 5.16 倍。在急性 ST 段抬高型心肌梗死（ST-segment elevation myocardial infarction，STEMI）行 PCI 及时开通梗死相关动脉的患者中，约有一半会存在不同程度 CMVD，CMVD 是患者术后 2 年内再次心肌梗死、心力衰竭、脑卒中甚至猝死等 MACE 的独立预测因素。合并 CMVD 的心功能障碍患者住院风险升高 5 倍。鉴于 CMVD 广泛存在于各种临床场景中，无论对 INOCA 患者的病因鉴别，还是血运重建术患者的管理，及早发现 CMVD 都具有重要临床价值。

三、CMVD 危险因素

动脉粥样硬化的传统危险因素如肥胖、吸烟、糖尿病和高脂血症可导致内皮功能障碍；衰老、高血压改变微循环血管结构导致 CMVD 发生。CMVD 患者血清同型半胱氨酸水平显著升高；女性糖尿病患者更易出现内皮功能障碍、CMVD 和 INOCA。另外，还有研究观察到 CMVD 促进血管增殖和炎症反应、增强血管收缩及易栓状态，加速冠状动脉粥样硬化进展。

四、CMVD 发病机制和临床分型

（一）发病机制

CMVD 有微血管结构和功能异常及血管外三种发病机制。结构异常包括小动脉管壁增厚、负性重构管腔缩小和微血管密度减少导致微血管阻力增加；功能异常包括内皮细胞依赖性和非依赖性血管舒张异常、微血管缩窄和微栓塞；血管外机制包括外部挤压、组织水肿和心脏舒张时间减少等。

（二）CMVD 的多种临床分型

2017 年《冠脉微血管疾病诊断和治疗的中国专家共识》中将 CMVD 分成 3 型：①不合并阻塞性冠状动脉疾病；②合并阻塞性冠状动脉疾病，包括 CCS、ACS、急诊 PCI；③其他类型，如心肌病或心肌炎等。

2020 年《中国多学科微血管疾病诊断与治疗的专家共识》将 CMVD 分为 5 型：①原发性，无基础性心脏病或阻塞性冠状动脉疾病；②存在心肌病但无阻塞性冠状动脉疾病；③合并阻塞性冠状动脉疾病，表现为 CCS 或 ACS；④医源性，常见于 PCI 或冠状动脉搭桥术

(coronary artery bypass graft,CABG);⑤心脏移植,由自身免疫、炎症等导致内膜增生和微小血管内膜增厚,是移植失败主要因素。

2020 年 ESC《冠脉微血管功能障碍的评估和治疗》将 CMVD 划分为 6 型：合并冠状动脉阻塞性或非阻塞性 CCS；合并冠状动脉阻塞性或非阻塞性 ACS；冠状动脉无复流；STEMI 急诊 PCI 等。

1. 原发性 CMVD　目前认为细胞 ROS 过量产生和积累引起氧化应激是主要机制,血管舒张物质 NO、内皮依赖性超极化舒张因子、前列腺素等。NO 产生和释放是内皮依赖性血管舒张最重要环节；ET-1 产生剂量依赖性冠状动脉收缩；促凋亡蛋白 p66Shc 调控线粒体和 NADPH 氧化酶产生 ROS,一些心血管危险因素诱导 p66Shc 上调、刺激 ROS 过量产生,ROS 既能促使内皮型 NO 合成酶解偶联,使 NO 介导的血管舒张功能受损,又能通过激活 RhoA/Rho- 激酶增强 ET-1 收缩血管；最终血管舒缩失衡,导致心肌血流减少。

2. 合并心肌疾病 CMVD　心肌病变导致 CMVD,而 CMVD 又反过来加重原有心肌损害,且与不良预后相关。肥厚型心肌病病理改变有细胞排列紊乱、微小动脉管壁增厚、壁腔比增加、管腔狭窄及闭塞,以及微血管密度降低导致微血管阻力增加,纤维组织替代缺血坏死心肌组织。扩张型心肌病早期就存在 CMVD,与左心室充盈压升高、儿茶酚胺水平增加、冠状动脉受压收缩、氧自由基增加、NO 失活、炎症因子和心肌纤维化等有关。应激性心肌病神经体液分泌异常、儿茶酚胺大量释放导致心脏毒性,应激导致交感神经高度兴奋、大量微血管同时发生痉挛或收缩,CMVD 发生不可避免。主动脉瓣狭窄、心肌炎等也同样存在 CMVD。自身免疫性风湿病患者高 MACE 发生率和心源性死亡率,与其异常免疫及炎症反应既加快冠状动脉粥样硬化进程,同时也损害心脏微血管导致 CMVD 有关。

3. 合并阻塞性冠状动脉疾病 CMVD　血管狭窄灌注压降低改变血流剪切力,造成远端微血管内皮功能障碍、重构和数量减少。FFR 指最大充血态时血管狭窄远端压力与主动脉压力比值,目前 FFR ≤ 0.80 是判断心外膜血管狭窄程度可导致心肌缺血的界限值,也是指导 CAD 患者进行血运重建的重要指标。一项随访研究发现,存在 CMVD 者微循环阻力升高、远端压力增加,有可能使血管狭窄患者的 FFR 出现假性正常化；应重视微循环功能对 FFR 评估的准确性可能造成的影响,避免对此类患者做出错误决策。

4. 医源性 CMVD　最常见 STEMI 行 PCI 开通血管后缺血区域仍不能得到充分血流灌注,为无复流(no-reflow,NRF)现象；NRF 本质上属于 CMVD,NRF 发生率为 5%~50%；NRF 是 PCI 围手术期心肌损伤(periprocedural myocardial injury,PMI)和 MACE 独立危险因素,甚至一定程度上抵消 PCI 带来的获益。NRF 与斑块破裂后微血栓流至下游导致微血管阻塞、再灌注损伤、神经体液因素诱发微循环强烈痉挛等有关。

五、CMVD 筛查与评估方法

1. 有关生物标志物预测价值　生物标志物易获取、重复性好、成本低、无创伤,在 CMVD 管理中具有潜在应用价值,未来发掘更高特异度和灵敏度生物标志物,同时还会为治疗 CMVD 提供新靶点。研究发现,CMVD 患者高敏 CRP 与病情相关。脂蛋白相关磷脂酶 A_2 是血管特异性炎症指标,水平升高患者的冠状动脉 CFR 明显降低。可溶性尿激酶型纤溶酶原激活物受体是一种新型促炎性细胞因子和趋化剂,数值增高 1 倍者 CFR 降低 30%。神经递质 5- 羟色胺 > 9.55nmol/L 是 CMVD 强有力预测因子。黄素腺嘌呤氨基氧化酶每升高 1 000ng/ml，CMVD 发生机会增加 34%。血管炎症标志物如细胞黏附分子、细胞因子和氧化应激标志物如 *L*- 精氨酸、γ- 谷氨酰转移酶、LDL 亦与 CMVD 相关。

2. 外周微循环疾病预测价值　内皮功能障碍、炎症和血小板高反应性可能是 CMVD 与外周微循环障碍的关联机制。外周微循环位置表浅，易暴露和被观察，检测方法成熟、操作简单、无创、反复多次；检测外周微循环为临床评估冠状动脉微循环状况提供新手段，但需更多研究验证有效性和准确性。常用技术有血流介导的血管舒张功能（FMD）、外周动脉张力（PAT）测量反应性充血指数（RHI）、甲襞毛细血管镜、视网膜眼底照相、经颅多普勒超声和脑部 SPECT 等；研究发现，微血管性心绞痛患者血管内皮功能检查中的 FMD 值显著下降，女性心肌缺血患者 RHI 明显降低，CMVD 患者大脑中动脉血流速度缓慢和脑部出现多个低灌注区。测定 RHI 能有效预测择期 PCI 发生 PMI，是一种有应用前景的方法。

六、CMVD 诊断技术

1. 血管活性药物　血管平滑肌细胞内皮非依赖性血管扩张剂的代表药物是腺苷和双嘧达莫（抑制腺苷降解而发挥作用）；血管内皮细胞内皮依赖性血管扩张剂的代表药物是乙酰胆碱，需要在冠状动脉内注射诱发心肌缺血，硝酸甘油或尼可地尔拮抗乙酰胆碱的作用。

2. 评价 CMV 功能无创技术　PET 静脉注射正电子显像剂进行静息和负荷心肌灌注成像，后处理区域和整体心肌血流量计算冠状动脉的 CFR，在专家共识中被推荐为无创 CFR 的“金标准”，但检查费用昂贵。联合 PET/CT 将 PET 反映代谢功能信息与 CT 反映解剖结构信息相结合，可提升临床应用价值。

经胸多普勒超声心动图（TTDE）测量左前降支静息和负荷时冠状动脉舒张期最大血流速度，可计算 CFR。具有可床旁进行、无创、无辐射、可行性高、价廉、方便定期随访等优点。因为左前降支远端清晰血流显像率可达 90%，而左回旋支与右冠状动脉清晰显示率仅为 40%~50%，所以该技术仅限于测定左前降支的冠状动脉血流储备功能。

心肌声学造影（MCE）技术采用持续静脉输注微气泡作为超声增强剂，触发高能量脉冲击波达到心肌内微气泡，可观察再充盈过程，借助软件定量评价局部心肌血流灌注测量 CFR，与 PET 结果一致；还能探查 STEMI 后存活心肌及再灌注术后无复流的范围，评估心室负性重构；优点是可以在床旁进行、费用相对较低、不良反应少、无辐射，但存在缺陷，包括：检查质量高度依赖操作者的经验、检查结果变异性大，而且肥胖或伴有肺部疾病的患者图像质量不佳。

CMR 利用钆对比剂首过效应及延迟显像技术间接评估冠状动脉形态结构和心肌血流灌注，高时间分辨力可使通过血管空间的指示剂直接可视化和量化；CMR 上的晚期钆增强（LGE）与 MACE 和死亡风险升高相关。通过钆对比剂流入及流出组织间隙对比度变化，还能区别是微循环阻塞或心肌内出血。CMR 的优点包括空间分辨力高、无信号衰减、无辐射，有望成为心脏解剖、形态、功能和心肌灌注综合的一站式评估工具。但价格昂贵、过程复杂、耗时长，肾功能不全患者应用钆受限。

动态心肌灌注 CT（MPICT）在连续 CT 成像基础上，测量对比剂进入心肌流量计算心肌灌注绝对值，对心肌和冠状动脉进行功能评估。缺点是辐射暴露，对比剂导致的舒张血管作用可使基线血流量被高估。

SPECT 根据心肌对放射性核素标记显像剂摄取量与心肌活性和局部心肌血流灌注量

成正比的原理，反映冠状动脉血流分布；正常或有活性的心肌会显影，坏死心肌不显影，而缺血心肌显影变淡。

基于冠状动脉CT衍生的功能学指标，如CT-FFR、CT-QFR，是在冠状动脉三维图像基础上，利用人工智能和仿真技术算法获得；其他影像学设备衍生的CFR亦能评估冠状动脉供血能力，但受冠状动脉阻力、侧支循环、血管扩张及微循环等多种因素影响，特异度不高。

3. 评价CMV功能的有创技术 冠状动脉造影(CAG)能从冠状动脉显影速度和心肌显影速度两个方面评价冠状动脉微血管功能。冠状动脉显影速度：①心肌梗死溶栓治疗临床试验(TIMI)血流分级：TIMI 0~3级评价冠状动脉血流通畅状态；② TIMI血流计帧法(TFC)：测量从冠状动脉开始显影至标准化远端标记显影所需帧数，定量分析。心肌显影速度：① TIMI心肌显影分级(TMBG)：对比剂进入心肌组织后出现毛玻璃样显影持续时间，分为0~3级；②心肌显影密度分级(MBG)：对比剂进入心肌组织后心肌显影密度改变，分为0~3级；③ TIMI心肌灌注帧数(TMPFC)：测量从对比剂进入心肌至排空所需帧数，TMPFC延长可预测PCI后钆显像所定义的微血管阻塞。CAG优点是即刻评价、分析简便，但受冠状动脉灌注压和心率影响较大，且不能反映冠状动脉血流储备。近年基于冠状动脉造影血流的定量血流分数测定(QFR)储备分数具有良好的诊断效能。

冠状动脉内多普勒血流导丝(ICD)：将导丝送至冠状动脉远端记录血流频谱，采用腺苷作为阻力血管扩张的药物，测量阻力血管最大程度扩张后充血状态下血流速度，计算充血状态和基础血流速度比值，即为CFR；可准确地测量每处冠状动脉内血流速度和CFR，但血流速度的测量值可能受导丝在管腔中位置、管腔中流速分布、注射血管扩张剂后管腔面积变化等因素的影响。

温度稀释法：基于Fick法原理，将已知温度和注射速度的冷盐水由导管注入冠状动脉，在血流的下游采用温度传感导丝测量血液温度，温度下降幅度表明示踪剂(冷盐水)被稀释的程度，由温度稀释曲线记录到温度下降平均传导时间(T)，基线和充血状态下的T值之比即为CFR。温度稀释法中P_d和T测量值受压力、温度、盐水注射剂量和速度、盐水与血液混合不匀等因素影响。

联合应用多普勒/压力导丝还可得出微血管阻力(CMR)，CMR=P_d/DFV，P_d为远端压力、DFV为舒张期血流速度。微血管阻力指数(IMR)通过温度/压力导丝测量充血状态下远端动脉压和平均通过时间，IMR=$P_d \times T_{t,mean}$。CMR和IMR临床价值和限制性相同，变异性小且重复性高，特异性评价狭窄病变远端微血管功能。

七、不合并阻塞性冠状动脉疾病CMVD诊断证据

①心肌缺血症状如劳力性/静息型心绞痛。②冠状动脉CT或冠状动脉造影除外阻塞性CAD存在，即狭窄<50%或FFR≥0.80。③心肌缺血证据，胸痛发作时出现特征性缺血性心电图改变；运动负荷试验阳性、可逆性心肌灌注异常或室壁运动异常等。④明确冠状动脉微循环功能受损证据，CFR<2.0、IMR>25、TFC>25等；乙酰胆碱激发试验冠状动脉无痉挛。

(钱菊英 夏 妍)

推荐阅读

[1] 葛均波. 冠状动脉微血管疾病 [M]. 北京: 人民卫生出版社, 2022.

[2] 中华医学会心血管病学分会基础研究学组, 中华医学会心血管病学分会介入心脏病学组, 中华医学会心血管病学分会女性心脏健康学组, 等. 冠状动脉微血管疾病诊断和治疗的中国专家共识 [J]. 中国循环杂志, 2017, 32 (5): 421-430.

[3] TAMIS-HOLLAND J E, JNEID H, REYNOLDS H R, et al. Contemporary diagnosis and management of patients with myocardial infarction in the absence of obstructive coronary artery disease: A scientific statement from the American Heart Association [J]. Circulation, 2019, 139 (18): e891-e908.

[4] PADRO T, MANFRINI O, BUGIARDIN R, et al. ESC working group on coronary pathophysiology and microcirculation position paper on coronary microvascular dysfunction in cardiovascular disease [J]. Cardiovasc Res, 2020, 116 (4): 741-755.

[5] DELBUONO M G, MONTONE R A, CAMILLI M, et al. Coronary microvascular dysfunction across the spectrum of cardiovascular diseases: JACC State-of-the-Art review [J]. J Am Coll Cardiol, 2021, 78 (13): 1352-1371.

[6] SHIMOKAWA H, SUDA A, TAKAHASHI J, et al. Clinical characteristics and prognosis of patients with microvascular angina: An international and prospective cohort study by the Coronary Vasomotor Disorders International Study (COVADIS) Group [J]. Eur Heart J, 2021, 42 (44): 4592-4600.

[7] MASI S, RIZZONI D, TADDEI S, et al. Assessment and pathophysiology of microvascular disease: Recent progress and clinical implications [J]. Eur Heart J, 2021, 42 (26): 2590-2604.

[8]《泛血管疾病综合防治科学声明》工作组. 泛血管疾病综合防治科学声明 [J]. 中国循环杂志, 2019, 34 (11): 1041-1046.

[9] 中国老年医学学会心血管病分会. 中国多学科微血管疾病诊断与治疗专家共识 [J]. 中国循环杂志, 2020, 35 (12): 1149-1165.

[10] 陈金香, 钱菊英. 冠状动脉微循环功能的定量评估技术及进展 [J]. 中国临床医学, 2020, 27 (6): 1052-1055.

[11] CHEN Z W, ZHOU Y, YIN J S, et al. Peripheral artery tonometry reveals impaired endothelial function before percutaneous coronary intervention in patients with periprocedural myocardial injury [J]. J Interv Cardiol, 2021, 2021: 5598120.

[12] MANCHANDA A S, KWAN A C, ISHIMORI M, et al. Coronary microvascular dysfunction in patients with systemic lupus erythematosus and chest pain [J]. Front Cardiovasc Med, 2022, 9: 867155.

[13] SCHINDLER T H, DILSIZIAN V. Coronary microvascular dysfunction: Clinical considerations and noninvasive diagnosis [J]. JACC Cardiovasc Imaging, 2020, 13 (1 Pt 1): 140-155.

[14] MATHEW R C, BOURQUE J M, SALERNO M, et al. Cardiovascular imaging techniques to assess microvascular dysfunction [J]. JACC Cardiovasc Imaging, 2020, 13 (7): 1577-1590.

[15] 袁祖贻, 韩雅玲. 缺血伴非阻塞性冠状动脉疾病诊断及管理中国专家共识 [J]. 中华心血管病杂志, 2022, 50 (12): 1148-1160.

第四章

泛血管疾病的预防和治疗

第 1 节　泛血管疾病危险因素控制

一、饮食

1. 饮食营养结构变化趋势　中国人群饮食结构在数十年间发生了很大变化，根据1982—2012 年中国国家营养调查（CNNS）和 1989—2015 年中国健康与营养调查（CHNS）的数据发现中国人群碳水化合物摄入量呈明显下降趋势，蛋白质摄入量变化不大，但脂肪摄入量却呈上升趋势，且已超过推荐的 20%~30%，达 32.9%，维生素和矿物质的摄入仍然不足。

2. 饮食营养与心脑血管疾病的关系　研究提示，饮食结构与心脑血管疾病有显著的相关性。在 25 080 例高血压患者的前瞻性队列研究中发现，蔬菜水果摄入量达标者高血压进展风险降低 17%，蔬菜水果摄入量每增加 100g/d，高血压进展风险下降 4%~5%。SSaSS 研究发现，与普通盐相比，食用低钠盐的高血压患者脑卒中风险降低 14%，心血管不良事件风险降低 13%，全因死亡风险降低 12%。中国慢性病前瞻性研究（CKB）发现，每日吃新鲜水果者死于 CVD 的风险下降 40%，急性冠心病事件风险下降 34%，缺血性脑卒中风险下降 25%，出血性脑卒中风险下降 36%。

3. 饮食结构的优化　综上可知，优化现有的饮食和营养结构，对降低心血管事件风险有很大的意义。

首先，饮食中需限制脂肪的摄入，尽量以单不饱和脂肪酸［橄榄油、ω-3- 多不饱和脂肪酸（ω-3 PUFA）］或多不饱和脂肪酸（非热带植物油）代替饱和脂肪酸（热带油、脂肪或加工肉类、糖果、奶油和黄油），避免应用反式脂肪酸。胆固醇的摄入不应超过 300mg/d。

其次，应提高蛋白质的摄入，高蛋白饮食定义为 25% 蛋白质、30% 脂肪和 45% 碳水化合物。研究发现，高蛋白质饮食相较于普通蛋白质饮食更能降低体重。对于鱼类，特别是富含 ω-3 PUFA 的鱼类，建议每周摄入最少 2 次。

碳水化合物虽然对 LDL-C 没有影响，但是过多摄入后会升高总甘油三酯水平和降低HDL-C 水平。蔬菜、水果、豆类和全麦富含膳食纤维，有降低胆固醇的效果。因此，健康饮食结构中应增加蔬菜水果的摄入，推荐每日 3~4 种水果，需要低碳水化合物摄入的患者需避免糖分较高的水果，多吃蔬菜及豆类。

其他健康的饮食生活习惯，如每日应摄入30g坚果；限制含糖饮料的摄入，添加糖的摄入不应该超过总能量摄入的10%；限制盐的摄入，盐摄入不超过5g/d；饮酒量≤100g/周；与此同时，需要戒烟。

二、血脂

（一）LDL-C

根据中国成人营养与慢性病监测（CANCDS）调查发现，我国成年人LDL-C水平从2002年的2.12mmol/L上升至2015年的2.87mmol/L。2015年TC≥6.2mmol/L占5.8%，LDL-C≥4.1mmol/L占7.2%。在中国慢性病与危险因素检测（CCDRFS）和中国脑卒中筛查与预防项目（CNSSPP）调查中发现，成年人血脂边缘升高患病率均较高，5.2mmol/L≤TC<6.2mmol/L占21.6%，3.4mmol/L≤LDL-C<4.1mmol/L的占18.2%。

（二）降胆固醇带来心血管获益

20世纪90年代初，4S研究（Scandinavian Simvastatin Survival Study）评价了在心绞痛或心肌梗死患者中降低LDL-C的临床获益，研究纳入4 444例受试者，基线总胆固醇水平为5.5~8.0mmol/L，平均随访5.4年，结果发现辛伐他汀20mg使总胆固醇下降25%，LDL-C下降35%，更是使冠心病合并高胆固醇血症患者的冠心病死亡风险下降了42%，全因死亡风险下降30%。由此拉开了降低胆固醇治疗的序幕。LIPID研究纳入心肌梗死或不稳定型心绞痛合并高胆固醇血症的患者共9 014例，基线总胆固醇水平为155~271mg/dl，随机分为普伐他汀40mg和安慰剂组，平均随访6.1年，发现普伐他汀治疗组冠心病死亡风险下降24%，全因死亡风险下降22%。HPS研究评价了在冠心病、其他阻塞性血管疾病或糖尿病患者中他汀降低胆固醇治疗的有效性和安全性，共纳入20 536例受试者，随访5年，发现辛伐他汀40mg组冠心病死亡风险下降18%。Woscops研究长期随访结果发现，普伐他汀降低胆固醇使冠心病死亡或非致死性心肌梗死、心血管死亡和全因死亡均降低。

（三）胆固醇原则

CTT研究汇总了26项降脂治疗临床研究共170 000例受试者，发现LDL每下降1mmol/L，主要心血管事件风险就能下降22%。一项荟萃分析评估了38 153例接受他汀治疗的患者，比较了LDL-C下降的程度和心血管事件的关系，发现当LDL-C下降到75~99mg/dl时，主要心血管事件下降44%；当LDL-C下降到50~74mg/dl时，主要心血管事件风险下降49%；当LDL-C下降到50mg/dl以下时，主要心血管事件更是能下降达56%。由此，人们开始探索更低的胆固醇水平是否依然能有心血管获益。

（四）二级预防中胆固醇越低越好

越来越多的证据显示，LDL-C进一步大幅降低，仍能有心血管事件风险下降，未见显著不良反应增加。

IMPROVE IT研究纳入18 144例急性冠脉综合征患者，经他汀治疗后基线LDL-C水平在1.3~2.6mmol/L，或未经他汀治疗基线LDL-C水平在1.3~3.2mmol/L，随机分为辛伐他汀40mg+依折麦布10mg组和辛伐他汀40mg+安慰剂组，平均随访7年，发现辛伐他汀+依折麦布能使LDL-C进一步下降23%，从69.5mg/dl到53.7mg/dl，心血管终点事件风险下降7%。

FOURIER研究纳入27 564例冠心病经他汀治疗后LDL-C≥1.8mmol/L的受试者，证实了在他汀的基础上加用依洛优单抗，平均随访 2.2 年，LDL-C 从 93mg/dl 下降至 30mg/dl，主要终点事件风险也显著下降 15%，次要终点事件风险下降 20%。

ODYSSEY OUTCOMES 研究纳入 18 924 例急性冠脉综合征且 LDL-C ≥ 1.8mmol/L 的受试者，在他汀治疗的基础上加用阿利西尤单抗，平均随访 2.8 年，发现在已经接受高强度他汀治疗的急性冠脉综合征患者中，阿利西尤单抗能进一步使主要终点事件风险下降 15%。

（五）甘油三酯

1. 流行病学 高甘油三酯（HTG）在成人中的患病率达 10% 左右，在人群中的分布呈正偏态分布。在哥本哈根白种人和哥本哈根总人群研究中发现 TG<1mmol/L 占 27%，1mmol/L ≤ TG<2mmol/L 占 46%，2mmol/L ≤ TG<10mmol/L 占 27%，TG>10mmol/L 占 0.1%~0.2%，而 TG>20mmol/L 则更罕见，占 0.014%。2013—2014 年第四次中国慢性病与危险因素检测（CCDRFS）显示在 163 641 名成人中，TG<1.7mmol/L 的占 74.2%，TG 为 1.7~<2.3mmol/L 的占 12%，TG ≥ 2.3mmol/L 的占 13.8%。

2. 致病机制 甘油三酯是体内主要存储能量的方式，甘油三酯和胆固醇酯（CE）位于球形脂蛋白的核心，外层由磷脂和游离胆固醇外壳覆盖，并由脂蛋白稳定其结构，构成富含甘油三酯的脂蛋白（TRL）。高甘油三酯血症的致动脉粥样硬化的主要机制基于 TRL 颗粒残粒（remnant）中的胆固醇成分。70nm 以下（基本包含了除尚未脂化的乳糜微粒和非常大颗粒的 VLDL 以外的所有 TRL）的脂蛋白颗粒均可通过主动转运进入并沉积在血管内皮下促成脂质斑块的形成。其次，高甘油三酯血症还和超重 / 肥胖、胰岛素抵抗 /2 型糖尿病、非酒精性脂肪性肝病和慢性肾脏病有明确关联。

3. 临床研究 人们发现在他汀降低 LDL-C 之后仍然存在较高的 ASCVD 事件风险，即残余风险。临床流行病学和孟德尔随机研究均显示高甘油三酯血症与动脉粥样硬化密切相关，是 ASCVD 残余风险的主要危险因素之一。然而，临床研究的结果尚不一致。

FIELD 研究纳入了 9 795 例未使用降脂药物的糖尿病受试者，评价了非诺贝特降低甘油三酯水平对心脑血管事件的影响，结果虽然主要终点事件无显著差异，但是非致死性心肌梗死减少 11%，冠状动脉血运重建术减少 21%。在 FIELD 研究的亚组分析中还发现，在糖尿病合并 TG ≥ 2.3mmol/L 的受试者中，非诺贝特组总心血管风险下降了 27%。

ACCORD 血脂研究共纳入 5 518 例 2 型糖尿病伴或不伴 ASCVD 的患者，在辛伐他汀的基础上评价非诺贝特治疗对心脑血管疾病事件的影响，虽然结果也未发现显著差异，但是事后亚组分析发现糖尿病合并 TG ≥ 2.3mmol/L 且 HDL ≤ 0.88mmol/L 的受试者中，非诺贝特治疗组主要终点事件有下降的趋势。此外，ACCORD 眼病研究还发现非诺贝特组糖尿病视网膜病变显著减少。

然而在 PROMINENT 研究中，10 497 例合并甘油三酯轻中度升高（200~499mg/dl）且 HDL-C ≤ 40mg/dl 的糖尿病患者，在他汀治疗的基础上加用培马贝特，平均随访 3.4 年，培马贝特治疗后 4 个月，TG 降低 26.2%，VLDL-C 降低 25.8%，残粒胆固醇降低 25.6%，ApoC Ⅲ降低 27.6%，HDL-C 升高 5.1%，LDL-C 升高 12.3%，ApoB 升高 4.8%。但是，在 PROMINENT 研究中主要心血管终点事件却无显著差异。

REDUCE IT 研究纳入经他汀治疗 LDL-C 得到控制后甘油三酯水平仍然增高的 ASCVD 或 ASCVD 高危患者 8 179 例，随机给予高纯度 EPA 乙酯（IPE）4g/d，以矿物油作为对照，随访 4.9 年，结果显示 IPE 治疗组主要联合终点事件风险显著下降 25%。REDUCE IT

研究的亚组分析也显示，IPE 能使心血管死亡、心肌梗死、脑卒中、冠状动脉血运重建、不稳定型心绞痛发生风险降低 34%。

然而，STRENGTH 研究纳入经他汀治疗仍存在高甘油三酯血症及低 HDL 的 ASCVD 或 ASCVD 高危人群 13 078 名，给予 ω-3 脂肪酸（EPA+DHA）每天 4g 口服，以玉米油作为对照，随访 42 个月，结果并未发现 EPA/DHA（4g/d）能使 ASCVD 或 ASCVD 高危人群获益。

由此可见，降低甘油三酯水平所带来的心血管获益证据尚不完全充分。ω-3 脂肪酸有降低甘油三酯水平及其以外的作用，其心血管保护作用也尚存争议。

（六）Lp(a)

1. 流行病学　Lp（a）在人群中呈偏态分布。Lp（a）<30mg/dl 的占 70%。一项纳入 531 144 例受试者的研究显示，Lp（a）>30mg/dl 的占 35%，Lp（a）>50mg/dl 的占 24%，中位数为 17mg/dl。中国的一项研究显示，国内人群中 Lp（a）中位数为 5.6mg/dl，80% 分位数在女性和男性分别为 20.7mg/dl 和 14.5mg/dl。Lp（a）水平主要受遗传因素决定，部分非遗传因素也会影响其水平。

2. 致病机制　Lp（a）的结构与 LDL 结构有很多相似之处，它是在 LDL 样颗粒的基础上增加了一条 Apo（a）肽链，而 Apo（a）肽链长短的差异使得 Lp（a）极具多态性。和 LDL 一样，Lp（a）能自由穿过血管内皮细胞，沉积在血管内壁，并促进巨噬细胞浸润和平滑肌细胞增殖，导致血管粥样硬化的发生、发展。

3. 临床研究　孟德尔随机研究发现，Lp（a）增高和 ASCVD 风险增加显著相关。哥本哈根城市心脏研究显示，Lp（a）升高与 CVD 风险增加呈显著正相关，Lp（a）在 22%~66% 分位数的受试者心肌梗死风险增加 20%，Lp（a）在 67%~89% 分位数的受试者心肌梗死风险增加 60%，Lp（a）在 90%~95% 分位数的受试者心肌梗死风险增加 90%，Lp（a）在 95% 分位数以上的受试者心肌梗死风险增加 160%。一项荟萃分析纳入接受他汀治疗者共 29 069 例受试者，基线 Lp（a）≥ 30mg/dl 的受试者心血管事件风险呈线性增长；在他汀治疗后较低水平的 LDL-C 基础上，Lp（a）≥ 50mg/dl 的受试者心血管事件风险仍然呈线性增长。

目前针对 Lp（a）的干预性研究尚在进行中，我们非常期待相关证据来支持直接降低 Lp（a）能有心血管事件风险下降的获益。

三、高血压

（一）高血压的流行病学

CVD 是全球第一大死亡原因，每年导致 1 750 多万人死亡，占慢性病死亡人数的 46%，其中高血压并发症死亡 940 万人，是影响全球疾病负担的首要危险因素。我国每年因 CVD 死亡近 400 万人，CVD 死亡占总死亡人数的 40% 以上、位居慢性病死因首位，50%~75% 脑卒中、40%~50% 心肌梗死的发生与血压升高有关。

高血压的患病率有地域、种族、年龄的差别，各国情况也不尽相同。总体上发达国家高于发展中国家。非洲裔美国人约为美国白种人的 2 倍。高血压患病率、发病率及血压水平随年龄增加而升高，高血压在老年人中较为常见，尤其收缩期性高血压。

近 50 年来，我国人群高血压患病率呈升高趋势，患病率的分布情况发生了一些变化，从过去的北方高于南方、城市高于农村变成了南北方差异不明显、城乡差异逐渐缩小的现状，大中型城市和经济快速发展地区为高血压“热点”地区。但男性的患病率仍高于女性,并且随着年龄的增加,高血压的患病率也越来越高。

在 1958—1959 年、1979—1980 年、1991 年、2002 年进行的全国范围内的高血压抽样调查发现,≥15 岁居民高血压的粗患病率分别为 5.1%、7.7%、13.6% 和 17.6%,总体呈上升趋势。中国高血压调查(China Hypertension Survey,CHS,2012—2015 年)发现,2012—2015 年中国≥18 岁居民高血压粗患病率为 27.9%,加权率为 23.2%,估计中国成人高血压患病人数为 2.45 亿人。血压正常高值粗检出率为 39.1%,加权率为 41.3%,估计全国有血压正常高值人数 4.35 亿人。

2018 年,中国疾病预防控制中心慢性非传染性疾病预防控制中心负责组织中国慢性病与危险因素监测,在全国 31 个省、自治区、直辖市的 298 个县(区),采用多阶段分层整群随机抽样方法抽取的 179 873 名≥18 岁常住居民的调查显示,高血压患病率为 27.5%。

中国健康与营养调查(China Health and Nutrition Survey,CHNS,1991—2015 年)项目对 12 952 名年龄>18 岁中国成人前瞻性队列调查显示,高血压年龄标化发病率从 1993—1997 年的 40.8/1 000 人年增长至 2011—2015 年的 48.6/1 000 人年。1991—2011 年,CHNS 在中国 8 个省级行政区域(1997 年增至 9 个省级行政区域,2011 年增至 12 个省级行政区域)对≥18 岁成人进行了 8 次横断面调查。结果显示,血压正常高值年龄标化检出率从 1991 年的 23.9% 增加到 2011 年的 33.6%。

CHNS 研究发现,中国≥18 岁成人高血压知晓率、治疗率和控制率(加权率)总体上随年龄增长而升高,治疗控制率先升高后降低。2015 年,中国≥18 岁成人高血压知晓率、治疗率和控制率分别为 51.6%、45.8% 和 16.8%,与既往调查相比,均有明显提高。

2005—2010 年对 12 497 名成人随访 5 年发现,在调整其他危险因素后,男性饮酒者发生高血压的风险是不饮酒者的 1.236 倍,女性是 1.409 倍。

2007—2010 年全国 8 个省调查、2011—2012 年全国 28 个省(自治区、直辖市)横断面研究及中国健康与养老追踪调查(CHARLS)均提示,空气污染可导致高血压危险增加。

2021 年发表在 *New England Journal of Medicine* 杂志上的一项针对中国 60~80 岁的老年高血压患者降压靶目标的干预策略的多中心随机对照研究(STEP),有 8 511 人入组,其中 4 243 名患者被随机分组至强化降压组(收缩压靶目标为 110~<130mmHg),4 268 名患者至标准降压组(130~<150mmHg)。随访时间中位数为 3.34 年,随访期间,强化降压组平均收缩压为 126.7mmHg,标准降压组平均收缩压为 135.9mmHg,组间差 9.2mmHg。强化治疗组 4 243 例患者中有 147 例(3.5%)发生了主要结局事件,而标准治疗组 4 268 例患者中有 196 例(4.6%)发生了主要结局事件[相对危险度(*RR*)=0.74]。强化治疗组的主要结局事件发生率明显低于标准治疗组,绝对差异为 1.1%。与标准降压组相比,强化降压可使主要心血管复合结局风险降低 26%,急性冠脉综合征风险降低 33%,脑卒中风险降低 33%,急性非代偿性心力衰竭风险降低 73%,且强化降压不增加患者肾脏损伤风险等严重不良事件风险。

高钠、低钾膳食是我国人群重要的高血压发病危险因素;超重和肥胖成为我国高血压患病率增长的又一重要危险因素。同时,高血压危险因素,如吸烟、过量饮酒、高脂食物摄入、活动不足及总胆固醇水平升高等在人群中普遍存在,成为高血压、心肌梗死和脑卒中等心脑血管疾病的潜在威胁。

（二）高血压的发病机制

继发性高血压的病因和发病机制较为明确，而原发性高血压的病因和发病机制虽有不少假设得到实验室和临床的支持，但至今未明。参与血压调节的机制很多，有中枢神经和周围反射的整合作用，有肾脏作用，有神经活性因子的作用，还有体液和血管因素的影响，因此，血压水平的维持是一个复杂的过程。目前认为，原发性高血压是在一定的遗传易感性基础上多种环境因素综合作用的结果。

1. 遗传　高血压有较明显的家族集聚性，约 60% 高血压患者有高血压家族史。关于高血压的致病基因定位，除目前已知的十多种单基因性高血压以外，原发性高血压的“疾病相关基因”几乎分布在所有染色体上，但这些基因对原发性高血压发生的贡献度尚不确定。虽然动物实验筛选出遗传性高血压大鼠株，但至今尚不能肯定其高血压的致病基因。

2. 交感神经系统活性亢进　神经系统可根据人体需要和环境刺激对心血管功能包括血压进行快速精确调节，对长期的血压水平也有慢性影响。交感神经系统及其相关的神经体液因子通过对周围血管和心脏的影响，对高血压的发生、发展起着重要作用。交感神经过度激活是高血压发生和维持的关键因素，抑制交感神经的过度激活被认为是治疗难治性高血压及其相关并发症的一个重要靶点。

3. RAAS 激活　肾球囊细胞分泌的肾素可将肝脏合成的血管紧张素原转变为血管紧张素（angiotensin）Ⅰ（Ang Ⅰ），经肺、肾等组织时在血管紧张素转换酶（ACE）的活化作用下转化成血管紧张素Ⅱ（Ang Ⅱ），在血管紧张素酶 A 作用下脱去天冬氨酸转化成血管紧张素Ⅲ（Ang Ⅲ）。Ang Ⅱ也可经非 ACE 的途径由 Ang Ⅰ转化成 Ang Ⅱ。Ang Ⅱ是最重要的活性成分，通过和Ⅰ型受体结合，促使血管收缩，醛固酮分泌增加，水钠潴留，增加交感神经活力，最终导致血压上升。RAAS 的过度激活导致高血压的产生。Ang Ⅱ、醛固酮等还是组织生长的刺激因素，在高血压的发生发展、靶器官组织重构、并发症等环节中都有重要作用。

4. 胰岛素抵抗　胰岛素抵抗是指胰岛素促进葡萄糖摄取和利用效率下降，机体代偿性分泌过多胰岛素产生高胰岛素血症，以维持血糖稳定。约 50% 原发性高血压患者中存在胰岛素抵抗。近年来认为，胰岛素抵抗是 2 型糖尿病和部分高血压发生与发展的共同病理生理基础。

胰岛素抵抗血压升高的机制可能是胰岛素水平升高影响 Na^+-K^+ ATP 酶与其他离子泵促使胞内钠、钙浓度升高，并使交感神经活性上升，促进肾小管水、钠重吸收，提高血压对盐的敏感性，以及减少内皮细胞产生 NO，刺激生长因子及增加内皮素分泌等。

5. 钠过多　人群的血压水平及高血压患病率与钠平均摄入量呈正相关，与钾盐摄入量呈负相关，而膳食钠 / 钾比值与高血压的相关性更强。高钠、低钾膳食是我国多数高血压患者发病的主要危险因素之一。体内钠过多除与摄入有关外，肾脏排钠障碍也是重要原因。高血压患者在血压升高时肾脏不能排出体内多余的钠和水分，致使血压持续上升。

6. 其他　长期精神紧张、过量饮酒、缺少运动、吸烟和睡眠呼吸暂停也易患高血压。我国高血压患者存在高同型半胱氨酸、低叶酸现象，叶酸代谢中一种关键的调节酶亚甲基四氢叶酸还原酶（MTHFR）基因的 677TT 基因型在中国人群中频率高于其他国家人群，上述因素在血压增高的同时可能会增加脑卒中发生的风险。

（三）高血压的诊断和鉴别诊断

血压测量一般取坐位测量3次血压，每次测量与上一次测量间隔1~2min，计算3次血压测量值的平均值；应测量双侧上臂血压，如果双侧上臂血压水平不同，以较高一侧上臂血压记录为本次血压水平。

家庭自测血压有重复性的特点，在评估血压水平、日间及昼夜变化和指导抗高血压治疗上已成为诊室血压的重要补充，近年为世界卫生组织所推荐。一般使用符合国际标准的上臂式全自动或半自动电子血压计，在固定时段测量血压。家庭自测血压的高血压标准为135/85mmHg。

原发性高血压的诊断应包括以下内容：①确诊高血压，即血压是否确实高于正常；②除外症状性高血压；③评估患者出现心血管事件的危险程度。

对突然发生明显高血压（尤其是青年人），高血压时伴有心悸、多汗、乏力或其他一些原发性高血压不常见的症状，上下肢血压明显不一致，腹部、腰部有血管杂音的患者应考虑继发性高血压的可能性，需做进一步的检查以资鉴别。

引起继发性高血压的常见原因有：

1. 肾脏疾病 90%以上的慢性肾脏病（CKD）患者在整个病程中出现高血压，称为肾性高血压。具体包括：①肾实质性病变，如急性和慢性肾小球肾炎、慢性肾盂肾炎、先天性肾脏病变（多囊肾）、肾肿瘤、继发性肾脏病变（各种结缔组织疾病、糖尿病性肾脏病变、肾淀粉样变）等；②肾血管病变，如肾动脉狭窄（RAS）和肾静脉狭窄阻塞（先天性畸形、动脉粥样硬化、肾蒂扭转等）；③肾周围病变，如炎症、脓肿、肿瘤、创伤、出血等。

2. 内分泌疾病 肾上腺皮质疾病包括库欣综合征、原发性醛固酮增多症、伴有高血压的肾上腺性变态综合征，肾上腺髓质疾病如嗜铬细胞瘤、肾上腺外的嗜铬细胞肿瘤都能引起高血压。其他内分泌性疾病引起的高血压包括腺垂体功能亢进（肢端肥大症）、甲状腺功能亢进或减退、甲状旁腺功能亢进（高血钙）、类癌和绝经期综合征等。

3. 血管病变 一些血管病变可引起高血压，如先天性主动脉缩窄可引起上肢血压升高、下肢无脉或脉搏减弱；而多发性大动脉炎则视累及的部位而定，如累及肾动脉可表现为肾性高血压等。

4. 使用导致血压增高的各种药物 包括：①激素类；②麻醉剂与毒品；③影响交感神经系统的药物；④抗抑郁药；⑤其他，包括非甾体抗炎药（NSAIDs，如COX2抑制剂、布洛芬）、中草药中的麻黄及甘草等。

5. 阻塞型睡眠呼吸暂停低通气综合征（OSAS） 与高血压密切相关，不仅可作为血压正常个体将来发生高血压的预测因子，也是难治性高血压的常见原因。

6. 颅脑疾病 颅内肿瘤、脑炎、颅脑创伤等引起颅内压增高者，亦可引起高血压。

（四）原发性高血压的危险分层

高血压患者的心血管综合风险分层，有利于确定启动抗高血压治疗的时机，优化抗高血压治疗方案，确立更合适的血压控制目标和进行患者的综合管理。《中国高血压防治指南（2018年修订版）》将高血压患者按心血管风险水平分为低危、中危、中/高危、高危和很高危5个层次（表4-1-1）。

表 4-1-1 《中国高血压防治指南(2018 年修订版)》对高血压患者的危险分层

其他危险因素和疾病史	血压			
	SBP 130~139mmHg 或 DBP 85~89mmHg	SBP 140~159mmHg 或 DBP 90~99mmHg	SBP 160~179mmHg 或 DBP 100~109mmHg	SBP ≥ 180mmHg 或 DBP ≥ 110mmHg
Ⅰ 无其他危险因素		低危	中危	高危
Ⅱ 1~2 个危险因素	低危	中危	中 / 高危	很高危
Ⅲ ≥3 个危险因素、靶器官损害、慢性肾脏病 3 期或无并发症的糖尿病	中 / 高危	高危	高危	很高危
Ⅳ 临床并发症，慢性肾脏病 ≥4 期，或有并发症的糖尿病	高危	很高危	很高危	很高危

注：对于高血压明确诊断后 10 年内发生主要心血管疾病事件危险的可能性，低危组<15%；15% ≤ 中危组<20%；20% ≤ 高危组<30%；很高危组 ≥ 30%。SBP，收缩压；DBP，舒张压。

(五) 原发性高血压的治疗

1. 治疗目的和疗效指标　近年来的大样本临床试验结果显示，将高血压患者的血压控制在合适的水平(140/90mmHg 或以下)且长期维持，可以减少心脑血管事件及其相关死亡。因此，心脑血管事件(心肌梗死、脑卒中及 CVD 死亡，也称“硬终点”)的发生率是评价抗高血压治疗有效性的主要指标。

2. 改善生活方式　适用于所有高血压患者(包括正常高值血压)，应贯彻于高血压防治的全过程。主要措施包括：减少钠盐摄入(推荐每日食盐摄入量应少于 6g)，增加钾摄入；合理膳食、平衡膳食；控制体重(包括控制能量摄入和增加体力活动，重度肥胖者应在医师指导下减肥)；戒烟、避免被动吸烟；不饮或限制饮酒；适当运动；减轻精神压力，保持心态平衡。

3. 抗高血压药治疗

(1)常用抗高血压药：目前常用的一线抗高血压药有 5 类，即钙通道阻滞药(CCB)、血管紧张素转换酶抑制药(ACEI)、血管紧张素Ⅱ受体阻滞药(ARB)、利尿药和 β 受体拮抗药。二线抗高血压药尚有肾素抑制药、α 受体拮抗药、中枢交感神经激动剂、节后交感神经抑制剂，以及直接血管扩张药等。

(2)药物治疗指征：对于慢性高血压患者，抗高血压药治疗是控制血压、减少靶器官损害和预防心血管事件的重要手段。在开始药物治疗前，首先要对临床发现血压升高者进行正确诊断和评估，包括：①血压升高的持续时间及其升高程度；②排除继发性高血压；③确定有无靶器官损害及其程度；④识别有无影响高血压患者发生远期心、脑、肾等事件的其他危险因素及疾病存在。据此，对高血压患者的心血管事件风险做出全面评估(危险分层)。

目前认为，高血压患者药物治疗的启动与否，应根据患者的心血管事件风险高低，结合其血压水平(而不是仅凭患者的血压)来决定。主张：①对于合并 CVD、CKD、糖尿病或高同型半胱氨酸血症的 1 级高血压[血压(140~159)/(90~99)mmHg]患者，应在确诊后立即启动药物治疗；②对于 2 级高血压(血压 ≥ 160/100mmHg)患者，均应立即启动药物治疗；③对于不合并 CVD、CKD、糖尿病和高同型半胱氨酸血症的低至中危的 1 级高血压患者，如果生活方式干预 3~6 个月后血压仍未得到良好控制，应启动药物治疗。

(3)目标血压：根据现有临床试验的证据，虽然高血压的血管损伤是泛血管范围，但不同靶器官损伤时的降压目标值有所差异，甚至差异很大。无靶器官损伤且心血管患病风险低危者，目标血压在 140/90mmHg 以下，如可耐受，最好降至 130/80mmHg 以下；伴有糖尿病或蛋白尿的高危患者的降压靶目标定为 130/80mmHg 以下[《改善全球预后(KDIGO)CKD评估与管理临床实践指南》建议，合并 CKD 时将收缩压降至 120mmHg 以下]；80 岁以上的老年人收缩压目标为 150/90mmHg 以下，如能耐受，可以进一步降低。高血压急症病情下的降压目标值见本书相关章节。整体上，提高高血压患者的血压达标率是降低高血压人群心血管事件发生率的最主要途径；在个体治疗方案的制订上，应结合患者的具体病情和对抗高血压治疗的耐受性进行调整。

(4)抗高血压药的选择原则：大量临床随机对照试验的结果表明，抗高血压治疗的主要得益来自降压本身，目前常用的一线抗高血压药都能有效地降低血压和减少心血管事件发生，因此，都能作为抗高血压治疗的初始用药和维持用药(单用或联合)。经治医师应结合高血压患者的病史、年龄、病理生理特点、伴随的其他危险因素、靶器官损害、合并其他临床疾病(尤其代谢异常)的情况，选择具体的抗高血压药及起始剂量。

(5)联合用药问题：高血压联合用药的益处如下。①提高抗高血压疗效：联合用药可以同时干预数种机制，增强抗高血压效果。不同抗高血压药的作用达峰和持续时间不同，联合用药可以起到 24h 平稳降压的作用，包括降低清晨高血压、夜间高血压。②合理使用不同种类抗高血压药的联合，可以减少或不增加与药物相关的不良反应。例如，ARB 与噻嗪类利尿药联用可以减少低血钾的发生；β 受体拮抗药与二氢吡啶类 CCB 联用可以减少心动过速；ACEI 或 ARB 与 CCB 联用可以减少下肢水肿等。其结果可能有利于提高患者对长期抗高血压治疗的依从性，进一步达到保护靶器官免受损害和减少心血管事件的作用。近年来的临床试验结果显示，联合用药可以提高高血压患者血压控制的达标率。

在合理选择联合用药的基础上，固定剂量复方制剂的抗高血压有效性和安全性在临床试验和临床实践中经过考验，逐渐得到认可。由于服用方便，患者服药依从性提高，血压达标率也得以提高，最终达到减少心血管事件的目的。

4. 高血压的介入治疗　经导管肾交感神经消融术(RDN)是指经导管采用射频、超声或冷冻方式，透过肾动脉壁，对肾动脉外膜外侧走行的交感神经进行消融，破坏肾交感神经，降低肾交感神经活性，进一步达到降低全身交感神经活性的目的。2009 年，Krum 首次将 RDN 用于临床，开启了抑制交感神经活性的非药物时代。作为一项尚处在研究中的技术，其适应证在探索中不断扩展，目前该技术临床主要应用于顽固性高血压的治疗，对 2 型糖尿病、胰岛素抵抗、心律失常、心力衰竭、慢性肾功能不全的治疗亦有阳性报道，但仅限于临床研究。现有研究显示，该技术安全性良好，除操作相关并发症外，未观察到包括新发动脉粥样硬化在内的、消融本身相关的血管及肾脏并发症。

(六) 继发性高血压的治疗

继发性高血压的治疗，主要针对其原发病。有关肾血管性高血压的介入治疗，目前认为应结合患者的病因、解剖和病理生理与临床病情综合评估,血运重建的指征包括:①肾动脉直径狭窄至少 50%,直径狭窄 > 70% 是比较可靠的解剖学指征;②具有确切的临床证据支持肾动脉狭窄与高血压、肾功能损害存在着因果关系。介入治疗已较外科手术血运重建更多选用,首选球囊扩张术,除非患者存在动脉瘤、动脉夹层等情况才考虑支架植入。近期的一项随机临床试验结果显示,对于粥样硬化所致 RAS 的老年患者,药物治疗在血压控制率和心血管死亡发生率方面与血运重建的效果相似,提示并非所有 RAS 患者均需要血运重建。

对于嗜铬细胞瘤的治疗是切除肿瘤。

对于醛固酮瘤及原发性肾上腺皮质增生症患者,首选手术治疗,建议通过腹腔镜将患侧肾上腺全切,术前给予醛固酮受体拮抗剂(如螺内酯和依普利酮);如患者不愿手术或不能手术,则可予药物治疗。近年来,国外已有一些小样本的研究报道了经皮选择性肾上腺动脉栓塞(SAAE)治疗醛固酮瘤的可行性,其通过直接选择性毁坏病变的肾上腺阻断醛固酮的产生,提供了一种新的有效的治疗方法。我国多家医院也逐渐开展此类微创手术。与传统的外科切除及经腹腔镜切除相比,具有微创、不需要全身麻醉和硬膜外麻醉、对血流动力学影响小、操作时间和术后住院时间短等优点,有望成为一种有效的醛固酮瘤微创介入治疗手段。对于双侧特发性醛固酮增多症(IHA)与糖皮质激素可抑制性醛固酮增多症(GRA)患者,首选药物治疗,给予上述醛固酮受体拮抗剂治疗。

对于单纯性主动脉缩窄,尽早解除主动脉狭窄是主要治疗方法,采用传统手术切除主动脉缩窄段或介入球囊扩张、支架植入术。

睡眠呼吸暂停综合征合并高血压的治疗包括:肥胖者减轻体重;使用持续气道正压通气改善患者夜间呼吸暂停和低通气;开展上呼吸道手术或使用口腔矫正器解除气道梗阻,进而治愈或改善间歇性低氧血症。

(七) 高血压的预防

1. 胸怀开阔,精神乐观,注意劳逸结合,积极参加文体活动,脑力劳动者坚持做一定的体力活动等,有利于维持神经内分泌系统的正常功能;不吸烟、不饮酒,控制进食中的钠盐量,避免发胖等都对预防本病有积极意义。

2. 开展高血压知识的普及教育,在公共场所提供免费的血压测量设备,以早期和及时发现血压增高。

3. 鼓励个人和集体定期体检(尤其有原发性高血压或心脑血管疾病家族史者)测量血压。

四、血糖控制与泛血管疾病

葡萄糖作为机体细胞的主要供能物质,随血液经血管系统进行全身循环,以满足每一个机体细胞的需要。自然状况下,葡萄糖由消化系统摄入,经门脉系统进入肝脏,再由肝静脉进入体循环供脑、肌肉等全身各处细胞利用。在胰岛素等一系列内分泌激素的作用下,机体各组织细胞协同参与血糖的调节,使其稳定在 3.9~6.1mmol/L 的范围内。

高血糖和低血糖都会导致机体的损伤,首当其冲的是作为其载体的泛血管系统。一般以血糖升高最为常见,根据血糖升高的程度不同,分别归类于糖尿病前期或糖尿病。近年我国糖尿病患病率显著增加,成人 12.4% 患有糖尿病,38.1% 为糖尿病前期,知晓率、治疗率和控制率总体仍处于较低水平。同时,超重和肥胖率高及不良生活方式等因素将不断加重我国糖尿病及其并发症的疾病负担。血糖引起的血管损伤是慢性过程，可造成各个靶器官损伤，引起糖尿病血管并发症。

糖尿病导致的血管病变分为大血管病变和微血管病变两种类型。心脑血管、周围血管等大中血管主要发生动脉粥样硬化性病变，导致冠状动脉粥样硬化 - 心肌梗死的冠心病、脑血管意外导致的脑卒中、下肢血管狭窄导致的足部坏疽等；相对于正常人来说，糖尿病患者更易发生 ASCVD，甚至比高脂血症患者更早、更快，预后更差。糖尿病视网膜病变、糖尿病肾病、糖尿病神经病变则属于微血管病变，也是糖尿病特有的并发症，表现为微血管功能障碍后的相关组织器官受损，分别是成人致盲、终末期肾病和非创伤性截肢的重要原因。同时，糖尿病患者也多合并高血压和脂类代谢异常。因此，预防糖尿病发生，或对糖尿病合理控制，是泛血管疾病综合防治中的重要一环。

(一) 糖尿病血管病变的损伤机制

血管内皮细胞或平滑肌细胞可感知血管内血液成分的物理、化学变化，发生一定程度的生理性调节（如动脉压力反射、肾脏管球反馈，组胺或儿茶酚胺类血管活性物质）或病理性重塑。糖尿病多伴随一系列血液代谢组分的紊乱，例如高脂血症、氧化应激产物和糖基化产物增多等，同时更易合并高血压等疾病，导致血管结构和功能的变化，发生持续的病理性重塑。其主要病理生理机制涉及：线粒体代谢异常导致的过氧化物产生增多，引发内皮细胞炎症因子合成和释放增加，炎症细胞趋化和浸润；胰岛素抵抗和高胰岛素血症导致的血管内膜增殖性病变，促进动脉粥样硬化的形成；作为调节内皮细胞蛋白表达的非编码 RNA 异常，使得内皮细胞正常功能受损而加剧血管病变；在上述病变的基础上，血管系统处于易栓和高凝状态，更易发生血管栓塞；血管内皮细胞的记忆效应，体现在高血糖后内皮细胞内如 p53、SIRT-1 等蛋白修饰的持续改变。

因此可以看出，糖尿病患者的血糖升高并不是造成血管损伤的唯一因素，在控制血糖的同时，也应控制病理生理过程的血管损伤因素，才能有效地防治血管并发症。糖尿病作为血糖这一代谢物升高的疾病，具有很大异质性，其血管并发症的易感程度也具有个体差异。瑞典科学家在新诊断糖尿病患者中发现，不同糖尿病亚群具有不同的临床特征和发生糖尿病并发症的风险。例如，以 B 细胞损伤为主的糖尿病患者亚组患视网膜（微血管）病变的风险最高；而以胰岛素抵抗为主的亚组更容易患上糖尿病肾病（微血管）和心血管（大血管）疾病，但是此亚组患者的血糖控制较以 B 细胞损伤为主的亚组更好。如何改进临床决策以降低泛血管的靶器官损害，成为糖尿病管理的重要问题。

(二) 血管病变导致的靶器官损伤

大血管病变是糖尿病致死的主要因素，多项研究已证实心血管结局与胰岛素抵抗显著相关。胰岛素抵抗多伴有肥胖（尤其是腹型肥胖）、高血压、脂代谢紊乱、内皮功能障碍等心血管危险因素，更易进展为 ASCVD。

糖尿病显著增加冠心病的发病风险：在既往没有心肌梗死病史的患者中，糖尿病患者与非糖尿病患者在 7 年时发生心肌梗死的风险分别为 20.2% 和 3.5%；在有心肌梗死病史的患者中，糖尿病患者和非糖尿病患者的 7 年再发心肌梗死风险分别为 45.0% 和 18.8%；由此可以看出，糖尿病患者 7 年发生心肌梗死的风险与既往有心肌梗死的非糖尿病患者发生心肌梗死的风险相当，这表明糖尿病可被视为冠心病的等危症。丹麦一项研究表明，糖尿病会增加患冠心病的风险，但在 5 年随访期间并未达到风险等效的程度：糖尿病男性患心肌梗死的风险比（*HR*）为 2.30，稍低于有既往心肌梗死病史的非糖尿病患者的风险（*HR*=3.97）。同时患有糖尿病对冠心病的治疗也有负面影响：在评估对 STEMI 患者进行的经皮冠状动脉介入治疗时，与非糖尿病患者相比，糖尿病患者靶血管病变血运重建、心肌梗死复发和全因死亡率的 3 年风险更高；对心肌梗死后接受药物洗脱支架治疗的患者的分析表明，糖尿病患者更易发生支架血栓形成；支架植入术后 1 年，糖尿病患者发生支架内血栓形成的可能性是非糖尿病患者的 1.8 倍。

糖尿病还会增加脑卒中的风险：在一项包含 102 项前瞻性研究的荟萃分析中，与非糖尿病相比，糖尿病患者发生缺血性脑卒中的风险高 2.3 倍，发生出血性脑卒中的风险高 1.6 倍，空腹血糖受损的患者在急性脑卒中后也表现出较差的功能结果和较低的出院率。糖尿病也增加脑卒中的复发：荷兰 TIA 试验研究了发生过轻微缺血性脑卒中或短暂性脑缺血发作的患者，发现与非糖尿病受试者相比，糖尿病患者发生非致命性脑卒中的风险高 2.10 倍。

PAD 也是糖尿病患者常见的大血管并发症。德国踝臂指数流行病学试验（GETABI）研究表明，在 65 岁或以上的患者中，糖尿病患者的 PAD 发生率增加了 2 倍，间歇性跛行的风险增加了 2.5 倍。在诊断为 PAD 的患者中，发生缺血性溃疡的风险在 10 年内增加了 20% 以上，而糖尿病患者发生缺血性溃疡的风险增加了 3 倍。

血糖在诸如肾脏、神经、视网膜、肌肉等各种组织中，为其微血管系统供养其内体细胞，以维持正常的形态和功能。糖尿病时，微血管单元异常导致功能紊乱，随着损伤加重，发生内皮屏障通透性增加、血管周细胞凋亡、毛细血管减少或异常新生，导致各器官特异性的功能损伤，例如视网膜损伤视野缺损、肾功能不全、交感神经过度激活等神经病变、肌少症的发生，以及周围组织中的血管周围脂肪炎症。

在微血管病变中，我们对糖尿病视网膜病变的理解最为深入，因其可通过眼底照相或荧光血管造影、OCT 等检查技术，对其进行客观定性和分级；因此，也可客观观察到控制血糖、血压等危险因素所带来的眼底微血管获益。大脑微血管病变引起部位和功能的个体差异较大，且缺乏有效的活体检测手段而研究较少，而集中于对糖尿病患者的脑部微血管病变与认知功能障碍的相关性研究；部分研究证实，在微梗死或血管性痴呆发生之前，糖尿病或胰岛素抵抗综合征就已导致脑部微循环异常。糖尿病周围神经病变也与微血管功能异常紧密相关，可能为神经滋养血管功能异常所导致的周围神经缺血性损伤；外周活检发现，内皮基底膜增厚、血管神经屏障损伤在周围神经病变发生过程中起到关键作用。50 年前，人们就发现糖尿病患者的骨骼肌中微血管基底膜显著增厚，且与糖尿病病程、血糖控制不佳等因素相关；胰岛素可增加骨骼肌中微血管的血流，然而糖尿病患者中肌肉组织的旁分泌因子导致胰岛素抵抗，可导致微循环障碍——抑制胰岛素的 NO 依赖的微血管调节作用，而运动可促进骨骼肌的微循环恢复正常。糖尿病患者心脏组织的微血管功能异常出现在大血管病变发生之前，内皮功能异常、血管胰岛素抵抗、内皮细胞 NO 合成减少共同促成的心肌组织微血管病变，且在合并蛋白尿的患者中更为显著；心脏组织微血管病变也造成了介入治疗后无复流现象的发生，心脏组织微循环障碍与空腹血糖和糖化血红蛋白水平具有显著相关性。微血管病变的另一显著表现为糖尿病肾病，疾病早期表现为肾小球基底膜增厚，其后肾小球和肾小管周围毛细血管稀疏、周细胞减少、管周纤维化等共同促进了糖尿病患者微量蛋白尿的发生和肾功能的降低。

如上所述，在糖尿病、糖尿病前期甚至血糖正常但存在胰岛素抵抗的人群中，多种组织器官均可发生微血管功能障碍。目前尚未发现对各组织微血管病变的修复机制，因此难以形成有效的干预措施以同时对心、脑、肾等微血管功能发挥保护作用。值得通过我们的泛血管研究以进行有效探索，主要针对神经血管单元（视网膜和大脑）、血管周围脂肪组织（骨骼肌、心肌）、肾小球内皮和足细胞（肾脏）等微血管功能障碍的最初起病因素进行研究。

（三）血糖管理中的泛血管保护治疗

目前，2 型糖尿病的治疗的短期目标是控制血糖达标，以实现降低糖尿病并发症风险的长期目标，从而提高生活质量，延长寿命。自有糖尿病管理概念以来，权威指南指导临床医师严格控制糖尿病患者的血糖水平以实现长期目标。在 20 世纪 90 年代，美国食品药品监督管理局（FDA）开始批准旨在将糖化血红蛋白（HbA1c）水平控制在目标范围内的降糖药物。当时认为，通过 HbA1c 达标，可降低血管等部位并发症风险。英国糖尿病研究（UKPDS）结果显示，在 2 型糖尿病患者中，相较于常规治疗组（HbA1c 7.9%），强化降糖治疗组（HbA1c 7.0%）显著降低糖尿病视网膜病变、糖尿病肾脏病变发生率；但未见心肌梗死、脑卒中等大血管并发症的显著减少。在干预研究结束后的 10 年随访研究中发现，虽然干预结束后的第一年，两组的 HbA1c 就开始趋同，但接受过强化降糖治疗的患者微血管病变发生率仍显著降低，甚至大血管并发症如心肌梗死、全因死亡也显著减少。糖尿病控制及并发症研究（DCCT）和 UKPDS 的系列研究表明，强化控制血糖能够显著改善糖尿病微血管并发症；并且早期严格控制血糖，通过代谢记忆作用实现远期大血管并发症的获益。两项研究为糖尿病患者血糖控制目标，即 HbA1c<7.0%，提供了有力的循证医学证据。2007 年美国糖尿病学会（ADA）发表的指南首次制定了糖尿病药物治疗路径，即以 HbA1c 是否达标（7.0%）作为药物治疗方案调整的重要依据。

UKPDS 结果显示，强化控制 HbA1c 于 7.0% 以内并不减少干预期间心血管疾病的发生，如果进一步将 HbA1c 控制在 6.5% 以下，甚至 6.0% 以下是否可以减少心血管疾病的发生？为此，21 世纪初开展了一系列血糖控制目标值的探索性研究，包括强化降糖目标值为 HbA1c<6.0% 的 ACCORD 研究、HbA1c ≤6.5% 的 ADVANCE 研究、HbA1c 目标值较对照组降低 1.5% 的 VADT 研究。然而，以上三项多中心大型随机对照临床试验结果均为阴性，即严格控制血糖，无论 HbA1c 的目标值为 6.5% 或 6.0%，均不能减少心血管疾病的发生风险，ACCORD 研究反而显示严格降糖可使患者病死率显著上升。但对于微血管病变，UKPDS 的亚组和 ADVANCE 研究均显示严格控制血糖（HbA1c ≤ 6.5%）蛋白尿进一步显著改善。2009 年美国 ADA 指南血糖控制目标中提到，在糖尿病病程短、预期寿命长、没有明显心血管疾病的糖尿病患者中，HbA1c 可以控制在 ≤ 6.5%。

美国国家健康与营养调查（NHANES）发现，自 2007 年以来，美国血糖控制达标（HbA1c<7%）率稳定在 50% 左右，并未有明显改变。而加拿大的队列研究发现，自 1994 年以来，糖尿病患者的心血管事件（心肌梗死、脑梗死、全因死亡）发生率持续下降，这可能与控制血糖的手段持续增加相关，相较于传统药物，新药物改善了胰岛素抵抗或氧化应激水平，从而发挥泛血管保护作用。

针对 2 型糖尿病患者的心血管试验结果，正在改变这种以血糖控制为中心的管理思路。在这些试验中，干预组和对照组的 HbA1c 降低水平相似，而不同药物对患者结果有不同的影响。长久以来，大量临床研究表明，以 HbA1c 达标为驱动的强化降糖治疗不能改善心血管结局，有些降糖药物甚至可能增加心血管疾病风险。2007 年发表的一项荟萃分析发现，罗格列酮在降糖的同时，显著增加心肌梗死和心血管死亡的发生。这也促成了美国 FDA 于 2008 年要求对新研发的降糖药物进行心血管风险评估（CVOT）。2015 年，首款钠 - 葡萄糖协同转运蛋白 2（SGLT2）抑制药（SGLT2i）恩格列净的 CVOT 结果（EMPA-REG 研究）公布，结果显示在心血管高危的糖尿病患者中使用恩格列净，可发挥大血管保护作用，显著降低主要心血管终点事件——心血管死亡、非致死性心肌梗死、非致死性脑卒中。这一惊喜再一次深刻改变了我们对糖尿病的认识，其后涌现了达格列净、卡格列净、索格列净等一系列 SGLT2i 的随机、双盲、对照 CVOT 结局研究——DECLARE、CANVAS、SOLOIST-WHF 均以优效性达到 CVOT 终点。同时，该类药物也具有显著的肾脏微血管保护作用，并进一步扩大到非糖尿病领域，DAPA-CKD、CREDENCE 研究显示无论对于糖尿病还是非糖尿病患者，SGLT2i 均有肾脏保护作用。针对心力衰竭的 DAPA-HF、EMPEROR-Reduced、CHIEF-HF 研究推动 SGLT2i 写入心力衰竭管理指南。上述研究本身和二次分析结果，都证明 SGLT2i 对靶器官的保护作用并不依赖血糖降低水平。

胰高糖素样肽 -1 受体激动剂（GLP-1RA）类药物的 CVOT 结果相继发表，利拉鲁肽的 LEADER 研究、度拉糖肽的 REWIND 研究、司美格鲁肽的 SUSTAIN 6 研究均显示这类药物的心血管保护作用，同时也显示肾脏保护作用。

以上大量循证医学证据表明，SGLT2i 和 GLP-1RA 在心血管疾病及高危人群中具有显著的心肾保护作用。因此，SGLT2i 和 GLP-1RA 这两大类药物被欧洲糖尿病研究学会（EASD）、ESC、美国 ADA 的 2019 年指南重点推荐。中国糖尿病学会的 2020 年指南也重点推荐，即无论 HbA1c 是否达标，优先考虑靶器官保护，对于合并心血管疾病或高危因素的糖尿病患者首先联合使用 SGLT2i 或 GLP-1RA。因此，糖尿病领域也在逐渐改变其对替代标志物（HbA1c）的历史依赖，转向评估心脏病和病死率等结果的研究，以确定实现糖尿病治疗目标的药物。

美国 FDA 并未要求评估药物上市后的微血管事件发生，因为以往的观点认为 HbA1c 的控制必然减低微血管并发症的发生。但司美格鲁肽的结局研究发现其降低主要心血管事件和肾脏并发症发生的同时，显著增加了视网膜病变的发生；利拉鲁肽虽未显著增加视网膜病变的发生，但有增加的趋势（HR=1.15，95%CI 0.87~1.52）。这些结果提示，糖尿病药物的开发和上市后研究过程中都应重视泛血管病变的评估，而不仅限于主要心血管不良事件的监测。

（四）内皮细胞功能保护在糖尿病管理的重要作用

糖尿病微血管和大血管并发症大多以内皮细胞功能障碍为开端，血管内皮糖萼（EG）是覆盖在内皮细胞顶端并延伸到血管腔中的多糖富集的结构，对于血管完整性和心血管稳态具有关键作用，其由蛋白聚糖、糖蛋白、糖脂和特别是透明质酸等糖胺聚糖（GAG）组成。这些组分在 EG 的多种功能中扮演重要角色，包括维持血液和内皮之间的空间、控制血管通透性、限制白细胞和血小板的黏附，以及通过机械感应适应流体变化。在糖尿病等高血糖状态下，高血糖可以损伤血管内皮糖萼，导致其结构和功能发生改变。血浆中如透明质酸等 EG 组成部分的水平可作为 EG 损伤的敏感标志，并已在 1 型和 2 型糖尿病患者中得到证实。

糖尿病引起的高血糖水平可以通过多种机制损害血管内皮糖萼，包括直接糖基化反应导致的糖萼结构改变，以及由氧化应激增加导致的炎症和内皮细胞功能障碍。这种损伤会减少糖萼的保护作用，使得血管更容易受到炎症和血栓形成的影响，增加了动脉粥样硬化和心血管疾病的风险。EG 的降解损伤机制尚不完全清楚，但保护 EG 的上述关键组成部分可能是预防糖尿病微血管和大血管并发症的潜在手段。

在糖尿病管理中，保护或恢复 EG 的完整性和功能成为糖尿病治疗的潜在目标。通过降低血糖、减少氧化应激和炎症反应，以及直接靶向糖萼的治疗策略，探索具有保护 EG 作用的药物，将有助于减轻糖尿病对血管的损伤，保护靶器官免受并发症的影响。

（五）血糖管理中的监测指标和低血糖危害

目前 HbA1c 作为糖尿病患者发生长期糖尿病并发症关键替代指标，被用作糖尿病管理水平的重要参考，虽然 HbA1c 反映了过去 2~3 个月的平均血糖，但不能提供有关急性血糖波动以及低血糖和高血糖急性并发症的信息。HbA1c 无法评估以小时和天为单位的血糖波动幅度及频率。此外，贫血、血红蛋白病、缺铁和妊娠等某些情况会混淆 HbA1c 测量值。

与 HbA1c 不同，使用血糖动态监测（CGM）可以直接观察患者日常血糖波动情况，这可以为即时治疗决策和 / 或生活方式改变提供参考。CGM 还提供评估葡萄糖变异性、识别低血糖和高血糖模式的能力，根据在不同偏低、正常、偏高三个血糖区间的时间范围，产生新的血糖控制指标—目标范围内时间（TIR）、高于目标范围时间（TAR）和低于目标范围时间（TBR）。这对于泛血管系统的保护具有重要意义。

Beck 等用 DCCT 研究的 7 点血糖曲线来验证使用 TIR 作为临床试验的结果测量，发现 TIR 与糖尿病视网膜病变的进展和微量白蛋白尿的发展之间的关联：TIR 每减少 10%，视网膜病变进展的危险率就会增加 64%；TIR 每降低 10%，发生微量白蛋白尿的危险率就会增加 40%。我国研究人员最近的一项研究报道了糖尿病视网膜病变和 TIR 之间的类似关联——糖尿病视网膜病变的患病率随着 TIR 的增加而降低。这些结果都是对之前以 HbA1c 指导糖尿病管理的重要补充。

低血糖症是糖尿病降糖治疗中的常见不良并发症，尤其是使用胰岛素和磺脲类药时。严重低血糖已被确定为 2 型糖尿病患者大血管事件、不良临床结果和病死率的最强预测因子之一。在大型前瞻性随机试验中，与没有低血糖的患者相比，经历过至少一次严重低血糖的患者总病死率 *HR* 在 1.67~4.28。一项针对 2 型糖尿病患者的荟萃分析支持了这一结果，并报道了心血管结局（心血管死亡、心肌梗死、脑卒中）的 *HR* 为 2.05（95%*CI* 1.74~2.42）。在 1 型糖尿病中，DCCT 等大型前瞻性研究并未证明与低血糖相关的病死率或致命性心血管疾病的风险增加，但最近的一项回顾性研究显示，在经历过至少一次严重低血糖发作的 1 型糖尿病患者中，全因死亡率的 *HR* 为 1.98（95%*CI* 1.25~3.17）。血液中的葡萄糖作为机体主要供能物质，其稳态影响着血液循环中脂类、氨基酸等其他供能物质水平，也与循环系统内血压、内皮细胞功能、炎症因子等相互作用，这些都是泛血管疾病发生、发展的重要因素。控制血糖于“合理”范围虽可有效延缓部分血管病变的发生，但“合理”的标准、控制的手段尚存在争议或巨大的提升空间，既往采用空腹血糖、餐后血糖、HbA1c 等指标评价血糖控制水平。双胍类、磺脲类、胰岛素类药治疗等作为控制血糖的有效手段，但对泛血管系统的保护作用有限，随着连续血糖监测及一系列新型降糖药物的出现，极大地补充了血糖控制的手段，也进一步降低了糖尿病患者泛血管系统并发症的发生率。一些复方制剂的出现，如二甲双胍格列吡嗪胶囊，比单药治疗具有更好的降糖效果，且安全性好，在提高患者用药依从性方面有独特优势。我们在控制血糖的同时，也应注重对患者病理生理因素的控制或纠正，而这依赖于对泛血管系统病变认识的加深，从而探索更为有效的血糖管理方式。

五、体重管理

(一) 体重及能量代谢的评估

1. 体重指数 体重指数(body mass index,BMI)是评价体型的常用指标之一。2001年,中国肥胖工作组汇集了13个大型调查数据,覆盖22个省/市的24万余成年人群,随访时间长达15年的调查分析后,提出了“中国成人体质指数分类的建议”,认为中国人BMI在18.5kg/m^{2}以下为消瘦,18.5~23.9kg/m^{2}为适宜范围,24.0~27.9kg/m^{2}为超重,≥28.0kg/m^{2}为肥胖。而当BMI≥32.5kg/m^{2}时,则属于严重肥胖。2004年中国18~69岁成人平均BMI为22.7kg/m^2,2007年增加至23.0kg/m^2,2010年增加至23.7kg/m^2,全球超重和肥胖的人数呈现出了逐年上涨的趋势。

2. 腰围 由于BMI只参考了体重和身高,没有考虑身体脂肪分布,也未能区分皮下脂肪和内脏脂肪,用BMI来诊断超重与肥胖存在一定缺陷,尤其是对部分特殊人群,如运动员、未成年人、妊娠期女性等。腰围等测量指标可以弥补BMI的缺点。

腰围是反映脂肪总量和脂肪分布的综合指标,相较于BMI,腰围能更好地预测心血管死亡风险及全因死亡率。腰围每增加1.22cm,全因死亡风险增加19%;腰围每增加1.32cm,心血管死亡风险增加33%。2004年中国18~69岁成年人平均腰围为78.4cm,2007年增加至79.1cm,2010年增加至80.2cm。

如果男性腰围≥90cm、女性腰围≥85cm,即使BMI水平正常,也被定义体重正常的腹型肥胖。

BMI≥28.0kg/m^{2}合并腰围超标者,属于典型的腹型肥胖,又称向心性肥胖,脂肪在四肢含量相对较少,主要分布在腹部和腰部,是引起疾病的罪魁祸首。

3. 腰臀比 腰臀比(腰围和臀围的比值)也是反映肥胖的重要指标,可以综合反映脂肪总量和脂肪分布。腰臀比的合理比值为男性0.85~0.90、女性0.75~0.80。而当男性腰臀比>0.90、女性>0.85时,称为腹型肥胖。

4. 腰围/身高比(腰高比) 腰围/身高比(腰高比)是指腰围和身高的比值,同样也是衡量腹部脂肪堆积的良好指标。当腰身比>0.52时,提示存在腹型肥胖,也说明今后发生2型糖尿病和心血管疾病的风险明显增加。

5. 颈围 颈部也是脂肪容易堆积的地方,颈部粗细和肥胖程度有着直接关联。一般而言,男性颈围应小于38cm,女性颈围应小于35cm,如超出这一范围,也提示存在脂肪过度堆积。

6. 体脂百分比 体脂百分比是通过生物电阻抗原理,根据电流通过的难易程度,计算体内肌肉、脂肪和水分的含量,还能测量出各个肢体的肌肉含量等。体脂百分比也是肥胖的重要评估指标,较BMI和腰围能更准确地反映机体的肥胖程度和脂肪分布情况。

成年女性正常的体脂百分比为15%~25%,男性为10%~20%。男性体脂百分比大于25%、女性大于30%属于肥胖。当女性超过50岁、男性超过55岁时,每增加5岁,体脂百分比上调2%~3%。

7. 肌肉百分比 人体肌肉量的百分比因人而异,取决于遗传、性别、运动习惯等因素。随着年龄的增加,人体内的肌肉量会随之慢慢减少,这种肌肉减少的现象称为“肌少症”。

力量训练是增加肌肉含量的最佳方法。推荐成年人每周至少进行150min的中等强度训练，或每周进行 75min 的有氧运动强度训练。对于 65 岁以上老年人，也应该在体能和条件允许的范围内，尽可能保持身体适当的活动量。

（二）体重与能量代谢异常对泛血管疾病的影响

1. 不同体重的能量代谢对全因死亡率的影响　超重和肥胖可造成全身多种疾病危害，如 2 型糖尿病、高血压、缺血性心脏病、睡眠呼吸问题、某些癌症（肝癌、肾癌、乳腺癌等）等。不同体重的能量代谢对于全因死亡率的影响呈现反 “J” 形曲线。当减重 ≥ 15% 或增重 ≥ 20% 时，成人全因死亡率升高，且该风险在减重时更明显。研究显示，当 BMI ≥ 30kg/m^2 或 BMI < 18.5kg/m^2 时，死亡率达到最高。

2. 不同体重的能量代谢对泛血管疾病的影响　在肥胖所致的众多疾病危害中，最主要的是心血管疾病，这也是危害老年人健康的主要疾病。研究发现，肥胖组与非肥胖组高血压、冠心病的发病率分别为 23.5%、11.8% 和 10.1%、2.9%。体重增加和反复体重波动将升高远期心血管代谢性疾病的风险，体重降低并成功保持则能使肥胖群体取得一定的代谢收益。

3. 超重 / 肥胖引起胰岛素抵抗的机制　脂肪组织能分泌多种脂肪细胞因子和蛋白质因子，对身体各系统和组织有重要的调节作用。肥胖者尤其是腹部肥胖者的脂肪组织增加后，更趋向于脂肪分解代谢，造成血浆游离脂肪酸（FFA）水平增高和细胞内脂质积聚。增高的 FFA 可通过多种途径引起胰岛素受体底物功能障碍，影响胰岛素介导的葡萄糖转运，导致胰岛素抵抗和糖代谢障碍。

肥胖也是一种慢性炎症状态，肥胖使体内脂肪蓄积、脂肪细胞体积增大，引起释放入血循环中的 FFA 增多和到达脂肪细胞的氧量减少，二者共同作用诱导了脂肪细胞中缺氧诱导因子（HIF-1）及下游目的基因的激活和内质网应激。由此导致了脂肪细胞的死亡和特异性的炎症反应，包括促炎症反应因子如 TNF-α、IL-6、CRP 生成和释放增多等，通过胰岛素干扰信号转导通路引起肝脏、骨骼肌及脂肪组织的胰岛素抵抗。

（三）体重的科学管理

1. 消瘦的体重管理　消瘦者需要确保每天摄取的能量保持在适宜的水平，适度增加肉类、脂肪类等含能量较高食物的摄入，避免过食或偏食。适量的运动可增加肌肉组织的重量，也可使体重逐渐上升，但不宜过度进行有氧运动，每天 30min 即可。

2. 体重正常、腹型肥胖的管理　体重正常的腹型肥胖具有一定的欺骗性和隐蔽性，这部分患者显性体重正常，但已经发生糖、脂代谢异常。一项前瞻性队列研究纳入 156 624 名绝经后女性，分析体重正常的腹型肥胖与全因死亡率的关联，结果发现即使在体重正常的个体中，由于腹部脂肪过多而导致的死亡风险也可能增加。

因此，一旦腰围超标，就要引起注意，应积极地进行干预，建议平时多吃蔬菜、粗粮等膳食纤维丰富的食物，减少肉类、甜食的摄入，避免暴饮暴食，养成规律进餐习惯。长期久坐不动、工作压力大、运动量太少是造成腹型肥胖的重要因素。可以根据自己的腰围肥胖程度，制订能够长时间坚持、宽松灵活并且适合自己的 “控制饮食 + 适量运动” 减肥法。

3. 超重 / 肥胖患者的体重管理　对于超重、肥胖者，需要进行科学减重治疗，包括饮食、运动方式调整、内科药物及外科手术治疗等。建议将 BMI 维持在 20.0~24.0kg/m^2。

饮食方面可选择多种膳食模式，包括限能量平衡膳食模式、轻断食膳食模式、高蛋白膳食模式、生酮饮食等，并根据体重、活动量、年龄、性别、应激情况进行调整。建议根据患者的具体情况，制订个体化运动处方。运动处方包括运动频率、运动强度、运动时间、运动类型等。推荐每周至少进行 150min 中等强度的有氧运动和阻抗运动。

目前在国内获准临床应用的减肥药只有奥利司他。美国 FDA 已批准 6 种减肥药，包括芬特明托吡酯、纳曲酮安非他酮、氯卡色林、奥司利他、利拉鲁肽、司美格鲁肽，可用于至少伴有一种体重相关合并症（2 型糖尿病、高血压、高血脂）的肥胖（BMI ≥ 30kg/m^2）或超重（BMI>27kg/m^2）人群。在生活方式调整的基础上或辅以药物治疗的手段应使体重下降 5%~15%，并以 10% 为宜，可以大大减少并发症的发生和改善生活质量。如果超重 / 肥胖患者合并 2 型糖尿病，应优先考虑应用具有体重改善作用的 GLP-1 受体激动剂和 SGLT-2 抑制剂。

从 20 世纪中叶至今减重手术方式经过众多专家教授的不断改进，目前的术式方案逐渐规范，治疗效果也得到证实。目前普遍被接受的减重手术方式有 4 种，包括袖状胃切除术、Roux-en-Y 胃旁路术、腹腔镜可调节性胃束带术、胆胰分流并十二指肠转位术。这几种手术方式减少胃容量、重建消化道从而改变原来机体的代谢状态，纠正代谢异常达到减重的效果。

4. 严重肥胖患者的体重管理 对于严重肥胖患者，除了生活方式干预、药物治疗外，还需要考虑代谢手术治疗。对于 BMI ≥ 32.5kg/m^2 且存在 2 型糖尿病、心血管疾病、睡眠呼吸暂停综合征等合并症，或 BMI ≥ 35.0kg/m^2 不论是否有并发症的患者，经生活方式干预和内科治疗等减重方法长期无效，且有行减重手术意愿时，经综合评估后，可考虑行减重手术。术后需加强对患者的营养教育和营养支持，并常规进行代谢和营养指标监测。

5. 肥胖相关并发症的体重管理

（1）糖胖病与代谢相关脂肪性肝病：代谢相关脂肪性肝病（metabolic associated fatty liver disease，MAFLD）全球患病率高达 25%，久坐少动等不健康生活习惯，膳食热量过高、膳食结构不合理等不健康饮食习惯，与 MAFLD 发病率不断增高密切相关。MAFLD 与糖尿病、肥胖存在共同发病风险。超重和肥胖与 MAFLD 有很强的病理学联系，并且是预测临床不良结局的关键因素之一，目前已将超重和肥胖作为诊断 MAFLD 的三大标准之一。

除了避免引起肝损伤或引起脂肪肝的药物，同时采用其他药物治疗外，对超重或肥胖的 MAFLD 患者，应该将以减轻体重为目的的生活方式治疗作为首选。鼓励和教育所有 MAFLD 患者控制饮食和增加运动，通过改变不良生活方式，减轻体重和改善胰岛素抵抗。

建议通过单纯低能量饮食或同时增加体力活动将体重减轻 7%~10% 作为生活方式干预的目标，达到目标后至少持续 12 个月强化生活方式干预，能改善肝脏酶学和组织学，减轻肝脂肪变性。低能量饮食联合中等强度的运动可能带来最佳的持续减肥效果。除了日常活动之外进行的规律有氧运动，即使并未控制饮食及不伴有体重减少，同样也可减低肝脏较多脂肪。中等量有氧运动和 / 或阻抗训练均可降低肝脏脂肪含量，患者可根据兴趣以能够长期坚持为原则选择训练方式。

（2）肥胖相关高血压：肥胖状态下，毛细血管扩张、血管壁压力增加，加速血压上升。研究表明，在一定范围内，体重和血压水平呈线性相关，每减重 10kg，血压可下降 5~20mmHg。建议将高血压患者 BMI 控制在 24kg/m^2 以下，并定期测定体脂、测量腰围。减轻体重的主要方式为限制过量饮食和增加运动量。要遵循平衡膳食的原则，强调低脂、低碳水化合物的摄入，控制高热量食物的摄入，同时增加体育锻炼，如跑步、太极拳、健美操等。减重的速度可因人而异，在 6 个月至 1 年内减轻体重为原体重的 5%~10% 为宜。对于非药物措施减重效果不理想的肥胖患者，可在医师指导下选择和使用减重药物。

(3)肥胖伴高甘油三酯血症：肥胖症患者由于胰岛素抵抗，脂肪组织 LPL 对胰岛素的反应减弱，导致极低密度脂蛋白(VLDL)降解减少，从而加重高甘油三酯血症。生活方式干预是肥胖伴高甘油三酯血症患者管理的基础。建议患者保持每周 150min 的中等强度运动或每周 75min 的高强度运动，实现减重 5%~10% 体重控制目标。当甘油三酯浓度明显升高时，需要严格限制酒精摄入，将所有脂肪摄入量限制在 ≤ 30g/d，对于重度高甘油三酯血症，需要保证脂肪热量为 30%~35% 的低饱和脂肪、高蛋白摄入以及明显限制高血糖指数食物，特别是果糖和淀粉。

(4)肥胖伴痛风：超过 50% 的痛风患者合并存在超重或肥胖，对于超重 / 肥胖合并痛风者，推荐控制个人体重低于理想体重 10%~15%。平时需要控制每日进食的总能量，避免每餐过多、过饱，使饮食总量比正常饮食低 10% 左右。将体重控制在合理范围，能有效预防痛风的发生。但减重也需要循序渐进，过快减重会导致细胞大量崩解产生尿酸，从而诱发酮症和急性痛风发作。

(5)肥胖伴骨关节炎：减重是骨关节炎管理中的重要部分，大多数膝关节和髋关节骨关节炎的临床实践指南都非常关注超重和肥胖，将减重作为治疗骨关节炎的关键。研究表明，体重增加与膝关节疼痛加重有关，对于合并超重和肥胖的骨关节炎患者，建议采用饮食和运动相结合的方法，实现体重降幅 ≥ 5% 的减重目标。

(6)肥胖伴阻塞型睡眠呼吸暂停低通气综合征：肥胖是阻塞型睡眠呼吸暂停低通气综合征最重要的可逆性危险因素，40% 肥胖人群合并阻塞型睡眠呼吸暂停低通气综合征，同时 40% 阻塞型睡眠呼吸暂停低通气综合征患者合并肥胖。长期缺氧导致大脑内控制摄食及机体代谢的中枢功能紊乱，加上患者嗜睡、活动量减少、能量消耗下降，肥胖的加重不可避免。反过来，肥胖又加重睡眠呼吸暂停，形成恶性循环。控制体重有助于打断这一恶性循环，建议保持“负平衡”饮食运动模式，确保摄入总能量低于每日消耗总能量，实现体重逐渐下降，每周减少 0.5~1.0kg。对于重度阻塞型睡眠呼吸暂停低通气综合征患者，运动尤其强调循序渐进，避免剧烈运动所致下肢关节损伤。

(7)肥胖伴多囊卵巢综合征(polycystic ovary syndrome，PCOS)：PCOS 患者中 50%~70% 属于肥胖体型，主要表现为脂肪向心性分布，腰臀比增加。肥胖与 PCOS 症状相互促进，形成恶性循环，因此，积极预防和治疗肥胖对于 PCOS 患者非常重要。

生活方式与体重管理是肥胖伴 PCOS 患者的基础性治疗，首先需要限制总能量摄入，将每日摄入的能量减少 500~1 000kcal(1kcal=4.19kJ)，同时减少碳水化合物摄入，并保证膳食中碳水化合物来源的多样化，包括淀粉、非淀粉多糖、低聚糖等，限制精制糖如白砂糖、红糖、蜂蜜等的摄入。建议 PCOS 患者每日摄入的脂肪供能比 ≤ 30%，并适当提高多不饱和脂肪酸的摄入比例，控制饱和脂肪酸来源的热量在 10% 以下，短期内适当增加蛋白质摄入，有助于改善胰岛素敏感性、增加肝糖原分解并减轻体重。在限制能量的基础上，联合运动可以显著改善 PCOS 患者的胰岛素抵抗，减少脂肪组织的沉积，增加肌肉组织，同时通过规律运动可以有效改善心理状态。

(8)肥胖伴冠心病和脑卒中：肥胖者是冠心病、脑卒中等心脑血管疾病的高发人群。建议超重和肥胖者可通过健康的生活方式、良好的饮食习惯、增加身体活动等措施减轻体重，从而有利于控制血压，降低冠心病、脑卒中的发生风险。

每日饮食种类应多样化，使能量和营养的摄入趋于合理；采用包括全谷、杂豆、薯类、水果、蔬菜和奶制品及总脂肪和饱和脂肪含量较低的均衡食谱，建议降低钠摄入量和增加钾摄入量，推荐的食盐摄入量 ≤ 6g/d。强调增加水果、蔬菜和各种各样奶制品的摄入，减少饱和脂肪酸和反式脂肪酸的摄入；每日总脂肪摄入量应小于总能量的 30%，反式脂肪酸摄入量不超过 2g；摄入新鲜蔬菜 400~500g；水果 200~400g；适量鱼、禽、蛋和瘦肉，平均摄入总量 120~200g；各种奶制品相当于液态奶 300g；烹调植物油 < 25g；控制添加糖（或称游离糖，即食物中添加的单体糖，如冰糖、白砂糖等）摄入，每日 < 50g，最好 < 25g。个体应选择适合自己的身体活动来降低脑卒中风险，建议老年人、脑卒中高危人群在进行最大运动负荷检测后，制订个体化运动处方进行锻炼。健康成人每周应至少有 3~4 次、每次至少持续 40min 中等或以上强度的有氧运动，推荐日常工作以静坐为主的人群每静坐 1h 站起来活动几分钟，包括那些每周已有推荐量的规律运动者。

（谢 坤　李 勇　崔兆强　姚志峰　于 鹏　李小英　张 征　邹大进）

推荐阅读

［1］庞元捷, 余灿清, 郭彧, 等. 中国成年人行为生活方式与主要慢性病的关联: 来自中国慢性病前瞻性研究的证据 [J]. 中华流行病学杂志, 2021, 42 (3): 369-375.

［2］Randomised trial of cholesterol lowering in 4444 patients with coronary heart disease: The Scandinavian Simvastatin Survival Study (4S)[J]. Lancet, 1994, 344 (8934): 1383-1389.

［3］Cholesterol Treatment Trialists'(CTT) Collaboration, BAIGENT C, BLACKWELL L, et al. Efficacy and safety of more intensive lowering of LDL cholesterol: A meta-analysis of data from 170,000 participants in 26 randomised trials [J]. Lancet, 2010, 376 (9753): 1670-1681.

［4］CANNON C P, BLAZING M A, GIUGLIANO R P, et al. Ezetimibe added to statin therapy after acute coronary syndromes [J]. N Engl J Med, 2015, 372 (25): 2387-2397.

［5］SABATINE M S, GIUGLIANO R P, KEECH A C, et al. Evolocumab and clinical outcomes in patients with cardiovascular disease [J]. N Engl J Med, 2017, 376 (18): 1713-1722.

［6］ROBINSON J G, FARNIER M, KREMPF M, et al. Efficacy and safety of alirocumab in reducing lipids and cardiovascular events [J]. N Engl J Med, 2015, 372 (16): 1489-1499.

［7］GINSBERG H N, PACKARD C J, CHAPMAN M J, et al. Triglyceride-rich lipoproteins and their remnants: Metabolic insights, role in atherosclerotic cardiovascular disease, and emerging therapeutic strategies: A consensus statement from the European Atherosclerosis Society [J]. Eur Heart J, 2021, 42 (47): 4791-4806.

［8］KEECH A, SIMES R J, BARTER P, et al. Effects of long-term fenofibrate therapy on cardiovascular events in 9795 people with type 2 diabetes mellitus (the FIELD study): Randomised controlled trial [J]. Lancet, 2005, 366 (9500): 1849-1861.

［9］SCOTT R, O'BRIEN R, FULCHER G, et al. Effects of fenofibrate treatment on cardiovascular disease risk in 9, 795 individuals with type 2 diabetes and various components of the metabolic syndrome: The Fenofibrate Intervention and Event Lowering in Diabetes (FIELD) study [J]. Diabetes Care, 2009, 32 (3): 493-498.

［10］GROUP A S, GINSBERG H N, ELAM M B, et al. Effects of combination lipid therapy in type 2 diabetes mellitus [J]. N Engl J Med, 2010, 362 (17): 1563-1574.

[11] PRADHAN A D, PAYNTER N P, EVERETT B M, et al. Rationale and design of the Pemafibrate to Reduce Cardiovascular Outcomes by Reducing Triglycerides in Patients with Diabetes (PROMINENT) study [J]. Am Heart J, 2018, 206: 80-93.

[12] DAS PRADHAN A, GLYNN R J, FRUCHART J C, et al. Triglyceride lowering with pemafibrate to reduce cardiovascular risk [J]. N Engl J Med, 2022, 387 (21): 1923-1934.

[13] BHATT D L, STEG P G, MILLER M, et al. Cardiovascular risk reduction with icosapent ethyl for hypertriglyceridemia [J]. N Engl J Med, 2019, 380 (1): 11-22.

[14] NICHOLLS S J, LINCOFF A M, GARCIA M, et al. Effect of high-dose omega-3 fatty acids vs corn oil on major adverse cardiovascular events in patients at high cardiovascular risk: The STRENGTH randomized clinical trial [J]. JAMA, 2020, 324 (22): 2268-2280.

[15] 中国高血压防治指南修订委员会. 中国高血压防治指南 (2018 年修订版)[J]. 中华心血管病杂志, 2019, 24 (1): 1-46.

[16] 中国心血管健康与疾病报告编写组. 中国心血管健康与疾病报告 2021 概要 [J]. 中国循环杂志, 2022, 37 (6): 553-578.

[17] JONES N R, McCORMACK T, CONSTANTI M, et al. Diagnosis and management of hypertension in adults: NICE guideline update 2019 [J]. Br J Gen Pract, 2020, 70 (691): 90-91.

[18] UNGER T, BORGHI C, CHARCHAR F, et al. 2020 International Society of Hypertension global hypertension practice guidelines [J]. J Hypertens, 2020, 38 (6): 982-1004.

[19] ZHANG W, ZHANG S, DENG Y, et al. Trial of intensive blood-pressure control in older patients with hypertension [J]. N Engl J Med, 2021, 385 (14): 1268-1279.

[20] AHLQVIST E, STORM P, KÄRÄJÄMÄKI A, et al. Novel subgroups of adult-onset diabetes and their association with outcomes: A data-driven cluster analysis of six variables [J]. Lancet Diabetes Endocrinol, 2018, 6 (5): 361-369.

[21] SCHRAMM T K, GISLASON G H, KØBER L, et al. Diabetes patients requiring glucose-lowering therapy and nondiabetics with a prior myocardial infarction carry the same cardiovascular risk: A population study of 3. 3 million people [J]. Circulation, 2008, 117 (15): 1945-1954.

[22] VAN WIJK I, KAPPELLE L J, VAN GIJN J, et al. Long-term survival and vascular event risk after transient ischaemic attack or minor ischaemic stroke: A cohort study [J]. Lancet, 2005, 365 (9477): 2098-2104.

[23] HORTON W B, BARRETT E J. Microvascular dysfunction in diabetes mellitus and cardiometabolic disease [J]. Endocr Rev, 2021, 42 (1): 29-55.

[24] LIPSKA K J, KRUMHOLZ H M. Is hemoglobin A1c the right outcome for studies of diabetes ? [J]. JAMA, 2017, 317 (10): 1017-1018.

[25] KE C, LIPSCOMBE L L, WEISMAN A, et al. Trends in the association between diabetes and cardiovascular events, 1994-2019 [J]. JAMA, 2022, 328 (18): 1866-1869.

[26] 于鹏, 李小英. 糖尿病药物治疗理念变迁 [J]. 中华糖尿病杂志, 2022, 14 (5): 416-422.

[27] 中华医学会糖尿病学分会. 中国 2 型糖尿病防治指南 (2020 年版)[J]. 中华糖尿病杂志, 2021, 13 (4): 315-409.

[28] DOGNÉ S, FLAMION B, CARON N. Endothelial glycocalyx as a shield against diabetic vascular complications [J]. Arterioscler Thromb Vasc Biol, 2018, 38 (7): 1427-1439.

[29] BECK R W, BERGENSTAL R M, RIDDLESWORTH T D, et al. Validation of time in range as an outcome measure for diabetes clinical trials [J]. Diabetes Care, 2019, 42 (3): 400-405.

[30] KHUNTI K, DAVIES M, MAJEED A, et al. Hypoglycemia and risk of cardiovascular disease and all-cause mortality in insulin-treated people with type 1 and type 2 diabetes: A cohort study [J]. Diabetes Care, 2015, 38 (2): 316-322.

[31] JIANG Y, XU Y, BI Y F, et al. Prevalence and trends in overweight and obesity among Chinese adults in 2004-10: Data from three nationwide surveys in China [J]. Lancet, 2015, 386 (Suppl 1): S77.
[32] 王海滨. 代谢健康型肥胖的流行现状及动态变化与糖尿病、心脑血管疾病的发病风险 [D]. 中国人民解放军医学院, 2018.
[33] 中国超重/肥胖医学营养治疗专家共识编写委员会. 中国超重/肥胖医学营养治疗专家共识 (2016 年版)[J]. 中华糖尿病杂志, 2016, 8 (9): 525-540.
[34] 中华医学会内分泌学分会肥胖学组. 中国成人肥胖症防治专家共识 [J]. 中华内分泌代谢杂志, 2011, 27 (9): 711-717.
[35] SINGH A K, SINGH R. Pharmacotherapy in obesity: A systematic review and meta-analysis of randomized controlled trials of anti-obesity drugs [J]. Expert Rev Clin Pharmacol, 2020, 13 (1): 53-64.
[36] RUBINO F, NATHAN D M, ECKEL R H, et al. Metabolic surgery in the treatment algorithm for type 2 diabetes: A joint statement by International Diabetes Organizations [J]. Diabetes Care, 2016, 39 (6): 861-877.
[37] 王勇, 王存川, 朱晒红, 等. 中国肥胖及 2 型糖尿病外科治疗指南 (2019 版)[J]. 中国实用外科杂志, 2019, 39 (4): 6-11.

第2节 抗栓治疗

一、抗血小板药

在防治冠状动脉粥样硬化发展及血栓形成的药物中，抗血小板活化和聚集药物扮演着重要的角色。血管内皮受损后会暴露出组织因子和胶原，胶原可以直接激活血小板，而组织因子通过凝血酶激活血小板，活化血小板释放血栓素 A_2（TXA_2）和二磷酸腺苷（ADP），TXA_2 和 ADP 分别与血小板膜上的 TXA_2 受体和 ADP 受体结合，进一步激活血小板；而血小板膜糖蛋白Ⅱb/Ⅲa 受体与纤维蛋白原结合是血小板聚集共同的最后通路。目前研究认为，TXA_2 和 ADP 途径引起的血小板聚集和激活血小板释放内源性颗粒起到了放大血小板激活与聚集的效应。

泛血管疾病介入治疗的发展推动了抗血小板药的进展，有效的抗血小板治疗又为成功的泛血管疾病介入治疗提供了保障。如今，越来越多抗血小板药的出现，越来越多的用药策略的提出，对临床医师来说不应该是一种困扰，因为我们就会有更多的选择来处理纷繁复杂的临床问题，从而提高患者的临床获益。

现代医学更多遵循循证医学，万变不离其宗的是临床研究结果都需要站在坚实的理论机制基础上；因此，了解药物的作用机制，可以帮助我们更合理地使用抗栓药物，有助于思考研究结论背后的机制和真相，那样就不会被形式的统计方法学束缚和控制。

（一）环氧合酶 1（COX1）抑制剂

COX1 抑制剂能够阻断花生四烯酸转化为前列腺素 H_2，后者是 TXA_2 的前体，从而抑制其对血小板的激活，起到抗血小板聚集的作用。环氧合酶抑制剂与血栓的关系源远流长。自 1898 年第一种非甾体抗炎药（NSAIDs）——阿司匹林诞生至今，已有 100 多年。阿司匹林最早被用于解热、镇痛与抗风湿，目前更多被用作抗血小板药，是动脉粥样硬化心血管疾病二级预防的基石。不少文献报道，有些 NSAIDs 却会增加血栓事件；这不免让大家好奇，到底是什么机制决定了环氧合酶抑制剂与血栓的关系。

环氧合酶抑制剂到底是抗栓还是致栓，取决于其对血小板的选择性，以及其对血小板 TXA_2/ 血管内皮细胞合成前列环素（PGI）抑制的比例。血小板 TXA_2 是激活血小板聚集，而血管内皮的 PGI 则是抑制血小板活性。大多数 NSAIDs 对 COX 的抑制是可逆的，若 NSAIDs 对内皮的 PGI 抑制超过对血小板 TXA_2 的抑制作用，则可能会促进血栓形成。而阿司匹林对 COX1 的抑制是不可逆的，血小板没有细胞核，自身并不能合成蛋白质，所以阿司匹林不可逆地阻断 COX1 持续至整个血小板的生命周期，直到血小板重新生成；阿司匹林也抑制血管内皮细胞合成 PGI，然而，内皮细胞是有核细胞，其 COX1 酶活性能在几小时内恢复正常，这种抑制的时间差使得阿司匹林更多地抑制血小板 TXA_2，因而成为一种广泛使用的抗血小板药。

吲哚布芬是可逆的 COX1 抑制剂，因其对血小板选择性高，对血管内皮 PGI 抑制作用轻微，故也具有抗血小板作用。基础研究显示，相较于阿司匹林，吲哚布芬具有相似的抑制血小板 TXA_2 的作用，但对内皮细胞形成 PGI 的抑制远远低于阿司匹林。

1. 阿司匹林 阿司匹林的作用机制是使血小板 COX1 丝氨酸乙酰化后失去活性，阻断花生四烯酸转化为 TXA_2 前体物——前列腺素 H_2 合成，从而抑制 TXA_2 生成。TXA_2 有强烈的激活血小板聚集的作用。虽然阿司匹林血浆半衰期为 15~20min，被快速清除，但对血小板抑制作用持续整个血小板的生命周期。血小板寿命为 7~10 天，每天约有 10% 血小板重新生成，每天 1 次的阿司匹林量足以维持对血小板 TXA_2 的抑制。因此，阿司匹林停药后，其抗血小板作用一般需要 5~7 天才会消失。

阿司匹林发挥抗炎作用则需要抑制炎症部位大量 COX2 酶活性，由于 COX2 对阿司匹林的敏感性明显下降且炎症部位的有核细胞可迅速合成 COX2 酶，故需要更大剂量的阿司匹林和更短的给药间隔，抗炎剂量与抗血小板剂量相差巨大。药效学研究及临床研究均支持选择较低剂量的阿司匹林（75~162mg），在该剂量范围已能达到对血小板 COX1 的最大抑制，增加剂量和服药次数对血小板以外有核细胞 COX 抑制增强，抗炎作用增强，但不良反应也随之增加，而抗栓作用并没有增强。75~100mg 剂量需 2~3 天才完全发挥抗血小板作用，300mg 口服后 30min 内发挥作用，对于急性冠脉综合征患者的初始治疗需用 300mg 负荷。肠溶片在给药 3~4h 后才能达到血浆峰浓度。如果肠溶片需快速起效，则可以考虑嚼服。常规片剂的生物利用度为 40%~50%，肠溶片可能略低，主要是由于小肠环境 pH 较高，影响药物吸收。

阿司匹林的不良反应主要包括出血和胃肠道损伤，除了与其本身的抗栓作用有关外，还与其对血小板外的 COX1 抑制作用有关；阿司匹林会抑制胃肠道的 COX1 活性，干扰黏膜前列腺素合成，胃黏膜保护下降，进而破坏黏膜屏障，直接导致消化道损伤。阿司匹林的胃肠道损伤作用存在量效关系，故目前主张小剂量维持。另外，小剂量阿司匹林会影响尿酸的排泄，导致尿酸升高，增加痛风发作的风险。

阿司匹林的临床应用主要在冠心病、外周动脉粥样硬化及缺血性脑卒中的二级预防中，大量研究证实其能够有效减少缺血性不良心血管事件，因此它成为抗血小板二级预防治疗的基石之一。

但是，近期几项大型随机临床试验对常规用阿司匹林进行一级预防的合理性质疑，认为其一级预防 ASCVD 事件不能获益，或者获益被出血性事件所抵消。指南里关于阿司匹林一级预防降级为Ⅱb 类推荐，而且只能应用于70岁以下低出血风险的高危患者。因此，不建议常规用阿司匹林进行一级预防。

2. 吲哚布芬　吲哚布芬为可逆的血小板COX1抑制剂，与阿司匹林相比，吲哚布芬具有更好的血小板选择性，对血小板外的前列腺素合成影响小，因此具有更好的胃肠道耐受性。另外，吲哚布芬出血风险较低，停药后48h血小板功能就能恢复，理论上更适合于出血风险高的患者。其维持剂量为每天2次、100mg/次，若需要负荷，则可用200mg负荷。

吲哚布芬在抗血小板领域的相关研究兴起于20世纪90年代，后沉寂相当长一段时间；虽然吲哚布芬是阿司匹林不耐受患者的首选，但在OPTION研究之前一直缺乏头对头临床研究证据。事实上，如前所述，阿司匹林在临床使用中存在一定的局限性，例如胃肠道损伤、不耐受或者过敏，这些情况会影响患者的依从性甚至导致不良事件的发生；COX1抑制剂循证依据中，迫切需要一种可以替代阿司匹林的药物。基于上述背景，葛均波院士领衔的OPTION研究旨在氯吡格雷基础上比较吲哚布芬和阿司匹林在PCI术后患者中的疗效和安全性；研究结果表明，在肌钙蛋白阴性且接受冠状动脉药物洗脱支架（DES）置入的冠心病患者中，吲哚布芬联合氯吡格雷双联抗血小板治疗（dual antiplatelet therapy，DAPT）在有效性和安全性上并不劣于阿司匹林联合氯吡格雷DAPT，且临床净获益提高；两组缺血性事件差异无统计学意义，吲哚布芬组降低了37%的BARC 2、3或5型出血风险，主要源于BARC 2型出血风险降低了52%。该研究结果不仅为阿司匹林不耐受或者不依从患者提供了转换药物的策略，而且为滋扰性出血或者高危出血患者提供了可供选择的DAPT应用策略。

此外，吲哚布芬作用可逆且半衰期短，理论上可考虑用于围手术期的桥接治疗，但缺乏临床研究支持。

（二）血小板 $P2Y_{12}$ 受体抑制剂

血小板 $P2Y_{12}$ 受体抑制剂的发展史，为我们清晰地展现了现代医学对药物精益求精和取长补短的精神，它包括噻吩并吡啶类药物和非噻吩并吡啶类药物。

噻氯匹定、氯吡格雷和普拉格雷分别是第1、2和3代口服噻吩并吡啶类药物，该类药物通过肝脏生物转化成活性代谢产物选择性、不可逆地与血小板膜ADP受体（$P2Y_{12}$）结合，阻断ADP对腺苷酸环化酶的抑制作用，从而促进环磷酸腺苷（cAMP）依赖的舒血管物质刺激磷酸蛋白（VASP）的磷酸化，抑制由ADP介导的GP Ⅱb/Ⅲa受体活化和血小板聚集（图4-2-1，表4-2-1）。

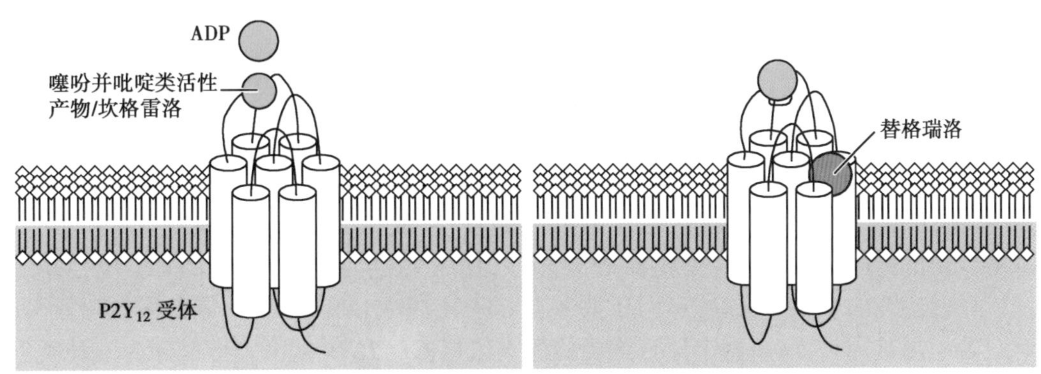

图4-2-1　不同血小板 $P2Y_{12}$ 受体抑制剂与受体结合的位点

表 4-2-1　不同血小板 $P2Y_{12}$ 受体药理学特征

药理学特征	氯吡格雷	普拉格雷	替格瑞洛	坎格雷洛
对受体的抑制	不可逆	不可逆	可逆	可逆
前体药物	是	是	否	否
结合的位置	ADP 结合位点	ADP 结合位点	变构结合位点	竞争 ADP 结合位点
使用途径	口服	口服	口服	静脉
频次	1 次 /d	1 次 /d	2 次 /d	负荷、维持
起效时间	负荷 2~8h	负荷 0.5~4h	0.5~4h	2min
失效时间	5~10 天	5~7 天	3~5 天	60min
CYP 代谢	CYP2C19	CYP3A	不依赖	不依赖
被批准的适应证	ASCVD	进行 PCI 的 ACS	ASCVD	PCI 围手术期

非噻吩并吡啶类药物则是直接、可逆地抑制血小板 $P2Y_{12}$ 受体发挥抗血小板作用，包括替格瑞洛和坎格雷洛；不过二者也是有区别的，替格瑞洛并不是结合在 ADP 与 $P2Y_{12}$ 受体结合的位点，它是以非竞争的方式结合在另外位点进而影响受体的构象而抑制 ADP 对血小板的激活；而坎格雷洛仍是竞争性结合 $P2Y_{12}$ 受体的二磷酸腺苷结合位点。了解这一点非常重要，这可以帮助我们在不同血小板 $P2Y_{12}$ 受体抑制剂之间过渡时选择合适的策略。

1. 氯吡格雷　相较于第一代的噻氯匹定，氯吡格雷克服了噻氯匹定对造血系统的不良反应，而且起效更快，因此在很长一段时间内成为应用最为广泛的抗血小板药之一。但是，氯吡格雷是非活性前体药物，只有 15% 从肠道吸收到肝脏，而且还要依赖肝脏细胞色素 P450 酶生物转化成有活性的药物，才能作用于血小板 $P2Y_{12}$ 受体。该作用机制决定了其存在一个缺陷，就是抗血小板作用在不同患者中差异比较大；另外，增加剂量不一定能够增加抗血小板作用，理论上增加氯吡格雷剂量只会让原来强的更强，但是原来弱的不一定会增强。

氯吡格雷的标准维持剂量为 75mg/d，需要 3~5 天后才能获得稳态的血小板抑制作用；若 300mg 负荷则可在 4~6h 后获得相对稳态的血小板抑制作用，600mg 负荷可进一步缩短至 2h；但是，在急性心肌梗死患者中则可能存在延迟起效的现象。若停用氯吡格雷，被它抑制的血小板功能一般需要 5~7 天才会恢复。

氯吡格雷在肝脏进行生物转化的两个步骤均需要细胞色素 P450（cytochrome P450，CYP）2C19 参与，因此大量文献证实 *CYP2C19* 基因型与体外测定的氯吡格雷抗血小板作用存在明确的相关性。但是，*CYP2C19* 基因型与氯吡格雷临床疗效的相关性在不同研究中结论并不一致；总体上，在急性心肌梗死人群中 *CYP2C19* 基因型与临床疗效的相关性是阳性，而在低危的稳定性冠心病 PCI 术后人群中，则不少是阴性结果。

同时，*CYP2C19* 基因型存在明显的种族差异性，欧美人群 10%~20% 携带有功能缺失（loss-of-function，LOF）位点；我们研究显示，国人高达 60% 携带有 *CYP2C19* LOF，而且除了携带 *CYP2C19**2 LOF 以外，还携带有 *CYP2C19**3 LOF，二者对氯吡格雷疗效影响相似，若检测基因型，应该两个位点都要检测。依据 *CYP2C19* 基因型可以分为三种类型，即快代谢型（*CYP2C19**1/*1）、中间代谢型（*CYP2C19**1/*2 或 *CYP2C19**1/*3）和慢代谢型

(*CYP2C19**2/*2、*CYP2C19**2/*3 或 *CYP2C19**3/*3)。慢代谢型对氯吡格雷的疗效影响最明显,中间代谢型次之。需要思考的一个问题是,虽然东亚人群携带 *CYP2C19* LOF 的频率远高于欧美人群,但氯吡格雷的临床疗效并不差于欧美人群。

2. 普拉格雷　普拉格雷属于第 3 代口服噻吩并吡啶类抗血小板药,又被称为新型或者强效 $P2Y_{12}$ 受体抑制剂。与氯吡格雷相同的是,普拉格雷对血小板 $P2Y_{12}$ 受体的抑制作用也是不可逆的;虽然普拉格雷平均半衰期为 3~7h,停药后,被它抑制的血小板功能一般需要 7~10 天才会恢复。普拉格雷与氯吡格雷存在不同之处,普拉格雷只需要 CYP 同工酶单步催化,其起效也更迅速,约 30min 即可达到最大血药浓度并发挥稳态的抗血小板作用,而且没有明显的个体差异,因此抗血小板作用更强、更一致。普拉格雷约 70% 代谢产物由肾脏排泄,少数(25%)由肠道排泄。

普拉格雷的常规使用剂量是 10mg/d,若需要负荷则给予 60mg;这个剂量是源于 2007 年发表在 *New England Journal of Medicine* 杂志上的 TRITON TIMI38 研究。该研究显示,在接受 PCI 的急性冠脉综合征患者中,普拉格雷与氯吡格雷相比,能够降低 12 个月的非致死性心肌梗死、脑卒中和心源性死亡风险(9.3% *vs.* 11.2%,*P*=0.002),主要来自心肌梗死的显著减少。安全性方面,普拉格雷显著增加非 CABG 相关 TIMI 大出血的风险(2.4% *vs.* 1.8%,*P*=0.03),主要是来自自发出血的显著增加(1.6% *vs* .1.1%,*P*=0.01),包括致命性出血(0.4% *vs.* 0.1%,*P*=0.002);尤其在年龄>75 岁的老年人、体重<60kg 的人群,以及脑卒中患者。近期发表于 *Lancet* 杂志的 HOST-REDUCE-POLYTECH-ACS 研究显示,对于接受 PCI 的东亚急性冠脉综合征患者,普拉格雷在 1 个月后剂量减半在保障疗效的基础上明显减少出血。

总体印象是普拉格雷起效快,疗效一致,且抗血小板作用强;但对于未知冠状动脉解剖结构的患者不能使用;避免用于既往有脑卒中史的患者;同时,高龄或者低体重的患者如果要使用,则应该减少剂量。对于东亚人群,10mg/d 的剂量只适用急性期,若患者平稳度过急性期,应该减量至 5mg/d。

3. 替格瑞洛　替格瑞洛并非噻吩并吡啶类抗血小板药,它属第一代环丙烷戊基三唑吡啶类口服活性抗血小板制剂,为 ATP 衍生物。替格瑞洛不需要肝脏转化,能够直接、可逆地与血小板膜 ADP 受体 $P2Y_{12}$ 结合;因此起效快,而且没有明显的个体差异。替格瑞洛 180mg 负荷后 2~4h 能够完全起效,维持剂量为 90mg、2 次 /d 口服,停药 48h 则快速失效,3~5 天后血小板功能则恢复。相比氯吡格雷,其起效更快、作用更强且没有明显的个体差异。

与普拉格雷一样,替格瑞洛克服了氯吡格雷疗效差异性大的缺陷,因而抗血小板作用更一致、更强。2009 年发表在 *New England Journal of Medicine* 杂志上的 PLATO 研究显示,在广泛的急性冠脉综合征患者(包括保守治疗、PCI 和 CABG 等策略)中,替格瑞洛相较于氯吡格雷,能够减少 12 个月的非致死性心肌梗死、脑卒中或心源性死亡的风险;增加了非 CABG 相关的大出血,但不增加颅内出血和致死性出血风险。

这里需要思考的一个问题是,替格瑞洛和普拉格雷均是强效的 $P2Y_{12}$ 受体抑制剂,二者体外的抗血小板作用不相上下,临床研究也均显示能够减少缺血性事件的风险,但是为什么普拉格雷增加了致死性出血风险而替格瑞洛则没有。笔者在想,是否与药物的可逆性有关,抗栓药物均会出血,严重出血后停药是最为有效的办法,那么出血的后果则与药物作用消逝的速度有关。

替格瑞洛几乎具备了完美抗血小板药的特点：起效快、可预测性强、可以通过降低剂量来调整抗血小板作用的预期，而且一旦发生不良反应，失效相对较快。有意思的是，它也带来了新的问题，由于替格瑞洛会抑制红细胞对腺苷的摄取，故会增加血浆中腺苷浓度；腺苷具有一定的抗血小板和扩血管作用，但也增加了呼吸困难和心动过缓的发生率。另外，2 次 /d 的服药方法可能会影响患者的依从性而影响药物的疗效。

4. 坎格雷洛　坎格雷洛为静脉用药，其为 ATP 类似物，是血小板 $P2Y_{12}$ 受体的直接竞争性抑制剂。与普拉格雷和氯吡格雷不同，其为直接活性药物，并可逆地与 $P2Y_{12}$ 受体结合，代谢产物无药理活性。静脉用药后数秒内起效，无须负荷剂量，半衰期为 3~5min，停药后 60~90min 内血小板功能完全恢复。

2013 年发表于 *New England Journal of Medicine* 杂志的 CHAMPION PHOENIX 研究显示，对于接受择期或急诊 PCI 的患者，与负荷剂量氯吡格雷相比，坎格雷洛显著减少了围手术期缺血事件，未升高严重出血风险。需要注意的是，该研究是造影后随机，不同于国内临床实践中事先负荷 $P2Y_{12}$ 受体抑制剂；另外，坎格雷洛组静脉使用至少 2h 或者至操作结束，结束静脉用药时给予 600mg 氯吡格雷负荷。

笔者认为，静脉用的 $P2Y_{12}$ 受体抑制剂与口服用药并不是竞争关系，没有太大必要花大量研究经费去做对照研究。它适合用于过渡和桥接治疗，比如在不知道冠状动脉解剖结构时，如果未事先负荷 $P2Y_{12}$ 受体抑制剂，可以使用坎格雷洛然后再口服负荷 $P2Y_{12}$ 受体抑制剂；或者是患者围手术期的桥接治疗。

（三）磷酸二酯酶 3（PDE3）抑制剂

目前临床应用相对广泛的是西洛他唑，西洛他唑可逆、选择性抑制磷酸二酯酶活性和阻断 cAMP 降解，同时抑制腺苷的摄取，在体外和部分体内试验中它能抑制血小板聚集和血管扩张。西洛他唑能促进动脉扩张，抑制血管平滑肌细胞增殖和内膜增厚。口服后绝对生物利用度尚不明确。主要通过肝脏细胞色素 P450 代谢，代谢物主要经尿排泄。半衰期为 11~13h。血浆蛋白（主要为白蛋白）结合率为 95%~98%。

中国与日本的两项研究提示，西洛他唑可预防缺血性脑卒中复发，其疗效与阿司匹林相当，但出血风险较低。目前，对于需要 DAPT 但又不能耐受阿司匹林的患者，西洛他唑可替代阿司匹林。常用剂量为 50~100mg、2 次 /d 口服。本中心两项观察性研究发现，对于阿司匹林不耐受的冠心病介入术后患者，使用西洛他唑联合氯吡格雷不劣于阿司匹林联合氯吡格雷；但是，目前缺乏证据充分的随机对照试验研究。部分患者因为心悸无法耐受 100mg 西洛他唑；另外，对于心力衰竭患者，西洛他唑增加心率的不良反应可能会影响心功能。

笔者认为西洛他唑不同于传统的抗血小板药，它并非直接抑制血小板的聚集，而是抑制血小板活化和释放颗粒，也就是说它主要是抑制病理状态下的血小板，因而其出血风险小；从机制角度，更适合于联合用药而非单药。考虑其扩血管的作用，对于合并外周动脉疾病的患者或者冠状动脉慢血流的患者也适合应用。

（四）糖蛋白Ⅱb/Ⅲa（GP Ⅱb/Ⅲa）受体拮抗剂

GP Ⅱb/Ⅲa 受体是血小板表面含量最丰富的受体，平均有 5 万 ~8 万个，它活化后与纤维蛋白原结合，是血小板聚集和血栓形成的“最后共同通路”。GP Ⅱb/Ⅲa 受体拮抗剂（GPI）就是通过阻断纤维蛋白原与受体的结合而抑制血小板聚集，使血小板血栓不能形成。

该类药物为目前作用最强的抗血小板药，临床主要是静脉使用，这几年指南推荐的等级有所下降，主要是因为使用常规剂量时大出血并发症明显增多。

最先用于临床的是阿昔单抗，为非特异性单克隆抗体，因其具有免疫原性，后来研发了小分子多肽类（如依替巴肽）和非肽类（如替罗非班）；主要应用于急性冠脉综合征患者。国内临床更多使用多肽类和非肽类，因为二者生物半衰期相对短。一般在术中出现血栓、无复流或者复杂病变情况下考虑使用，目前不主张在不明确冠状动脉解剖影像证据的情况下使用。替罗非班剂量：10~25μg/kg 静脉推注，继以 0.075~0.15μg/（kg·min）维持 18~36h；在肌酐清除率低于 30ml/min 的患者中，用量减半；临床实践中，替罗非班的维持剂量往往为推荐剂量的 1/3~1/2。

在与 DAPT 及肝素联合使用的情况下，出血风险会增加，因此需要调整肝素的用量；有研究去探索降低 GPI 剂量的疗效和安全性，但尚缺乏大样本的研究。

另外，少数患者会发生血小板减少症（血小板计数 $<100 \times 10^9/L$），血小板下降可呈断崖式下降。血小板减少多发生在用药 1~24h 内，最严重者在用药 1h 内发生。因此，应在用药 1~2h 后和用药 12h 后测定血小板计数，并在整个治疗过程中进行随访。血小板在停药后，可每天以 $(20\text{~}30) \times 10^9/L$ 的速度迅速恢复。

对于同时使用 GPI 和肝素的患者，如果发生血小板下降，应该注意鉴别诊断，因为 GPI 相关血小板降低建议暂时停用口服抗血小板药，而肝素相关的血小板减少药物则不需要停用。

（五）口服 $P2Y_{12}$ 受体抑制剂的个体化治疗

在制定 DAPT 应用策略时，临床的最大困扰是选择何种 $P2Y_{12}$ 受体抑制剂。普拉格雷（国内未上市）和替格瑞洛作为新型 $P2Y_{12}$ 受体抑制剂，相较于氯吡格雷，它们起效更快、抗血小板作用更强，为急性冠脉综合征患者提供了更好的抗栓保护，但是同时带来了出血风险的增加，普拉格雷甚至增加了致命性出血的风险；此外，替格瑞洛的呼吸困难和使用频次等原因影响了其使用的依从性。因此，尽管指南推荐急性冠脉综合征患者优选新型 $P2Y_{12}$ 受体抑制剂，氯吡格雷仍被广泛使用，因为它每天 1 次使用方便、出血风险较低，且依从性高。不过，氯吡格雷有个不容忽视的缺陷，就是其疗效存在差异性，同样剂量药物对不同患者的抗血小板作用有着明显的差异，导致一部分患者血小板活性没能得到有效的抑制，残余的高血小板活性（high residual platelet reactivity，HRPR）使得这部分患者血栓风险增加。

目前，对于急性冠脉综合征患者，尚无一种“众人皆宜”的 $P2Y_{12}$ 受体抑制剂。因此，不断有研究去探索个体化治疗策略，以期能够趋利避害，从而在抗栓获益和出血风险中取得平衡，实现临床获益的最大化。

从理论上讲，事先预估氯吡格雷疗效，能起效者使用氯吡格雷，不能起效者使用新型 $P2Y_{12}$ 受体抑制剂，这样能够在保证抗栓疗效的前提下，尽可能地减少出血风险。目前在冠心病领域，有两项大型随机对照研究来观察通过 *CYP2C19* 基因型指导 $P2Y_{12}$ 受体抑制剂选择的临床价值，由于研究人群和种族的差异，结果并不一致。

2019 年发表于 *New England Journal of Medicine* 杂志的 POPular Genetics 研究在欧洲人群中通过检测 *CYP2C19* LOF 来预测急性 STEMI 患者对氯吡格雷的反应，若患者携带 *CYP2C19* LOF 位点继续使用新型 $P2Y_{12}$ 受体抑制剂，而未携带者则换用氯吡格雷；结果发现，与常规优选新型 $P2Y_{12}$ 受体抑制剂相比，基因指导策略不仅保证了临床疗效，而且减少了出血并发症。该研究结果有力地支持了预测氯吡格雷疗效策略有助于指导血小板 $P2Y_{12}$

受体抑制剂的选择。

但是，当 TALOR-PCI 研究（*JAMA*，2020 年）纳入东亚人群后，结果却显示单纯依据是否携带 *CYP2C19* LOF 位点不足以指导个体化 $P2Y_{12}$ 受体抑制剂的选择；研究纳入了更广泛人群（其中 39% 为东亚患者，15% 为非急性冠脉综合征患者）；干预组患者若携带 *CYP2C19* LOF 位点使用替格瑞洛，否则使用氯吡格雷，而对照组均使用氯吡格雷；结果发现，基因指导组 1 年缺血性事件率降低 34%（4.0%*vs.*5.9%），接近但未达到统计学意义（*HR*=0.66，95%*CI* 0.43~1.02，*P*=0.056）。

临床顶刊在 2 年内"背靠背"发表这个领域的结果，足见该研究方向具有重要的临床转化价值；但是，目前研究忽略了种族之间的差异，这是 TAILOR-PCI 研究结果未达到阳性终点的主要原因之一。

（六）血小板 $P2Y_{12}$ 受体抑制剂之间的转换

我们前面提到过，不同血小板 $P2Y_{12}$ 受体抑制剂与受体结合的位点不同，而且有些作用是可逆的，有些是不可逆的，因而进行转换时需要充分了解药物的特性。我们较早意识到这个问题，并于 2014 年在国际上最早提出替格瑞洛更换为氯吡格雷应该给予负荷量，这样有助于避免抗栓真空期。2017 年 ESC 关于 DAPT 指南专门章节对此进行了描述，同年国际上发布了专家共识。

1. 口服 $P2Y_{12}$ 受体抑制剂之间的转换　如图 4-2-2 所示，口服 $P2Y_{12}$ 受体抑制剂之间进行转换时策略有差异，合理的策略可以避免抗栓真空期。氯吡格雷调整为替格瑞洛或普拉格雷一般被称为升阶治疗，而替格瑞洛或普拉格雷调整为氯吡格雷则称为降阶治疗；事实上，并不完全正确，对某个个体来讲，氯吡格雷抗血小板作用不一定比替格瑞洛或普拉格雷差，只是因为总体人群中氯吡格雷作用差异大，从而平均下来抗血小板作用差于强效 $P2Y_{12}$ 受体抑制剂。

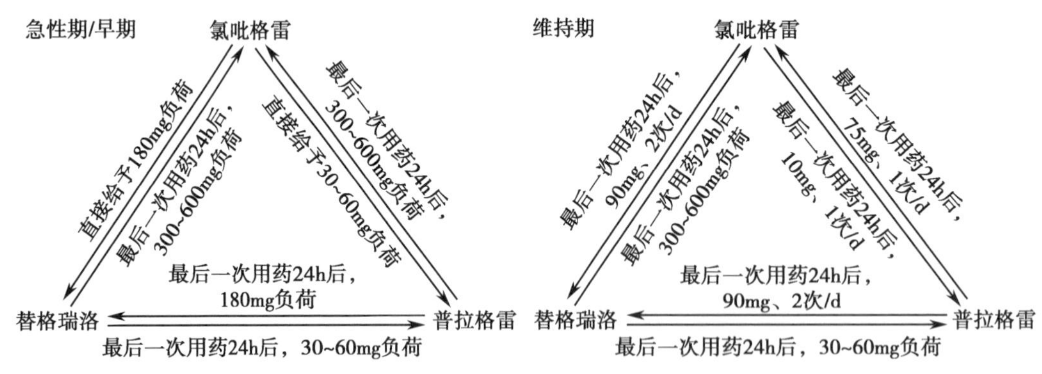

图 4-2-2　口服血小板 $P2Y_{12}$ 受体抑制剂的转换

需要注意的是，如果是因为发生出血或血栓并发症进行换药的时候，应该依据临床实际情况制定策略。

2. 口服药物与静脉药物之间的转换　坎格雷洛可用于过渡治疗，比如冠状动脉介入术前未使用 $P2Y_{12}$ 受体抑制剂或者口服 $P2Y_{12}$ 受体抑制剂未完全起效，可以考虑静脉使用坎格雷洛进行过渡治疗。在冠状动脉介入治疗前使用 30μg/kg 负荷后，以 4μg/（kg·min）剂量维持至少 2h，若操作超过 2h 则维持至操作结束（图 4-2-3）。

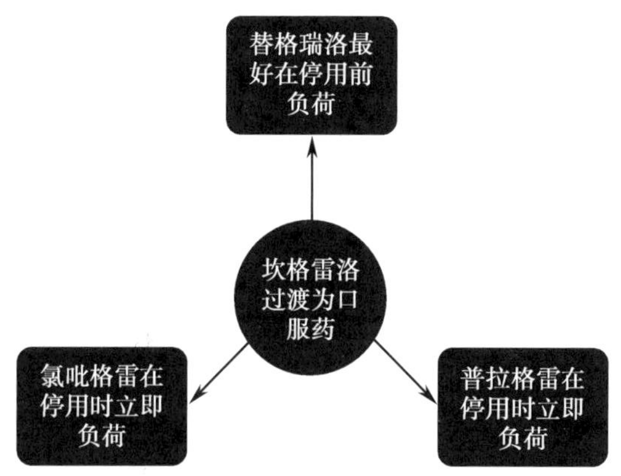

图 4-2-3　静脉用的坎格雷洛过渡为口服药物

静脉使用的坎格雷洛可用于口服 $P2Y_{12}$ 受体抑制剂的桥接治疗，比如出于进行有创性操作的目的，但缺乏临床研究去证实桥接的时机、疗效及安全性；坎格雷洛的使用剂量是 0.75μg/(kg·min)静脉维持(图 4-2-4)。

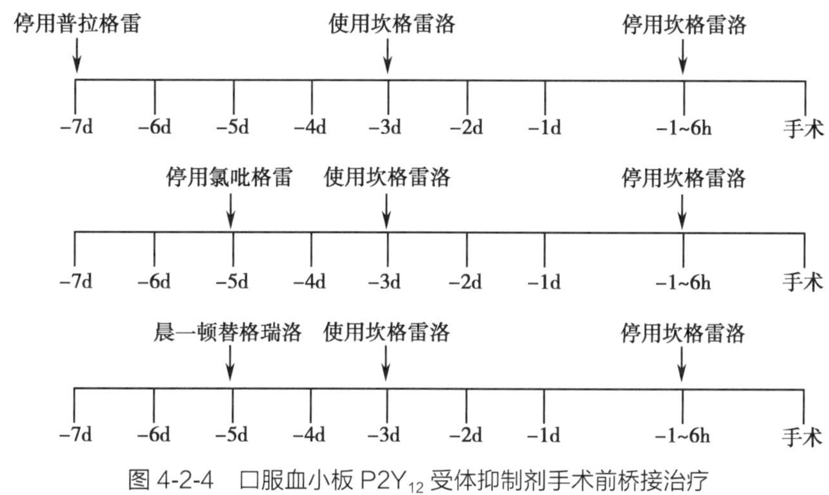

图 4-2-4　口服血小板 $P2Y_{12}$ 受体抑制剂手术前桥接治疗

（七）抗血小板药物的升阶和降阶治疗

1. 氯吡格雷抵抗的处理策略　氯吡格雷抵抗的诊断可有两个层面，一个是药效学诊断，即通过血小板功能检测评价氯吡格雷的抗血小板作用；另一个是临床诊断，指患者接受指南规定的氯吡格雷治疗，且依从性良好，但是氯吡格雷不能达到预期的药效学作用仍发生了缺血性事件。

通过体外血小板功能检测诊断的氯吡格雷抵抗是否需要干预，目前有争议，这是因为国际上缺乏统一认可的方法、指标和阈值；同时，也缺乏足够证据支持根据血小板功能调整治疗能够给患者带来临床获益。

但是，一旦患者临床发生缺血性事件，肯定是要考虑升阶抗栓策略。可考虑的策略：阿司匹林与氯吡格雷基础上联合使用西洛他唑，或者将氯吡格雷调整为替格瑞洛或普拉格雷。

2. 抗血小板药的降阶治疗　对于需要 DAPT 的患者，在短期强化抗栓治疗后，将强度降低，则为降阶治疗，这是目前抗栓领域研究的热门；降阶治疗的理论基础是 PCI 患者和急性冠脉综合征患者血栓风险是动态变化的，往往是在围手术期和急性冠脉综合征急性期最高，然后会逐渐降低并呈持续状态，而出血风险并不会降低，寻求缺血和出血的平衡非常重要，而且具有现实的临床意义。我们之前研究也表明，急性心肌梗死患者内在血小板活性明显升高，随着时间推移，血小板活性会逐渐下降。

(1) 从强效 $P2Y_{12}$ 受体抑制剂调整为氯吡格雷：TOPIC 研究是在 646 例接受 PCI 的急性冠脉综合征患者中应用强效 $P2Y_{12}$ 受体抑制剂（普拉格雷或替格瑞洛）加阿司匹林 1 个月后，改用氯吡格雷加阿司匹林的有效性和安全性的单中心随机对照临床研究；与未转换组比较，转换组 BARC ≥ 2 型出血明显降低（14.9% *vs.* 4.0%，*HR*=0.30，95%*CI* 0.18~0.50），但是两组 TIMI 严重出血没有差异；两组缺血终点没有差异（11.5% *vs.* 9.3%，*HR*=0.80，95%*CI* 0.50~1.29）。

该研究为临床提供了一种新的抗栓策略，但研究样本量比较少且是单中心研究，而且该研究在药物转换时并未具体描述是否负荷。值得注意的是，TOPIC 预设亚组分析发现，对于那些残留高血小板活性的患者调整为氯吡格雷后，其缺血性事件还是有所增加。

笔者认为调整 $P2Y_{12}$ 受体抑制剂应该要量体裁衣，例如对于欧美人群在更换为氯吡格雷之前应该进行 *CYP2C19* 基因检测。POPular Genetics Study 将 PCI 术后 48h 的 STEMI 患者依据 *CYP2C19* 结果进行降阶治疗，研究发现基因指导组与标准强效双抗组相比，1 年内全因死亡、心肌梗死、明确支架内血栓或脑卒中的风险并未增加，而出血风险降低，主要以小出血风险降低为主。需要注意的是，由于种族的差异，该研究结果不能推广到东亚人群。

(2) 将强效的 $P2Y_{12}$ 受体抑制剂减量：事实上，降阶治疗时将强效的 $P2Y_{12}$ 受体抑制剂更换为氯吡格雷存在不少缺陷。首先，并不能肯定更换为氯吡格雷就会降低对血小板活性的抑制；其次，不能确定患者是否能够完全起效；最后，更换时如果不负荷，会出现抗栓的真空期。直接将强效的 $P2Y_{12}$ 受体抑制剂减量是更为简便的方法，相对来说，研究证据也比较多。

PEGASUS-TIMI 54 研究在心肌梗死后的稳定性冠心病患者中证实，低剂量（60mg）的替格瑞洛和标准剂量（90mg）相比具有更好的耐受性和依从性，抗栓疗效相似，而且出血风险降低。后续该研究的血小板功能亚组分析进一步支持该研究的临床终点，低剂量组与标准剂量组相比，具有相似的抗血小板作用，但是血药浓度更低。ELECTRA 研究在心肌梗死后 1 个月的患者中，通过药动学和药效学进行评价，结果同样表明低剂量替格瑞洛能够提供与标准剂量替格瑞洛相似的抗血小板作用。

HOST-REDUCE-POLYTECH-ACS 研究证实了降低普拉格雷剂量的优势，既能够保证疗效，又提高安全性。该研究是一项随机、平行分组、开放标签、多中心、非劣效性试验，在 35 家韩国医院纳入 2 338 例接受 PCI 的急性冠脉综合征患者，患者在术后每天服用阿司匹林（100mg）和普拉格雷（10mg）治疗，1 个月时随机分为降阶组（*n*=1 170）或标准双抗组（*n*=1 168）；降阶组普拉格雷改为 5mg/d，标准组继续原方案用药。降阶组 BARC ≥ 2 型出血的风险较低（2.9% *vs.* 5.9%，*HR*=0.48，95%*CI* 0.32~0.73，*P*=0.000 7）；两组缺血事件风险差异无显著统计学意义（1.4% *vs.* 1.8%，*HR*=0.76，95%*CI* 0.40~1.45，*P*=0.40），定义为心脏性死亡、心肌梗死、支架血栓形成或缺血性脑卒中。

(3) 将 DAPT 改为单抗治疗：抗栓药物使用的种类越多，出血风险越大；而且 DAPT 使用的时间越长，出血风险也会增加。目前有不少研究将 DAPT 疗程缩短调整为单药治疗。主要有两大类：一类主要是基于新型支架的内膜愈合时间缩短而做的开放性研究，将传统的 DAPT 疗程缩短至 1~3 个月，然后保留阿司匹林治疗；另一类是基于基础研究提示当 $P2Y_{12}$ 受体被强效抑制剂抑制后，阿司匹林体外提供的抗栓作用有限，这类研究在短程 DAPT 后调整为替格瑞洛单抗。

这个领域的研究里，相对质量比较高的是 TWILIGHT 研究。2019 年发表在 *New England Journal of Medicine* 杂志上的 TWILIGHT 研究证实，高危冠心病患者药物洗脱支架（DES）植入术后接受短程 DAPT（阿司匹林 81~100mg 和替格瑞洛 90mg，2 次 /d）后降阶为替格瑞洛单药治疗 12 个月是一种安全、可行的治疗方案。解读 TWILIGHT 研究需注意以下几点：首先该研究入组了 9 006 例冠状动脉 DES 植入术后患者（NSTEMI 和稳定性冠心病患者，但不包括 STEMI 患者），在 3 个月内均接受阿司匹林和替格瑞洛的联合治疗，3 个月内不发生事件才随机分组（最后入组 7 119 例），可能有一部分真正高危的患者在筛选期就已经发生事件，真正随机的人群并不具有代表性，难免有偷换概念的感觉；其次，随机分组后，分别接受 DAPT 和替格瑞洛单药治疗 12 个月，意味着对照组使用强效 DAPT 15 个月，这样的对照组也显得不公平；最后，研究的主要终点是安全性终点，即为临床有意义的出血，包括 BARC 2 型及以上出血，次要终点才是有效终点，即全因死亡、非致死性心肌梗死或脑卒中的复合终点，临床实践若要借鉴该研究结果，应该出于患者出血风险增高的考虑。

二、抗凝药物

抗凝药物作用的靶点是Ⅱa 和 / 或Ⅹa 因子，作用靶点不同，其疗效和适应证也会存在差异。一般来讲，抑制Ⅱa 或Ⅹa 因子均能起到抑制自发性血栓的作用；但是，对于接触性血栓的抑制作用更依赖于对Ⅱa 因子的抑制作用。因此，磺达肝癸钠不适用于术中抗凝，也不适用于机械性瓣膜置换术后的抗凝预防治疗。

依据使用方法，可分为肠外抗凝药物和口服抗凝药物。肠外抗凝药物指的是通过静脉或者皮下注射发挥作用的抗凝药物，主要包括肝素类药物和比伐卢定，临床主要应用于过渡治疗、桥接治疗或者术中用药。

（一）肠外抗凝药物

1. 肝素类药物　肝素类药物通过激活抗凝血酶（AT）Ⅲ加速丝氨酸蛋白酶类凝血因子Ⅱa 和Ⅹa 因子的灭活而间接发挥抗凝作用；依据分子量不同，主要分为普通肝素、低分子量肝素和磺达肝癸钠。分子量不同，则决定其抗凝靶点的不同。

肝素只要与抗凝血酶Ⅲ结合就能抑制Ⅹa 因子，不依赖分子链长度，因此肝素类药物都能间接抑制Ⅹa 因子活性；但是，肝素必须与 AT 及Ⅱa 分子结合才能发挥抗Ⅱa 作用，为分子链长度依赖性；只有分子量在 5 400Da 以上才能同时结合抗凝血酶Ⅲ和Ⅱa，起到抑制Ⅱa 的作用；并不是所有肝素类药物都能抑制Ⅱa 因子活性，就像磺达肝癸钠只能抑制Ⅹa 因子活性。

（1）普通肝素：分子量为 15 000Da，能够同时抑制Ⅱa 和Ⅹa，使用过程中需要监测凝血功能（APTT），其在急性冠脉综合征中应用已有很多年，已被证实与口服抗血小板药合用有良好疗效；同时，普通肝素是心血管介入术中最常用的抗凝药物。普通肝素也可以用于心房颤动、机械性瓣膜置换术后和静脉血栓栓塞的血栓预防治疗。肝素的主要不良反应是出血，另一不良反应是血小板减少，主要原因是体内产生抗肝素 / 血小板因子 4 复合物的抗体。

(2) 低分子量肝素：低分子量肝素（low molecular weight heparin，LMWH）平均分子量为 4 000~5 000Da，其抗Ⅹa/ Ⅱa 作用比值为（2~4）∶1。LMWH 适应证与普通肝素相似，但具有一些优势。与普通肝素相比，LMWH 使用方便，无须监测 APTT，可以皮下给药，较少发生肝素相关性血小板减少。在非 ST 段抬高型急性冠脉综合征患者中，LMWH 的疗效可能优于普通肝素。与普通肝素一样，LMWH 不能用于有活动性出血、近期有颅脑手术或出血史，注意对于感染性心内膜炎患者其为相对禁忌，主要顾虑是抗凝后可能会增加菌栓脱落机会。

需要注意的是，肌酐清除率低于 30ml/min 者需减半量，低于 15ml/min 则禁用。

2. 磺达肝癸钠　磺达肝癸钠（fondaparinux sodium）是一种合成的戊糖，分子量为 1 728Da，故只抑制Ⅹa 因子。OASIS-5 和 6 研究发现，与 LMWH 相比，磺达肝癸钠可降低 NSTEMI 患者的大出血和死亡风险，因此推荐用于出血高危患者。常用剂量为 2.5mg 皮下注射，每天 1 次。肌酐清除率低于 50ml/min 者需要减量，可用 1.5mg；肌酐清除率低于 20ml/min 者不应该使用。磺达肝癸钠不能用于泛血管介入术中的抗凝治疗。

3. 比伐卢定　比伐卢定（bivalirudin）是直接凝血酶抑制剂，与肝素类相比，它无须依赖抗凝血酶Ⅲ，可抑制与纤维蛋白结合的凝血酶，不与凝血酶以外的血浆蛋白结合，抗凝作用稳定，不与血小板释放的血小板第Ⅳ因子（PF4）结合，不会引起免疫反应介导的血小板减少症。

比伐卢定主要用于心血管介入术中抗凝，理论上讲，其出血风险要低于普通肝素，尤其当普通肝素与 GP Ⅱb/ Ⅲa 受体拮抗药联合使用时；值得注意的是，由于其半衰期短，需注意 PCI 时抗血小板药是否起效。对于出血高危患者，可以考虑使用比伐卢定进行择期 PCI 的抗凝［若双联抗血小板药物已经起效，用法：0.75mg/kg 静脉负荷后，然后 1.75mg/（kg·h）维持至操作结束］；对于接受直接 PCI 的 STEMI 患者，可以考虑比伐卢定抗凝，建议维持至术后 4h。肌酐清除率低于 30ml/min 者需减量使用。

（二）口服抗凝药

1. 华法林　华法林的作用机制是竞争性拮抗维生素 K，使维生素 K 依赖性凝血因子Ⅱ、Ⅶ、Ⅸ、Ⅹ等因子合成减少，从而延长凝血酶原时间。本品在体内需待已合成的上述凝血因子耗竭后，才能发挥作用，一般使用 3~5 天后才会起效，需 7~10 天才会处于稳态。华法林用于血栓栓塞性疾病的预防，如心脏机械瓣置换术后的抗凝、下肢深静脉血栓和肺栓塞等，也能显著降低心房颤动患者栓塞的发生率。在使用过程中需监测凝血功能，将凝血酶原时间国际标准化比值（INR）控制在 2.0~3.0，依据 INR 调整剂量，小剂量逐步递增直至达标；对于栓塞高危者的一级预防或者血栓栓塞者的二级预防，可使用 LMWH 桥接至 INR 达标。

华法林初始剂量的确定是临床必须面对的一大难题，这是因为不同患者达到稳态的抗凝作用所需的剂量差别很大。文献中有不少模型用来辅助临床医师确定华法林的初始剂量，缩短达标时间；其中，2008 年美国华盛顿大学 Gage 等学者和 2009 年国际华法林遗传药理学联盟（International Warfarin Pharmacogenetics Consortium，IWPC）所建立的华法林初始稳态剂量预测模型应用较为广泛。这两个模型均需要检测 *CYP2C19* 和维生素 K 环氧化物还原酶复合物亚基 1（vitamin K epoxide reductase complex subunit 1，VKORC1）的基因多态性。其中缘由如下，华法林由 *S*- 和 *R*- 两种消旋体构成，起抗凝作用的主要是 *S*- 华法林，85% 以上的 *S*- 华法林由 CYP2C9 代谢为无活性的代谢产物。而 VKORC1 是华法林作用的靶点，华法林通过抑制维生素 K 环氧化物还原酶的作用，使维生素 K 环氧化物不能被还原，从而抑制凝血因子的活化而起到抗凝作用。

维持期华法林剂量调整也是临床经常需要面对的问题。首先需要确定患者是否按时服药，是否已经到达稳态；若 INR ≤ 1.5，则每周剂量增加 15%~25%；若 1.6<INR<1.9，则每周剂量增加 10%~15%；若 3.0<INR<3.9，则每周剂量减少 10%~25%。剂量调整可以是调整每日的固定剂量，也可以隔日调整剂量，甚至可以 1 周固定几天调整剂量。

2. 新型口服抗凝药　新型口服抗凝药（NOAC）包括Ⅱa 因子抑制剂（达比加群酯）和Ⅹa 因子抑制剂（阿哌沙班、艾多沙班和利伐沙班）。NOAC 的特性如下：起效快，但失效不快；剂量相对固定；不需要监测；相较于华法林，受药物和食物影响小，但仍需注意药物的相互作用；依赖肾脏排泄，一定要了解患者的肾功能，依据肾功能决定策略；不适用于机械瓣膜和心房颤动合并二尖瓣中重度狭窄的患者。NOAC 主要用于心房颤动和静脉血栓栓塞的防治；NOAC 已进入临床 10 年，陆续有文献将这类药物改称为直接口服抗凝药物（direct oral anticoagulants，DOAC），或者称为非维生素 K 拮抗的口服抗凝药物（non-vitamin K antagonist oral anticoagulants，NOAC），从名称可以理解这类药物的作用机制是直接抑制Ⅱ因子或者Ⅹ因子的活性（表 4-2-2）。

有关荟萃分析显示，NOAC 预防非瓣膜性心房颤动栓塞的疗效不劣于华法林，安全性也相对较高，其中颅内出血风险均低于华法林。2014 年发表于 *Lancet* 的一项荟萃分析，显示一个比较有意思的矛盾现象。这项包含 RE-LY、ROCKET AF、ARISTOTLE 和 ENGAGE AF-TIMI 48 的荟萃分析，共纳入 71 683 例患者，结果显示与华法林相比，NOAC 显著降低颅内出血事件发生率 52%，但增加消化道出血风险 25%；值得注意的是，与华法林相比，达比加群、阿派沙班和低剂量的艾多沙班并不增加消化道出血风险。从机制角度看，或许与Ⅹa 因子抑制剂为非前体药物有关，较大剂量时可能直接在胃肠道局部影响止血功能。

表 4-2-2　不同 NOAC 的特点

比较类别	达比加群	利伐沙班	阿哌沙班	艾多沙班
前体药物	是	否	否	否
生物利用度	3%~7%	60%（~100%）	50%	62%
达峰时间 /h	1~3	2~4	3~4	1~2
进食的影响	达峰时间延后	增加吸收	无影响	略微增加吸收
蛋白结合率	35%	95%	87%	55%
分布容积 /（$L\cdot kg^{-1}$）	60~70	50	21	107
半衰期 /h	12~17	5~13	9~14	10~14
肾脏排泄的比例	CYP2C19	CYP3A	不依赖	不依赖
禁用肌酐清除率界值 /（$ml\cdot min^{-1}$）	<30	<15	<15	<15
判断抗凝作用是否存在	凝血酶时间	抗Ⅹa 因子活性	抗Ⅹa 因子活性	抗Ⅹa 因子活性
依赖 CYP3A4 代谢	否	是	是	极少

（1）Ⅱa 因子抑制剂：达比加群酯属非肽类的凝血酶抑制剂，口服经胃肠吸收后，在体内转化为具有直接抗凝血活性的达比加群酯。达比加群酯结合于凝血酶的纤维蛋白特异结合

位点，阻止纤维蛋白原裂解为纤维蛋白，从而阻断了凝血瀑布网络的最后步骤及血栓形成。达比加群酯可以从纤维蛋白 - 凝血酶结合体上解离，发挥可逆的抗凝作用。达比加群酯常用剂量有两种，分别是 150mg、2 次 /d 和 110mg、2 次 /d；相较于华法林，150mg 剂量预防非瓣膜性心房颤动栓塞疗效优于华法林且出血风险没有增加，110mg 剂量预防非瓣膜性心房颤动栓塞疗效不劣于华法林但出血风险明显降低。由于达比加群酯 80% 依赖肾脏排泄，若肌酐清除率低于 50ml/min，建议使用 110mg；若肌酐清除率低于 30ml/min，禁用达比加群酯。当与决奈达隆联用时，应该使用小剂量。需要注意的是，达比加群酯需要整片吞咽，不能分割、咀嚼。

(2) Ⅹa 因子抑制剂：利伐沙班、艾多沙班和阿哌沙班均为非前体药物，竞争性结合Ⅹa 因子活性部位而起到抗凝作用。

利伐沙班常规剂量为 20mg、1 次 /d；若肌酐清除率低于 50ml/min，则减量为 15mg；若肌酐清除率低于 15ml/min，则禁用；ROCKET 研究中，利伐沙班预防非瓣膜性心房颤动栓塞疗效不劣于华法林且主要出血风险相当；其中颅内出血风险降低，消化道出血风险增加。

艾多沙班常规剂量为 60mg、1 次 /d；若患者肌酐清除率低于 50ml/min，体重低于 60kg 或合用强 P- 糖蛋白抑制剂，则减量为 30mg，若肌酐清除率低于 15ml/min，则禁用；ENGAGE AF-TIMI 48 研究中 60/30mg 组的艾多沙班预防非瓣膜性心房颤动栓塞疗效不劣于华法林但出血风险明显降低，30/15mg 组的艾多沙班进一步降低出血风险。

阿哌沙班常规剂量为 5mg、2 次 /d；若具有下列 3 个因素的两项者（年龄 ≥ 80 岁、体重 ≤ 60kg、血肌酐 ≥ 133μmol/L）或者肌酐清除率低于 30ml/min，则减量为 2.5mg，若肌酐清除率低于 15ml/min，则禁用；ARISTOTLE 研究中艾多沙班预防非瓣膜性心房颤动栓塞疗效不劣于华法林，但出血风险明显降低。

（三）抗凝药物的逆转剂

1. 肝素类药物　临床如果需要快速逆转肝素的作用，应立即停止肝素并开始使用硫酸鱼精蛋白。鱼精蛋白的给药剂量应基于肝素使用时间计算。对于鱼精蛋白无特殊监测手段，但临床可通过观察患者出血情况及 APTT 的变化情况评价鱼精蛋白的逆转效果。磺达肝癸钠无特效解毒剂，可使用凝血酶原复合物（PCC）、新鲜冷冻血浆（FFP）甚至血浆置换来逆转磺达肝癸钠的抗凝作用。

2. 口服抗凝药物　华法林可用维生素 K 逆转其抗凝作用，静脉注射起效较快，1~2h 开始出现 INR 降低，12h 后达到最大效果；若口服起效相对较慢，6~10h 开始出现 INR 降低，24h 后达到最大效果。

达比加群酯的特异性逆转剂是依达赛珠单抗，它是一种人源化单克隆抗体片段，可强效、快速、持续地逆转达比加群酯的抗凝活性。依达赛珠单抗可应用于以下特定情况：①急诊外科手术 / 紧急操作；②危及生命或无法控制的出血。依达赛珠单抗推荐的使用剂量为 5g（2.5g/ 次 ×2 次），可通过 2 次连续静脉输注（每次输注时间为 5~10min，2 次间隔不超过 15min）；或采用 1 次 5g 静脉快速注射给药，以逆转达比加群酯的抗凝效应。

目前还有一种无活性的重组Ⅹa 因子，如 andexanet alfa，可快速逆转Ⅹa 因子抑制剂的抗凝作用，但国内尚未上市。

（吴鸿谊）

推荐阅读

[1] Antithrombotic Trialists'(ATT) Collaboration. Asprin in the primary and secondary prevention of vascular disease: Collaborative metaanalysis of individual participant data from randomized trials [J]. Lancet, 2009, 373 (9678): 1849-1860.

[2] WALLENTIN L, BECKER R C, BUDAJ A, et al. Ticagrelor versus clopidogrel in patients with acute coronary syndromes [J]. N Engl J Med, 2009, 361 (11): 1-13.

[3] WIVIOTT S D, BRAUNWALD E, McCABE C H, et al. Prasugrel versus clopidogrel in patients with acute coronary syndromes [J]. N Engl J Med, 2007, 357 (20): 2001-2015.

[4] ESC National Cardiac Societies. 2017 ESC focused update on dual antiplatelet therapy in coronary artery disease developed in collaboration with EACTS: The Task Force for dual antiplatelet therapy in coronary artery disease of the European Society of Cardiology (ESC) and of the European Association for Cardio-Thoracic Surgery (EACTS)[J]. Eur Heart J, 2018, 39 (3): 213-260.

[5] ROLLINI F, FRANCHI F, ANGIOLILLO D J. Switching $P2Y_{12}$-receptor inhibitors in patients with coronary artery disease [J]. Nat Rev Cardiol, 2016, 13 (1): 11-27.

[6] ANGIOLILLO D J, ROLLINI F, STOREY R F, et al. International expert consensus on switching platelet $P2Y_{12}$ receptor-inhibiting therapies [J]. Circulation, 2017, 136 (20): 1955-1975.

[7] CHAN F K L, CHING J Y L, HUNG L C T, et al. Clopidogrel versus aspirin and esomeprazole to prevent recurrent ulcer bleeding [J]. N Engl J Med, 2005, 352 (3): 238-244.

[8] LAU W C, GURBEL P A, WATKINS P B, et al. Contribution of hepatic cytochrome P450 3A4 metabolic activity to the phenomenon of clopidogrel resistance [J]. Circulation, 2004, 109 (2): 166-171.

[9] WU H Y, ZHANG C, GE J B, et al. Residual platelet reactivity is preferred over platelet inhibition rate in monitoring antiplatelet efficacy: Insights using thrombelastography [J]. Acta Pharmacol Sin, 2020, 41 (2): 192-197.

[10] XUE Y, FENG Z W, WU H Y, et al. The efficacy and safety of cilostazol as an alternative to aspirin in Chinese patients with aspirin intolerance after coronary stent implantation: A combined clinical study and computational system pharmacology analysis [J]. Acta Pharmacol Sin, 2018, 39 (2): 205-212.

[11] WU H Y, QIAN J Y, GE J B, et al. Effects of CYP2C19 variant alleles on postclopidogrel platelet reactivity and clinical outcomes in an actual clinical setting in China [J]. Pharmacogenet Genomics, 2012, 22 (12): 887-890.

[12] WU H, WANG Q, GE J, et al. First report of stent thrombosis after a switch therapy resulting from ticagrelor-related dyspnea [J]. Int J Cardiol, 2014, 176 (3): e127-e128.

[13] ARNETT D K, BLUMENTHAL R S, ALBERT M A, et al. 2019 ACC/AHA Guideline on the primary prevention of cardiovascular disease: Executive summary: A report of the American College of Cardiology/American Heart Association Task Force on Clinical Practice Guidelines [J]. J Am Coll Cardiol, 2019, 74 (10): 1376-1414.

[14] ASCEND Study Collaborative Group. Effects of aspirin for primary prevention in persons with diabetes mellitus [J]. N Engl J Med, 2018, 379 (16): 1529-1539.

[15] ASPREE Investigator Group. Effect of aspirin on cardiovascular events and bleeding in the healthy elderly [J]. N Engl J Med, 2018, 379 (16): 1509-1518.

[16] DE CATERINA R, GIANNESSI D, BERNINI W, et al. A prostacyclin-sparing effect of indobufen vs.

aspirin [J]. Thromb Haemost, 1996, 75 (3): 510-514.

[17] PETERS R J G, MEHTA S R, FOX K A A, et al. Effects of aspirin dose when used alone or in combination with clopidogrel in patients with acute coronary syndromes: Observations from the Clopidogrel in Unstable angina to prevent Recurrent Events (CURE) study [J]. Circulation, 2003, 108 (14): 1682-1687.

[18] BHATT D L, STONE G W, MAHAFFEY K W. Effect of platelet inhibition with cangrelor during PCI on ischemic events [J]. N Engl J Med, 2013, 368 (14): 1303-1313.

[19] KIM H-S, KANG J H, HWANG D Y. Prasugrel-based de-escalation of dual antiplatelet therapy after percutaneous coronary intervention in patients with acute coronary syndrome (HOST-REDUCE-POLYTECH-ACS): An open-label, multicentre, non-inferiority randomised trial [J]. Lancet, 2020, 396 (10257): 1079-1089.

[20] DAI C, CHEN Z, FU J, et al. Cilostazol for Chinese patients with aspirin intolerance after coronary drug-eluting stent implantation [J]. Thromb Haemost, 2020, 120 (5): 857-865.

[21] BHATT D L, CRYER B L, CONTANT C F, et al. Clopidogrel with or without omeprazole in coronary artery disease [J]. N Engl J Med, 2010, 363 (20): 1909-1917.

[22] CHAN F K, CHING J Y, HUNG L C, et al. Clopidogrel versus aspirin and esomeprazole to prevent recurrent ulcer bleeding [J]. N Engl J Med, 2005, 352 (3): 238-244.

[23] CUISSET T, DEHARO P, QUILICI J, et al. Benefit of switching dual antiplatelet therapy after acute coronary syndrome: The TOPIC (timing of platelet inhibition after acute coronary syndrome) randomized study [J]. Eur Heart J, 2017, 38 (41): 3070-3078.

[24] DEHARO P, QUILICI J, CAMOIN-JAU L, et al. Benefit of switching dual antiplatelet therapy after acute coronary syndrome according to on-treatment platelet reactivity: The TOPIC-VASP pre-specified analysis of the TOPIC randomized study [J]. JACC Cardiovasc Interv, 2017, 10 (24): 2560-2570.

[25] CLAASSENS D M F, VOS G J A, BERGMEIJER T O, et al. A genotype-guided strategy for oral $P2Y_{12}$ inhibitors in primary PCI [J]. N Engl J Med, 2019, 381 (17): 1621-1631.

[26] MEHRAN R, BABER U, SHARMA S K, et al. Ticagrelor with or without aspirin in high-risk patients after PCI [J]. N Engl J Med, 2019, 381 (21): 2032-2042.

[27] WU H, QIAN J, GE J, et al. Thrombin induced platelet-fibrin clot strength measured by thrombelastography is a novel marker of platelet activation in acute myocardial infarction [J]. Int J Cardiol, 2014, 172 (1): e24-e25.

[28] RUFF C T, GIUGLIANO R P, BRAUNWALD E, et al. Comparison of the efficacy and safety of new oral anticoagulants with warfarin in patients with atrial fibrillation: A meta-analysis of randomised trials [J]. Lancet, 2014, 383 (9921): 955-962.

[29] PATEL M, MAHAFF K, GARG J, et al. Rivaroxaban versus warfarin in nonvalvular atrial fibrillation [J]. N Engl J Med, 2011, 365 (10): 883-891.

[30] GRANGER C B, ALEXANDER J H, MCMURRAY J J, et al. Apixaban versus warfarin in patients with atrial fibrillation [J]. N Engl J Med, 2011, 365 (11): 981-992.

[31] GIUGLIANO R P, RUFF C T, BRAUNWALD E, et al. Once-daily edoxaban versus warfarin in patients with atrial fibrillation [J]. N Engl J Med, 2013, 369 (22): 2093-2104.

[32] CONNOLLY S J, EZEKOWITZ M D, YUSUF S, et al. Dabigatran versus warfarin in patients with atrial fibrillation [J]. N Engl J Med, 2009, 361 (12): 1139-1151.

[33] MEGA J L, SIMON T. Pharmacology of antithrombotic drugs: An assessment of oral antiplatelet and anticoagulant treatments [J]. Lancet, 2015, 386 (9990): 281-291.

[34] WU H, QIAN J, GE J, et al. Indobufen or aspirin on top of clopidogrel after coronary drug-eluting stent implantation (OPTION): A randomized, open-label, end point-blinded, noninferiority trial [J]. Circulation, 2023, 147 (3): 212-222.

第3节　介入治疗

一、总论

（一）泛血管疾病介入治疗概述

泛血管疾病主要与动脉粥样硬化有关。炎症性、遗传性发育不良和创伤性PAD仅占所有PAD病例的5%~10%。有症状的动脉粥样硬化对上肢和手的血供影响较下肢少。非侵袭性检查手段显示无症状的PAD发病率比有症状者高3倍。有症状的PAD患者占55~74岁年龄段人群的4.5%，大约20%老年人罹患PAD。

泛血管疾病的介入治疗中，与普遍存在共同危险因素致病、多血管床病变（PolyVD）的宽泛定义不同，选取的多血管床靶病变有独特的定义，总体来说多血管床病变指至少有2处并存的动脉粥样硬化病变，包括冠状动脉、脑动脉、颈动脉或其他外周血管，那么其中的冠状动脉需经造影或CTA证实左主干>50%直径狭窄或左右冠状动脉分支血管>75%直径狭窄；颈动脉狭窄需经北美症状性颈动脉狭窄内膜剥脱试验（North American Symptomatic Carotid Endarterectomy Trial，NASCET）标准分级或超声证实>50%狭窄；PAD指的是存在间歇性跛行症状，ABI<0.9，造影或超声证实外周血管直径存在>50%狭窄等。只有这一类有明确动脉狭窄的患者可能需要接受介入治疗，同时由于多血管床病变可能已经达到影响组织器官供血的程度，诱发各种病理生理学改变和不同程度的症状，因此，对于此类患者的介入治疗特点及策略明显与单血管床病变不同，需要兼顾多个供血器官和全身状况。

全世界关于泛血管疾病介入、多血管床病变介入为主题的研究论著并不多，较少有人将其放在一起进行大样本研究，更多的是个案报道或经验总结。但鉴于该类疾病普遍存在于真实世界，REACH注册研究显示多血管床病变患者占比高达15.9%。例如，冠心病患者中合并颈动脉狭窄的有5%~9%，合并外周动脉疾病的有7%~16%，合并肾动脉狭窄的有4%~15%；而确诊颈动脉狭窄>70%的患者中，合并冠心病的占39%~61%，合并外周动脉疾病的占18%~22%；确诊外周动脉疾病的患者中，合并冠心病的占25%~70%，合并颈动脉狭窄的占14%~19%，合并肾动脉狭窄的占10%~23%，提示我们应将需要介入治疗的泛血管疾病作为一个整体进行研究。

这类共患疾病随着并存病变血管床的增多，死亡率也逐步上升，泛血管疾病严重威胁着患者生命健康，当达到一定狭窄程度时需要进行积极介入等手段治疗。

（二）泛血管疾病介入治疗现状

单一血管床病变介入治疗在全世界已经开展数十年，趋于成熟，由于医保、执业范围等，当患者并存多个血管床病变时，很难在某个科室完成全部血管床病变检查、评估和治疗，故当今泛血管疾病患者基本都在专科进行诊治，必要时通过会诊、转科、转院等形式分次、逐步处理多血管床病变，很少会以多学科综合诊疗（multi-disciplinary treatment，MDT）的模式常规对泛血管疾病患者进行介入术前综合评估分析制定策略。尤其是医保报销的都是针对某一具体疾病和手术，对于多个病变并存和需要进行多个手术时就变得无章可循。

（三）介入治疗的目标

对于多血管床病变并非一味追求介入影像学完美，由于此类患者血管病变多，危险因素一般控制欠佳，介入治疗风险明显增加，且具备较多不确定性，故泛血管疾病介入治疗的主要目标：第一，多血管床疾病的症状（胸闷、胸痛、头晕、间歇性跛行、静息痛和溃疡等）必须得到解决；第二，功能恢复，过犹不及在多血管床病变介入中是术者尤其要清醒认识到的，及时结束手术比把血管完全血运重建要难也重要得多。

需要关注的一点是，症状相关治疗的目标对于轻症或早期患者是防止疾病发展，对于中期患者而言是提高生活质量，对终末期患者则是延续生命或保留肢体等。

（四）泛血管疾病介入治疗共性原则

MDT 应成为常态化模式，多个专业人员针对患者和病变特点进行个体化策略制定，才能保证此类患者临床获益最大化、各种危险因素控制最优化、风险最低化。一般来说，介入治疗应遵循的共性原则是：

1. 症状较重的病变或对预后影响最大的病变应首先治疗。

2. 同期还是分期干预依赖于病变难易程度、患者整体状况、干预风险预估、手术时间估计、总体花费估算等因素的权衡，很多时候出于安全考虑，大多数医师会选择分期干预，但应特别关注残余血管床病变进展的风险。

3. 围手术期心血管并发症在泛血管疾病患者中很常见，因此，相应的多血管床筛查成为必需，尽量在术前完善必要检查，补足评估所需指标。

4. 介入入路选择操作简便、可以同期处理多血管床病变兼顾性原则。

5. 耗材选择普适性原则，即冠状动脉耗材和周围血管耗材由于直径、长度、硬度方面差异，经常会导致手术失败或手术时间延长和耗材浪费，故术者应积累多血管床病变介入经验，术前做好综合准备，尽量选择普适各种病变介入特点的耗材。

（五）泛血管疾病介入治疗个体化原则

泛血管疾病介入治疗遵循的是以患者为中心的原则，故在共性原则明确之后，应关注每一位患者的个体化特点，针对每位患者具体合并症的种类、严重程度和临床症状、诉求，以及 MACE 风险后的总体评估来制定介入策略，不同策略往往带来不同的预后。

（六）介入策略制定内容

泛血管疾病介入策略制定需包含以下内容：

1. 哪些血管床病变需要处理 进行全面的多血管床病变的评估，例如超声、CTA、DSA、MRI、实验室检查等。

2. 多血管床病变进展风险及安全性评估 包括单个血管床病变进展风险及安全性评分，以及汇总后的综合评估结果，因为单个血管床病变的风险评估方法较多，例如冠状动脉 TIMI 评分、GRACE 评分、CRUSADE 评分，神经科 NIHSS 评分，周围血管疾病的 Fontaine 评分等，再结合多个血管床病变风险并存，往往增加了风险的不确定性，且缺乏大规模随机对照临床试验来证实多个血管床病变评分系统是否可以联合使用以及如何联合使用，故这个评估环节目前难度较大，依据较少，亟待更多研究证据支持。

3. 同期还是分期处理 多血管床同期处理或分期处理的各自优缺点，可能发生并发症及处理预案，如果选择同期，则涉及处理顺序制定问题，遵循的原则是先易后难，优先干预可能存在潜在风险的病变，例如颈动脉介入带来的血压心率波动、肾动脉介入带来的血压下降等。如果选择分期，则涉及间隔时间和围手术期管理等问题，尤其是残余血管床病变在等待期的风险问题，故应预估残余狭窄干预时间，从我们以往的研究来看，建议一般在2个月内完成剩余血管床病变的介入干预。

4. 介入入路选择 依据兼顾性原则，尽量单条入路解决多血管床病变介入需求，避免由于不同病变需要穿刺多条血管，增加穿刺点并发症的发生率。

5. 介入耗材最优化、最节省选择方案 由于每个血管床病变的特殊性，相应耗材设计也存在差异，但不乏某些耗材之间可以通用，故术者在制定泛血管疾病介入治疗方案时需熟练掌握每类血管床病变介入耗材详细特点，尤其是直径、所需输送鞘管或指引导管内径、长度等数据，才能避免耗材不匹配、重复浪费等情况发生。

6. 术中特殊药品准备 由于泛血管疾病病理生理机制虽然相似，术中可能出现血管损伤、慢血流、无复流等意外情况，但每个血管床仍有各自的特点，故需对术中特殊用药进行提前准备，避免延误救治时机。

7. 围手术期泛血管疾病管理药物方案制定 目前缺乏泛血管疾病管理药物方案的权威意见，大多数泛血管疾病的用药多参照冠心病介入治疗方案进行相应修改，故建议在多血管床病变进展风险管理上应参照冠心病控制标准，按照高危或极高危患者制定相应方案，用药时间以使用最长的方案为准。

（七）介入与外科治疗的关系

介入治疗只是泛血管疾病综合诊治手段之一，在当代治疗趋于微创的大形势下，外科开放式手术逐步减少，但对于一些特殊的病变，例如大动脉炎、FMD或某些血管床病变单一介入治疗无法完成时，外科手术都是非常重要的联合治疗方式，甚至很多介入治疗可以和外科开放式手术联合起来，进行杂交治疗，获取最佳的治疗效果。因此，多血管床病变介入治疗和外科治疗应是相辅相成，互补关系。

（八）介入后康复问题

针对多血管床病变的综合管理，不仅仅局限于介入治疗这个阶段，运动处方、营养处方、戒烟处方、药物处方和心理干预等都是围手术期管理的重要方面，尤其是对于泛血管疾病危险因素管控只会更严格，标准更高。

运动对于心血管及外周动脉疾病患者的康复非常重要，适当运动会增加机体新生血管发生，建立足够的侧支循环，改善症状和生活质量。其中，运动功能评估及康复训练方案制定方兴未艾，随着一些新技术的引入，例如无创心输出量测定、心肺功能评估等，可以提供非常详尽的患者身体状况数据，指导患者康复。

（九）总结

泛血管疾病介入治疗主要是解决一个综合评估、综合治疗、综合康复的“三综合”问题；手术策略最简化、最优化、最安全的“三最”原则。泛血管疾病诊治的关键在于全面充分评估，设计一个合理的干预策略和顺序，获得机体功能适度恢复，同时注意围手术期的全方位管理，减少并发症的发生。

二、血管内功能影像指导介入治疗

随着时代技术的进步，当前介入治疗已经发展到精准治疗时代，当我们通过DSA发现泛血管疾病血管床明显狭窄时，并不要急于下结论和进行干预，往往需要进一步评估血管病变性质、程度、潜在未发现的病变等。腔内影像学检查为临床医师提供了很好的腔内影像支持，目前应用最多的是冠状动脉疾病，但在多血管床病变中，仍有广阔的应用前景。

（一）冠状动脉疾病

临床上主要依靠冠状动脉造影诊断冠心病，仅按照冠状动脉造影显示目测血管狭窄程度大于70%来判断是否需要血运重建介入治疗存在很多限制。临床医师单纯根据冠状动脉造影提供的粗略解剖学影像，主观目测无法完全准确判断冠状动脉病变是否适合介入治疗。这就需要其他影像学评价工具来协助。目前在临床上常用的对冠状动脉造影最有补充价值的是腔内影像学设备，而使用最广泛的腔内影像学检查就是IVUS和OCT。

IVUS能实时显示冠状动脉的横断面图像，相对于冠状动脉造影检查可以更准确判断冠状动脉的狭窄程度。研究表明，对于横断面面积>2.5mm^{2}的冠状动脉（左主干除外），其近段及中段如狭窄处最小管腔面积（MLA）<4mm^{2}可能导致心肌缺血，对于MLA>4mm^{2}的病变延迟行冠状动脉介入治疗将会带来有益的临床结果。冠状动脉造影及IVUS均通过对冠状动脉狭窄程度的判断来间接推断是否存在心肌缺血。OCT是继IVUS之后的一种新兴的冠状动脉内成像技术。与IVUS相比，OCT具有非常高的分辨力，在易损斑块的评估和支架置入方面引起了人们的关注，特别是在冠心病诊断和治疗领域，如急性冠脉综合征。在2013年ESC发布的稳定型心脏病治疗指南中，OCT对病变特征的评估和支架放置的优化是Ⅱb类推荐（B级证据）。总体证据水平与IVUS相当。在2014年ESC/欧洲心胸外科协会心血管再血管化指南中，OCT对优化PCI的建议被升级为相当于IVUS的Ⅱa类推荐。2015年发表的ILUMIEN Ⅰ研究表明，术前和/或术后OCT可以影响医师的介入策略。最近的ILUMIEN Ⅱ研究表明，在指导支架扩张方面，OCT并不逊于IVUS。新一代FD-OCT可以快速、安全地扫描左主干病变（冠状动脉病变除外），确定病变类型，评价管腔大小，以及支架置入后的错位、边缘剥离和组织脱垂，明显优于血管造影引导下的植入和IVUS。但值得注意的是，由于OCT扫描深度有限，不建议将OCT用于左主干病变的常规检查。分叉病变是冠状动脉解剖失败率较高的复杂病变之一。术前OCT检查可以准确地测量狭窄程度、病变长度、斑块分布以及主干和分支开口的性质，这有助于介入医师选择正确的介入装置和分支支架治疗策略。新一代OCT系统的实时3D成像功能还可以提供血管的空间分布和结构信息，特别是对分叉开口的显示。研究表明，3D-OCT引导下放置分叉支架是可行的，可以减少支架的贴壁不良。因此，OCT可以考虑用于临床指导分叉病变的治疗。

IVUS相对于冠状动脉造影可以更准确判断冠状动脉的狭窄程度，且应用IVUS还能帮助我们分析斑块的性质，选择支架的大小，评价介入术后支架贴壁情况，拥有诸多优点。Chang-Wook等的研究中将冠状动脉临界病变分为两组，一组以IVUS测定的MLA<4mm^{2}作为介入治疗的指征，另一组以FFR<0.8作为介入治疗的指征，结果显示IVUS组介入治疗的比例显著高于FFR组（91.5% *vs.* 33.7%，P<0.001），且随访1年，两组间主要心血管不良事件的发生率无明显差别。

（二）颈动脉狭窄

颈动脉支架植入术（carotid artery stenting，CAS）被一些人认为是颈动脉内膜切除术（carotid endarterectomy，CEA）的一种同样有效的替代方法。然而，支架术后并发症的发生，特别是脑卒中的发生是一个主要问题。而要评估和预防脑卒中的发生，精确评估斑块形态在确定远端脑血管栓塞的风险方面起着至关重要的作用。许多成像方法已尝试用于准确地确定斑块形态，比如 IVUS。IVUS 是一种基于导管的有创腔内成像技术，可用于评估颈动脉斑块的形态，以及其他多项参数。作为 IVUS 的扩展，虚拟组织学（virtual histology-IVUS，VH-IVUS）为完整的病变评估提供了斑块成分的彩色组织图。VH 基于 IVUS 射频（RF）背向散射的频谱和幅度分析，主要提供 4 种动脉粥样硬化斑块类型，包括纤维性（绿色）、纤维脂肪（黄色）、致密钙（白色）和坏死核心（红色）。此外，VH-IVUS 的几何形态和成分输出也是可重复的。颈动脉斑块形态在决定颈动脉支架植入术疗效中起着重要作用。IVUS 及其延伸的 VH-IVUS 在支架植入术中可以实时评估斑块特征并指导决策。有荟萃分析表明，IVUS 比 CT、MRI 和血管造影术更好地选择支架。此外，对比单纯造影组与 IVUS+ 造影组后发现，IVUS+ 造影组在识别残余狭窄、选择更合适尺寸的支架以及更少使用对比剂方面优势突出。

相关研究发现，IVUS 和 VH-IVUS 有助于更好的支架类型和大小选择，并且在评估斑块形态方面与真实组织学有很好的相关性。斑块形态在决定脑卒中预后中起着重要作用，因此采用可靠和可重复性高的方法对其进行评估是可取的。在这方面，VH-IVUS 已被证明是准确的，观察者之间的差异可以忽略不计。然而，使用不统一的分类系统来报告斑块形态导致了数据不同的结果。目前还没有基于指南的建议来使用 IVUS 以获得更好的临床结果，尽管在目前的研究中，支架植入的结果显示使用 IVUS 是一个积极的方向。当然，使用 IVUS 会增加患者住院费用，还没有关于 IVUS 辅助 CAS 与不使用 IVUS 的 CAS 的住院时间、药物成本和再入院的研究。

目前使用的腔内超声导管主要有机械旋转式和相控阵式两种。机械旋转式是目前应用最广泛的超声导管。这些导管有一个单一的旋转换能器，并使用更高的频率（40~45MHz），以获得与相控阵式相比更高分辨力的图像。然而，在弯曲的血管中，它们可能会产生失真的图像（非均匀旋转失真）。尽管相控阵式超声导管的频率较低（20MHz），导致分辨力较低，但它们的设置相对简单，从导管尖端到换能器的距离较短，并且不需要导丝。对于慢性完全闭塞的 CAS 患者，通常首选电子 IVUS 导管。电子 IVUS 对 ChromaFlo IVUS（Volcano 电子扫描型 IVUS42 型）诊断互联网服务提供商的准确性更高。

就技术细节而言，OCT 的轴向分辨力是 IVUS 的 10 倍，而且 OCT 需要对比剂，IVUS 不需要，与 IVUS（5~6mm）相比，软组织穿透性有限（1~2mm），特别是在存在红色血栓、脂肪或坏死核心的情况下，这会削弱 OCT 的光信号。相反，IVUS 最有用的特征之一是对血管壁的全层可见性。相比之下，OCT 通常无法显示病变部位的真实血管大小，许多操作者参考管腔直径选择支架大小，尽管这种做法正在发展。与 IVUS 相比，OCT 需要更多对比剂，而对于肾功能受损的患者，这可能是一个主要的限制。相关研究也将 IVUS 与 OCT 在冠状动脉手术中进行了比较。在预测斑块钙化程度、支架脱出、支架错位、支架边缘剥离、支架组织覆盖和新动脉粥样硬化等方面，OCT 优于 IVUS。在根据血管壁评估支架大小（介入治疗前）和血管壁正向重构（在后续检查中）方面，IVUS 比 OCT 表现得更好。在预测支架长度方面，IVUS 和 OCT 具有相似的效果。

文献综述显示，一项由 Yoshimura 等进行的研究，在 CAS 中将 OCT 和 IVUS 进行了面对面的比较。结果显示，OCT 对腔内血栓的检出优于 IVUS［15 例（44.1%）*vs.* 1 例（2.9%），$P<0.001$］。然而，IVUS 在检测斑块内钙化方面优于 OCT［34 例（100%）*vs.* 13

例(38.2%),$P < 0.001$]。目前还需要更多前瞻性研究来确定 IVUS 和 OCT 在颈动脉手术中的差异。Shinohara 等(2015 年)比较了宝石光谱成像(GSI)和 IVUS 在表征颈动脉斑块方面的疗效。结果表明,GSI 是一种同样有效的方法。在 VH-IVUS 上发现的纤维脂肪斑块的面积与非钙化病变的有效 Z 值之间呈负相关(r=–0.874,$P < 0.05$)。Yan 等报道,在 39 例患者中,使用适当的速度标准,双功能超声检测支架内再狭窄的能力与腔内超声相当。

(三) PAD

在美国,55.1 岁以上的人群中 PAD 患病率为 10%~25%。尽管血管内介入技术取得了进步,但下肢的通畅率并不持久。Levant 2 药物涂层球囊试验的 1 年通畅率为 65.2%,而 Zilver PTX DES 试验的 1 年通畅率为 84.4%,5 年后通畅率为 66.4%。在严重肢体缺血(critical limb ischemia,CLI)方面,血管内和外科血管重建术在严重肢体缺血试验中的长期无截肢存活率与血管成形术未显示任何显著差异。IVUS 使临床医师对血管斑块负荷可视化,评估血管内重建失败的原因,在冠状动脉慢性完全闭塞再通后重新进入真正的管腔,在冠状动脉介入治疗中,尽管强有力的证据表明 IVUS 引导下冠状动脉介入治疗减少了包括心肌梗死、支架内血栓形成和死亡率在内的 MACE,但关于 IVUS 在外周血管介入中的安全性和有效性的数据有限。Azfar 等学者在 2000 年的发表的文章中对比了 IVUS 和血管造影术引导下外周血管介入治疗(peripheral vascular interventions,PVI)的结果表明,与血管造影引导下 PVI 相比,IVUS 引导下 PVI 与较低的围手术期不良事件和血管并发症相关,围手术期不良事件少(11.1% *vs.* 14.5%,*RR*=0.81,95%*CI* 0.70~0.94,P=0.006)。血管并发症方面,IVUS 引导组较血管造影引导组少(8.7% *vs.* 11.4%,*RR*=0.81,95%*CI* 0.68~0.96,P=0.013)。但在初次通畅率和再干预率方面没有显著差异,两组数据分析在截肢率、技术成功率、全因死亡率和心肌梗死发生率等终点方面没有差异。

在 PAD 患者中,IVUS 引导下 PVI 与初次通畅率和再干预率相关。虽然这些发现没有达到统计学意义,但当使用 meta 回归来模拟延长随访时间的影响时,则显示出显著的效果,这表明 IVUS 组的再干预率可能较低。使用 IVUS 后,围手术期不良事件和血管并发症的发生率显著降低。截肢率、全因死亡率和心肌梗死发生率在两组之间没有差异。使用多普勒超声成像对随访时的通畅性进行标准化评估。Panaich 等利用 NIS 数据库发现,IVUS 引导下 PVI 能减少围手术期不良事件和血管并发症(除脑卒中或短暂性脑缺血发作外)。有荟萃分析显示,IVUS 引导下 PVI 的围手术期不良事件和血管并发症显著较低,心肌梗死发生率没有差异。IVUS 组在随访时间的 meta 回归上再干预率可能较低,这可能是由于血管内外科医师倾向于在更复杂的病变中使用 IVUS,因为他们在评估病变形态、选择合适的支架尺寸和部署时更加谨慎。此外,对于参考直径较小的病变,因为再次干预的风险增加,IVUS 可能是首选。但是,IVUS 需要额外的手术时间,在高危患者和同时存在需要血运重建的病变中使用 IVUS 可能会阻碍外科医师的长期干预,从而导致血管造影指导的人群有更高的再干预需求。IVUS 的使用降低了围手术期不良事件和血管并发症的风险,这可能是由多种因素促成的结果。由于 IVUS 允许临床医师评估血管形态、血管内介入治疗失败的原因,并指导球囊或支架的适当使用,这将最大限度地减少并发症,如血管穿孔、急性血栓形成和夹层。IVUS 的另一个优点是可以减少或完全避免对比剂的使用,许多研究都提出了低或无对比剂在 PAD 和冠状动脉介入治疗中的应用。

综上所述，腔内影像学检查其实是临床术者非常重要的参考工具，能为术者提供全方位病变全景分析，并极大补充常规 DSA 所不能提供的腔内病变特点、斑块性质、潜在病变等信息，极大地优化处理策略制定，提高了治疗效果，减少了并发症的发生。

三、功能学指导泛血管疾病介入精准诊疗

血管造影作为一种形态学方法，只能对多血管床病变进行解剖学评估，不能确定患者是否存在功能学意义上的缺血等病变；因此，往往会低估或高估病变的严重程度，导致治疗不足或过度。以前造影被认为是介入治疗的“金标准”，然而，解剖学狭窄程度有时与患者心肌缺血的严重程度并不匹配，这是由于解剖学狭窄仅为冠状动脉血流储备减少的一个影响因素，微循环调控、动脉压力、心率、静息血流速度等因素均会对冠状动脉血流储备产生影响。血管功能学检查可以对各种动脉血流储备进行检测，较为全面地评估狭窄病变对于动脉供血的影响程度；相较于传统的血管造影检查，可以更为精准地评估病变状态，提供更多的参数以供参考，从而优化治疗策略。

功能学发展最快、应用最多的当属冠状动脉疾病检查，其中包括基于冠状动脉造影的功能学检查和基于影像学的功能学检查，常见的基于冠状动脉造影的功能学检查方法有 FFR、瞬时无波比（instantaneous wave free ratio，iFR）、定量血流分数（quantitative flow ratio，QFR）、冠状动脉造影血流储备分数（coronary angiography FFR，caFFR）、冠状动脉血流储备（coronary flow reserve，CFR）、微循环阻力指数（index of microcirculatory resistance，IMR）等；基于影像学的功能学检查方法有基于冠状动脉 CT 的血流储备分数（fractional flow reserve derived from CT coronary angiography，CT-FFR）、OFR（OCT 计算血流储备分数的方法）、UFR（结合 IVUS 图像与流体动力学技术的计算方法）等。

冠状动脉 FFR 为存在狭窄病变情况下该动脉提供给机体的最大血流量与理论上无狭窄情况下器官所能获得最大血流量的比值。业界普遍认为 FFR ≤ 0.8 反映心肌缺血，若 FFR<0.75，推荐行血运重建治疗；若 FFR>0.80，推荐行药物保守治疗；若 FFR 处于 0.75~0.80 这一“灰色”区间内，介入医师则根据患者的临床实际情况进行判定，决定是否进行血运重建治疗。

FFR 当前应用现状：稳定性冠心病是 FFR 证据等级最高的适应证。中国和欧洲 PCI 指南都强调，造影目测 50%~90% 狭窄的稳定性冠心病患者，如果没有无创检查等缺血证据，推荐进行 FFR 检查（Ⅰ类推荐，A 级证据）。一项荟萃分析提示利用 FFR 对稳定性冠心病临界病变患者进行评估，不仅可以减少支架植入率，而且其不良心血管事件与对照组相比减少了 20%；对于冠状动脉多支病变，建议每支病变血管分别先行 FFR 评估，根据功能性 SYNTAX 评分，FFR ≥ 0.80 的病变不计算分数，可以降低风险等级，低危患者行 PCI，中危患者行 PCI 或 CABG，高危患者行 CABG；对于冠状动脉非左主干分叉病变，若经介入治疗后，主干病变直径>2mm 的分支血管开口直径狭窄率 ≥ 75%，则建议行 FFR 检查；若此分支行 FFR 检查后数值 ≥ 0.75，且介入影像学提示无明显夹层、血流 TIMI 3 级，那么此分支则无须行进一步处理。对于弥漫性长病变，通过测量 FFR 时记录的连续压力回撤曲线，决定该病变血管是否需行血运重建治疗，同时也可明确需处理靶病变的位置；目前，仍建议 FFR<0.80 行 PCI；若 FFR ≤ 0.80，则根据所记录的连续压力回撤曲线，在连续压力曲线上某个跨病变的压力陡峭回升 10~15mmHg，提示该病变引起心肌缺血较重，压力回升越大的病变与相应缺血情况

呈正相关，提示该病变需行PCI干预。对于不稳定型心绞痛、NSTEMI患者，明确的罪犯血管可以行直接PCI，非罪犯血管和无法确定的罪犯血管使用FFR等同于稳定性冠心病患者，对于STEMI患者，罪犯血管在发病6天内不建议进行FFR检测，此时测量FFR数值偏高，病变严重程度被低估。

瞬时无波比（iFR）的理论基础是静息状态下在每个心动周期中都有一段时间心肌毛细血管床的阻力是固定的，如果冠状动脉血流速度恒定，在这段时间冠状动脉狭窄近端与远端的压力差与血流成比例。iFR与FFR有良好的相关性，瞬时无波形区开始于舒张期的前25%，结束于舒张期结束前5ms，在这一时期进行功能学测定可以近似认为冠状动脉处于最大舒张状态，从而避免了腺苷的使用。iFR是FFR的衍生指标，以iFR≤0.89指导的血运重建和FFR≤0.80指导的血运重建，1年主要不良心脏事件发生率差异无统计学意义。测量iFR时无须使用血管扩张药物，减少药物相关不良反应发生率，并缩短了操作时间，iFR已经在指导临界病变的介入决策、多支血管病变的评估、复杂病变的评估等诸多领域内有了较为广泛的应用。

定量血流分数（QFR）的计算首先需要在冠状动脉造影中获取2个投射角度>25°的图像，对冠状动脉树进行三维重建。然后根据对比剂通过血管的时间、对应图像的帧数估算血流速度，通过软件系统计算每个血管节段的压降，模拟回撤的压力曲线，最后通过远端压力/近端压力获得QFR值，相较于FFR，其优势包括：①避免了压力导丝、血管扩张剂的使用；②一次测量可以对整个心外膜冠状动脉血管床进行评估；③通过虚拟支架植入术可以预测支架植入后的FFR，从而指导支架植入方案的选择。QFR是目前临床证据最为充分的基于冠状动脉造影的功能学指标，研究结果发现，QFR与FFR具有良好的相关性，以FFR≤0.80为阈值，QFR诊断准确性达86%，同时QFR在降低治疗费用、减少手术时间方面的优势，也展现出了其潜在的临床应用价值。在中国开展的前瞻性多中心临床研究FAVOR Ⅱ China研究再次验证了QFR的准确性。但目前需要注意的是，左主干病变、开口病变、分支病变、严重血管重叠或弯曲、造影血管图像质量差均会影响QFR的准确性。此外，目前尚缺乏QFR指导PCI与常规方式对比的长期临床随访数据。

功能学评价的应用将越来越广泛，临床医师应该了解各种FFR测量方法的优势和不足，结合患者自身情况选择最佳的评价方式，为患者带来更多的获益。但上述测量功能学方法多来源于冠状动脉病变，对于外周动脉疾病或颈动脉等非冠状动脉病变，缺乏界值的判定标准，应用与预后的关系等都缺乏大规模、随机对照试验研究数据支持，故在非冠状动脉多血管床病变应用中尚在起步阶段，亟待更多临床数据支持。

（程　康　陈　艳　王　斌）

推荐阅读

[1] FUNABASHI S, KATAOKA Y, HORI M, et al. Characterization of polyvascular disease in heterozygous familial hypercholesterolemia: Its association with circulating lipoprotein (a) levels [J]. J Am Heart Assoc, 2022, 11: e025232.

[2] VICTOR A, RICCO J B, BARTELINK M E L, et al. 2017 ESC Guidelines on the Diagnosis and Treatment of Peripheral Arterial Diseases, in collaboration with the European Society for Vascular Surgery (ESVS): Document covering atherosclerotic disease of extracranial carotid and vertebral, mesenteric, renal, upper and lower extremity arteriesEndorsed by: The European Stroke Organization (ESO) The Task Force for the Diagnosis and Treatment of Peripheral Arterial Diseases of the European Society of Cardiology (ESC) and of the European Society for Vascular Surgery (ESVS)[J]. Eur Heart J, 2018, 39 (9): 763-816.

[3] ADAY A W, MATSUSHITA K. Epidemiology of peripheral artery disease and polyvascular disease [J]. Circ Res, 2021, 128 (12): 1818-1832.

[4] BUCCHERI S, FRANCHINA G, ROMANO S, et al. Clinical outcomes following intravascular imaging-guided versus coronary angiography-guided percutaneous coronary intervention with stent implantation: A systematic review and Bayesian network meta-analysis of 31 studies and 17, 882 patients [J]. JACC Cardiovasc Interv, 2017, 10 (24): 2488-2498.

[5] DARMOCH F, ALRAIES M C, AL-KHADRA Y, et al. Intravascular ultrasound imaging-guided versus coronary angiography-guided percutaneous coronary intervention: A systematic review and meta-analysis [J]. J Am Heart Assoc, 2020, 9 (5): e013678.

[6] MALIK A H, YANDRAPALLI S, ARONOW W S, et al. Intravascular ultrasound-guided stent implantation reduces cardiovascular mortality: Updated meta-analysis of randomized controlled trials [J]. Int J Cardiol, 2020, 299: 100-105.

[7] MISHRA B, PANDIT A K, MIYACHI S, et al. Clinical Utility of Intravascular Ultrasound (IVUS) in carotid artery interventions: A systematic review and meta-analysis [J]. J Endovasc Ther, 2022, 29 (5): 678-691.

[8] SHEIKH A B, ANANTHA-NARAYANAN M, SMOLDEREN K G, et al. Utility of intravascular ultrasound in peripheral vascular interventions: Systematic review and meta-analysis [J]. Vasc Endovascular Surg, 2020, 54 (5): 413-422.

[9] PIROTH Z, TOTH G G, TONINO P A L, et al. Prognostic value of fractional flow reserve measured immediately after drug-eluting stent implantation [J]. Circ Cardiovasc Interv, 2017, 10 (8): e005233.

[10] DAVIES J E, SEN S, HAKIM-MOULAY D, et al. Use of the instantaneous wave-free ratio or fractional flow reserve in PCI [J]. N Engl J Med, 2017, 376 (19): 1824-1834.

[11] LI J P, GONG Y J, WANG W M, et al. Accuracy of computational pressure-fluid dynamics applied to coronary angiography to derive fractional flow reserve: FLASH FFR [J]. Cardiovasc Res, 2020, 116 (7): 1349-1356.

[12] MORTON G, CHIRIBIRI A, MASAKI I, et al. Quantification of absolute myocardial perfusion in patients with coronary artery disease: Comparison between cardiovascular magnetic resonance and positron emission tomography [J]. J Am Coll Cardiol, 2012, 60 (16): 1546-1555.

[13] CARRICK D, HAIG C, AHMED N, et al. Comparative prognostic utility of indexes of microvascular function alone or in combination in patients with an acute ST-segment-elevation myocardial infarction [J]. Circulation, 2016, 134 (23): 1833-1847.

[14] COOK C M, PETRACO R, SHUN-SHIN M J, et al. Diagnostic accuracy of computed tomography-derived fractional flow reserve: A systematic review [J]. JAMA Cardiol, 2017, 2 (7): 803-810.

[15] SEIKE F, UETANI T, NISHIMURA K, et al. Intravascular ultrasound-derived virtual fractional flow reserve for the assessment of myocardial ischemia [J]. Circ J, 2018, 82 (3): 815-823.

第4节　外 科 治 疗

一、主动脉疾病的外科治疗

主动脉疾病的外科治疗方式主要由疾病的种类和分型而定。目前,胸主动脉腔内修复术(thoracic endovascular aortic repair,TEVAR)和腹主动脉腔内修复术(endovascular aortic repair,EVAR)分别常规用于降主动脉和腹主动脉疾病,开放手术常规用于升主动脉疾病和胸腹主动脉瘤。随着腔内技术的不断发展,其在主动脉弓部疾病和胸腹主动脉瘤中的应用不断增加。值得注意的是,针对急性主动脉综合征,药物是最基本的治疗方式,其基本原则是先控制血压(收缩压控制在 100~120mmHg)、心率(控制在 60~80 次 /min)和镇痛,再据病情需要进行主动脉开放手术或腔内修复手术。

1. 主动脉夹层　根据国际主动脉夹层注册登记研究数据,对 Stanford A 型主动脉夹层,发病后 1 个月内,单纯药物治疗死亡率约 50%,开放手术死亡率约 20%;此外,发病 60 天开放手术生存率为 70%~80%,显著优于单纯药物治疗的 30%~40%;因此,对 Stanford A 型主动脉夹层,如无禁忌,原则上均应进行急诊开放手术治疗。对于最近端破口位于左锁骨下动脉以远的 Stanford A 型主动脉夹层(也称逆撕 A 型夹层),有病例系列报道了腔内治疗的安全性和有效性,由此 2021 年 AATS 关于 A 型主动脉夹层外科治疗专家共识指出,对经过选择的 Stanford A 型夹层,降主动脉腔内修复术可能是合理的。外科术式选择上,对 DeBakey Ⅰ型主动脉夹层,目前常在开胸、体外循环下行升主动脉置换术 + 全主动脉弓置换术 + 支架象鼻术(图 4-4-1);对 DeBakey Ⅱ型主动脉夹层,常在开胸、体外循环下行升主动脉置换术。此外,视主动脉根部病变情况,行主动脉根部复合替换术(如 Bentall 手术)或保留主动脉瓣的主动脉根部替换术(如 David 手术)。

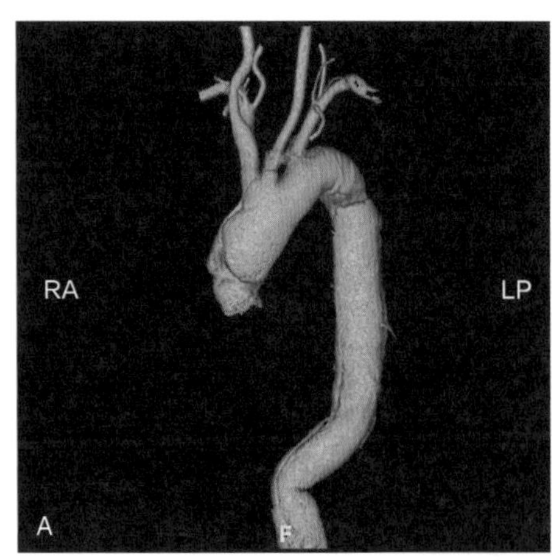

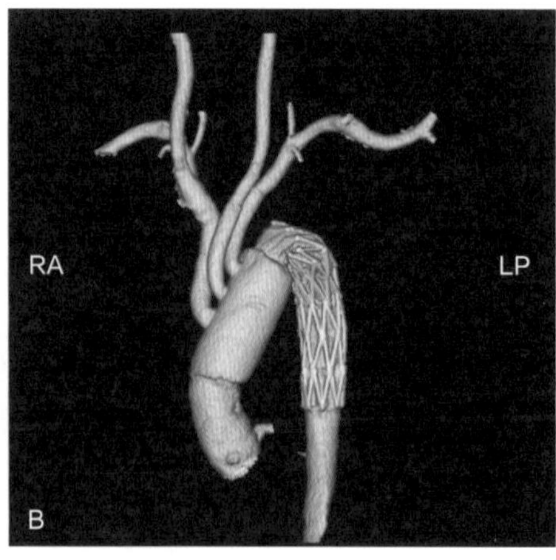

图 4-4-1　DeBakey Ⅰ型主动脉夹层

A. 术前;B. 升主动脉置换术 + 全主动脉弓置换术 + 支架象鼻术后。

对复杂型（合并破裂或灌注不良）Stanford B 型主动脉夹层，目前国际指南或共识均推荐 TEVAR 作为一线治疗方式。针对非复杂型 Stanford B 型主动脉夹层，一项随机对照研究纳入 140 例患者，随机分配至单纯药物治疗组和 TEVAR+ 药物治疗组，随访 5 年发现 TEVAR+ 药物治疗组的全因死亡率（11.1% *vs.* 19.3%，*P*=0.13）、主动脉相关死亡率（6.9% *vs.* 19.3%，*P*=0.04）和疾病进展率（27.0% *vs.* 46.1%，*P*=0.04）均低于单纯药物治疗组。近期一项系统评价纳入 15 066 例非复杂型 Stanford B 型主动脉夹层，发现 TEVAR 组的长期主动脉破裂率（*OR*=0.26，*P*<0.05）、再干预率（*OR*=0.45，*P*<0.05）、主动脉相关死亡率（*OR*=0.27，*P*<0.05）和全因死亡率（*OR*=0.52，*P*<0.05）均显著低于单纯药物治疗组。以上研究结果提示，TEVAR 能有效改善非复杂型 B 型主动脉夹层的预后。虽然国际上不同学会针对 TEVAR 用于非复杂型 B 型主动脉夹层存在争议，但趋势是走向推荐，而国内相关专家共识在权衡证据和临床经验的基础上也给出了推荐的建议。因此，TEVAR 是目前 Stanford B 型主动脉夹层的首选治疗方式。该术式无须开胸，由股动脉小切口或穿刺入路，在血管造影引导下，通过腔内技术将主动脉支架型人工血管放置于降主动脉，以隔绝主动脉夹层的最近端破口，促进假腔血栓化和主动脉重塑（图 4-4-2）。对累及主动脉弓部的 Stanford B 型夹层，可在开胸、体外循环下行全主动脉弓置换术或部分主动脉弓置换术 + 支架象鼻术；也可结合开放和腔内技术行杂交手术修复；对解剖条件合适的患者，大部分可采用平行支架、主动脉弓部覆膜支架开窗术（原位或体外）或主动脉弓部分支覆膜支架腔内修复术进行全腔内修复，在取得相似效果的前提下减少创伤和加快术后恢复。

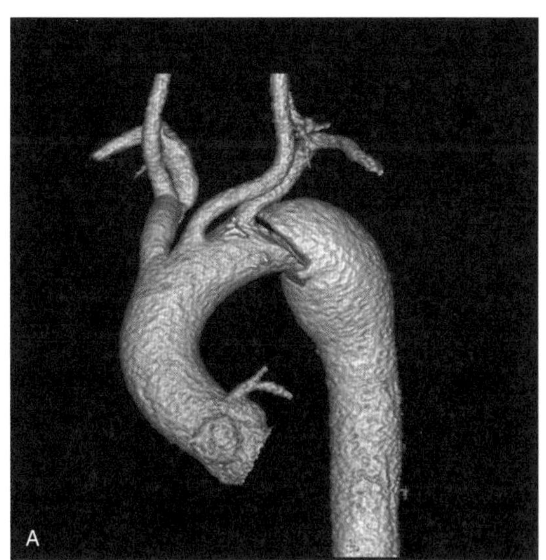

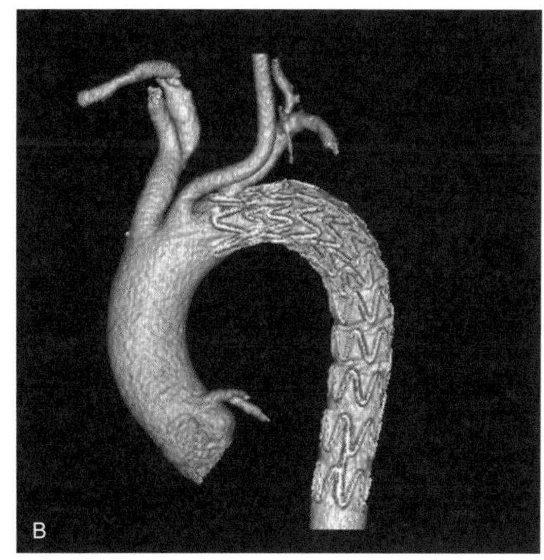

图 4-4-2　Stanford B 型主动脉夹层
A. 术前；B. TEVAR 术后。

2. 主动脉壁间血肿　升主动脉受累是主动脉壁间血肿进展的危险因素，但来自亚洲的研究数据表明，主动脉壁间血肿的预后优于主动脉夹层，且对部分 A 型主动脉壁间血肿患者，药物治疗 + 影像学监测、进展后及时干预的策略也能取得较好的预后。基于此，2014 年 ESC 指南认为，对大部分 Stanford A 型主动脉壁间血肿，有急诊开放手术指征；但对高龄或有严重共患病的患者，尤其是在主动脉直径<50mm和血肿厚度<11mm的情况下，单纯药物治疗+影像学监测可能是合理的选择。2021年AATS关于A型主动脉夹层外科治疗专家共识指出，对合并至少一项高危因素（直径>50mm、血肿厚度>11mm、心包积液、主动脉瓣反流、溃疡样凸起）的A型主动脉壁间血肿，推荐开放手术修复；对未合并高危因素且有较严重共患病的A型主动脉壁间血肿，药物治疗可能是合理的。2022年AHA/ACC指南根据细化的危险分层提出了新的见解，对复杂型A型主动脉壁间血肿，推荐急诊开放手术修复；对非复杂型A型主动脉壁间血肿，推荐尽快开放手术修复；对经过选择的、手术风险较高且没有高危影像学特征的非复杂型A型主动脉壁间血肿，药物治疗可能值得考虑。外科治疗术式上，A型主动脉壁间血肿的开放手术修复方式与A型主动脉夹层相似，常在开胸、体外循环下行升主动脉置换术+全主动脉弓置换术+支架象鼻术或主动脉弓部杂交手术。

针对B型主动脉壁间血肿，2014年ESC指南指出，对复杂型B型主动脉壁间血肿，应该考虑行TEVAR手术（此处复杂型指反复发作的疼痛、血肿扩张、主动脉周围血肿、内膜破口）；对非复杂型B型主动脉壁间血肿，需进行反复的影像学检查。2017年ESVS指南沿用了2014年ESC指南关于复杂型的概念并指出，对非复杂型B型主动脉壁间血肿，应给予药物治疗和反复的影像学监测；对复杂型B型主动脉壁间血肿，应考虑腔内修复。2022年AHA/ACC指南根据细化的危险分层指出，对复杂型B型主动脉壁间血肿，推荐急诊修复；对合并高危影像学特征的非复杂型B型主动脉壁间血肿，侵入性干预可能是合理的；对于需行远端弓部或降主动脉修复的B型主动脉壁间血肿，如解剖条件合适，TEVAR是合理的选择，如解剖条件不足，开放手术修复也是合理的。

3. 穿透性主动脉溃疡 穿透性主动脉溃疡合并急性疼痛时属于急性主动脉综合征范畴，此时的治疗目的是预防进展为主动脉夹层或主动脉破裂。2014年ESC指南指出，其干预指征包括反复发作的或难治性疼痛和破裂征象（溃疡快速增大、合并主动脉周围血肿或胸腔积液）；对无症状性穿透性主动脉溃疡，直径>20mm或深度>10mm是疾病进展的危险因素，可能也有早期干预的指征。2017年ESVS指南指出，对复杂型B型穿透性溃疡（此处复杂型指反复发作的疼痛、溃疡直径>20mm或深度>10mm、主动脉直径增加），应该考虑行TEVAR手术；对非复杂型B型穿透性溃疡，应该在药物治疗的基础上进行影像学监测。2022年AHA/ACC指南根据进一步细化的危险分层对穿透性主动脉溃疡的干预提出建议，穿透性主动脉溃疡合并破裂时，推荐急诊手术修复；穿透性主动脉溃疡位于升主动脉且合并主动脉壁间血肿时，推荐急诊手术修复；穿透性主动脉溃疡位于主动脉弓或降主动脉且合并主动脉壁间血肿时，急诊手术修复是合理的；穿透性主动脉溃疡位于腹主动脉且合并主动脉壁间血肿时，可能可以考虑急诊手术修复；对孤立性穿透性主动脉溃疡（无血肿）合并持续性疼痛，且与影像学发现相符合，推荐修复；对无症状性孤立性穿透性主动溃疡，合并高危影像学特征时，可能可以考虑择期干预。关于穿透性主动脉溃疡的外科手术治疗方式的选择，常依据解剖位置与患者的状态而定。通常对位于升主动脉近端弓部（Z0~Z1区）的穿透性主动脉溃疡，采用开放手术修复；对位于远端弓部（Z2~Z3区）、降主动脉或腹主动脉的穿透性主动脉溃疡，如解剖条件合适，腔内技术是首选的治疗方式。但随着腔内血管外科技术的发展，Z0~Z1区也逐渐被攻克。

4. 主动脉瘤 主动脉瘤自然病程预后差，若不予以治疗，绝大多数患者可因动脉瘤破裂而死亡。

对胸主动脉瘤，合并以下情况考虑手术干预：①有疼痛或压迫症状，破裂和/或包裹性破裂；②瘤体直径>50mm；③瘤体直径增长>10mm/年；④假性动脉瘤。针对不同病变部位和解剖学特点，手术方式包括开放手术、腔内修复术和杂交手术。对升主动脉瘤，常在开胸、体外循环下行升主动脉切除+人工血管置换术（图 4-4-3），同时，视主动脉瓣病变情况行主动脉根部复合替换术（如 Bentall 手术）或保留主动脉瓣的主动脉根部替换术（如 David 手术）。对主动脉弓部瘤，传统方法为开胸、体外循环下行全主动脉弓置换术或部分主动脉弓置换术。随着腔内技术飞速发展，形成了结合开放和腔内技术的杂交手术方式，国内专家共识将弓部病变杂交术式分为四型（图 4-4-4），以应对不同形态的弓部病变。此外，对解剖条件合适的弓部瘤患者，可采用平行支架、开窗或分支支架的腔内技术进行全腔内修复。对降主动脉瘤，腔内治疗 5 年生存率优于开放手术，且无须开胸，具备创伤小、恢复快等优势，因此原则上首选腔内治疗（图 4-4-5）。对胸腹主动脉瘤，开放手术动脉瘤切除+人工血管置换是标准术式，随着近年来腔内技术的不断进步，开窗技术、平行支架、定制式分支支架也逐渐应用于胸腹主动脉瘤。目前，国内外尚无已上市的通用型分支支架，但有众多款已处于临床试验阶段，相信未来可能推动胸腹主动脉瘤的腔内治疗趋势。

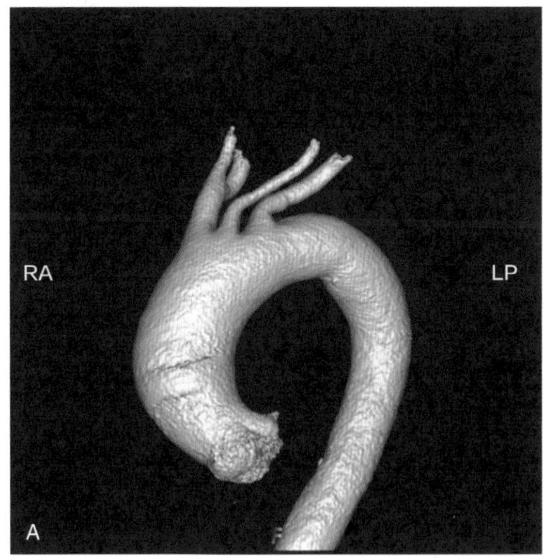

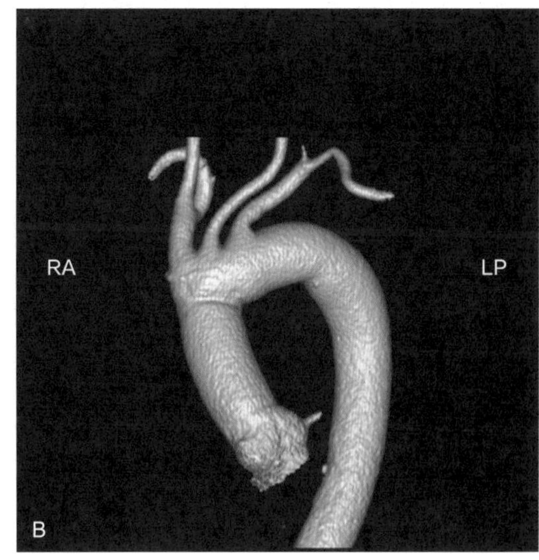

图 4-4-3　升主动脉瘤
A. 术前；B. 升主动脉切除+人工血管置换术后。

Ⅰ型是开胸、非体外循环下，升主动脉-弓上动脉转位，结合主动脉全弓覆膜支架腔内修复术；Ⅱ型是开胸、体外循环下，升主动脉置换并弓上动脉转位，结合主动脉全弓覆膜支架腔内修复术；Ⅲ型是开胸、深低温停循环下，升主动脉和主动脉弓置换，置入或不置入硬象鼻/软象鼻，再借助腔内技术评估或修复常规开放手术无法处理的降主动脉和远端病变；Ⅳ型是非体外循环下，开胸行升主动脉-弓上一支或两支动脉转位（Ⅳa），或不开胸行颈部血管搭桥（Ⅳb），结合部分主动脉弓覆膜支架腔内修复术。

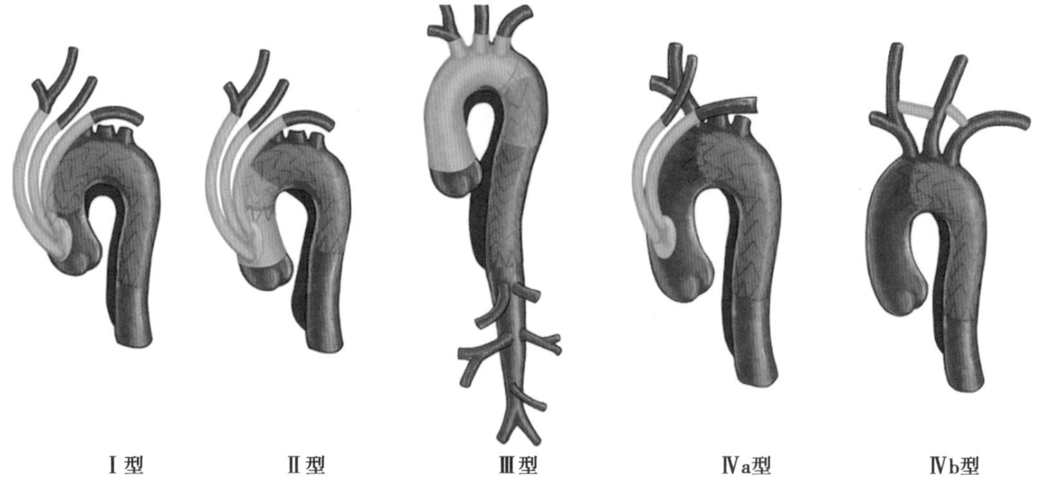

图 4-4-4　主动脉弓部病变杂交术式分型

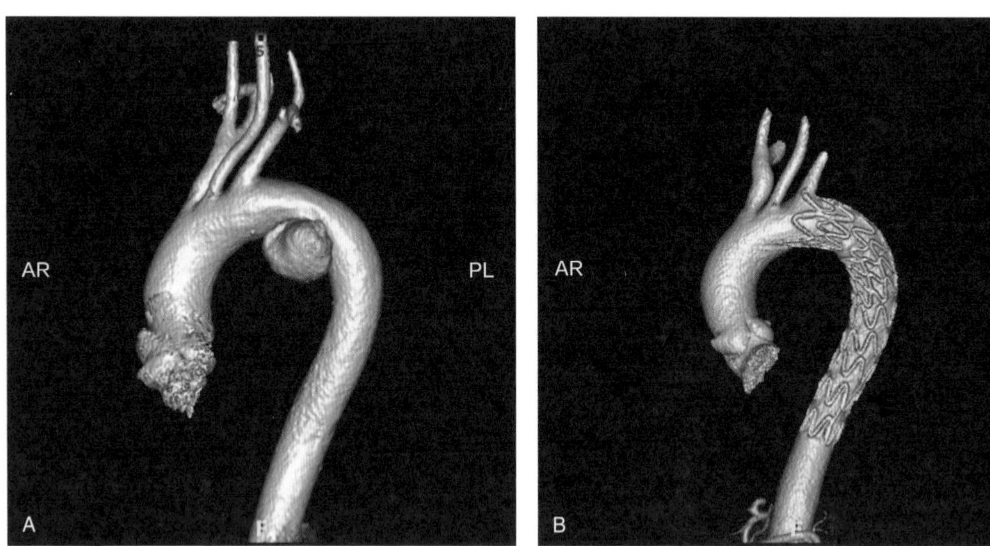

图 4-4-5　降主动脉瘤
A. 术前；B. TEVAR 术后。

对腹主动脉瘤，干预指征主要在于动脉瘤的最大直径、生长速度和症状等。我国 2022 年腹主动脉瘤诊治专家共识指出，腹主动脉瘤的手术指征包括：①直径，男性>50mm，女性>45mm；②生长速度>10mm/ 年；③出现因动脉瘤引起的疼痛，不能排除破裂可能；④因瘤腔血栓脱落引起栓塞。此外，手术适应证还应参考年龄、性别、伴随疾病、预期寿命、瘤体形态和器官组织受压等多方面因素。手术方式包括开放腹主动脉瘤切除 + 人工血管置换术和 EVAR 手术（图 4-4-6）。众多随机对照研究结果显示，腹主动脉瘤接受 EVAR 手术者，围手术期死亡率和并发症发生率显著低于开放手术，但在长期随访（ ≥5 年）和超长期随访（ ≥10 年）中，其优势逐渐丧失，两者的生存率相当，且 EVAR 组的主动脉再干预率更高。因此，对全身状况良好、可以耐受手术的腹主动脉瘤患者，开放修复术是治疗的标准术式。但近年来腔内技术和器具不断发展，也愈加成熟，EVAR 的使用比例也在增加，对高龄、合并严重心肺功能不全的患者，EVAR 尤其适用。

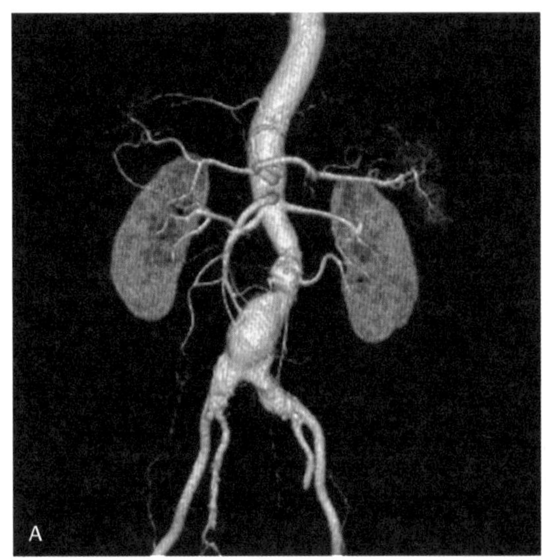
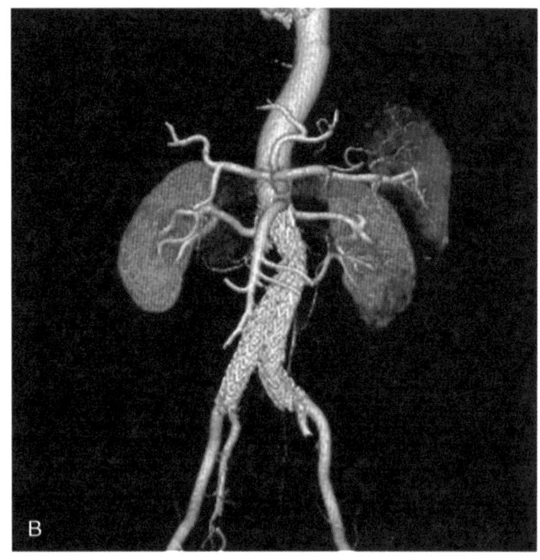

图 4-4-6　腹主动脉瘤
A. 术前；B. EVAR 术后。

5. 主动脉缩窄　关于主动脉缩窄的干预指征，2014 年 ESC 指南指出，对非侵入性测压发现上下肢压差>20mmHg，且合并上肢高血压（>140/90mmHg）、运动后血压反应异常或严重左心室肥厚的主动脉缩窄患者，无论是否有症状，均有干预指征；对于合并高血压，且相对膈肌水平狭窄>50% 的主动脉缩窄患者，不论压差，都应考虑干预；对相对膈肌水平狭窄>50% 的主动脉缩窄患者，不论压差和高血压，可能可以考虑干预。2017 年 ESVS 指南指出，对症状性主动脉缩窄患者，有干预指征；对无症状性主动脉缩窄患者，如压差>20mmHg，或上肢持续高血压，应考虑干预；对解剖合适的患者，TEVAR 也是可选的治疗方式。关于主动脉缩窄的外科手术方式（开放或腔内），因患病率低等因素，目前尚缺乏高质量证据，在许多中心，对解剖合适的主动脉缩窄，支架植入术已经成为主动脉缩窄的一线治疗方法。

二、弓上动脉疾病的外科治疗

1. 颈动脉狭窄　颈动脉狭窄常见于颈总动脉分叉至颅外颈内动脉段，根据狭窄程度，可分为轻度狭窄（<30%）、中度狭窄（30%~69%）、重度狭窄（70%~99%）和闭塞。关于颈动脉狭窄的测量方法，包括：北美研究标准，采用颈动脉狭窄以远正常处管径为基础内径（A），颈内动脉最窄处直径为残余内径（B），狭窄率计算方法为（1–B）/A；欧洲研究标准，采用颈动脉狭窄膨大处最大直径为基础内径（C），颈内动脉最窄处直径为残余内径（B），狭窄率计算方法为（1–B）/C。目前国内外指南多采用北美研究标准。根据是否合并症状，可将颈动脉狭窄分为症状性和无症状性。其中症状指的是既往 6 个月内一过性脑缺血发作和脑卒中的症状，多表现为一侧脸部或肢体感觉异常、无力或偏瘫、黑矇、失语，以及头晕、眩晕、复视、意识降低、晕厥等非特异性症状。一过性脑缺血发作指的是局灶性的脑、视网膜或脊髓功能障碍，

症状持续<24h；脑卒中是突发局灶性神经功能障碍，症状持续>24h（或24h内引起死亡）。

对颈动脉狭窄，除共患病相关治疗和戒烟外，最基本的药物治疗包括阿司匹林（100mg/d）或氯吡格雷（75mg/d），其次是他汀类药物，以预防脑卒中、心肌梗死和其他心血管事件。

颈动脉狭窄的外科治疗包括经颈部切口开放手术下行颈动脉内膜剥脱术（carotid endarterectomy，CEA）和经股动脉切口或穿刺行颈动脉支架植入术（carotid artery stenting，CAS）。关于是否外科干预及干预方式，有较多高质量证据。

一项基于随机对照研究的系统评价纳入了共6 343例颈动脉狭窄患者，对比CEA *vs.* 最佳药物治疗的效果，发现对症状性颈动脉狭窄患者，术后5年任何脑卒中或手术死亡率与狭窄程度密切相关：对<30%颈动脉狭窄，手术未能减少5年任何脑卒中或手术死亡率（*RR*=1.25，95%*CI* 0.99~1.56，*P*=0.06）；对30%~49%颈动脉狭窄，手术未能减少5年任何脑卒中或手术死亡率（*RR*=0.97，95%*CI* 0.79~1.19，*P*=0.75）；对50%~69%颈动脉狭窄，手术减少了5年任何脑卒中或手术死亡率（*RR*=0.77，95%*CI* 0.63~0.94，*P*=0.01）；对70%~99%颈动脉狭窄，手术减少了5年任何脑卒中或手术死亡率（*RR*=0.53，95%*CI* 0.42~0.67，*P*<0.001）；对近闭塞病变，手术未能减少5年任何脑卒中或手术死亡率（*RR*=0.95，95%*CI* 0.59~1.53，*P*=0.84）。另一项基于随机对照研究的系统评价纳入了6 092例症状性颈动脉狭窄患者，结果发现对<30%颈动脉狭窄，手术增加了5年同侧脑卒中风险（绝对风险减少率−2.2%，*P*=0.05）；对30%~49%颈动脉狭窄，未观察到显著差异（3.2%，*P*=0.6）；对50%~69%颈动脉狭窄，手术减少了5年同侧脑卒中风险（4.6%，*P*=0.04）；对70%~99%颈动脉狭窄，手术进一步减少了5年同侧脑卒中风险（16.0%，*P*<0.001）；对近闭塞病变，未观察到显著差异（−1.7%，*P*=0.9）。鉴于此，对症状性颈动脉狭窄患者，狭窄程度为50%~99%时，有干预指征。

一项基于人群的前瞻性研究及系统评价（*n*=8 419）评估了无症状性颈动脉狭窄程度和同侧脑卒中风险的关系，其中前瞻性研究部分筛出207例狭窄程度为50%~99%的颈动脉狭窄患者，结果发现狭窄程度为70%~99%的患者相比50%~69%的患者有更高的5年同侧脑卒中风险（14.6% *vs.* 0，*P*<0.001）；系统评价部分纳入8 419例患者，结果发现脑卒中风险与同侧颈动脉狭窄程度呈线性相关（*P*<0.001），狭窄程度为70%~99%的患者相比50%~69%的患者有更高的5年同侧脑卒中风险（10.2% *vs.* 4.8%，*P*<0.001）。基于此，对无症状性颈动脉狭窄患者，狭窄程度为70%~99%时，有干预指征。

一项基于随机对照研究的系统评价纳入了共9 753例颈动脉狭窄患者，对比CEA *vs.* CAS治疗的效果，发现对症状性颈动脉狭窄患者，CAS有更高的围手术期死亡或脑卒中发生率（*OR*=1.7，95%*CI* 1.31~2.19，*P*<0.001），更高的围手术期死亡、脑卒中或心肌梗死发生率（*OR*=1.43，95%*CI* 1.14~1.80，*P*=0.002），以及更高的围手术期死亡、脑卒中或随访同侧脑卒中发生率（*OR*=1.51，95%*CI* 1.24~1.85，*P*<0.001），但两者围手术期死亡或致残性脑卒中无显著差异；对无症状性颈动脉狭窄，两组在围手术期死亡或脑卒中方面无显著差异，两组在围手术期死亡、脑卒中或随访同侧脑卒中方面无显著差异，但>50%颈动脉再狭窄率在CAS组更多见（*OR*=2.00，95%*CI* 1.12~3.60，*P*=0.02）。另一项系统评价纳入3 901例无症状颈动脉狭窄患者，对比CEA和CAS的疗效，结果发现围手术期任何脑卒中发生率在CEA组更低（*OR*=0.53，95%*CI* 0.29~0.96，*P*=0.037），该差异主要由轻微的脑卒中所主导（*OR*=0.50，95%*CI* 0.25~1.00，*P*=0.049），两组在死亡、严重的脑卒中、同侧脑卒中和心肌梗死方面无显著差异。基于上述研究结果，目前SVS、ESVS指南均推荐优先使用CEA。

关于症状性颈动脉狭窄的干预时机，一项来自瑞士血管注册数据库的研究纳入 2 596 例因症状性颈动脉狭窄接受 CEA 的患者，结果发现症状后 2 天内接受 CEA 者，术后 30 天内脑卒中或死亡风险更高（0~2 天、3~7 天、8~14 天和 15~180 天分别为 11.5%、3.6%、4.0% 和 5.4%），且症状后 2 天内接受 CEA 是独立预测因素（*OR*=4.24，95%*CI* 2.07~8.70，*P*<0.001）。一项来自英国血管注册数据库的研究纳入 23 235 例因一过性脑缺血发作或脑卒中接受 CEA 的患者，结果发现 2 天内接受 CEA 者，术后 30 天内脑卒中或死亡风险更高，而 3 天及以后无显著差异（0~2 天、3~7 天、8~14 天、15~21 天和 ≥ 22 天分别为 3.7%、2.5%、2.1%、2.6% 和 2.2%）。另一项来美国血管质量改善数据库的研究纳入 8 404 例因脑卒中接受 CEA 的患者，综合术前指标进行分析时，术后 30 天死亡率未见明显差异，而围手术期脑卒中或死亡风险在 3 天后更低（0~2 天、3~7 天、8~14 天和>15 天分别为 5.4%、3.9%、2.7% 和 2.0%；3~7 天、8~14 天、>15 天的 *OR* 和 *P* 值分别为 0.628 和 0.040、0.434 和 0.003、0.345 和<0.001），住院脑卒中发生率在 8 天后更低（8~14 天、>15 天的 *OR* 和 *P* 值分别为 0.359 和 0.003、0.303 和<0.001）；综合术中指标进行分析时，术后 30 天死亡率未见明显差异，而围手术期脑卒中或死亡风险在 8 天后更低（8~14 天、>15 天的 *OR* 和 *P* 值分别为 0.511 和 0.009、0.389 和<0.001），住院脑卒中发生率在 8 天后更低（8~14 天、>15 天的 *OR* 和 *P* 值分别为 0.355 和 0.001、0.334 和<0.001）。以上研究提示症状发生后 2 天内手术的风险更高，而另一项研究表明，对轻微脑梗死患者，症状发生后等待 14 天以后手术可能使复发性神经事件风险增加近 10%。考虑到严重脑梗死（改良 Rankin 评分 ≥ 3 分）后进行 CEA 的脑出血风险较高，且症状后干预研究几乎为 CEA，2022 年 SVS 关于颈动脉狭窄指南就症状发生后干预时机给出了建议：对近期发生的较稳定脑卒中（改良 Rankin 评分为 0~2 分），推荐在症状 2 天之后、14 天以内对>50% 的症状性颈动脉狭窄患者进行干预，且干预方式推荐 CEA；对致残性脑梗死（改良 Rankin 评分 ≥ 3 分），同侧大脑中动脉>30% 区域脑梗死，或意识改变的患者，反对干预以减少术后脑出血风险，待神经功能恢复后再评估。

2. 椎动脉狭窄 约 20% 后循环缺血性脑血管事件与椎动脉疾病相关。对椎动脉狭窄，近期症状性指的是近 6 个月内出现缺血性症状，常见的包括眩晕、单侧肢体无力、构音障碍、头痛和恶心 / 呕吐等。

对大部分无症状椎动脉狭窄，无须血运重建。一项注册登记研究从 3 717 例动脉粥样硬化疾病患者中筛查出 282 例无症状性椎动脉狭窄>50% 的患者，平均随访 4.6 年，后循环缺血性脑卒中发生率仅为 1.8%。基于此，SVS、ESVS 和 ESC 相关指南均不推荐对无症状性椎动脉狭窄患者进行血运重建。

对有缺血性事件的患者，可考虑血运重建。在有经验的中心，开放手术进行椎动脉血运重建的围手术期死亡和脑卒中发生率较低，应作为椎动脉血运重建首选，常用的术式为椎动脉（- 颈总动脉）转位。对经验有限者，支架植入术也是合适的选择，但考虑到再狭窄率较高，不推荐常规使用。一项系统评价纳入 980 例接受椎动脉支架的患者，其中 92% 合并症状，技术成功率为 99.3%，术后 30 天内脑卒中和一过性脑缺血发作率分别为 1.1% 和 0.9%，平均随访 24 个月，药物涂层球囊相比裸支架有更低的再狭窄率（11% *vs.* 30%）。一项随机对照研究对比了支架植入和药物治疗症状性椎动脉狭窄，该研究纳入 115 例患者，治疗开始后 30 天内血管相关死亡、心肌梗死或任何脑卒中发生率在支架组和药物组分别为 5% 和 2%，随访 3 年，支架组和药物组在症状性椎动脉区域出现脑梗死的比例分别为 12% 和 7%，出现血管相关死亡、心肌梗死或任何脑卒中的比例分别为 19% 和 17%。关于症状性椎动脉狭窄的血运重建，不同学会的建议略有不同。2017 年 ESC 联合 ESVS 关于 PAD 指南提出建议，对狭窄程度 ≥ 50%，尽管最佳药物治疗仍有复发性缺血事件的症状性颅外段椎动脉狭窄，可能可以考虑血运重建。2022 年 SVS 指南指出，对引起椎基底一过性脑缺血发作或脑卒中的症状性椎动脉疾病，推荐对低手术风险的患者进行开放手术（椎动脉转位）治疗。

3. 锁骨下动脉狭窄　关于锁骨下动脉狭窄的血运重建，目前缺乏高质量证据。对大部分无症状患者，抗血小板药和他汀类药物是治疗选择。对症状性锁骨下动脉患者，开放手术（颈动脉 - 锁骨下动脉搭桥或锁骨下动脉转位）或支架植入术都是合理的治疗选择。2017 年 ESC 联合 ESVS 指南给出了干预的建议：对症状性锁骨下动脉狭窄 / 闭塞患者，应考虑血运重建；对症状性锁骨下动脉狭窄 / 闭塞患者，应个体化地讨论和使用开放或腔内血运重建方式；对无症状性锁骨下动脉狭窄患者，在合并同侧需使用或已使用乳内动脉做 CABG 或同侧透析用动静脉内瘘时，应考虑血运重建；对双侧狭窄，为了准确监测血压，可能可以考虑血运重建。

三、内脏动脉疾病的外科治疗

1. 肾动脉狭窄　针对肾动脉狭窄，两项随机对照研究对比了肾动脉支架植入术与最佳药物治疗的效果，未发现结局的差异有统计学意义，其余随机对照研究也未能支持肾动脉支架的使用。基于此，2017 年 ESC 联合 ESVS 指南不推荐对动脉粥样硬化性肾动脉狭窄进行常规血运重建。然而，这两项研究存在一定的缺陷，一项系统评价发现这些随机对照研究有明显的局限性：首先是样本量太小，不足以区分差异；其次是病例经过高度选择，主要纳入 50%~70% 狭窄、中度控制的高血压和相对稳定的肾功能；再者其中两项随机对照研究在中途更改方案。因此，目前关于动脉粥样硬化性肾动脉狭窄的血运重建仍然存在争议和值得进一步研究。同在 2017 年，我国发布了肾动脉狭窄诊断和处理专家共识，就肾动脉狭窄的评估和治疗做了详细的探讨并提出了自己的建议。肾动脉狭窄常见原因是动脉粥样硬化，动脉粥样硬化性肾动脉狭窄诊断标准：①危险因素：至少具有 1 个动脉粥样硬化的危险因素（肥胖、糖尿病、高脂血症、年龄 >40 岁、长期吸烟）；②影像学表现：至少具有 2 项动脉粥样硬化的影像学表现（肾动脉锥形狭窄或闭塞，偏心性狭窄，不规则斑块，钙化，主要累及肾动脉近段及开口；腹部其他血管动脉粥样硬化的表现）。肾动脉狭窄的基本治疗方式包括戒烟、抗血小板、抗高血压、降脂、降糖治疗。肾动脉狭窄的病理生理诊断是决定能否进行血管重建的主要依据，一般定义为肾动脉主干和 / 或其分支直径减少 ≥ 50%，狭窄两端收缩压差 ≥ 20mmHg 或平均压差 ≥ 10mmHg。这种程度的狭窄才可能引起显著的肾血流量下降，并影响肾灌注压和肾小球滤过率，激活病理生理进程，临床上主要表现为肾血管性高血压和缺血性肾病。

血管重建临床指征包括：严重高血压（持续高血压Ⅱ～Ⅲ级）、恶性高血压、难治性高血压、高血压恶化或药物治疗不耐受；单功能肾或双侧肾动脉狭窄合并肾功能不全；单功能肾或双侧肾功能恶化；一过性肺水肿；不稳定型心绞痛。以下情况如果具备 1 项或以上，提示肾脏功能严重受损，往往不可逆，肾动脉血管重建难以改善患肾功能，应视为相对禁忌证：①患肾长径 ≤ 7cm；②尿液分析发现大量蛋白（ ≥ 2+）；③血肌酐 ≥ 3.0mg/dl；④患侧肾小球滤过率 ≤ 10ml/（min·1.73m^2）；⑤肾内动脉阻力指数 ≥ 0.8；⑥超声、CTA 或 MRA 显示肾实质有大片无灌注区。针对血运重建方式，目前一般首选支架植入术，对解剖条件不适合腔内治疗或腔内治疗失败的患者，可考虑开放手术血运重建（动脉内膜剥脱术、脾肾动脉或肝肾动脉吻合术、狭窄段切除 + 人工血管置换术、自体肾移植）。

2. 内脏动脉瘤　关于内脏动脉瘤的分布，一项系统评价纳入 80 项观察性研究共 2 845 例内脏动脉瘤，其中 1 279 例为肾动脉瘤，775 例为脾动脉瘤，359 例为肝动脉瘤，226 例为胰十二指肠和胃十二指肠动脉瘤，95 例为肠系膜上动脉瘤，87 例为腹腔干动脉瘤，15 例为空肠、回肠和结肠动脉瘤，9 例为胃和胃网膜动脉瘤，腔内治疗是最常见的治疗方式，栓塞后综合征发生率为 9%（肾）至 38%（脾），弹簧圈移位发生率为 8%（脾）至 29%（肾）。由于内脏动脉瘤发病率低，其自然病程并不完全清楚。根据血管壁累及的类型，可以分为真性动脉瘤和假性动脉瘤。研究发现，假性动脉瘤有更快的生长速度，提示对此类内脏动脉瘤，无论大小，均需积极干预。一项研究纳入 48 例内脏动脉瘤患者，其中 28 例假性动脉瘤的症状合并率为 89%，且绝大部分表现为胃肠或胆道出血症状，其中 92% 需要急诊干预，而 20 例真性动脉瘤中指征合并率仅为 30%。另一项研究纳入 233 例内脏动脉瘤，发现假性动脉瘤的破裂比例明显高于真性动脉瘤（76.3% *vs.* 3.1%），35 例表现为破裂，破裂与未破裂内脏动脉瘤之间的瘤体直径无显著差异。鉴于此，对内脏动脉瘤合并破裂、假性动脉瘤或症状，无论瘤体大小，建议积极干预。

肾动脉瘤多在检查中被发现，多见于 CTA。一项多中心研究纳入了 865 例肾动脉瘤，其中 75% 为无症状性；症状性患者中，10% 合并难治性高血压，6% 合并肋腹痛，4% 合并血尿，2% 合并腹痛；肾动脉瘤的平均最大直径为（1.5 ± 0.1）cm，大部分为单侧（96%），且多发于右肾动脉（61%），表现为囊状（87%）和合并钙化灶（56%）；241 例肾动脉瘤接受择期修复，通常指征为合并症状或直径 > 2cm，10% 患者出现严重手术并发症（多器官功能衰竭、心肌梗死和需要透析的肾衰竭）；肾动脉瘤修复后，32% 难治性高血压得到治愈，26% 得到改善；3 例肾动脉瘤表现为破裂（均 > 3cm，总体破裂率为 0.3%，> 3cm 破裂率为 18%），均从其他中心转诊，急诊修复后患者均存活；其余保守治疗者（其中 88 例合并肾动脉瘤 > 2cm）在被监测平均 49 个月后，未出现动脉瘤破裂等急性并发症；肾动脉瘤生长速度为 0.086cm/ 年，合并钙化的动脉瘤与未合并钙化的动脉瘤生长速度相当。关于肾动脉瘤在大小方面的干预指征，2005 年 ACC/AHA 指南建议 > 2cm 作为肾动脉瘤的干预标准，但缺乏对比性研究结果，上述大样本多中心研究提示，肾动脉瘤破裂率较低，多发生于直径 > 3cm 者，基于此，2020 年 SVS 关于内脏动脉瘤指南建议将肾动脉瘤的干预指征调整为 > 3cm。而对于分支动脉瘤或囊状动脉瘤，因数据有限，尚不清楚其自然病程，但鉴于这种形态可能有更高的破裂风险，故对这类肾动脉瘤可能可以忽略大小而积极干预。对于妊娠合并肾动脉瘤，一项关于妊娠期间肾动脉破裂的系统回顾研究纳入 53 例患者，发现妊娠相关的肾动脉瘤破裂多发生在第三产程（62.3%），其次是第二产程（20.7%）和第一产程（5.7%），部分患者发生在产后（11.3%）；25 例接受单侧肾切除，18 例接受动脉瘤修复或弹簧圈栓塞，母亲和胎儿的病死率分别为 25.8% 和 18.1%。考虑到相关风险，2020 年 SVS 指南建议对有妊娠计划且合并肾动脉瘤的患者，不论瘤体大小，应给予积极干预。对于外科治疗方式，目前主要有开放手术治疗（肾动脉瘤切除 + 动脉修补术，或肾动脉瘤切除 + 大隐静脉或人工血管重建术，必要时需切除肾脏）和腔内治疗，对于解剖条件合适的患者，目前多采用腔内治疗。

脾动脉瘤多在检查时被发现，多见于 CTA。对于妊娠合并脾动脉瘤，一项系统评价纳入 84 例患者，其中 75 例合并破裂，平均年龄为 31 岁，64.4% 为经产妇，54.8% 发生在第三产程；脾动脉瘤平均大小为 2.3cm，对脾动脉瘤破裂者常采用剖腹脾切除手术，对未破裂者常采用栓塞或剖腹手术；脾动脉瘤未破裂者无死亡，破裂者病死率在母亲和胎儿中分别高达 25.7% 和 50.0%。鉴于此，对有妊娠计划的女性，无论脾动脉瘤大小，建议积极干预。关于脾动脉瘤在大小方面的干预指征，一项研究纳入 128 例脾动脉瘤，其中 66 例接受保守治疗，平均大小为 1.7cm，随访 3.1 年，动脉瘤生长速度为 0.2mm/ 年，未观察到脾动脉瘤相关破裂或死亡。一项研究纳入 217 例脾动脉瘤患者，其中 168 例接受保守治疗，瘤体平均直径为 2.1cm，24 例瘤体大小为 2.1~3cm，9 例瘤体 >3cm，79 例有影像学随访者，瘤体生长速度为 0.06cm/ 年，随访平均时间为 75 个月，未发现破裂或其他并发症。基于此，2020 年 SVS 指南建议将 3cm 定为脾动脉瘤的干预指征。对于外科治疗方式，目前主要有开放手术治疗（脾动脉瘤远近端结扎或脾动脉瘤切除伴血管置换术，必要时需切除脾脏）和腔内治疗，对于解剖条件合适的患者，目前多采用腔内治疗。

一项研究纳入 36 例肝动脉瘤，其中 27 例为无症状性，5 例合并破裂，4 例患者合并症状但无破裂；22 例患者接受保守治疗，18 例有直径数据，其中 14 例直径 <2cm，4 例直径 >3cm，随访平均时间为 68.4 个月，未发现动脉瘤相关破裂或其他并发症。另一项综述提示，大部分破裂肝动脉瘤直径均 >2cm。鉴于此，对于 >2cm 的肝动脉瘤，建议外科干预。对于外科治疗方式，目前主要有开放手术治疗和腔内治疗，对于解剖条件合适的患者，目前多采用腔内治疗。

对于其他内脏动脉瘤，2020 年 SVS 指南根据现有文献数据，给出了相应推荐：对腹腔干动脉瘤，瘤体直径 >2cm 时建议外科干预；对胃和胃网膜动脉瘤，无论大小均建议积极外科干预；对肠系膜上动脉瘤，无论大小均建议积极外科干预；对空肠、回肠瘤体直径 >2cm 时建议外科干预，对结肠动脉瘤，无论大小均建议积极外科干预；对胰十二指肠动脉瘤和胃十二指肠动脉瘤，无论大小均建议积极外科干预；对于外科干预方式，原则上如解剖条件合适，多采用腔内治疗。

四、下肢动脉硬化闭塞症的外科治疗

下肢动脉硬化闭塞症（arteriosclerosis obliterans，ASO）指的是下肢动脉粥样硬化性狭窄、闭塞，常导致间歇性跛行、静息痛或组织丢失（溃疡、坏疽）。其诊断主要依据踝肱指数（ABI）和下肢动脉 CTA，其中 ABI 正常值为 1.0~1.4，≤ 0.9 提示下肢血供异常，≤ 0.4 提示极重度缺血。戒烟、锻炼（每周 ≥ 3 次，每次 30~60min，至少 3 个月）和药物治疗（抗血小板、降脂、治疗共患病）是下肢动脉硬化闭塞症的基本治疗方式。对无症状性下肢动脉硬化闭塞症，常采用上述基本治疗方式；对间歇性跛行距离 <200m，考虑外科干预。如病变进一步加重，导致静息痛或组织丢失，则需进一步细化治疗方式。

传统上，下肢动脉硬化闭塞症进展到静息痛或组织丢失阶段，多描述为严重肢体缺血（critical limb ischemia，CLI），该概念最初只用于非糖尿病性下肢动脉疾病，而近年来随着糖尿病足数量不断增加，涉及糖尿病性神经病变的研究也套用了这个概念，导致混淆；且常用的分级系统（如 Fontaine 分级和 Rutherford 分级）只考虑到缺血，而未考虑到危及下肢的组织丢失程度、感染及严重程度。众多研究提示这些分级系统不能准确地对应疾病自然病程进行危险分层，且不利于对比研究。为了准确地描述疾病负担、评估治疗结果以及支持对比研究，2014 年 SVS 制定了新的分级，将伤口（wound）、缺血（ischemia）和足部感染（foot infection）三个组成部分考虑在内，称为 WIfI（Wound，Ischemia，and foot Infection）分级；WIfI 分级每个组成部分都有四层评分：从 0~3 分分别为无、轻度、中度和重度，因此共有 64 个评分组合（表 4-4-1）。此外，SVS 指南制定组就 SVS WIfI 的 64 个组合对 12 位专家启动了 Delphi 共识流程，以回答以下两个问题：每个分级组合的预期截肢风险有多大？每个分级组合从血运重建中获益的可能有多大？从而得到了 SVS WIfI 分级的 1~4 分级，分别对应非常低、低、中等和高概率（表 4-4-2），而综合 2 982 例患者数据提示，WIfI 分级能较好地预测 1 年截肢率（临床 1~4 级的 1 年截肢率中位数分别为 0、9%、9.4% 和 29%）。

表 4-4-1 SVS WIfI 分级系统

W：伤口 / 临床分类
SVS 对静息痛和伤口 / 组织丢失（溃疡和坏疽）的评分：0 分（缺血性静息痛，缺血评 3 分；无溃疡）、1 分（轻度）、2 分（中度）、3 分（重度）

评分	溃疡	坏疽
0	无溃疡	无坏疽
临床描述：缺血性静息痛（需要有典型组织 + 缺血评 3 分）；无伤口		
1	下肢远端或足部小的、表浅的溃疡；无骨暴露，除非局限性远端趾骨	无坏疽
临床描述：少量组织丢失，简单的（1~2 个）足趾截肢或植皮即可保肢		
2	深部溃疡，骨、关节或肌腱暴露；通常未累及足跟；表浅的足跟溃疡，跟骨未受累	局限于足趾的坏疽
临床描述：大量组织丢失，多个（≥3 个）足趾截肢或标准的经跖骨截肢术 + 植皮可保肢		
3	广泛的深部溃疡，累及足前段和 / 或中段；深的、全层的足跟溃疡 ± 跟骨受累	广泛的坏疽，累及足前段和 / 或中段；足跟组织全层坏死 ± 跟骨受累
临床描述：广泛组织丢失，只有在复杂的足部重建或非传统的经跖骨截肢术下可能保肢；大块组织丢失需要皮瓣移植或复杂的伤口管理		

I：缺血
血流动力学 / 灌注：测量平均足趾压或经皮血氧测定
SVS 评分：0 分（无）、1 分（轻度）、2 分（中度）、3 分（重度）

评分	ABI	踝部收缩压	平均足趾压或经皮血氧饱和度
0	≥0.80	>100mmHg	≥60mmHg
1	0.6~0.79	70~100mmHg	40~59mmHg
2	0.4~0.59	50~<70mmHg	30~39mmHg
3	≤0.39	<50mmHg	<30mmHg

续表

fI：足部感染 SVS 评分：0 分（无）、1 分（轻度）、2 分（中度）、3 分（重度：危及下肢和／或生命）	
评分	感染的临床特点
0	无感染的症状或体征 其中有以下至少 2 项提示存在感染：①局部肿胀或硬化；②溃疡周围>0.5cm 但≤2cm 的红斑；③局部压痛或疼痛；④局部发热；⑤脓性分泌物（稠的、不透明至白色，或血性分泌物）
1	局部感染，仅累及皮肤和皮下组织（未累及深部组织，且无下面提到的系统性征象） 排除其他原因导致的皮肤炎症反应（如创伤、痛风、急性骨关节炎、骨折、血栓、静脉瘀滞）
2	局部感染合并>2cm 的红斑，或累及皮肤和皮下组织深部（如脓肿、骨髓炎、脓性关节炎、筋膜炎），但无系统性炎症反应征象
3	局部感染合并系统性炎症反应征象 其中有以下至少 2 项提示存在系统性炎症反应：①体温>38℃或<36℃；②心率>90 次 /min；③呼吸频率>20 次 /min 或血 CO_2 分压<32mmHg；④白细胞计数>12×10^9 个 /L 或<4×10^9 个 /L，或未成熟比例达 10%

注：WIfI 评分包括 Wound（伤口）、Ischemia（缺血）和 foot Infection（足部感染）3 个部分。

表 4-4-2 基于专家共识的 SVS WIfI 分级对应的风险 / 获益

A. 预期 1 年截肢风险																
	I-0				I-1				I-2				I-3			
W-0	VL	VL	L	M	VL	L	M	H	L	L	M	H	L	M	M	H
W-1	VL	VL	L	M	VL	L	M	H	L	M	H	H	M	M	H	H
W-2	L	L	M	H	M	M	H	H	M	H	H	H	H	H	H	H
W-3	M	M	H	H	H	H	H	H	H	H	H	H	H	H	H	H
	fI-0	fI-1	fI-2	fI-3	fI-0	fI-1	fI-2	fI-3	fI-0	fI-1	fI-2	fI-3	fI-0	fI-1	fI-2	fI-3
B. 预期需要血运重建或可以从血运重建中获益的可能性（前提是先控制感染）																
	I-0				I-1				I-2				I-3			
W-0	VL	VL	VL	VL	VL	L	L	M	L	L	M	M	M	H	H	H
W-1	VL	VL	VL	VL	L	M	M	M	M	H	H	H	H	H	H	H
W-2	VL	VL	VL	VL	M	M	H	H	H	H	H	H	H	H	H	H
W-3	VL	VL	VL	VL	M	M	M	H	H	H	H	H	H	H	H	H

注：W，伤口（wound）；I，缺血（ischemia）；fI，足部感染（foot infection）。

VL 为 very low，代表临床 1 级（可能性很低）；L 为 low，代表临床 2 级（可能性低）；M 为 moderate，代表临床 3 级（可能性中等）；H 为 high，代表临床 4 级（可能性高）。临床 5 级代表无法挽救肢体。

2019 年全球血管指南采用了 WIfI 分级，并就下肢动脉硬化闭塞症进展到静息痛或组织丢失阶段提出了新的概念，即慢性危及肢体性下肢缺血（chronic limb-threatening ischemia，

CLTI),CLTI 在前期概念只涵盖了缺血的基础增加了伤口和感染内容,其诊断依据为客观的动脉粥样硬化性 PAD 合并缺血性静息痛或组织丢失(溃疡或坏疽)>2 周。该指南同时提出了新的解剖学分级(Global Limb Anatomic Staging System,GLASS),与以往分级关注节段性下肢动脉疾病不同,GLASS 分级的理念是注重整个下肢的血运重建。GLASS 分级主要综合股腘病变和膝下病变的分期(表 4-4-3),形成了 GLASS 分级(表 4-4-4)。根据 WIfI 分级和 GLASS 分级,该指南制定了 CLTI 外科治疗的流程(图 4-4-7),以指导治疗方式的选择。其中,外科治疗方式包括开放(旁路手术、内膜剥脱术等)或腔内治疗,目前对解剖条件合适的患者,多采用腔内治疗。

表 4-4-3 股腘动脉疾病和膝下动脉疾病的 GLASS 评分

股腘动脉疾病 GLASS 评分	
评分	具体表现
0	轻度或无显著病变(<50%)
1	股浅动脉疾病总长度<1/3(<10cm) 只要不是齐平闭塞,可能包含单个局限性慢性完全性闭塞(<5cm) 腘动脉轻度或无显著病变
2	股浅动脉疾病总长度为 1/3~2/3(10~20cm) 可能包含总长度<1/3(10cm)但不是齐平闭塞的慢性完全性闭塞 局限性腘动脉狭窄<2cm,未累及分支
3	股浅动脉疾病总长度>2/3(>20cm) 可能包含任何<20cm 的齐平闭塞或 10~20cm 长的非齐平闭塞的慢性完全性闭塞 腘动脉短段狭窄 2~5cm,未累及分支
4	股浅动脉闭塞总长度>20cm 腘动脉病变>5cm 或累及分支 任何腘动脉慢性完全性闭塞
膝下动脉疾病 GLASS 评分	
评分	具体表现
0	轻度或无显著病变
1	胫动脉局限性狭窄<3cm
2	狭窄累及 1/3 总血管长度 可能包含局限性慢性完全性闭塞(<3cm) 不包含胫腓干或胫动脉起始部
3	病变累及 2/3 血管长度 慢性完全性闭塞累及 1/3 血管长度(可能包括胫动脉起始部但不包括胫腓干)
4	弥漫性狭窄>2/3 的总血管长度 慢性完全性闭塞>1/3 血管长度(可能包括血管起始部) 任何胫腓干的慢性完全性闭塞(如胫前动脉不是靶血管)

表 4-4-4　综合股腘动脉疾病评分和膝下动脉评分的 GLASS 分级

腹股沟下动脉疾病 GLASS 分级（Ⅰ～Ⅲ）					
股腘动脉评分	膝下动脉评分				
	0	1	2	3	4
0	NA	Ⅰ	Ⅰ	Ⅱ	Ⅲ
1	Ⅰ	Ⅰ	Ⅱ	Ⅱ	Ⅲ
2	Ⅰ	Ⅱ	Ⅱ	Ⅱ	Ⅲ
3	Ⅱ	Ⅱ	Ⅱ	Ⅲ	Ⅲ
4	Ⅲ	Ⅲ	Ⅲ	Ⅲ	Ⅲ

注：GLASS 分级Ⅰ、Ⅱ、Ⅲ分别对应不同程度的血运重建技术复杂性（低度、中度和高度）。

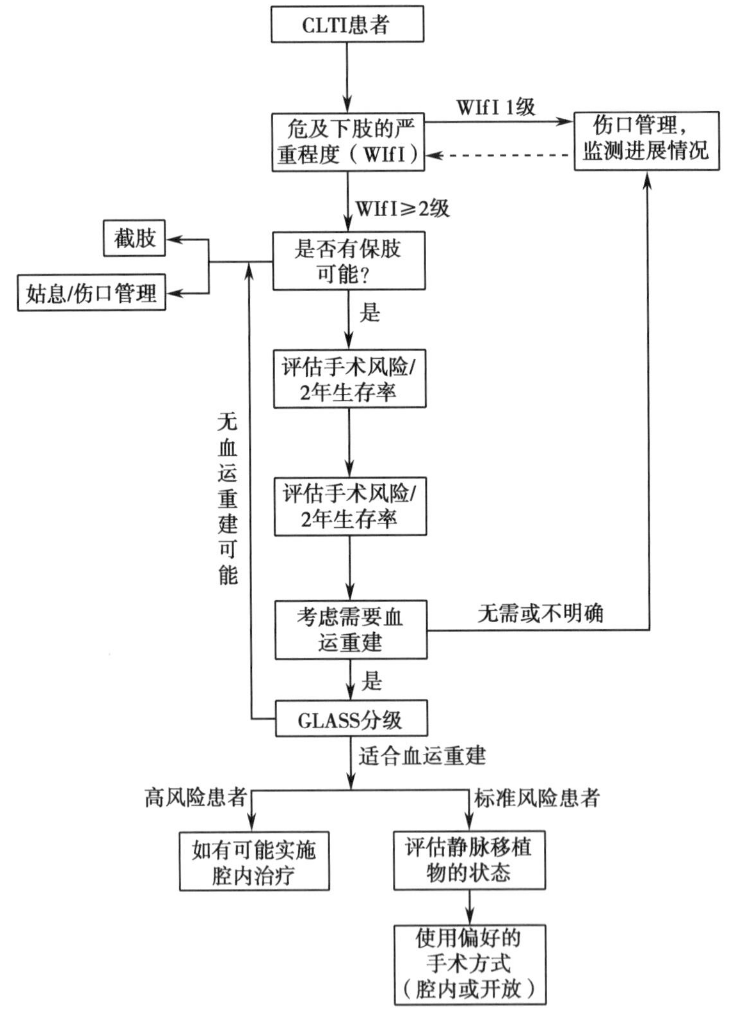

图 4-4-7　慢性危及肢体性下肢缺血治疗流程

CLTI，慢性危及肢体性下肢缺血（chronic limb-threatening ischemia）。

（舒　畅）

推荐阅读

[1] EVANGELISTA A, ISSELBACHER E M, BOSSONE E, et al. Insights from the international registry of acute aortic dissection: A 20-year experience of collaborative clinical research [J]. Circulation, 2018, 137 (17): 1846-1860.

[2] NIENABER C A, KISCHE S, ROUSSEAU H, et al. Endovascular repair of type B aortic dissection: Long-term results of the randomized investigation of stent grafts in aortic dissection trial [J]. Circ Cardiovasc Interv, 2013, 6 (4): 407-416.

[3] WANG J, JIN T, CHEN B, et al. Systematic review and meta-analysis of current evidence in endograft therapy vs medical treatment for uncomplicated type B aortic dissection [J]. J Vasc Surg, 2022, 76 (4): 1099-1108.

[4] CHIU P, GOLDSTONE A B, SCHAFFER J M, et al. Endovascular versus open repair of intact descending thoracic aortic aneurysms [J]. J Am Coll Cardiol, 2019, 73 (6): 643-651.

[5] RERKASEM A, ORRAPIN S, HOWARD D P, et al. Carotid endarterectomy for symptomatic carotid stenosis [J]. Cochrane Database Syst Rev, 2020, 9 (9): CD001081.

[6] HOWARD D P J, GAZIANO L, ROTHWELL P M. Risk of stroke in relation to degree of asymptomatic carotid stenosis: A population-based cohort study, systematic review, and meta-analysis [J]. Lancet Neurol, 2021, 20 (3): 193-202.

[7] MÜLLER M D, LYRER P, BROWN M M, et al. Carotid artery stenting versus endarterectomy for treatment of carotid artery stenosis [J]. Cochrane Database Syst Rev, 2020, 2 (2): CD000515.

[8] LOFTUS I M, PARASKEVAS K I, JOHAL A, et al. Editor's choice: Delays to surgery and procedural risks following carotid endarterectomy in the UK National Vascular Registry [J]. Eur J Vasc Endovasc Surg, 2016, 52 (4): 438-443.

[9] COMPTER A, VAN DER WORP H B, ALGRA A, et al. Prevalence and prognosis of asymptomatic vertebral artery origin stenosis in patients with clinically manifest arterial disease [J]. Stroke, 2011, 42 (10): 2795-2800.

[10] STAYMAN A N, NOGUEIRA R G, GUPTA R. A systematic review of stenting and angioplasty of symptomatic extracranial vertebral artery stenosis [J]. Stroke, 2011, 42 (8): 2212-2216.

[11] COOPER C J, MURPHY T P, CUTLIP D E, et al. Stenting and medical therapy for atherosclerotic renal-artery stenosis [J]. N Engl J Med, 2014, 370 (1): 13-22.

[12] WHEATLEY K, IVES N, GRAY R, et al. Revascularization versus medical therapy for renal-artery stenosis [J]. N Engl J Med, 2009, 361 (20): 1953-1962.

[13] BARRIONUEVO P, MALAS M B, NEJIM B, et al. A systematic review and meta-analysis of the management of visceral artery aneurysms [J]. J Vasc Surg, 2019, 70 (5): 1694-1699.

[14] KLAUSNER J Q, LAWRENCE P F, HARLANDER-LOCKE M P, et al. The contemporary management of renal artery aneurysms [J]. J Vasc Surg, 2015, 61 (4): 978-984.

[15] CONTE M S, BRADBURY A W, KOLH P, et al. Global vascular guidelines on the management of chronic limb-threatening ischemia [J]. J Vasc Surg, 2019, 69 (6s): 3S-125S.

第 5 节　微循环改善

微循环障碍可以是微循环的原发性异常，作为一种疾病单独存在，也可以是众多疾病的继发性病理改变。临床实践中，微循环障碍常与多种疾病并存，导致其病理生理过程复杂多变，患者远期临床预后不良。目前微循环障碍缺乏统一、规范的诊断标准，迄今尚无针对微循环障碍治疗的大型临床研究，因此微循环改善的相关治疗措施证据相对不足。依据相关领域的文献回顾和相应的专家共识，仍有不少可能获益的治疗策略值得临床借鉴。

一、控制与微循环障碍相关的危险因素

传统的心脑血管疾病危险因素与微循环障碍的发生及进展密切相关，控制相关危险因素是防控、治疗微循环障碍的基石。微循环障碍患者应戒烟，避免被动吸烟，必要时可借助药物戒断。高血压患者首选 ACEI 和 ARB 治疗以改善微血管功能，奈比洛尔和卡维地洛也可改善冠状动脉微循环功能，糖尿病合并稳定性冠心病、缺血性脑卒中与糖尿病肾病患者，首选联合 CCB 类抗高血压药，糖尿病患者合并心肌梗死病史或目前劳力性心绞痛，首选联合应用 β 受体拮抗药。新型抗高血压药 ARNI 对心脏、肾脏、血管等靶器官具有多重保护作用，推荐用于泛血管疾病患者的抗高血压选择。高脂血症患者建议应用他汀类调脂药物，可改善血管内皮功能和心肌缺血症状，其他降脂药物如依折麦布、前蛋白转化酶枯草杆菌蛋白酶 /kexin9（PCSK9）抑制剂在有效降脂的同时，同样被证实具有改善内皮功能的作用。糖尿病患者应严格控制血糖，口服降糖药或应用胰岛素在控制血糖的同时，还可以改善微血管内皮功能。肥胖患者可通过减轻体重有效改善微循环功能。

二、冠状动脉微循环改善

（一）改善冠状动脉微循环的药物治疗

1. 硝酸酯类药物　在体内代谢可促进 NO 的产生，进而诱导冠状动脉扩张，但是目前尚无大型随机试验评价硝酸酯类药物对冠状动脉微血管心绞痛的疗效，然而，临床观察研究表明硝酸酯类药物对减轻胸痛症状有一定作用。硝酸酯类药物对于大、中动脉具有良好的扩张效果，当冠状动脉微循环障碍合并存在心外膜下冠状动脉狭窄或痉挛时，应用硝酸酯类药物症状改善效果较好，对单纯的微循环障碍导致的心绞痛效果有限。

2. β 受体拮抗药　通过阻断肾上腺素能受体，起到降低心率、血压及抑制心肌收缩力的作用，β 受体拮抗药能够有效地降低心肌氧耗，改善冠状动脉微血管心绞痛患者的症状、提高运动耐力。奈比洛尔和卡维地洛作为新一代 β 受体拮抗药，还可以提高内皮功能相关指标，例如精氨酸和 NO，提示其具有对微循环的保护作用。β 受体拮抗药在交感兴奋性增强的患者中效果较好。因此，在 2017 年公布的《冠状动脉微血管疾病诊断和治疗的中国专家共识》以及 2020 年公布的《中国多学科微血管疾病诊断与治疗专家共识》中，β 受体拮抗药被推荐为冠状动脉微血管功能障碍的一线治疗药物。

3. CCB　对以微血管痉挛为主的心绞痛疗效好，而增加冠状动脉血流量的效果较差。在症状控制欠佳时，可考虑联合使用β受体拮抗药和非二氢吡啶类CCB。另有研究发现长效T通道CCB mibefradil可以显著改善冠状动脉慢血流患者的冠状动脉血流速度，同时不会影响心外膜冠状动脉和心率、血压，而且mibefradil还可以减少冠状动脉慢血流患者心绞痛发作次数。

4. ACEI/ARB　可以通过阻断血管紧张素Ⅱ的血管收缩作用，进而改善冠状动脉微循环功能。此外，此类药物还被证实可以减少内皮缓激肽的降解，刺激NO和其他血管扩张剂的产生，从而改善冠状动脉微循环障碍。

5. 尼可地尔　是一种ATP敏感性钾离子通道开放剂，化学成分为N-(2-羟基乙基)烟酰胺硝酸酯，在结构上属于硝酸盐类，因此尼可地尔可以激活细胞内鸟苷酸环化酶，使得细胞内环磷酸鸟苷升高和细胞内钙离子浓度降低，松弛血管平滑肌；另外，作为钾离子通道开放剂，尼可地尔还可以促进钾离子从细胞内流出，导致细胞膜静息电位负值绝对值加大，动作电位时程缩短，钙离子内流减少，细胞内钙水平下降，从而起到松弛血管平滑肌、扩张血管的作用。尼可地尔可有效扩张心外膜下冠状动脉和冠状微血管，随机和安慰剂对照的临床试验显示尼可地尔可改善心绞痛症状和运动心电图检测结果，因此尼可地尔应作为冠状动脉微血管心绞痛的推荐药物。

6. 曲美他嗪　是一种优化心肌细胞能量代谢的抗心肌缺血药物，可以抑制3-酮酯酰辅酶A硫解酶的长链活性，通过抑制脂肪酸氧化、增加葡萄糖代谢进而改善心肌缺血的耐受性及左心功能，缓解心绞痛症状，同时对血流动力学不产生影响。此外，研究表明曲美他嗪还具有抗炎、抗氧化能力，减少血清ET-1水平，改善心肌灌注和血管内皮功能，在冠状动脉微血管心绞痛患者中也被证明是有效的。

7. 雷诺嗪　属于一种哌嗪类药物的衍生物，可在不影响血压和心率的基础上通过抑制心肌细胞动作电位中的晚期钠离子电流，减轻钙超载，进而减少心肌缺血带来的损伤，减轻心绞痛的临床症状，增加经胸超声心动图或冠状动脉内多普勒测量的冠状动脉血流储备(CFR)。也有研究表明，雷诺嗪具有抗炎和抗氧化作用，可以改善内皮功能，改善机械功能障碍，减少微循环的机械压缩力，进而减轻微循环阻力，改善冠状动脉微循环障碍。

8. 伊伐布雷定　是一种窦房结起搏电流阻滞剂，能够减缓窦房结细胞动作电位舒张期去极化曲线的斜率，可在不影响血压的情况下降低静息及运动心率，通过延长心脏舒张期充盈时间，减少心肌耗氧量，增加冠状动脉血流灌注。研究证实，伊伐布雷定不仅可以减轻冠状动脉微血管性心绞痛，而且在校正心率后，伊伐布雷定增加CFR的效应仍然保持，表明其可改善冠状动脉微循环。在不能耐受β受体拮抗药的患者中，可应用伊伐布雷定替代。

9. 法舒地尔　Rho激酶通过增加肌球蛋白轻链磷酸化酶活性继而使血管平滑肌细胞过度收缩导致冠状动脉痉挛现象的发生，作为临床应用的Rho激酶抑制剂，法舒地尔可以有效缓解乙酰胆碱诱发的冠状动脉微血管痉挛，减少心绞痛的发作。

10. 中药制剂　2022年公布的《冠状动脉微血管疾病中西医结合诊疗专家共识》中推荐，在西医常规治疗的基础上联合应用中药制剂可缓解冠状动脉微血管心绞痛症状，包括通心络胶囊、麝香保心丸、速效救心丸、脑心通胶囊、麝香通心滴丸、宽胸气雾剂、冠心宁片等。目前关于中药制剂治疗冠状动脉微循环障碍的高质量临床研究较少，部分结局指标尚未得到充分的循证证据支持。

11. 其他药物　ET-1 通过激活内皮素 A（ETA）受体，促使外周和冠状动脉血管收缩，研究发现长期服用慢性 ETA 受体拮抗剂 atrasentan 可以增加冠状动脉微循环障碍患者的冠状动脉血流量。口服选择性 ETA 受体拮抗剂齐泊腾坦可逆转冠状动脉微血管心绞痛患者由 ET-1 诱导的血管收缩。磷酸二酯酶 -5（PDE-5）在血管平滑肌细胞中特异性高度表达，PDE-5 抑制剂通过增加环磷酸鸟苷起到血管平滑肌松弛的作用，在一项小规模研究中，PDE-5 抑制剂（西地那非）可以改善冠状动脉微循环障碍患者的 CFR。其他药物如 PCSK9 抑制剂、胰高血糖素样肽 -1（GLP-1）受体激动剂和钠 - 葡萄糖共转运蛋白 2（SGLT2）抑制剂等在动物实验中表现出改善内皮功能、保护冠状动脉微循环的作用，但其临床疗效仍有待进一步证实。

（二）经皮冠状动脉介入治疗相关的微循环功能障碍保护策略

急性 STEMI 的首选再灌注策略是 PCI，在开通梗死相关动脉时，如果出现慢血流或无复流等冠状动脉微循环功能障碍，则会加重心肌损伤并增加心力衰竭的发生率和病死率，因此急诊 PCI 术中不仅考虑解除心外膜下冠状动脉的梗阻，还要保护冠状动脉微循环的功能，才能达到心肌的有效灌注。

1. 药物策略　静脉或冠状动脉内使用硝酸酯类、尼可地尔、非二氢吡啶类 CCB 均被证实可以减少急诊 PCI 术中无复流 / 慢血流的发生率。其余可静脉或冠状动脉途径使用的药物包括腺苷、GP Ⅱb/ Ⅲa 受体拮抗剂和特异性纤溶酶原激活剂。口服药物除了抗血小板药、他汀类药物作为基石外，研究发现急诊 PCI 术前口服尼可地尔可达到与静脉或冠状动脉内使用类似的效果，小样本研究显示中成药通心络胶囊通过保护内皮屏障功能改善心脏微循环障碍，可减少 STEMI 患者无复流发生，减少梗死面积。

2. 非药物防治策略　对高血栓负荷患者进行血栓抽吸能减少血栓容量，降低冠状动脉微血管栓塞的发生及改善心肌灌注。CARMEL 研究证明准分子激光消融术在 STEMI 患者直接 PCI 时的安全性和改善心肌灌注的有效性，且血栓负荷越重者获益越大，因此对血栓负荷重、其他方法效果不佳的患者可以酌情考虑采用准分子激光消融术进行消融减栓。高血栓负荷及存在冠状动脉微循环功能障碍高风险的患者 TIMI 血流恢复 3 级后，或经各种方法较长时间尝试后，TIMI 血流仍不能恢复 3 级的患者，可结束手术送入监护室强化抗栓治疗，择期行冠状动脉支架植入术。

3. 其他策略　介入手术的优化操作，例如减慢心肌再灌注、减少对比剂使用、避免复杂术式均有可能减轻 PCI 造成的冠状动脉微循环障碍。缺血适应包括缺血预适应、缺血后适应及远隔缺血预处理，这三种缺血适应方法均可有效改善心肌灌注、减少心肌梗死标志物的释放、缩小梗死区面积，但这些疗法对于临床长期预后的影响尚不明确。

三、脑微循环改善

脑小血管病与脑微循环密切相关，改善脑微循环对防治脑小血管病具有重要意义，根据 2013 年国际血管改变神经影像标准报告小组的标准，脑小血管病主要影像学特征包括近期皮质下小梗死（RSSI）、推测为血管源性的腔隙、推测为血管源性的脑白质高信号（WMH）、血管周围间隙（PVS）、脑微出血（CMB）和脑萎缩，不同特征的脑小血管病在治疗上略有不同。

（一）小动脉硬化型脑小血管病相关治疗

1. 抗高血压治疗　血压变异性可能导致脑小血管病不良预后，减少动态血压变异性对控制脑小血管病有重要意义。CCB 在降低血压的同时还有减少血压变异性和抗动脉粥样硬化的作用，适合作为脑小血管病抗高血压治疗药物。但应谨慎使用 β 受体拮抗药，因其在降低心率的同时可能增加患者的血压变异性。

2. 溶栓治疗　对于急性脑小血管病患者行静脉溶栓治疗需个体化评估获益与风险。RSSI 患者的溶栓方案同急性缺血性脑卒中患者。CMB 和 WMH 不是静脉溶栓的绝对禁忌证，但是对于存在大量 CMB（大于 10 个）但符合其他溶栓条件的患者，静脉应用阿替普酶可能会增加症状性颅内出血的风险，治疗获益尚未明确。

3. 抗血小板治疗　小动脉硬化型脑小血管病的发病机制涉及小血管闭塞、血栓形成和血小板活化的参与，因此对于此类患者使用抗血小板药有一定的理论根据。虽然脑小动脉与大血管粥样硬化的病理变化不同，使用抗栓治疗效果不如大血管性脑卒中，对于症状性新发皮质下小梗死灶的二级预防仍然需要选用抗血小板药，可以选用的药物包括阿司匹林、氯吡格雷、西洛他唑。在合并存在 WMH 和多个 CMB 的患者中，西洛他唑可能是更好的选择。多项研究结果显示，长期联合使用两种抗血小板药会增加脑出血的风险，弊大于利。

4. 他汀类药物治疗　若脑小血管病合并大动脉粥样硬化仍需降脂治疗，但是脑小血管病的主要病理改变并非动脉粥样硬化，对不合并大动脉粥样硬化的脑小血管病患者是否应使用他汀类药物治疗尚无定论。有研究表明使用阿托伐他汀可降低各种缺血性脑卒中亚型患者的脑卒中复发风险，也包括脑小血管病所致的脑卒中，但是也有研究认为他汀类药物还可能增加颅内出血风险。

（二）其他脑小血管病相关治疗

遗传性脑小血管病中，*APP* 基因突变可以导致常染色体显性遗传性脑淀粉样血管病，此类患者任何疾病阶段都应避免给予抗血小板或抗凝治疗，若存在类淀粉血管炎，需进行免疫抑制治疗。法布里病（Fabry disease）是 *GLA* 基因突变所致的 X 染色体连锁的溶酶体贮积病，可累及脑微循环，酶替代疗法通常被推荐用于减少该病的并发症，但是尚没有证据表明可以防止脑卒中复发。

四、糖尿病微循环改善

微循环障碍贯穿糖尿病病程的始终，2021 年公布的《糖尿病微循环障碍临床用药专家共识》提出改善糖尿病微循环用药应遵循“早期、个体化、合理联合、重视安全”的原则。早期即一旦发现糖尿病患者出现微循环障碍，尽早启动药物治疗；个体化即根据不同患者的临床表现特点和药物作用机制，针对性选择药物，并给予适当疗程治疗；提倡联合用药时应遵循机制互补的原则，避免作用机制相同的药物联合，同时注意药物间的相互作用；重视安全即注意药物的不良反应等。

（一）血管扩张药

1. 前列地尔　即前列腺素 E_1，是一种生物活性较强的天然前列腺素，通过增加血管平滑肌细胞内环磷酸腺苷含量，舒张血管平滑肌，发挥扩血管作用，从而降低外周阻力，此外前列地尔还可以抑制血小板聚集、降低血小板高反应性和血栓素 A_2（TXA_2）水平，改善红细胞变形能力，从而改善微循环。前列地尔临床上用于治疗慢性远端动脉狭窄及闭塞性疾病，在糖尿病微循环障碍中，荟萃分析显示前列地尔治疗糖尿病性视网膜病相对安全且有效，对于糖尿病肾病患者，前列腺素 E_1 联合常规治疗可显著降低尿白蛋白排泄率。

2. 贝前列素钠 为前列环素类似物，同样可作用于血管平滑肌前列环素受体和血小板，发挥血管扩张和抗血小板作用，从而改善微循环。临床上多用于改善慢性动脉闭塞性疾病引起的溃疡、间歇性跛行、疼痛和冷感等症状。同时也有临床研究证实，贝前列素钠可以提高慢性糖尿病足溃疡的创面愈合率。同样对于糖尿病肾病患者，前列地尔 - 贝前列素钠序贯治疗能显著降低尿微量白蛋白和尿总蛋白水平。

3. 胰激肽原酶 又称胰激肽释放酶，是哺乳动物胰腺等器官中提取的一种蛋白水解酶，通过扩张小动脉增加毛细血管血流量，激活纤溶酶，降低血液黏度，因此具有血管舒张、改善血液循环和微循环、防止血栓形成等作用。临床用于治疗糖尿病引起的肾病、视网膜病变等。研究表明，胰激肽原酶可以通过抑制氧化应激、炎症反应和细胞凋亡改善糖尿病视网膜病变。系统性评价结果也提示，胰激肽原酶对糖尿病视网膜病变和糖尿病肾病具有一定疗效。

4. 己酮可可碱 通过阻断环磷酸腺苷转变为单磷酸腺苷，改善血液流变学和扩张血管，具有扩张血管、降低血液黏滞度、抑制血小板聚集、预防血栓形成、抑制炎症和抗纤维化等作用。国外研究提示己酮可可碱对糖尿病肾病具有潜在的治疗作用，但其相关的临床研究质量较低，有待于进一步的临床试验。

（二）抗栓药物

1. 抗血小板药 沙格雷酯通过阻断 5- 羟色胺途径诱导的血小板聚集、抑制血管收缩，对周围动脉闭塞具有一定的作用。临床研究表明，沙格雷酯能够改善血栓闭塞性脉管炎静息痛、冷感、间歇性跛行等临床症状。在糖尿病并发症方面，研究显示沙格雷酯可以降低糖尿病肾病发生率、延缓其进展，还可以减少早期糖尿病肾病患者蛋白尿。

2. 抗凝血药 在糖尿病微血管并发症中，研究较多的抗凝血药是舒洛地特。舒洛地特是肝素样分子，其化学组成为 80% 快速迁移肝素和 20% 硫酸皮肤素，二者协同增效，具有抗凝、抗栓和保护血管内皮等作用。与传统肝素相比较，舒洛地特除可静脉和肌内注射外，还可以口服，具有半衰期长、肌内注射生物利用度 90%、口服生物利用度 40%、抗凝作用相当的特点。临床用于血栓性疾病和血管内皮损伤引起的糖尿病肾病和视网膜病变。在 DiNAS 研究中，口服舒洛地特治疗 4 个月可显著降低患者的蛋白尿，而且发现舒洛地特的治疗效应呈量效关系。DRESS 研究显示，口服舒洛地特治疗 12 个月可以显著减少轻中度非增殖期糖尿病视网膜病变硬性渗出。

3. 溶栓药 促纤溶药用于改善糖尿病微循环病变的报道较少。巴曲酶是蛇毒中提取的一种凝血酶类似物，具有降低纤维蛋白浓度、血液黏度，抑制血栓形成的作用。临床可用于治疗各种闭塞性血管病和微循环障碍疾病。小样本的临床研究结果提示，巴曲酶联合阿司匹林治疗糖尿病下肢缺血性病变 12 个月可提高保肢率，改善 ABI。国内也有研究提示，巴曲酶可以减少糖尿病肾病患者尿白蛋白的排泄量。蚓激酶是从蚯蚓中提取的含有纤维蛋白溶酶和纤维蛋白溶酶原激活剂的一组蛋白水解酶，可以直接降解纤维蛋白和纤维蛋白原，同时还具有显著降低血小板聚集、降低血黏度和改善微循环的作用。有证据显示蚓激酶可用于治疗糖尿病肾病及其他微血管病变，但其相关的临床研究质量较低。

（三）保护血管内皮的药物

1. 血管保护药 羟苯磺酸钙能降低血液的高黏滞性，抑制血小板聚集因子的合成和释放，抗炎、抗氧化应激，能减轻视网膜微血管的渗漏，减少血管活性物质的合成，延缓或阻止微血管基底膜增厚。临床证据显示羟苯磺酸钙可改善早期糖尿病视网膜病变，如微血管瘤、出血、硬性渗出。观察性研究显示，羟苯磺酸钙治疗 3 个月可使 90% 糖尿病肾病患者微量白蛋白尿下降至正常水平。硫辛酸可通过阻断超氧化物的形成来抑制血管内皮生长因子、血管生成素 2 和红细胞生成素，可改善视神经传导。

2. 抗血管内皮生长因子药　血管内皮生长因子是参与糖尿病黄斑水肿病理生理过程的一个重要因子，缺氧、高血糖等病理条件可能导致血管内皮生长因子上调，进而引起渗漏、血管增生等病理过程。已有大量证据显示抗血管内皮生长因子治疗在糖尿病黄斑水肿治疗中的疗效。目前临床常用的抗血管内皮生长因子药包括雷珠单抗、阿柏西普和康柏西普。玻璃体腔内注射抗血管内皮生长因子药适用于威胁视力的糖尿病黄斑水肿。

（四）中药制剂

一些具有活血化瘀作用的植物药及中药制剂也常被用于治疗糖尿病微循环障碍，如银杏叶制剂（银杏酮酯等）、复方丹参滴丸、渴络欣胶囊、三七制剂、血塞通、津力达颗粒、木丹颗粒、芪明颗粒和百令胶囊等，但目前仍在积累更多循证医学的依据。

（钱菊英　陈 傲　陈章炜）

推荐阅读

[1] 中华医学会心血管病学分会基础研究学组, 中华医学会心血管病学分会介入心脏病学组, 中华医学会心血管病学分会女性心脏健康学组, 等. 冠状动脉微血管疾病诊断和治疗的中国专家共识 [J]. 中国循环杂志, 2017, 32 (5): 421-430.

[2] 中国老年医学学会心血管病分会. 中国多学科微血管疾病诊断与治疗专家共识 [J]. 中国循环杂志, 2020, 35 (12): 1149-1165.

[3] BAIREY MERZ C N, HANDBERG E M, SHUFELT C L, et al. A randomized, placebo-controlled trial of late Na current inhibition (ranolazine) in coronary microvascular dysfunction (CMD): Impact on angina and myocardial perfusion reserve [J]. Eur Heart J, 2016, 37 (19): 1504-1513.

[4]《冠状动脉微血管疾病中西医结合诊疗专家共识》项目组. 冠状动脉微血管疾病中西医结合诊疗专家共识 [J]. 中西医结合心脑血管病杂志, 2022, 20 (21): 3841-3850.

[5] DENARDO S J, WEN X, HANDBERG E M, et al. Effect of phosphodiesterase type 5 inhibition on microvascular coronary dysfunction in women: A Women's Ischemia Syndrome Evaluation (WISE) ancillary study [J]. Clin Cardiol, 2011, 34 (8): 483-487.

[6] TOPAZ O, EBERSOLE D, DAS T, et al. Excimer laser angioplasty in acute myocardial infarction (the CARMEL multicenter trial)[J]. Am J Cardiol, 2004, 93 (6): 694-701.

[7] 中华医学会心血管病学分会, 中华心血管病杂志编辑委员会. ST 段抬高型心肌梗死患者急诊 PCI 微循环保护策略中国专家共识 [J]. 中华心血管病杂志, 2022, 50 (3): 221-230.

[8] 中国微循环学会糖尿病与微循环专业委员会. 糖尿病微循环障碍临床用药专家共识 (2021 年版)[J]. 中国医学前沿杂志 (电子版), 2021, 13 (4): 49-57.

[9] YOO H, PARK I, KIM D J, et al. Effects of sarpogrelate on microvascular complications with type 2 diabetes [J]. Int J Clin Pharm, 2019, 41 (2): 563-573.

[10] GAMBARO G, KINALSKA I, OKSA A, et al. Oral sulodexide reduces albuminuria in microalbuminuric

and macroalbuminuric type 1 and type 2 diabetic patients: The Di. N. A. S. randomized trial [J]. J Am Soc Nephrol, 2002, 13 (6): 1615-1625.

[11] SONG J H, CHIN H S, KWON O W, et al. Effect of sulodexide in patients with non-proliferative diabetic retinopathy: Diabetic retinopathy sulodexide study (DRESS)[J]. Graefes Arch Clin Exp Ophthalmol, 2015, 253 (6): 829-837.

[12] 中华医学会糖尿病学分会视网膜病变学组. 糖尿病相关眼病防治多学科中国专家共识 (2021 年版) [J]. 中华糖尿病杂志, 2021, 13 (11): 1026-1042.

第 6 节　靶器官保护

泛血管疾病是一组全身性血管疾病，可同时累及大、中血管及微血管等，主要危害的靶器官包括心、脑、肾、四肢等。

心脏是最常见的泛血管疾病受累器官，可导致冠心病、心肌梗死、心力衰竭。早期可表现为冠状动脉斑块形成，继而出现心肌缺血、坏死，心脏结构和 / 或功能异常。NT-proBNP/BNP 和 hs-cTn 检测有助于早期筛查、早期干预。泛血管疾病患者脑损伤包括颅内 / 颅外血管斑块形成、狭窄，认知功能减退，脑梗死，脑萎缩等。尿白蛋白 / 肌酐比值（UACR）反映尿白蛋白排泄情况，是评估泛血管疾病肾脏早期受累的有效指标，后期表现为 eGFR 下降。临床应根据 eGFR 与尿白蛋白水平，进一步判断 CKD 分期。泛血管疾病患者 PAD 通常指下肢动脉粥样硬化性病变，导致下肢动脉管腔狭窄、闭塞，临床出现间歇性跛行，甚至缺血性溃疡或坏疽。

靶器官损害的评估是泛血管疾病患者风险评估的重要内容，如能早期检出亚临床靶器官损害并及时干预，亚临床靶器官损害部分是可逆的。对于评估存在靶器官损害的泛血管疾病患者，需要合理选择药物和非药物治疗，并加强长期规范管理，以降低致残率和致死率。

一、ACEI/ARB

1. 合并高血压的泛血管疾病患者　HOPE 研究（雷米普利）和 ONTARGET 研究（雷米普利 / 替米沙坦）表明，对于存在泛血管疾病但无临床靶器官损害的高血压患者，ACEI 和 ARB 可显著减少心脑血管终点事件。尤其在伴有 BNP/NT-proBNP 或 hs-cTn 水平升高的患者中，启动 ACEI/ARB 治疗，有助于改善心室重构和延缓心力衰竭的发生与发展。

2. 合并心肌梗死的泛血管疾病患者　对于 ACEI 在心肌梗死后心力衰竭治疗中的作用，AIRE 研究纳入 2 006 例急性心肌梗死后心力衰竭患者，平均随访 15 个月的结果表明，服用雷米普利者的死亡率明显低于安慰剂对照组，相对危险度降低 27%；次要终点的分析显示，服用雷米普利的患者中死亡、严重或顽固性心力衰竭、心肌梗死、脑卒中的复合终点发生风险降低了 19%。该研究奠定了 ACEI 在心肌梗死后心力衰竭中的治疗地位。OPTIMAAL 研究（氯沙坦）和 VALIANT 研究（缬沙坦）显示，ARB 在降低心肌梗死后心力衰竭患者主要终点（全因死亡率）和次要终点（猝死、致死性或非致死性再次心肌梗死、全因住院率）方面，与 ACEI 相比均无显著差异，且具有更好的耐受性，因药物不良反应终止治疗者较少。

除非有禁忌证或不能耐受，所有心肌梗死后患者均应尽早使用 ACEI 或 ARB。

3. 存在肾脏损害的泛血管疾病患者　ACEI/ARB 能够降低尿蛋白、延缓肾功能进展、改善预后，一项纳入了 119 项随机对照试验，共 64 768 例伴或不伴糖尿病和蛋白尿的 CKD 患者的荟萃分析结果显示，与对照组相比，ACEI 及 ARB 均可延缓 CKD 患者进入肾衰竭并降低主要心血管事件的发生风险，ACEI 还可降低全因死亡率。另一项国际多中心观察性研究发现，67 万例使用 ARB 类药物治疗高血压的患者与 230 万例使用 ACEI 类药物的患者相比，长期心血管预后并无显著差异。2021 年 KDIGO CKD 血压管理实践指南推荐，对于 CKD 合并高血压，伴或不伴糖尿病的中、重度蛋白尿的患者，建议开始使用 ACEI 或 ARB。

因此，在排除禁忌证（双侧肾动脉狭窄、孤立肾伴肾动脉狭窄、高钾血症、妊娠后），ACEI/ARB 可作为 CKD 患者高血压治疗的首选用药。血压目标个体化应考虑患者的预期获益和潜在风险：建议对于糖尿病、高血压和高心血管风险的患者，如果可以安全达到血压目标，血压目标为 $<130/80\text{mmHg}$，对于糖尿病、高血压和低心血管风险患者，血压目标为 $<140/90\text{mmHg}$。

4. 存在脑损伤的泛血管疾病患者　在脑卒中预防方面，1 篇纳入 PROGRESS、PRoFESS 和 PATS 3 项大型试验的荟萃分析，评估了 ACEI、ARB 和利尿药在中国缺血性脑卒中人群中预防脑卒中复发的作用，结果表明 ACEI/ARB 并不具有额外保护作用。

二、血管紧张素受体脑啡肽酶拮抗药（ARNI）

ARNI 是一种同时作用于 RAAS 和利尿钠肽系统、通过增强利尿钠肽系统的血压调节作用同时抑制 RAAS 而实现多途径抗高血压的新型药物，对心脏、肾脏和血管等靶器官均表现出优越的保护作用，多途径阻断心血管事件链，降低心血管事件的发生风险。

1. 心脏保护作用　与奥美沙坦相比，ARNI 更显著地降低原发性轻中度高血压患者的左心室质量和左心室质量指数，逆转心脏重构。PARADISE-MI 研究，共纳入急性心肌梗死后合并左心室收缩功能不全和 / 或肺淤血，但无已知既往慢性心力衰竭病史的患者 5 669 例，与雷米普利组相比，沙库巴曲缬沙坦组心血管死亡、首次心力衰竭住院或门诊心力衰竭的主要终点发生率降低 10%（6.7/100 患者·年 *vs.* 7.4/100 患者·年，*HR*=0.90，95%*CI* 0.78~1.04），虽然未达到降低 15% 的统计学显著改善的预定阈值，但随着随访时间延长，两组累计主要事件发生率的生存曲线分离越明显，表明沙库巴曲缬沙坦相比雷米普利具有渐进性的改善。PARADIGM-HF 研究纳入了 8 399 例射血分数保留的心力衰竭（HFrEF）患者，其中 ARNI 组中 43.4% 患者有心肌梗死病史，依那普利组中 43.1% 患者有心肌梗死病史，平均随访 27 个月发现，沙库巴曲缬沙坦较依那普利可进一步降低主要终点（心血管死亡或心力衰竭住院的复合终点）发生风险（*HR*=0.80，95%*CI* 0.73~0.87，*P*<0.001）、预先定义的更广泛的复合终点（包括心肌梗死、脑卒中和心脏复苏后猝死）发生风险（*HR*=0.83，95%*CI* 0.76~0.90，*P*<0.001）以及事后分析冠状动脉复合终点（包括心血管死亡、非致死性心肌梗死、心绞痛住院或冠状动脉血管重建）发生风险（*HR*=0.83，95%*CI* 0.75~0.92，*P*<0.001）。在 PARADIGM-HF 主研究中，ARNI 较 ACEI 进一步降低 HFrEF 患者心力衰竭恶化、心血管死亡和全因死亡复合终点，并改善生活质量，减少袢利尿剂的使用剂量。

因此，建议存在心室重构、心肌梗死的患者，使用 ARNI 以改善心脏重构、降低心力衰竭风险。已经使用 ACEI/ARB 的症状性 HFrEF 患者建议改用 ARNI 进一步减少死亡和心力衰竭住院，ARNI 也可以作为 HFrEF 患者的初始治疗。

2. 肾脏保护作用 UK HARP- Ⅲ研究显示，对于 CKD 人群，ARNI 较 ARB 可显著改善 NT-proBNP 及肌钙蛋白水平，有效降低患者血压和蛋白尿。一项荟萃分析纳入 3 项随机对照试验（UK HARP- Ⅲ、PARADIGM-HF、PARAMOUNT）研究，共 3 640 例心力衰竭合并 CKD 患者，显示与 ACEI/ARB 相比，ARNI 显著改善了 eGFR。

因此，建议合并 CKD 的泛血管疾病患者使用 ARNI 以延缓肾病进展。伴有心力衰竭或高血压的维持性透析患者，建议使用 ARNI 改善心肌重构、控制心力衰竭症状、保护残余肾功能、降低心血管事件风险。

3. 血管保护作用 ARNI 可降低原发性高血压患者的动脉压，包括中心动脉脉压。PARAMETER 研究结果显示，与奥美沙坦组相比，治疗 12 周时 ARNI 组平均动态血压和夜间血压的降幅更明显，脉搏波传导速度亦有降低趋势。

4. 脑保护作用 ARNI 的脑保护作用处于基础研究阶段。在高血压脑卒中易感动物模型中，预防性应用沙库巴曲缬沙坦较 ARB 更能延缓脑卒中发生，减少脑损伤程度，并减小梗死面积、减少氧化应激、减轻脑水肿等。临床上，ARNI 预防和保护脑卒中血管神经损伤的证据尚不足。

三、钠 - 葡萄糖共转运蛋白 2 抑制剂（SGLT2i）、胰高血糖素样肽 -1 受体激动剂（GLP-1RA）和 GIP/GLP-1 受体双重激动剂

SGLT2i 和 GLP-1RA 作为新型降糖药物，降糖同时降低体重和血压，对整体心血管风险产生额外的积极影响。在 2 型糖尿病合并心血管风险患者中进行的心血管结局研究发现其具有心肾保护作用，此后大量研究证实该心肾获益不仅限于 2 型糖尿病患者，目前适应证已不断拓宽至 CVD、心力衰竭及 CKD 人群。

替尔泊肽（tirzepatide）是一种葡萄糖依赖性促胰岛素多肽（GIP）受体和 GLP-1 受体双重激动剂，近年来备受关注，在减重方面具有明显的优势，同时还能改善糖尿病患者的生活质量。在靶器官保护方面的作用正处于探索阶段。

1. 合并 2 型糖尿病的泛血管疾病患者 恩格列净、卡格列净与达格列净早期在 2 型糖尿病高危患者的临床研究中显示，恩格列净和卡格列净可显著降低心血管死亡、非致死性心肌梗死或脑卒中的复合终点事件，但达格列净的研究结果则不完全一致。对相关研究进行的荟萃分析显示，无论 2 型糖尿病患者是否具有 ASCVD 或心力衰竭病史，SGLT2i 治疗均可降低心力衰竭住院和肾脏病进展的风险，且结果高度一致，但仅在既往有 ASCVD 病史的患者中可降低心血管死亡、非致死性心肌梗死或脑卒中风险。

GLP-1RA 在 2 型糖尿病合并 ASCVD 或心血管风险极高危患者的临床研究显示，利拉鲁肽、度拉糖肽、阿必鲁肽及索马鲁肽注射剂均可显著降低心血管死亡、非致死性心肌梗死或脑卒中风险，但都没有显示降低心力衰竭住院风险。GLP-1RA 治疗可增加 2 型糖尿病患者的静息态心率，而心率显著增加与严重心力衰竭患者的不良临床结局有关，合并 HFrEF 患者在失代偿期慎用 GLP-1RA。

在肾脏保护方面，SGLT2i 不仅可改善 2 型糖尿病患者尿白蛋白排泄量，对“硬终点”（包括 eGFR 下降 ≥ 40% 或血清肌酐加倍、终末期肾病或肾替代治疗、肾病死亡）也具有显著的改善作用。GLP-1RA 主要对蛋白尿具有改善作用，对“硬终点”的改善目前仅有探索性

分析的数据。

在2型糖尿病合并PAD的患者中,SGLT2i同样显示了降低MACE和主要不良肢体事件(major adverse limb events,MALE)发生率的结局。

改善脑血管事件方面相关数据较欠缺,一项系统综述和网络荟萃分析提示,仅GLP-1RA可降低2型糖尿病患者非致死性脑卒中风险(*HR*=0.85,95%*CI* 0.77~0.94)。

目前的循证医学证据显示,SGLT2i和GLP-1RA对2型糖尿病患者ASCVD的获益程度大致相当,选择SGLT2i还是GLP-1RA可根据疾病临床特点、药物可及性、药物费用、患者对注射制剂的接受程度等因素决定。但是,若2型糖尿病同时伴有心力衰竭、CKD或PAD,在没有禁忌证的情况下通常优先选择SGLT2i。

替尔泊肽具有强效的控糖和减重作用。在SURPASS系列研究中,分别与安慰剂、GLP-1RA、德谷胰岛素等对比,显示了更好的控糖、减重、降脂效果,尤其是肥胖的2型糖尿病患者。

2. 非糖尿病的泛血管疾病患者　SGLT2i和GLP-1RA的心肾保护研究一路探索前行,突破糖尿病人群。

EMMY研究初探了SGLT2i在急性心肌梗死患者使用的临床获益。与安慰剂组相比,恩格列净组NT-proBNP降低值更大,左心室射血分数(LVEF)改善更明显,平均E/e'降低更多。正在进行中的2项研究——DAPA-MI和EMPACT-MI研究旨在探索SGLT2i治疗心肌梗死患者的临床价值,DAPA-MI纳入不合并糖尿病的心肌梗死患者,而EMPACT-MI研究则纳入心肌梗死后合并或未合并糖尿病的患者。研究结果将进一步指导SGLT2i在心肌梗死患者中的临床应用。

DAPA-HF研究和EMPEROR-Reduced研究证实,SGLT2i不仅能改善2型糖尿病合并HFrEF患者的预后,还能改善非糖尿病HFrEF患者的预后。EMPEROR-Preserved研究和DELIVER研究进一步证实了SGLT2i改善射血分数中间型心力衰竭(HFmrEF)和射血分数降低的心力衰竭(HFpEF)患者心血管死亡和心力衰竭住院的结局。一项包含DELIVER和EMPEROR-Preserved、DAPA-HF和EMPEROR-Reduced、SOLOIST-WHF五项随机对照研究的荟萃分析证实,不论心力衰竭患者射血分数和临床情况如何,SGLT2i相对于安慰剂均有显著的心血管获益。

至此,SGLT2i实现了糖尿病和非糖尿病人群、全射血分数谱的心力衰竭患者临床获益。所有泛血管疾病合并任何类型的心力衰竭,无论是否合并糖尿病,均推荐使用SGLT2i降低死亡和心力衰竭住院率。

DAPA-CKD研究共纳入4 304例蛋白尿合并CKD 2~4期患者[eGFR 25~75ml/(min·1.73m^2),UACR 200~5 000mg/g],伴或不伴2型糖尿病。随访时间中位数为2.4年,因达格列净获得压倒性疗效而提前终止。结果显示,达格列净降低UACR水平29%,延缓进入透析6.6年,显著降低主要终点(eGFR下降≥50%,进展至ESKD,心肾死亡)风险39%,心血管复合终点(心血管死亡或心力衰竭住院)风险29%、全因死亡风险31%。EMPA-KIDNEY研究是目前纳入CKD患者样本量最大的临床试验,入选eGFR 20~45ml/(min·1.73m^2)或eGFR 45~90ml/(min·1.73m^2)且UACR≥200mg/g的患者。最终入组6 609例患者,非糖尿病CKD患者占54%,随访时间中位数为2年,因期中评估结果符合预先指定的阳性疗效标准而提前终止。结果发现,恩格列净组与安慰剂组主要终点事件(肾脏病进展或心血管事件死亡）发生率为 13.1% 和 16.9%（*HR*=0.72，95%*CI* 0.64~0.82，*P*<0.001），终点事件风险降低情况与是否患糖尿病及基础 eGFR 水平无关。此外，恩格列净显著降低了 CKD 患者全因住院率，较安慰剂组下降 14%（*HR*=0.86，95%*CI* 0.78~0.95，*P*=0.003）。

基于以上研究，SGLT2i 为非糖尿病 CKD、各期 CKD 及蛋白尿患者提供了延缓肾脏病进展、减少心血管事件死亡的更多治疗选择。SGLT2i 可在 eGFR ≥ 20ml/（min·1.73m^2）的患者中安全启动，并可持续使用，直到患者开始透析或接受肾移植，即使 eGFR 降至 20ml/（min·1.73m^2）以下。

目前替尔泊肽多项针对 2 型糖尿病、心力衰竭、肥胖症的Ⅲ期临床研究正在进行，未来能否给泛血管疾病患者带来新的选择有待研究结果的公布。

四、盐皮质激素受体拮抗剂

盐皮质激素受体（mineralocorticoid receptor，MR）信号异常激活是心血管和肾脏损害的重要通路，可导致炎症和纤维化、氧化应激及直接的细胞损伤。MR 的过度活化不仅导致肾脏病进展，也导致心脏慢性炎症、心室重构、心律失常、血管硬化等心血管相关损伤，最终导致 CV 事件发生，在泛血管疾病靶器官损害中起着重要作用。

1. 第一代盐皮质激素受体拮抗剂（MRA）　第一代 MRA 螺内酯具有保钾作用，最早与排钾利尿药氢氯噻嗪、呋塞米等联合使用以增加利尿效果并减少低血钾的发生。目前主要用于醛固酮增多症、难治性高血压和心力衰竭的治疗，是心力衰竭的核心治疗药物之一。但螺内酯拮抗醛固酮的同时也拮抗雄激素，长期应用引起男性乳腺增生和性功能减退，一定程度上限制了它的临床使用。

研究证实，在使用 ACEI/ARB、β 受体拮抗药的基础上加用螺内酯，可使美国纽约心功能分级（NYHA 分级）Ⅱ~Ⅳ级的 HFrEF 患者获益，降低全因死亡、心血管死亡、猝死和心力衰竭住院风险。TOPCAT 研究亚组分析提示，螺内酯可降低 HFmrEF 和 HFpEF 患者因心力衰竭住院风险。

对于泛血管疾病合并任何类型心力衰竭患者建议使用螺内酯。

2. 第二代 MRA　第二代 MRA 依普利酮对雄激素的拮抗作用很弱，对男性功能影响很小，与螺内酯的治疗效果相同，可改善 HFrEF 患者死亡和心力衰竭住院风险，且不良反应明显减少。

在急性心肌梗死后患者的研究中，发现依普利酮较安慰剂降低心血管死亡、心力衰竭住院、急性心肌梗死、脑卒中、室性心律失常风险 15%（*HR*=0.85，95%*CI* 0.75~0.96，*P*=0.008）。

因此，推荐依普利酮用于心肌梗死后左心室功能障碍（LVEF ≤ 40%）和心力衰竭或糖尿病患者，以降低心力衰竭和心血管死亡风险。

3. 第三代 MRA　第三代 MRA 非奈利酮是一种新型选择性非甾体 MRA，可阻断 MR 介导的钠重吸收和 MR 过度激活，发挥抗炎、抗纤维化作用。

FIDELIO-DKD 研究共纳入 5 734 例 CKD 合并 2 型糖尿病患者，与安慰剂相比，非奈利酮显著减少肾脏复合终点事件（肾衰竭、eGFR 在至少 4 周内下降超过 40%、肾脏死亡）18%（*HR*=0.82，95%*CI* 0.73~0.93，*P*=0.001 4），显著减少心血管复合终点事件（首次发生心血管死亡、非致死性心肌梗死、非致死性脑卒中、心力衰竭住院的时间）14%（*HR*=0.86，95%*CI* 0.75~0.99，*P*=0.034）。FIGARO-DKD 研究再次证实，非奈利酮能降低 2 型糖尿病伴所有等级 CKD 患者 13% 的心血管风险（*HR*=0.87，95%*CI* 0.76~1.01，*P*=0.069）、23% 的肾脏不良风险（*HR*=0.77，95%*CI* 0.60~0.99，*P*=0.041）。非奈利酮最显著的疗效是对心力衰竭的预防，可减少新发心力衰竭事件。上述两项研究中，非奈利酮对心血管事件的显著获益，很大程度上来源于因心力衰竭住院率显著下降。

FIDELITY 研究是对来自 FIDELIO-DKD 和 FIGARO-DKD 两项Ⅲ期研究的个体患者数据进行预先指定的探索性汇总分析，共纳入 13 026 例 CKD 合并 2 型糖尿病患者，按 1∶1 随机分为非奈利酮组（10mg 或 20mg，*n*=6 519）或安慰剂组（*n*=6 507），随访时间中位数为 3.0 年。非奈利酮治疗组的全因死亡率（9.4% *vs.* 8.5%，*P*=0.051）和 CV 死亡率（5.6% *vs.* 4.9%，*P*=0.092）数值均降低，此外，非奈利酮在降低心源性猝死发生风险方面具有显著优势（1.8% *vs.* 1.3%，*HR*=0.75，95%*CI* 0.57~0.996，*P*=0.046）。该研究进一步探索了非奈利酮对死亡的影响，发现非奈利酮还可降低 2 型糖尿病合并 CKD 患者的全因死亡、CV 死亡和心源性猝死风险，且不受 KDIGO 危险分层、基线 eGFR 和基线 UACR 的影响，且在基线 eGFR 较高的患者中降低死亡的效果更显著，进一步提示阻断 MR 过度活化的必要性，也充分证实非奈利酮对患者死亡结局的保护作用。综上提示，非奈利酮不仅可以延缓肾病进展及 CV 事件发生，还可以提高患者生存、减少 CV 相关死亡，改善患者预后。

2022 ACC 年会上公布的 FIDELITY 研究 ASCVD 亚组分析旨在评估 ASCVD 病史对非奈利酮疗效及安全性的影响。基线存在 ASCVD 病史患者的心血管复合事件发生风险是无病史者的 2 倍。非奈利酮可显著降低 2 型糖尿病合并 CKD 患者的心血管复合终点事件风险，且不受既往 ASCVD 病史影响，但合并 ASCVD 病史者获益尤其显著。

在安全性方面，非奈利酮组高钾血症发生率的确高于安慰剂组，但高钾血症发生率与患者基础肾功能有关。FIDELLO-DKD 研究中入选患者的肾功能较差，平均 eGFR 为 44ml/（min·1.73m^2），高钾血症的发生率为 18.3%，显著高于安慰剂对照组的 9.0%；而 FIGARO-DKD 研究入选患者的肾功能较好，平均 eGFR 为 68ml/（min·1.73m^2），高钾血症的发生率为 10.8%，显著高于安慰剂对照组的 5.3%。

两项研究中，因高钾血症而提前中止研究者的比例分别为 2.3% 和 1.2%，分别高于安慰剂对照组的 0.9% 和 0.4%，但总体比例很低，两项研究中均无致死性不良事件发生。在另一项与螺内酯的对照研究中，非奈利酮 10mg/d 组和螺内酯 25~50mg/d 组的高钾血症发生率分别为 4.5% 和 11.1%，非奈利酮高钾血症的发生率低于螺内酯。

因此，非奈利酮推荐应用于 2 型糖尿病合并不同程度的 CKD 患者。存在泛血管疾病的患者发生不良心血管事件风险更高，从非奈利酮治疗中获益也更大。

五、β 受体拮抗药

β 受体拮抗药具有减慢心率、减弱心肌收缩力、降低血压、减少心肌氧耗、改善心室重构等作用。在高血压、心律失常、冠心病、心力衰竭领域具有广泛使用价值。在泛血管疾病合并不同类型靶器官损害时，需要综合考虑和选择。

在稳定型心绞痛患者中，联合使用 β 受体拮抗药可减少心绞痛发作。在急性冠脉综合征患者中，应 24h 内尽早使用 β 受体拮抗药，以降低急性期死亡风险。但需要注意，如患者存在心源性休克状态，禁忌使用 β 受体拮抗药，如评估可能存在冠状动脉痉挛，应避免使用。对于心肌梗死后合并左心室收缩功能不全患者，建议稳定后长期使用 β 受体拮抗药，以降低死亡、复发性心肌梗死和心力衰竭住院的风险。

对于 HFrEF 患者，临床试验已证实长期应用 β 受体拮抗药（琥珀酸美托洛尔、比索洛尔、卡维地洛）能改善症状和生活质量，降低死亡、住院、猝死风险。病情相对稳定的 HFrEF 患者均应使用 β 受体拮抗药，除非有禁忌证或不能耐受。

非心力衰竭冠心病患者建议以心率作为 β 受体拮抗药剂量滴定目标，靶心率为 55~60 次 /min。对于 HFrEF 患者，建议以靶剂量作为滴定目标。

需要注意的是，HFpEF 患者使用 β 受体拮抗药的临床获益尚不明确。2021 年一项 Cochrane 系统综述评价 β 受体拮抗药用于 HFpEF 患者的疗效，共纳入 10 项研究，受试者的平均年龄为 30~81 岁，研究显示 β 受体拮抗药使心血管死亡风险降低（*RR*=0.78，95%*CI* 0.62~0.99），对全因死亡率没有影响（*RR*=0.82，95%*CI* 0.67~1.00），对心力衰竭住院、高钾血症和生活质量的影响仍不确定。因此，对于泛血管疾病患者合并 HFpEF 不推荐常规使用 β 受体拮抗药，但如合并冠心病、心肌梗死、快速心室率心房颤动等，仍可继续使用。

值得注意的是，糖尿病、慢性阻塞性肺疾病（COPD）、PAD 均非 β 受体拮抗药使用的禁忌。系统性综述显示，β 受体拮抗药在 PAD 患者中使用并不会增加下肢缺血事件。

六、维立西呱

一氧化氮 - 鸟苷酸环化酶 - 环磷酸鸟苷（NO-sGC-cGMP）途径是心肌能量代谢和内皮功能的重要调节机制，越来越多的证据表明 cGMP 可以通过调节成纤维细胞、平滑肌细胞、心肌细胞、血小板、免疫细胞或神经元等其他类型的细胞，参与调节血管张力、纤维化、炎症或神经传递过程。

VICTORIA 研究是一项随机、双盲、安慰剂对照、事件驱动、国际多中心研究，纳入 5 050 例 LVEF<45%、NYHA Ⅱ~Ⅳ级的 HFrEF 患者。结果显示，维立西呱在标准治疗的基础上，可显著降低主要终点风险 10%（*HR*=0.9，95%*CI* 0.83~0.98，*P*=0.02），且仅 10.8 个月就出现绝对风险降低 4.2%/ 年的获益，年度需治疗人数（NNT）=24，即每治疗 24 例患者每年可减少 1 例主要终点事件的发生。维立西呱组不良事件和严重不良事件的发生率均与安慰剂相似，对血钾和肾功能无不良影响，具有良好的安全性。亚组数据分析显示，不同基线 NYHA 分级患者的主要终点获益无差异；无论基线是否使用 ARNI、基线 eGFR 水平如何，患者的主要终点获益均一致；而且治疗早期即可显著降低 NT-proBNP 水平，疗程越长，获益越大。针对稳定型 HFrEF 的 VICTOR 研究正在进行中。

在 HFpEF 患者中，Ⅱ期试验 SOCRATES-PRESERVED 纳入 477 例受试者，结果显示 12 周时，维立西呱未改变 NT-proBNP 和左心房容积指数（LAVI），但与 HFpEF 患者的生活质量改善程度有关。2020 年在此基础上进行了Ⅱb 期的 VITALITY-HFpEF 研究，纳入 789 例受试者，结果显示与安慰剂相比，维立西呱治疗 24 周后未能改善 KCCQ 评分所衡量的生活质量。

在动物实验中，使用维立西呱的大鼠血压升高的速度显著延缓，心室肥大剂量依赖性减少，肾脏功能明显改善，提示维立西呱具有潜在改善血管功能、肾功能的作用，但临床疗效有待进一步证实。VICTORIA 试验的患者进行肾功能结果分析的研究中显示，当心力衰竭患者合并高钾血症或肾功能恶化时，可能无须减量或停止使用维立西呱，无论基线肾功能如何，维立西呱皆可对重度心力衰竭患者有益。

基于以上研究结果，推荐维立西呱用于近期发生过心力衰竭失代偿的 HFrEF 患者，以降低心力衰竭住院或需要急诊静脉利尿药治疗的风险。

七、伊伐布雷定

伊伐布雷定是一种特异性作用于窦房结、延缓窦房结细胞动作电位舒张期去极化曲线斜率、降低窦性心率的药物。在冠心病患者中可通过减慢心率、延长舒张期充盈时间、减少心肌氧化，从而增加冠状动脉血流灌注，减少心绞痛的发作。心力衰竭相关的 SHIFT 研究显示，伊伐布雷定的使用能够改善 HFrEF 患者左心室功能和生活质量，使心血管死亡和心力衰竭恶化住院的相对风险降低 18%。基于此，在 NYHA 心功能Ⅱ~Ⅳ级、LVEF ≤ 35% 的窦性心律患者中，已经使用 β 受体拮抗药等药物规范治疗而心率仍 ≥ 70 次 /min，或心率 ≥ 70 次 /min 且对 β 受体拮抗药禁忌或不能耐受者，推荐使用伊伐布雷定。

八、钙通道阻滞药（CCB）

CCB 对微血管痉挛为主的心绞痛疗效较好。在心绞痛症状控制欠佳时，可在 β 受体拮抗药基础上联合使用非二氢吡啶类钙通道阻滞药。

九、舒洛地特

舒洛地特是一种对动脉和静脉均有较强抗血栓形成作用的葡糖胺聚糖。舒洛地特的抗血栓作用主要与剂量依赖性抑制一些凝血因子，特别是抑制活化的第Ⅹ因子有关。其次，舒洛地特尚有干扰凝血酶的作用，不仅可以通过抗凝血酶（AT Ⅲ）作用于游离凝血酶，还可通过肝素因子Ⅱ（HC Ⅱ）作用于与纤维蛋白结合的凝血酶。在阻止血栓形成和血栓增长方面发挥作用。

十、曲美他嗪

曲美他嗪是一种优化心肌能量代谢的抗缺血药物，通过抑制脂肪酸氧化、增加葡萄糖代谢，进而改善心肌缺血的耐受性、缓解心绞痛。此外，曲美他嗪还具有抗氧化、抗炎、降低血清内皮素功能，改善心肌灌注和血管内皮功能，在冠状动脉微血管心绞痛中被证明有效。

（周京敏　徐亚妹）

推荐阅读

［1］葛均波. 深化系统生物学理念推进泛血管医学学科发展 [J]. 中华心血管病杂志, 2016, 44 (5): 373-374.

［2］杨靖, 张英梅, 葛均波. 泛血管疾病防控: 从疾病治疗到综合管理 [J]. 中华心血管病杂志 (网络版), 2021, 4 (1): 1-6.

［3］CLODI M, RESL M, NEUHOLD S, et al. A comparison of NT-proBNP and albuminuria for predicting cardiac events in patients with diabetes mellitus [J]. Eur J Prev Cardiol, 2012, 19 (5): 944-951.

［4］RØRTH R, JHUND P S, KRISTENSEN S L, et al. The prognostic value of troponin T and N-terminal pro Btype natriuretic peptide, alone and in combination, in heart failure patients with and without diabetes [J]. Eur J Heart Fail, 2019, 21 (1): 40-49.

[5] 中华医学会糖尿病学分会微血管并发症学组. 中国糖尿病肾脏病防治指南 (2021 年版)[J]. 中华糖尿病杂志, 2021, 13 (8): 762-784.

[6] XIE X, LIU Y, PERKOVIC V, et al. Renin-angiotensin system inhibitors and kidney and cardiovascular outcomes in patients with CKD: A Bayesian network meta-analysis of randomized clinical trials [J]. Am J Kidney Dis, 2016, 67 (5): 728-741.

[7] Kidney Disease: Improving Global Outcomes (KDIGO) Blood Pressure Work Group. KDIGO 2021 clinical practice guideline for the management of blood pressure in chronic kidney disease [J]. Kidney Int, 2021, 99 (3S): S1-S87.

[8] LIU L, WANG Z, GONG L, et al. Blood pressure reduction for the secondary prevention of stroke: A Chinese trial and a systematic review of the literature [J]. Hypertens Res, 2009, 32 (11): 1032-1040.

[9] SCHMIEDER R E, WAGNER F, MAYR M, et al. The effect of sacubitril/valsartan compared to olmesartan on cardiovascular remodelling in subjects with essential hypertension: The results of a radomized, double-blind, active-controlled study [J]. Eur Heart J, 2017, 38 (44): 3308-3317.

[10] MOGENSEN U M, KØBER L, KRISTENSEN S L, et al. The effects of sacubitril/valsartan on coronary outcomes in PARADIGM-HF [J]. Am Heart J, 2017, 188: 35-41.

[11] KANG H, ZHANG J, ZHANG X, et al. Effects of Sacubitril/Valsartan in patients with heart failure and chronic kidney disease: A meta-analysis [J]. Eur J Pharmacol, 2020, 884: 173444.

[12] WILIAMS B, COCKCROFT J R, KARIO K, et al. Effects of sacubitril/valsartan versus olmesartan on central hemodynamics in the elderly with systolic hypertension: The PARAMETER study [J]. Hypertension, 2017, 69 (3): 411-420.

[13] ZELNIKER T A, WIVIOTT S D, RAZ I, et al. SGLT2 inhibitors for primary and secondary prevention of cardiovascular and renal outcomes in type 2 diabetes: A systematic review and meta-analysis of cardiovascular outcome trials [J]. Lancet, 2019, 393 (10166): 31-39.

[14] MARSO S P, DANIELS G H, BROWN-FRANDSEN K, et al. Liraglutide and cardiovascular outcomes in type 2 diabetes [J]. N Engl J Med, 2016, 375 (4): 311-322.

[15] GERSTEIN H C, COLHOUN H M, DAGENAIS G R, et al. Dulaglutide and cardiovascular outcomes in type 2 diabetes (REWIND): A double-blind, randomised placebo-controlled trial [J]. Lancet, 2019, 394 (10193): 121-130.

[16] HERNANDEZ A F, GREEN J B, JANMOHAMED S, et al. Albiglutide and cardiovascular outcomes in patients with type 2 diabetes and cardiovascular disease (Harmony Outcomes): A double-blind, randomised placebo-controlled trial [J]. Lancet, 2018, 392 (10157): 1519-1529.

[17] MARSO S P, BAIN S C, CONSOLI A, et al. Semaglutide and cardiovascular outcomes in patients with type 2 diabetes [J]. N Engl J Med, 2016, 375 (19): 1834-1844.

[18] MIN T, BAIN S C. The role of tirzepatide, dual GIP and GLP-1 receptor agonist, in the management of type 2 diabetes: The SURPASS clinical trials [J]. Diabetes Ther, 2021, 12 (1): 143-157.

[19] WILLIAMS D M, NAWAZ A, EVANS M. Renal outcomes in type 2 diabetes: A review of cardiovascular and renal outcome trials [J]. Diabetes Ther, 2020, 11 (2): 369-386.

[20] VADUGANATHAN M, DOCHERTY K F, CLAGGETT B L, et al. SGLT-2 inhibitors in patients with heart failure: A comprehensive meta-analysis of five randomised controlled trials [J]. Lancet, 2022, 400 (10354): 757-767.

[21] HERNANDEZ A F, MI X, HAMMILL B G, et al. Associations between aldosterone antagonist therapy

and risks of mortality and readmission among patients with heart failure and reduced ejection fraction [J]. JAMA, 2012, 308 (20): 2097-2107.

[22] PFEFFER M A, CLAGGETT B, ASSMANN S F, et al. Regional variation in patients and outcomes in the treatment of preserved cardiac function heart failure with an aldosterone antagonist (TOPCAT) trial [J]. Circulation, 2015, 131 (1): 34-42.

[23] ZANNAD F, MCMURRAY J J, KRUM H, et al. Eplerenone in patients with systolic heart failure and mild symptoms [J]. N Engl J Med, 2011, 364 (1): 11-21.

[24] PITT B, REMME W, ZANNAD F, et al. Eplerenone, a selective aldosterone blocker, in patients with left ventricular dysfunction after myocardial infarction [J]. N Engl J Med, 2003, 348 (14): 1309-1321.

[25] FILIPPATOS G, ANKER S D, AGARWAL R, et al. Finerenone and cardiorenal outcomes by history of cardiovascular disease in patients with type 2 diabetes and chronic kidney disease: Fidelity analyses [J]. Circulation, 2021, 143 (6): 540-552.

[26] CHATTERJEE S, CHAUDHURI D, VEDANTHAN R, et al. Early intravenous beta-blockers in patients with acute coronary syndrome: A meta-analysis of randomized trials [J]. Int J Cardiol, 2013, 168 (2): 915-921.

[27] 射血分数保留的心力衰竭诊断与治疗中国专家共识制定工作组. 射血分数保留的心力衰竭诊断与治疗中国专家共识 2023 [J]. 中国循环杂志, 2023, 38 (4): 375-393.

[28] SOGA Y, IIDA O, TAKAHARA M, et al. Beta-blocker treatment does not worsen critical limb ischemia in patients receiving endovascular therapy [J]. J Atheroscler Thromb, 2014, 22 (5): 481-489.

第 7 节　中成药防治泛血管疾病及其靶器官保护的作用

临床上，中成药治疗全身血管疾病特别是动脉粥样硬化相关疾病疗效确切。研究表明，许多中成药具有扩张血管、降低血压、调节血脂、抗血栓形成等作用，对于改善泛血管疾病的症状和病理状态具有较好的疗效。泛血管疾病主要包括动脉硬化、冠心病、高血压、静脉疾病、脑血管病、糖尿病血管病变等，中成药通过多种作用机制可达到治疗泛血管疾病的效果，并对相关靶器官具有保护作用，以下介绍一些常用的中成药。

需要注意的是，在使用中成药治疗泛血管疾病时，应遵循中医辨证施治的原则，根据患者的具体病情进行选择，必要时也可以和西药配合使用。

一、中成药在泛血管疾病治疗中对心血管及其靶器官保护作用

冠心病多归属于中医学“胸痹”“心痛”“厥心痛”“心痹”等范畴。中成药治疗可以通过活血化瘀、行气止痛等方法，改善心肌血供，降低心肌耗氧量，保护心脏靶器官。临床实践及相关研究证实，中成药在缓解心绞痛、预防 PCI 术后再狭窄、防治再灌注后无复流、提高生活质量、增加运动耐量、降低心血管事件和不良反应发生率方面具有一定的优势。

1. 中成药治疗冠心病　治疗冠心病认可度较高的常用中成药（应用较广泛的中成药）品种经筛选有 19 种，其中口服制剂 15 种、静脉制剂 3 种及气雾剂 1 种（表 4-7-1）。

表 4-7-1 治疗冠心病的中成药的组成、功效与主治

分类	中成药名称	组成	功效	主治
益气活血	通心络胶囊	人参、水蛭、全蝎、赤芍、蝉蜕、土鳖虫、蜈蚣、檀香、降香、乳香(制)、酸枣仁(炒)、冰片等	益气活血,通络止痛	用于冠心病心绞痛,中医辨证属心气虚乏、血瘀络阻证,症见胸部憋闷,刺痛、绞痛,固定不移,心悸自汗,气短乏力,舌质紫暗或有瘀斑,脉细涩或结代
	脑心通胶囊	黄芪、赤芍、丹参、当归、川芎、桃仁、红花、醋乳香、醋没药、鸡血藤、牛膝、桂枝、桑枝、地龙、全蝎、水蛭	益气活血,化瘀通络	用于气虚血滞、脉络瘀阻所致中风病中经络,半身不遂、肢体麻木、口眼歪斜、舌强语謇及胸痹心痛、胸闷、心悸、气短;脑梗死、冠心病心绞痛属上述证候者
化痰祛瘀	丹蒌片	瓜蒌皮、薤白、葛根、川芎、丹参、赤芍、泽泻、黄芪、骨碎补、郁金等	宽胸通阳,化痰散结,活血化瘀	用于痰瘀互结所致的胸痹心痛,症见胸闷胸痛,憋气,舌质紫暗,苔白腻;冠心病心绞痛见上述证候者
理气化瘀	麝香保心丸	人工麝香、人参提取物、人工牛黄、肉桂、苏合香、蟾酥、冰片等	芳香温通,益气强心	用于气滞血瘀所致的胸痹,症见心前区疼痛、固定不移;心肌缺血所致的心绞痛、心肌梗死见上述证候者
	速效救心丸	川芎、冰片等	行气活血,祛瘀止痛	增加冠状动脉血流量,缓解心绞痛。用于气滞血瘀型冠心病、心绞痛
	麝香心痛宁片	延胡索(醋炙)、人工麝香、苏合香、川芎、人参、冰片	行气开窍,活血化瘀,通络止痛	用于气滞血瘀型冠心病心绞痛所致胸痛、胸闷、两肋胀痛、气短、心悸
	复方丹参滴丸	丹参、三七、冰片等	活血化瘀,理气止痛	用于气滞血瘀所致的胸痹,症见胸闷、心前区刺痛;冠心病心绞痛见上述证候者
	血府逐瘀胶囊	柴胡、当归、地黄、赤芍、红花、炒桃仁、麸炒枳壳、甘草、川芎、牛膝、桔梗等	活血祛瘀,行气止痛	用于气滞血瘀所致的胸痹、头痛日久、痛如针刺而有定处、内热烦闷、心悸失眠、急躁易怒
	宽胸气雾剂	细辛油、檀香油、高良姜油、荜茇油、冰片等	理气止痛	用于缓解心绞痛
活血化瘀	丹红注射液	丹参、红花。辅料:氢氧化钠、注射用水	活血化瘀,通脉舒络	用于瘀血闭阻所致的胸痹及中风病,证见胸痛、胸闷、心悸、口眼歪斜、言语謇涩、肢体麻木、活动不利等症;冠心病、心绞痛、心肌梗死,瘀血型肺源性心脏病,缺血性脑病、脑血栓
	冠心宁片	丹参、川芎	活血化瘀,通脉养心	用于冠心病稳定型劳力性心绞痛Ⅰ、Ⅱ级,中医辨证属心血瘀阻证,症见胸痛、唇舌紫暗
	丹玉通脉颗粒	丹参、川芎、红花、制何首乌、玉竹、茯苓、降香、五味子、细辛、人工麝香、冰片	活血祛瘀,理气止痛	用于冠心病稳定型劳力性心绞痛Ⅰ、Ⅱ级,中医辨证属心血瘀阻证,症见胸痛或胸闷、心悸不宁
	红花注射液	红花提取物	活血化瘀	用于治疗闭塞性脑血管疾病、冠心病、脉管炎
	复方血栓通胶囊	三七、黄芪、丹参、玄参等	活血化瘀,益气养阴	用于血瘀兼气阴两虚的稳定型劳力性心绞痛,症见胸闷、胸痛、心悸、心慌、气短、乏力、心烦、口干

续表

分类	中成药名称	组成	功效	主治
益气养阴	稳心颗粒	党参、黄精、三七、琥珀、甘松等	益气养阴，活血化瘀	用于气阴两虚、心脉瘀阻所致的心悸不宁、气短乏力、胸闷胸痛；室性早搏、房性早搏见上述证候者
	芪参益气滴丸	黄芪、丹参、三七、降香油等	益气通脉，活血止痛	用于气虚血瘀型胸痹，症见胸闷胸痛、气短乏力、心悸、自汗、面色少华、舌体胖有齿痕、舌质暗或有瘀斑、脉沉弦；冠心病心绞痛见上述证候者
	参松养心胶囊	人参、麦冬、山茱萸、丹参、炒酸枣仁、桑寄生、赤芍、土鳖虫、甘松、黄连、南五味子、龙骨等	益气养阴，活血通络，清心安神	用于治疗冠心病室性早搏，中医辨证属气阴两虚、心络瘀阻证，症见心悸不安、气短乏力、动则加剧、胸部闷痛、失眠多梦、盗汗、神倦懒言
	参麦注射液	红参、麦冬。辅料：聚山梨酯80、氯化钠、注射用水	益气固脱，养阴生津，生脉	用于治疗气阴两虚型的休克、冠心病、病毒性心肌炎、慢性肺源性心脏病、粒细胞减少症
温阳利水化瘀	芪苈强心胶囊	黄芪、人参、黑顺片、丹参、葶苈子、泽泻、玉竹、桂枝、红花、香加皮、陈皮等	益气温阳，活血通络，利水消肿	用于冠心病、高血压病所致轻中度充血性心力衰竭，中医辨证属阳气虚乏、络瘀水停证，症见心慌气短、动则加剧、夜间不能平卧、下肢水肿、倦怠乏力、小便短少、口唇青紫、畏寒肢冷、咳吐稀白痰

2. 中成药治疗原发性高血压　原发性高血压多归属于中医学“眩晕”“头痛”等范畴。临床研究已经证实部分中成药有抗高血压的功效，通过平肝潜阳、化痰祛瘀、理气化瘀、补益肝肾等作用，可降低血压，改善临床症状，减少西药的不良反应，中西医优势互补，进一步提高疗效（表4-7-2）。

表4-7-2　治疗原发性高血压中成药的组成、功效与主治

分类	中成药名称	组成	功效	主治
平肝潜阳	松龄血脉康胶囊	鲜松叶、葛根、珍珠层粉等	平肝潜阳，镇心安神	用于肝阳上亢所致的头痛、眩晕、急躁易怒、心悸、失眠；高血压及原发性高脂血症见上述证候者
	天麻钩藤颗粒	天麻、钩藤、石决明、栀子、黄芩、牛膝、盐杜仲、益母草、桑寄生、首乌藤、茯苓等。辅料：糊精	平肝熄风，清热安神	用于肝阳上亢所引起的头痛、眩晕、耳鸣、眼花、震颤、失眠；高血压见上述证候者
	清肝降压胶囊	制何首乌、夏枯草、槐花（炒）、桑寄生、丹参、葛根、泽泻（盐炒）、小蓟、远志（去心）、川牛膝等	清热平肝，补益肝肾	用于高血压，中医辨证属肝火亢盛、肝肾阴虚证，症见眩晕、头痛、面红目赤、急躁易怒、口干口苦、腰膝酸软、心悸不寐、耳鸣健忘、便秘溲黄

续表

分类	中成药名称	组成	功效	主治
平肝潜阳	强力定眩片	天麻、杜仲、野菊花、杜仲叶、川芎等	降压,降脂,定眩	用于高血压、动脉硬化、高脂血症以及上述诸病引起的头痛、头晕、目眩、耳鸣、失眠等症
	复方罗布麻颗粒	罗布麻叶、菊花、山楂等	清热,平肝,安神	用于高血压、神经衰弱引起的头晕、心悸、失眠等症
	牛黄降压丸	羚羊角、珍珠、水牛角浓缩粉、人工牛黄、冰片、白芍、党参、黄芪、决明子、川芎、黄芩提取物、甘松、薄荷、郁金等	清心化痰,平肝安神	用于心肝火旺、痰热壅盛所致的头晕目眩、头痛失眠、烦躁不安;高血压见上述证候者
	清脑降压胶囊	黄芩、夏枯草、槐米、磁石(煅)、牛膝、当归、地黄、丹参、水蛭、钩藤、决明子、地龙、珍珠母等	平肝潜阳,清脑降压	用于肝阳上亢、血压偏高、头昏头晕、失眠健忘

3. 中成药治疗心律失常　西医常规治疗心律失常存在患者依从性差、不良反应多等问题,影响了临床治疗的疗效,心律失常属于中医学“心悸”“怔忡”“惊悸”范畴,为本虚标实之证。本虚为气血阴阳亏虚,标实为血瘀、痰浊、水饮、寒凝。中成药治疗心律失常多采用活血化瘀、益气、温阳、养阴、化痰、清热等治法(表4-7-3),多种剂型的中成药被开发并广泛应用于临床,取得了良好的临床疗效。

表4-7-3　治疗心律失常中成药的组成、功效与主治

分类	中成药名称	组成	功效	主治
益气养阴	稳心颗粒	党参、黄精、三七、琥珀、甘松等	益气养阴,活血化瘀	用于气阴两虚、心脉瘀阻所致的心悸不宁、气短乏力、胸闷胸痛;室性早搏、房性早搏见上述证候者
	参松养心胶囊	人参、麦冬、山茱萸、丹参、炒酸枣仁、桑寄生、赤芍、土鳖虫、甘松、黄连、南五味子、龙骨等	益气养阴,活血通络,清心安神	用于治疗冠心病室性早搏,中医辨证属气阴两虚、心络瘀阻证,症见心悸不安、气短乏力、动则加剧、胸部闷痛、失眠多梦、盗汗、神倦懒言
	养心定悸胶囊	地黄、麦冬、红参、大枣、阿胶、黑芝麻、桂枝、生姜、炙甘草等	养血益气,复脉定悸	用于气虚血少、心悸气短;心律不齐、盗汗失眠、咽干舌燥、大便干结
	通脉养心丸	地黄、鸡血藤、麦冬、甘草、制何首乌、阿胶、五味子、党参、龟甲(醋制)、大枣、桂枝等	益气养阴,通脉止痛	用于冠心病心绞痛及心律不齐,中医辨证属气阴两虚证,症见胸痛、胸闷、心悸、气短、脉结代
	天王补心丹	生地黄、五味子、当归身、天冬、麦冬、柏子仁、酸枣仁、人参、玄参、丹参、白茯苓、远志、桔梗等	滋阴养血,补心安神	用于心阴不足、心悸健忘、失眠多梦、大便干燥

续表

分类	中成药名称	组成	功效	主治
清热化痰	心速宁胶囊	黄连、半夏、茯苓、枳实、常山、莲子心、苦参、青蒿、人参、麦冬、甘草等	清热化痰，宁心定悸	适用于痰热扰心所致的心悸、胸闷、心烦、易惊、口干口苦、失眠多梦、眩晕、舌苔黄厚，脉结代；适用于冠心病、心肌炎等引起的快速性心律失常室性早搏见上述症候者

4. 中成药治疗慢性心力衰竭　中医药治疗心力衰竭已有 2 000 多年历史。心力衰竭归属于中医学“心水”“心痹”等范畴。历代医家在临床实践中积累了大量经验，中成药治疗心力衰竭在改善临床症状、提高生活质量、增加活动耐量等方面具有一定优势（表 4-7-4）。

表 4-7-4　治疗慢性心力衰竭中成药的组成、功效与主治

分类	中成药名称	组成	功效	主治
益气养阴	补益强心片	人参、黄芪、香加皮、丹参、麦冬、葶苈子等	益气养阴，活血利水	用于冠心病、高血压、心脏病所致慢性充血性心力衰竭（心功能分级Ⅱ～Ⅲ级），中医辨证属气阴两虚兼血瘀水停证者，症见心悸、气短、乏力、胸闷、胸痛、面色苍白、汗出、口干、水肿、口唇青紫等
	生脉注射液	红参、麦冬、五味子。辅料为聚山梨酯 80 等	益气养阴，复脉固脱	用于气阴两亏、脉虚欲脱的心悸、气短、四肢厥冷、汗出、脉欲绝及心肌梗死、心源性休克、感染性休克等具有上述证候者
	注射用益气复脉（冻干）	红参、麦冬、五味子等。辅料：葡甲胺、甘露醇	益气复脉，养阴生津	用于冠心病劳力性心绞痛，中医辨证属气阴两虚证，症见胸痹心痛，心悸气短、倦怠懒言、头晕目眩、面色少华、舌淡、少苔或剥苔，脉细弱或结代；冠心病所致慢性左心功能不全Ⅱ、Ⅲ级，中医辨证属气阴两虚证，症见心悸、气短甚则气急喘促，胸闷隐痛，时作时止，倦怠乏力，面色苍白，动则汗出，舌淡少苔或薄苔，脉细弱或结代
益气温阳	芪苈强心胶囊	黄芪、人参、黑顺片、丹参、葶苈子、泽泻、玉竹、桂枝、红花、香加皮、陈皮等	益气温阳，活血通络，利水消肿	用于冠心病、高血压病所致轻中度充血性心力衰竭，中医辨证属阳气虚乏、络瘀水停证，症见心慌气短、动则加剧、夜间不能平卧、下肢水肿、倦怠乏力、小便短少、口唇青紫、畏寒肢冷、咳吐稀白痰
	参附强心丸	人参、附子（制）、桑白皮、猪苓、葶苈子、大黄等	益气助阳，强心利水	用于慢性心力衰竭而引起的心悸、气短、胸闷喘促、面肢水肿等症，属于心肾阳衰者

续表

分类	中成药名称	组成	功效	主治
益气温阳	心宝丸	洋金花、人参、肉桂、附子、鹿茸、冰片、人工麝香、三七、蟾酥等	温补心肾，益气助阳，活血通脉	用于治疗心肾阳虚、心脉瘀阻引起的慢性心功能不全；窦房结功能不全引起的心动过缓、病窦综合征以及缺血性心脏病引起的心绞痛及心电图缺血性改变
	黄芪注射液	黄芪	益气养元，扶正祛邪，养心通脉，健脾利湿	用于心气虚损、血脉瘀阻的病毒性心肌炎、心功能不全，以及脾虚湿困的肝炎
	参附注射液	红参、附片（黑顺片）。辅料：聚山梨酯 80	回阳救逆，益气固脱	主要用于阳气暴脱的厥脱症（感染性、失血性、失液性休克等）；也可用于阳虚（气虚）所致的惊悸、怔忡、喘咳、胃疼、泄泻、痹症等
	心脉隆注射液	脉隆浸膏（复合核苷碱基、结合氨基酸）。辅料：聚乙二醇 400、药用氯化钠	益气活血，通阳利水	用于气阳两虚、瘀血内阻所致的心悸、气短、水肿、面色晦暗、口唇发绀；慢性充血性心力衰竭见上述证候的辅助治疗
强心益气	熊胆救心丸	熊胆粉、蟾酥、冰片、人工麝香、人参、珍珠、人工牛黄、猪胆粉、水牛角浓缩粉	强心益气，芳香开窍	用于心气不足所致的胸痹，症见胸闷、心痛、气短、心悸

二、中成药在泛血管疾病治疗中对脑血管及其靶器官的保护作用

1. 中成药治疗缺血性脑卒中　缺血性脑卒中归属中医“中风病”范畴。部分中成药具有活血化瘀、通络益肾、平肝熄风等功效，具有改善脑部血液循环、降低脑血管阻力、保护脑血管及其靶器官的作用。现代研究显示，中成药如银杏酮酯制剂、丹参制剂、三七制剂及红花制剂等具有抗血小板活化因子活性、抗氧化特性、清除多种氧自由基、抑制神经兴奋性毒性等多种生物活性，具有改善脑缺血及慢性脑低灌注、抗动脉粥样硬化、修复血管内皮细胞功能、保护神经、抗炎、抗菌、抗肿瘤和抗糖尿病等功效（表 4-7-5）。临床研究表明，中成药联合常规治疗能明显改善急性脑梗死患者的血液流变学指标和 NIHSS 评分、减少炎症反应，促进神经功能的恢复，减少脑梗死体积和神经损伤，并调节神经可塑性，促进局灶性血管生成，因此具有作为脑卒中治疗策略的潜力。

表 4-7-5　治疗缺血性脑卒中中成药的组成、功效与主治

分类	中成药名称	组成	功效	主治
活血化瘀	注射用丹参多酚酸盐	丹参提取物及其有效成分	活血祛瘀，通经止痛，清心除烦，凉血消痈	用于缺血性脑卒中属血瘀络阻证，症见半身不遂、肢体麻木、口眼歪斜、舌强语謇及胸痹心痛、胸闷、心悸、气短，脉细涩或结代
	复方丹参注射液			

续表

分类	中成药名称	组成	功效	主治
活血化瘀	血栓通注射液	三七提取物及其有效成分	散瘀止血，消肿定痛	用于缺血性脑卒中属气虚血滞、脉络瘀阻所致半身不遂、肢体麻木、口眼歪斜、舌强语謇及胸痹心痛、胸闷、心悸、气短
	血塞通注射液			
	复方血栓通胶囊			
	三七通舒胶囊			
	血塞通滴丸			
	银杏酮酯片（颗粒/胶囊/滴丸/分散片）	银杏酮酯	活血化瘀通络	用于缺血性脑卒中瘀血阻络引起的头痛肢痛，口唇紫暗，面色晦暗，舌强语謇，舌背脉络瘀张青紫，舌质紫暗或有瘀点、瘀斑等。可用于血瘀型轻度脑动脉硬化引起的眩晕
	银杏叶片/胶囊/酊	银杏叶提取物及其有效成分	活血化瘀，通络止痛	
	银杏内酯注射液			
	银杏达莫注射剂			
	银杏叶提取物注射液			
	舒血宁注射剂			
	红花黄色素氯化钠注射液	红花提取物及其有效成分	活血通经，散瘀止痛	用于治疗闭塞性脑血管疾病、冠心病、脉管炎
	红花注射液			
	脉血康胶囊	水蛭提取物及其有效成分	破血通经，逐瘀消癥	用于瘀血阻络所致的缺血性脑卒中急性期，症见半身不遂、口舌歪斜、语言謇涩。适用于急性期脑梗死见上述表现者
	疏血通注射液			
	川蛭通络胶囊			
	注射用灯盏花素	灯盏细辛提取物及其有效成分	活血化瘀，通络止痛	用于缺血性脑卒中及其后遗症
	灯盏细辛注射液			
	龙血通络胶囊	龙血竭	活血化瘀，温经通络	用于缺血性脑卒中（脑血栓）恢复期（1年内）半身不遂、肢体麻木
益气活血通脉（络）	通心络胶囊	人参、水蛭、全蝎、赤芍、蝉蜕、土鳖虫、蜈蚣、檀香、降香、乳香（制）、酸枣仁（炒）、冰片等	益气活血，通络止痛	用于缺血性脑卒中气虚血瘀络阻型，症见半身不遂或偏身麻木、口舌歪斜、言语不利
	脑心通胶囊	黄芪、赤芍、丹参、当归、川芎、桃仁、红花、醋乳香、醋没药、鸡血藤、牛膝、桂枝、桑枝、地龙、全蝎、水蛭等	益气活血，化瘀通络	用于缺血性脑卒中气虚血滞、脉络瘀阻所致半身不遂、肢体麻木、口眼歪斜、舌强语謇

续表

分类	中成药名称	组成	功效	主治
益气活血通脉（络）	脑脉利颗粒	益母草、三七、黄芪、姜黄、川芎、红花、丹参、赤芍、当归、白芍、川牛膝等	活血化瘀，益气通脉	用于气虚血瘀型中风病中经络急性期，症见半身不遂、偏身麻木、口舌歪斜、语言謇涩等
	龙加通络胶囊	穿山龙、刺五加	活血化瘀，益气通络	用于中风病（轻中度脑梗死）恢复期气虚血瘀证，症见半身不遂，口舌歪斜，语言謇涩或不语，偏身麻木，手足肿胀，舌暗或有瘀斑，苔薄白，临床上轻中度脑梗死患者若出现上述症状
益肾通络	培元通脑胶囊	制何首乌、熟地黄、天冬、醋龟甲、鹿茸、酒苁蓉、肉桂、赤芍、全蝎、烫水蛭、地龙、炒山楂、茯苓、炙甘草	益肾填精，息风通络	用于肾元亏虚、瘀血阻络证，症见半身不遂、口眼歪斜、语言謇涩、半身麻木、眩晕耳鸣、腰膝酸软、脉沉细；缺血性脑卒中经络恢复期见上述证候者

2. 中成药治疗出血性脑卒中　出血性脑卒中亦归属中医“中风病”范畴。研究显示，部分中成药可改善混合性脑卒中患者的失语症，并可预防继发性脑损伤和高血压性脑出血的发生。联合常规治疗可减少炎症反应和血肿，改善急性缺血性脑卒中的神经功能缺损，改善脑出血患者的预后（表 4-7-6）。

表 4-7-6　治疗出血性脑卒中中成药的组成、功效与主治

分类	中成药名称	组成	功效	主治
化瘀通络	血栓通	三七总皂苷	活血化瘀	对于无须手术处理的高血压性脑出血患者，在严格排除药物禁忌证之后，可在脑出血常规治疗的基础上给予活血化瘀类中药，用药时机需结合患者的血肿扩大情况与再出血风险综合考虑
	脑血疏口服液	黄芪、水蛭、石菖蒲、牛膝、牡丹皮、大黄、川芎等	益气活血，化瘀通络	用于气虚血瘀所致脑出血急性期及恢复早期，症见半身不遂，口眼歪斜，舌强语謇，偏身麻木，气短乏力，舌暗苔薄或白腻，脉沉细或细数
开窍醒脑	安宫牛黄丸	牛黄、水牛角浓缩粉、麝香或人工麝香、珍珠、朱砂、雄黄、黄连、黄芩、栀子、郁金、冰片等	清热解毒，镇惊开窍	对于脑卒中及出血性脑卒中合并意识障碍且符合中医痰热内闭证的患者，症见起病急骤，神志昏蒙，鼻鼾痰鸣，半身不遂，肢体强痉拘急，项强身热，气粗口臭，躁扰不宁，甚则手足厥冷，频繁抽搐，偶见呕血，舌质红绛，舌苔褐黄干腻，脉弦滑数

续表

分类	中成药名称	组成	功效	主治
开窍醒脑	醒脑静注射液	天然麝香、冰片、栀子、郁金等	开窍醒脑，凉血行气，活血化瘀，清热解毒	对于急性脑出血合并意识障碍的患者，在严格排除禁忌证并向患者（或家属）充分说明用药可能带来的不良反应后，可考虑给予醒脑静注射液补充治疗以改善昏迷程度

3. 中成药治疗血管性痴呆　血管性痴呆归属中医学“善忘”“痴呆”范畴。研究表明，部分中成药可以提高超氧化物歧化酶活性，促进神经前细胞的增殖，抑制星形胶质细胞的增殖，抑制血栓素合成，拮抗血小板活化因子所致血管痉挛，降低血脂，保护神经系统，保护脑缺血损伤，抑制氧化应激的作用，改善学习记忆功能（表 4-7-7）。在临床上较为广泛地应用于血管性认知障碍疾病的长期治疗和协同治疗。

表 4-7-7　治疗血管性痴呆中成药的组成、功效与主治

分类	中成药名称	组成	功效	主治
活血通络	复方丹参片	丹参、三七、冰片等	活血化瘀，理气止痛	主治血管性痴呆瘀血阻络证，症见近事或远事遗忘，痛如针刺，痛处不移，爪甲色暗，睑下青黑，口唇紫暗，面色晦暗，舌紫暗或有瘀点瘀斑，脉沉弦细或涩或结代，或见高黏滞血症
	银杏叶片	银杏叶提取物等	活血化瘀，通络止痛	
	通心络胶囊	人参、水蛭、全蝎、赤芍、蝉蜕、土鳖虫、蜈蚣、檀香、降香、乳香（制）、酸枣仁（炒）、冰片等	益气活血，通络止痛	主治血管性痴呆气虚血瘀证，症见近事或远事遗忘，神疲乏力，少气懒言，倦怠嗜卧，或心悸，痛处不移，爪甲色暗，睑下青黑，口唇紫暗，面色晦暗，舌淡胖紫暗或有瘀点瘀斑，脉沉细或涩或结代
化浊益智	复方苁蓉益智胶囊	制何首乌、荷叶、肉苁蓉、地龙、漏芦等	益智养肝，活血化浊，健脑增智	用于血管性痴呆肾虚痰瘀证，症见智力减退、思维迟钝、神情呆滞、健忘，或喜怒不定、腰膝酸软、头晕耳鸣、失眠多梦，舌胖大紫暗，苔腻或水滑，脉滑或涩或结代等
平肝潜阳	天智颗粒	天麻、钩藤、石决明、杜仲、桑寄生、茯神、首乌藤、槐花、栀子、黄芩、川牛膝、益母草等	平肝潜阳，补益肝肾，益智安神	用于血管性痴呆肝阳上亢证，症见智能减退，思维迟缓，记忆力差，定向力差、计算力差，理解多误，伴头晕目眩、耳鸣、头痛、烦躁易怒、失眠、口苦咽干、腰膝酸软、筋惕肉跳；舌红苔黄，脉弦滑或细数

三、中成药在泛血管疾病治疗中对肾血管及其靶器官的保护作用

1. 中成药治疗慢性肾脏病　慢性肾脏病多属中医“水肿”“虚劳”“腰痛”“血尿”“关格”等范畴。中成药如肾炎康复片等能调节炎症因子和肠道微生物群，降低 24h 尿蛋白、N-乙酰葡萄糖苷酶和血清白细胞介素 -1 等的水平，可治疗慢性肾小球肾炎、蛋白尿和血尿患者。除此之外，中成药冬虫夏草制剂如百令胶囊，能通过调节转化生长因子、降低血糖、抗肾

间质纤维化和抗肾小球硬化来缓解肾衰竭，减少肾病综合征患者的蛋白尿。中成药治疗可以通过滋阴补肾、益气活血等方法，改善肾脏血流动力学，降低肾脏阻力，保护肾脏靶器官（表4-7-8）。

表4-7-8　治疗慢性肾脏病中成药的组成、功效与主治

分类	中成药名称	组成	功效	主治
益气养阴	肾炎康复片	西洋参、人参、地黄、杜仲、山药、白花蛇舌草、黑豆、土茯苓、益母草、丹参、泽泻、白茅根、桔梗等	益气养阴，补肾健脾，清解郁毒	适用于慢性肾小球肾炎等合并蛋白尿的气阴两虚证，症见神疲乏力、腰膝酸软、口干、咽干、手足心热、头晕耳鸣
补肾益肺	百令胶囊或金水宝胶囊	冬虫夏草	补肾益肺，止血化痰	适用于慢性肾功能不全合并蛋白尿的肺肾两虚证，症见咳嗽、气喘、夜尿多、腰背酸痛、面目水肿、易感冒、乏力、夜尿清长
清热利湿	黄葵胶囊	黄蜀葵花	清热利湿，解毒消肿	适用于慢性肾炎湿热证，症见水肿、腰痛、血尿、蛋白尿、舌苔黄腻。便溏的患者慎用
健脾化浊	尿毒清颗粒	大黄、黄芪、白术、桑白皮、茯苓、川芎、丹参等	通腑降浊，健脾利湿，活血化瘀	适用于慢性肾脏病脾虚浊瘀证，症见身重乏力，或食欲不振，或恶心欲呕，或脘腹胀满，或肢体麻木，舌暗苔腻。便溏患者慎用
	肾衰宁胶囊	太子参、黄连、半夏(制)、陈皮、茯苓、大黄、丹参、牛膝、红花、甘草等	益气健脾，活血化瘀，通腑泄浊	适用于慢性肾功能不全，中医辨证属脾失运化、瘀浊阻滞证，症见腰痛疲倦、面色萎黄、恶心呕吐、食欲不振、小便不利、大便偏干。症见便溏、腹胀、胃脘怕冷等脾胃虚寒者慎用
化瘀泄浊	肾康注射液	大黄、丹参、红花、黄芪等	降逆泄浊，益气活血，通腑利湿	适用于慢性肾衰竭，中医辨证属湿浊血瘀证，症见恶心呕吐、口中黏腻、面色晦暗、身重困倦、腰疼、纳呆、腹胀、肌肤甲错、肢体麻木、舌质紫暗或有瘀点、舌苔厚腻、脉涩或细涩
化浊排毒	海昆肾喜胶囊	褐藻多糖硫酸酯	化浊排毒	适用于慢性肾衰竭（代偿期、失代偿期和尿毒症早期），中医辨证属湿浊证，症见恶心、呕吐、纳差、身重困倦、苔白厚腻。便溏的患者慎用
益气补血	生血宁	蚕砂提取物	益气补血	适用于肾性贫血伴有铁代谢异常，中医辨证属气血两虚证，症见面色萎黄或苍白、神疲乏力、心悸气短、舌淡、脉弱

2. 中成药治疗糖尿病肾病　糖尿病肾病属中医学“消渴”“水肿”“关格”“肾衰”等范畴。大量临床研究显示，中成药如黄葵胶囊可以明显改善慢性肾脏病患者的尿蛋白、血尿素氮、血清肌酐、GFR和血清白蛋白水平，对治疗肾炎和糖尿病肾病均有显著的临床疗效；渴络欣可降低血糖和血脂水平，改善肾功能，减轻肾脏组织病理学改变；六味地黄丸对于维持神经内分泌免疫调节平衡、改善认知功能和延缓肾衰竭方面有很好的疗效，六味地黄丸联

合常规治疗能改善糖尿病患者的空腹血糖水平、餐后 2h 血糖水平、总有效率，减少不良反应的发生；雷公藤多苷具有抗炎作用，防止氧化致肾小球膜破裂的能力较强，可预防糖尿病肾病和蛋白尿的进展，并且联合常规治疗可显著减轻慢性肾小球肾炎患者的炎症状态，降低蛋白尿水平，改善肾功能（表 4-7-9）。

表 4-7-9　治疗糖尿病肾病中成药的组成、功效与主治

分类	中成药名称	组成	功效	主治
益气养阴活血	渴络欣胶囊	黄芪、女贞子、水蛭、大黄、太子参、枸杞子等	益气养阴，活血化瘀	适用于糖尿病肾病气阴两虚兼血瘀证，症见咽干口燥、倦怠乏力、多食易饥、气短懒言、五心烦热、肢体疼痛、尿浑浊等
	糖脉康	黄芪、生地黄、赤芍、丹参、牛膝、麦冬、葛根、桑叶、黄连、黄精、淫羊藿等	养阴清热，活血化瘀，益气固肾	适用于糖尿病肾病气阴两虚兼血瘀证，症见倦怠乏力、气短懒言、自汗、盗汗、五心烦热、口渴喜饮、胸中闷痛、肢体麻木或刺痛、便秘、舌质红少津、脉弦细或细数或沉涩等
益气养阴祛湿	肾炎康复片	西洋参、人参、熟地黄、杜仲、山药、白花蛇舌草、黑豆、土茯苓、益母草、丹参、泽泻、白茅根、桔梗等	益气养阴，健脾补肾，清解余毒	适用于糖尿病肾病气阴两虚兼水湿证，症见神疲乏力、腰膝酸软、面目四肢水肿、头晕耳鸣等症状
补肾填精	苁蓉益肾颗粒	五味子、肉苁蓉、菟丝子、茯苓、车前子、巴戟天等	补肾填精	适用于糖尿病肾病肾气不足所致的腰膝疲软、记忆力减退、头晕耳鸣、四肢无力等症状
补肺益肾	百令胶囊 金水宝	冬虫夏草	补肾益肺，止血化痰	适用于慢性肾功能不全合并蛋白尿的肺肾两虚证，症见咳嗽、气喘、夜尿多、腰背酸痛、面目水肿、易感冒、乏力、夜尿清长
滋补肝肾	六味地黄丸	熟地黄、山茱萸、牡丹皮、山药、茯苓、泽泻等	滋补肝肾	适用于糖尿病肾病肝肾阴虚证所致的头晕耳鸣、腰膝酸软、骨蒸潮热、盗汗遗精等症状
益肾健脾利水	肾炎舒	苍术、茯苓、白茅根、防己、生晒参、黄精、菟丝子、枸杞子、金银花、蒲公英等	益肾健脾，利水消肿	适用于糖尿病肾病脾肾阳虚证所致的水肿、腰痛、头晕、乏力等症状
清热利水	黄葵胶囊	黄蜀葵花	清热利湿，解毒消肿	适用于慢性肾炎湿热证，症见水肿、腰痛、血尿、蛋白尿、舌苔黄腻。便溏的患者慎用
	肾炎片	一枝黄花、车前草、马鞭草、葫芦壳、白茅根、白前等	清热解毒，利水消肿	适用于糖尿病肾病湿热证所致的面足水肿、疲倦、乏力、懒言、夜尿频多、口干多饮等症状

续表

分类	中成药名称	组成	功效	主治
清热利水	复方肾炎片	丹参、黄芪、黄芩、茯苓、牵牛子、车前子、白茅根、芦根、黄精、半枝莲、蒲黄、益母草、菟丝子、茜草、山楂等	活血化瘀，利尿消肿	适用于糖尿病肾病湿热证所致的水肿、血尿、蛋白尿
理气化瘀	复方丹参滴丸	丹参、三七、冰片	活血化瘀，理气止痛	适用于糖尿病肾病气滞血瘀证所致的痛处部位固定的疼痛、肢体麻木、面色晦暗或黧黑等症状
益气活血	通心络胶囊	人参、水蛭、全蝎、赤芍、蝉蜕、土鳖虫、蜈蚣、檀香、降香、乳香、酸枣仁、冰片等	益气活血，通络止痛	适用于糖尿病肾病气虚血瘀证所致的心悸自汗、气短乏力、舌质紫暗或有瘀斑、脉细涩或结代等症状
健脾泄浊	尿毒清颗粒	大黄、黄芪、桑白皮、苦参、白术、茯苓、白芍、制何首乌、丹参、车前草等	通腑降浊，健脾利湿，活血化瘀	适用于糖尿病肾病脾虚浊瘀证所致的食少纳呆、恶心呕吐、肢体困重、脘腹胀满、口中黏腻等症状
	肾衰宁(片、胶囊、颗粒)	太子参、黄连、半夏(制)、陈皮、茯苓、大黄、丹参、牛膝、红花、甘草组成	益气健脾，活血化瘀，通腑泄浊	适用于糖尿病肾病脾虚浊瘀证所致的腰痛疲倦、面色萎黄、恶心呕吐、食欲不振、小便不利、大便黏滞等症状
祛风解毒消肿	雷公藤多苷片	雷公藤多苷	祛风解毒，除湿消肿，舒筋通络	可治疗糖尿病肾病，不限证型。雷公藤多苷片可有效降低糖尿病肾脏病患者尿白蛋白排泄率、24h 尿蛋白定量，改善 eGFR，但大剂量长期服用会增加不良反应的发生风险。儿童、育龄期有孕育要求者、妊娠期和哺乳期女性禁用；心、肝、肾功能不全者禁用；严重贫血、白细胞和血小板降低者禁用；胃、十二指肠溃疡活动期患者禁用；严重心律失常者禁用；有严重心血管疾病和老年患者慎用

四、中成药在泛血管疾病治疗中对眼底血管的影响及其靶器官的保护作用

眼底出血、视网膜静脉阻塞、糖尿病视网膜病变、白内障多属中医“暴盲”“视瞻昏渺”“云雾移睛”“圆翳内障”范畴。中成药对治疗眼科相关疾病有显著的疗效，一方面能够通过外用药物加速眼部疾病的缓解和改善，另一方面能通过内服调理器官全身功能，如肝、肾功能等，调和脏腑功能，促进健康(表 4-7-10)。

表 4-7-10 治疗眼病中成药的组成、功效与主治

分类	中成药名称	组成	功效	主治
清肝明目	和血明目片	蒲黄、丹参、地黄、墨旱莲、菊花、黄芩(炭)、决明子、车前子、茺蔚子、女贞子、夏枯草、龙胆、郁金、木贼、赤芍、牡丹皮、山楂、当归、川芎等	凉血止血，滋阴化瘀，养肝明目	用于阴虚肝旺、热伤络脉所引起的眼底出血
	止血祛瘀明目片	丹参、地黄、墨旱莲、茺蔚子、三七、赤芍、牡丹皮、女贞子、夏枯草、毛冬青、大黄、黄芩(酒炙)等	化瘀止血，滋阴清肝，明目	用于阴虚肝旺、热伤络脉所致的眼底出血
	红花清肝十三味丸	红花、丁香、莲子、麦冬、木香、诃子、川楝子、栀子、紫檀香、人工麝香、水牛角浓缩粉、人工牛黄、银朱等	清肝热	对血热引起的眼病有效
活血化瘀	复方血栓通胶囊	三七、黄芪、丹参、玄参等	活血化瘀，益气养阴	用于血瘀兼气阴两虚证的视网膜静脉阻塞，症见视力下降或视觉异常、眼底瘀血征象、神疲乏力、咽干、口干
	益脉康胶囊	灯盏细辛浸膏	活血化瘀	用于眼底视网膜静脉阻塞
清热退翳	六锐胶囊	诃子(去核)、红花、巴夏嘎、木香、安息香、人工麝香等	清热凉血，明目退翳	用于血、胆、痧引起的头痛病，云翳等眼病
	除翳明目片	夏枯草、青葙子、密蒙花、栀子、菊花、赤芍、牡丹皮、防风、川芎、连翘、牛蒡子、金银花、薄荷、车前子、木贼、糊精、硬脂酸镁等	清热泻火，祛风退翳	用于风火上扰、目赤肿痛、眼生星翳、畏光流泪
补益肝肾	明目地黄丸	熟地黄、酒萸肉、牡丹皮、山药、茯苓、泽泻、枸杞子、菊花、当归、白芍、蒺藜、煅石决明。辅料为蜂蜜等	滋肾，养肝，明目	用于肝肾阴虚、目涩畏光、视物模糊、迎风流泪
	芪明颗粒	黄芪、葛根、地黄、枸杞子、决明子、茺蔚子、蒲黄、水蛭等	益气生津，滋养肝肾，通络明目	用于2型糖尿病视网膜病变单纯型，中医辨证属气阴亏虚、肝肾不足、目络瘀滞证，症见视物昏花、目睛干涩、神疲乏力、五心烦热、自汗盗汗、口渴喜饮、便秘、腰膝酸软、头晕、耳鸣
	障眼明片	石菖蒲、决明子、肉苁蓉、葛根、青葙子、党参、蔓荆子、枸杞子、车前子、白芍、山茱萸、甘草、菟丝子、升麻、蕤仁(去内果皮)、菊花、密蒙花、川芎、黄精、熟地黄、关黄柏、黄芪。辅料为淀粉、糊精、羧甲基纤维素钠、乙醇等	补益肝肾，退翳明目	用于肝肾不足所致的干涩不舒、单眼复视、腰膝软、或轻度视力下降；早、中期老年性白内障见上述证候者

五、中成药在泛血管疾病治疗中对外周血管的保护作用

颈动脉狭窄、下肢动脉硬化闭塞症、糖尿病足、血栓闭塞性脉管炎多属于中医“脉痹”“脱疽”范畴。中成药对治疗周围血管疾病、缓解相关症状有显著的疗效。主要抑制血小板聚集，显著降低全血黏度、血浆黏度和血细胞比容，从而抑制血栓形成及增加已形成血栓的溶解；能保护缺血缺氧状态下的组织细胞活性，解除痉挛状态下的血管平滑肌，扩张外周血管，改善微循环；另外还有降血脂、镇痛、镇静和抗炎等(图 4-7-11)。

表 4-7-11　治疗周围血管疾病中成药的组成、功效与主治

分类	中成药名称	组成	功效	主治
活血化瘀	脉管复康片	丹参、鸡血藤、郁金、乳香、没药	活血化瘀，通经活络	用于瘀血阻滞、脉管不通引起的脉管炎、硬皮病、动脉硬化性下肢血管闭塞症
	通塞脉片	当归、牛膝、黄芪、党参、石斛、玄参、金银花、甘草	活血通络，益气养阴	用于血栓性脉管炎的毒热证
	丹参酮ⅡA 磺酸钠注射液	丹参酮ⅡA 磺酸钠	活血化瘀	适用于末梢循环障碍疾病如各种动脉闭塞症、脉管炎、糖尿病引起的微循环障碍
	红花注射液	红花	活血化瘀	用于治疗脉管炎
其他	脉络舒通颗粒	黄芪、金银花、黄柏、苍术、薏苡仁、玄参、当归、白芍、甘草、水蛭、蜈蚣、全蝎	清热解毒，化瘀通络，祛湿消肿	用于湿热瘀阻脉络所致的血栓性浅静脉炎，非急性期深静脉血栓形成所致的下肢肢体肿胀、头痛、肤色暗红或伴有条索状物
	脉络宁注射液	牛膝、玄参、石斛、金银花	清热养阴，活血化瘀	用于血栓闭塞性脉管炎、动脉硬化性闭塞症、静脉血栓形成等病

（雷　燕　陶丽丽　刘逸南　王　强）

推荐阅读

[1] 毕颖斐, 毛静远, 王贤良, 等. 中医药防治冠心病临床优势及有关疗效评价的思考 [J]. 中医杂志, 2015, 56 (5): 437-440.

[2] 毛静远, 吴永健, 史大卓. 中成药治疗冠心病临床应用指南 (2020 年)[J]. 中西医结合心脑血管病杂志, 2021, 19 (9): 1409-1435.

[3] 陈曦, 李拥军. 活血类中成药在心肌梗死后心脏修复中的作用 [J]. 中国临床药理学与治疗学, 2022, 27 (6): 680-688.

[4] FENG X J, LI Y, WANG Y, et al. Danhong injection in cardiovascular and cerebrovascular diseases: Pharmacological actions, molecular mechanisms, and therapeutic potential [J]. Pharmacol Res, 2019, 139: 62-75.

[5] CHENG Y C, HUNG I L, LIAO Y N, et al. *Salvia miltiorrhiza* protects endothelial dysfunction against

mitochondrial oxidative stress [J]. Life (Basel), 2021, 11 (11): 1257.

[6] LI Y, YAO Y, CAO X, et al. Clinical efficacy of Danshen preparation in the treatment of vascular cognitive impairment: A systematic review and meta-analysis [J]. Front Aging Neurosci, 2023, 14: 1090665.

[7] GUO H, ADAH D, JAMES P B, et al. Xueshuantong injection (lyophilized) attenuates cerebral ischemia/reperfusion injury by the activation of Nrf2-VEGF pathway [J]. Neurochem Res, 2018, 43 (5): 1096-1103.

[8]《中成药治疗优势病种临床应用指南》标准化项目组. 中成药治疗原发性高血压临床应用指南 (2021年)[J]. 中国中西医结合杂志, 2022, 42 (7): 773-781.

[9] 田颖, 郭栋, 彭伟, 等. 中成药治疗原发性高血压的系统评价再评价 [J]. 中华高血压杂志, 2022, 30 (10): 964-975.

[10] 王亦菲, 郭丽君, 高风, 等. 20 种常用中成药治疗高血压病的临床研究证据图分析 [J]. 中国中药杂志, 2022, 47 (18): 5097-5105.

[11] 郑亚威, 李婕, 姚文强, 等. 活血化瘀类口服中成药治疗高血压病左心室肥厚的网状 Meta 分析 [J]. 中国中药杂志, 2022, 47 (5): 1383-1391.

[12] 张杰, 田文得, 宋璐霞, 等. 基于数据挖掘技术探讨中成药治疗高血压的用药规律 [J]. 中西医结合心脑血管病杂志, 2021, 19 (24): 4216-4221.

[13]《中成药治疗优势病种临床应用指南》标准化项目组. 中成药治疗室性早搏临床应用指南 (2020 年)[J]. 中国中西医结合杂志, 2021, 41 (6): 646-651.

[14] 史胜楠, 邓艳萍, 刘建勋, 等. 中成药联合 β 受体阻滞剂治疗冠心病室性早搏网状 Meta 分析 [J]. 中国中医药信息杂志, 2022, 29 (5): 30-37.

[15] 胡海殷, 季昭臣, 于丹丹, 等. 中成药治疗缓慢性心律失常临床随机对照试验的网状 Meta 分析 [J]. 中国中药杂志, 2020, 45 (5): 1149-1158.

[16]《中成药治疗优势病种临床应用指南》标准化项目组. 中成药治疗心力衰竭临床应用指南 (2021 年)[J]. 中国中西医结合杂志, 2022, 42 (3): 261-275.

[17] 朴容硕, 王薇, 李应东, 等. 6 种益气活血类中成药治疗慢性心力衰竭的网状 Meta 分析 [J]. 中国中药杂志, 2022, 47 (15): 4221-4237.

[18] 方悦琳, 张琳成, 姚奇谷, 等. 注射用丹参多酚酸盐联合依达拉奉治疗急性脑梗死疗效及安全性的 Meta 分析 [J]. 浙江医学, 2021, 43 (7): 757-762.

[19] QU J, XU N, ZHANG J, et al. Panax notoginseng saponins and their applications in nervous system disorders: A narrative review [J]. Ann Transl Med, 2020, 8 (22): 1525.

[20] 倪小佳, 陈耀龙, 蔡业峰. 中西医结合脑卒中循证实践指南 (2019)[J]. 中国循证医学杂志, 2020, 20 (8): 901-912.

[21]《中成药治疗血管性痴呆临床应用指南》标准化项目组. 中成药治疗血管性痴呆临床应用指南 (2020年)[J]. 中国中西医结合杂志, 2021, 41 (3): 273-279.

[22] 高长玉, 吴成翰, 赵建国, 等. 中国脑梗死中西医结合诊治指南 (2017)[J]. 中国中西医结合杂志, 2018, 38 (2): 136-144.

[23] 中华中医药学会. 中医内科常见病诊疗指南西医疾病部分 [J]. 北京: 中国中医药出版社, 2008.

[24] 李小刚, 杨东东, 胡波, 等. 脑脉利颗粒对急性缺血性卒中的临床疗效评价 [J]. 中国卒中杂志, 2021, 16 (10): 1011-1015.

[25] 白永军, 张令霖, 连新福, 等. 培元通脑胶囊联合西药治疗脑梗死临床疗效及安全性的 Meta 分析 [J]. 广州中医药大学学报, 2022, 39 (7): 1710-1716.

[26] SONG J, LYU Y, WANG P, et al. Treatment of Naoxueshu promotes improvement of hematoma absorption and neurological function in acute intracerebral hemorrhage patients [J]. Front Physiol, 2018, 9: 933.

[27] TIAN Z Y, FENG L D, XIE Y, et al. Chinese herbal medicine Xingnaojing injection for acute ischemic

stroke: An overview of systematic reviews and meta-analyses [J]. Front Pharmacol, 2021, 12: 659408.

[28] 杨文明, 汪瀚, 孙塑伦, 等. 银杏酮酯分散片治疗缺血性心脑血管疾病临床应用专家共识 [J]. 中国中药杂志, 2022, 47 (2): 301-305.

[29] SHI J, WEI M, NI J, et al. Tianzhi granule improves cognition and BPSD of vascular dementia: A randomized controlled trial [J]. J Transl Med, 2020, 18 (1): 76.

[30] 梁晓, 金香兰, 彭丹涛, 等. 复方苁蓉益智胶囊治疗血管性痴呆临床应用专家共识 [J]. 中国中药杂志, 2022, 47 (23): 6514-6519.

[31] 田金州, 韩明向, 涂晋文, 等. 血管性痴呆诊断、辨证及疗效评定标准 (研究用)[J]. 中国老年学杂志, 2002 (5): 329-331.

[32] FENG P F, CHEN X F, SHENG N, et al. Meta-analysis of the effectiveness and safety of Shenyankangfu tablets combined with losartan potassium in the treatment of chronic glomerulonephritis [J]. PLoS One, 2022, 17 (10): e0275735.

[33] CHEN Q, REN D, WU J, et al. Shenyan Kangfu tablet alleviates diabetic kidney disease through attenuating inflammation and modulating the gut microbiota [J]. J Nat Med, 2021, 75 (1): 84-98.

[34] LIU J, ZHANG X, XU G. Clinical efficacy, safety, and cost of nine Chinese patent medicines combined with ACEI/ARB in the treatment of early diabetic kidney disease: A network meta-analysis [J]. Front Pharmacol, 2022, 13: 939488.

[35] XU H, LI X, YUAN X, et al. A meta-analysis of the clinical efficacy and safety of Bailing capsules in the treatment of nephrotic syndrome [J]. Ann Palliat Med, 2020, 9 (5): 3170-3181.

[36]《中成药治疗优势病种临床应用指南》标准化项目组. 中成药治疗慢性肾脏病 3~5 期 (非透析) 临床应用指南 (2020 年)[J]. 中国中西医结合杂志, 2021, 41 (3): 261-272.

[37] 柳小远, 于小勇. 2020 年版中成药治疗慢性肾脏病 3-5 期 (非透析) 临床应用指南解读 [J]. 现代中医药, 2021, 41 (5): 14-18.

[38] WEI L I, PING X, WEI S, et al. Effects of the Huangkui capsule on chronic kidney disease: A systematic review and meta-analysis [J]. J Tradit Chin Med, 2023, 43 (1): 6-13.

[39] DAI Y, CHEN X, YANG H, et al. Evidence construction of Huangkui capsule against chronic glomerulonephritis: A systematic review and network pharmacology [J]. Phytomedicine, 2022, 102: 154189.

[40] YANG X, HAN X, WEN Q, et al. Protective effect of keluoxin against diabetic nephropathy in type 2 diabetic mellitus models [J]. Evid Based Complement Alternat Med, 2021, 2021: 8455709.

[41] HUANG J H, HE D, CHEN L, et al. A GC-MS-based metabolomics investigation of the protective effect of Liu-Wei-Di-Huang-Wan in type 2 diabetes mellitus mice [J]. Int J Anal Chem, 2020, 2020: 1306439.

[42] PU R, GENG X, YU F, et al. Liuwei dihuang pills enhance the effect of Western medicine in treating type 2 diabetes: A meta-analysis of randomized controlled trials [J]. Chin J Integr Med, 2013, 19 (10): 783-791.

[43] SHI H, DENG P, DONG C, et al. Quality of evidence supporting the role of tripterygium glycosides for the treatment of diabetic kidney disease: An overview of systematic reviews and meta-Analyses [J]. Drug Des Devel Ther, 2022, 16: 1647-1665.

[44] 王斌, 王英月, 刘昉, 等. 中成药治疗糖尿病肾脏病临床应用专家共识 [J]. 天津中医药, 2022, 39 (7): 854-861.

[45] 金明, 陈有信. 中成药治疗年龄相关性黄斑变性 (湿性) 临床应用指南 (2020 年)[J]. 中国中西医结合杂志, 2021, 41 (2): 151-156.

[46] 何佳丽. 医院眼科常见中成药使用分析 [J]. 中医药管理杂志, 2022, 30 (14): 159-160.

[47] 刘静, 赵春丽, 张颖. 基于数据挖掘的眼科中成药用药规律与合理用药初探 [J]. 光明中医, 2023, 38 (2): 208-211.

［48］陈柯竹, 周亚莎, 刘家琪, 等. 基于频数分析的眼科中成药用药规律探讨 [J]. 湖南中医杂志, 2017, 33 (11): 133-135.
［49］汪梦园, 王娟, 孙惠斌, 等. 我院 2015—2017 年眼科口服中成药临床使用分析 [J]. 亚太传统医药, 2019, 15 (3): 214-215.
［50］华艳. 2016—2021 年某医院眼科中成药处方及用药说明书分析 [J]. 中医药管理杂志, 2022, 30 (21): 44-46.

第 8 节　泛血管疾病患者的康复治疗

一、泛血管疾病康复的价值与意义

大量研究证实,主动及强化生活方式干预比常规治疗在防治心脑血管疾病及微小血管疾病的发生、发展和复发上更为有效。

由于泛血管疾病涉及全身多器官病变,综合康复治疗可延缓全身动脉粥样斑块的发展进程,减少心脑血管事件及其他血管事件的发生率和病死率,改善多器官功能,提高生活质量。

在进行康复治疗前,应先完成临床综合评估,包括泛血管疾病及相关危险因素、肌骨系统、神经系统等运动能力限制性疾病的临床评估。

对于泛血管疾病人群,康复治疗前评估内容包括体适能(身体成分、肌肉适能、心肺适能、柔韧性、平衡等)、日常活动能力评估、心理状态评估、生活质量评估、认知功能评估、睡眠质量、营养状态及尼古丁依赖等评估。

二、泛血管疾病临床综合评估

泛血管疾病康复治疗前需对患者进行全面的心血管风险评估和危险分层,对系统性因素进行整体防控。

1. 传统心血管危险因素与其他危险因素评估　传统危险因素包括早发心血管疾病家族史、家族性高胆固醇血症、吸烟、高血压、糖尿病、高脂血症和肥胖等。此外,还需对心理应激、种族、虚弱、遗传学、社会经济学因素、环境污染、睡眠障碍、不健康生活方式、工作压力等危险因素进行综合评估。

2. 心血管疾病总体风险评估与分层　对无症状人群,应根据危险因素进行整体心血管风险评估,目前常用中国心血管疾病 10 年风险和终生风险评估的 China-PAR 模型(2019 年)进行评估,适用于 20 岁以上没有心血管疾病的个体。

AHA 2022 年更新了“生命 8 要素”(Life’s Essential 8)心血管健康评分系统,由在线 My Life Check 工具进行评估,适用于 2 岁及以上人群。ACC 指南推荐 PCE ASCVD 风险评分系统,ESC 根据自身队列建立了 SCORE2 和 SCORE-OP 模型。

3. 全身血管床病变情况　对血管结构和功能改变的检查可反映全身血管床病变情况,包括评估血管内皮功能、动脉僵硬度、臂踝脉搏波传导速度(baPWV)、踝臂指数(ABI)、颈动

脉内 - 中膜厚度 / 斑块、眼底血管、冠状动脉钙化积分、冠状动脉斑块组分与负荷等参数。另外，尿白蛋白、血清肌酐、微量白蛋白尿、肾小球滤过率等这些指标亦可预测患者的靶器官病变风险。

三、泛血管疾病专科评估

1. 主动脉疾病康复评定　症状评估与体格检查：根据患者的症状和主诉，包括胸痛、呼吸困难、乏力、头晕等，评估症状的严重程度和对日常生活的影响。进行全面的体格检查，包括血压测量、心脏听诊、肢体动脉搏动检查、颈动脉听诊等，评估患者的心血管状况和主动脉病变程度。

辅助检查：包括心电图、超声心动图、CT 或 MRI 评估主动脉病变程度和范围，CTA 或 MRA 可用于评估主动脉的解剖结构和血流情况。

2. 冠状动脉疾病康复评定　冠心病患者康复前需进行运动康复危险分层，综合患者心电图心肌缺血改变、是否有心律失常、再血管化后并发症、心理障碍、LVEF、峰值耗氧量、心肌酶谱等临床指标进行危险分层，制定个体化的康复方案。

CABG 院内康复期包括术前心脏康复及重症监护病房（ICU）期间心脏康复，术前评估内容参见泛血管疾病总体评估，术后 ICU 康复评估内容包括心肺功能、血压、中心动脉压、氧分压、呼吸状况、神经系统情况、体温、疼痛、睡眠、心理、营养、谵妄进行评估。CABG 术后门诊康复期间除症状、病史、运动能力、心理等评估外，还需注意进行胸骨稳定性评估（胸骨不稳定量表）。

3. 脑血管疾病康复专科评定　功能评定：日常生活活动能力（ADL）和工具性日常生活活动能力（IADL）评定是评估脑卒中患者日常生活自理能力的常用方法。这些评定工具包括巴塞尔指数（Barthel index）和 Lawton 自理能力评定量表（Lawton Instrumental Activities of Daily Living Scale）。

认知评估：认知功能评定对于脑卒中患者的康复计划至关重要。蒙特利尔认知评定量表（MoCA）是一个被广泛应用的评估认知功能的工具。

运动功能评定：运动功能评定是评估患者肢体运动能力的关键部分。运动功能评定工具包括 Fugl-Meyer 运动评定量表（Fugl-Meyer Assessment of Physical Performance）和 Chedoke-McMaster 运动评定量表。

语言评定：评估脑卒中患者语言功能的工具包括 Boston 康复评定量表和失语症快速筛查试验（Aphasia Rapid Test）。

社会参与评定：社会参与评定可以使用脑卒中影响量表（Stroke Impact Scale）进行，该工具涵盖了患者在社交、家庭和日常生活中的参与程度。

4. 周围血管疾病康复评定　周围血管疾病康复前评定重点是运动能力评估，测试方法包括平地步行距离试验、6 分钟步行试验、跑步机步行试验、功率车试验及上肢负荷试验（适用于下肢无法进行足够强度运动者）等。

5. 风湿免疫性血管炎康复评定　风湿免疫性血管炎可累及全身所有血管床，临床表现多种多样，除泛血管评估外，还需对神经病变、内脏血管、皮肤、胃肠道、角膜和巩膜等进行综合评估。临床评估详见第三章第 8 节。

6. 相关合并症评估　自身免疫性疾病，如类风湿性关节炎会增加心血管风险，体内炎症是加速血管疾病的机制之一。阻塞型睡眠呼吸暂停低通气综合征,反复的夜间低氧和高碳酸血症,可促进内皮功能不全和动脉粥样硬化。研究证明,男性勃起功能障碍、女性先兆子痫和妊娠相关高血压、绝经期后女性激素水平下降,均会增加未来的心血管疾病风险。

四、泛血管疾病的康复治疗

基于药物管理和科学运动等的综合康复可以控制心血管疾病的危险因素,通过保护内皮细胞功能和抑制斑块炎症反应而稳定、减小甚至逆转斑块,减少支架术后并发症,并显著改善生活质量,改善抑郁及焦虑情绪等。综合康复包括药物治疗、营养和体重管理、运动康复、戒烟限酒、心理管理、睡眠管理、中医康复等。

(一) 药物治疗

泛血管疾病治疗包括降脂(如他汀类药物、非诺贝酸片等)、抗血小板(如阿司匹林等)、抗凝(如利伐沙班、舒洛地特等)等基础治疗;控制危险因素,如高血压、糖尿病、血脂异常、高尿酸血症等慢性合并症的药物治疗等。此外,血管内皮损伤是泛血管疾病的始动环节,炎症反应和氧化应激是内皮损伤的重要病理生理机制,血管内皮损伤修复与靶器官保护亦是近年来研究的热点,包括以下内容。

1. 减轻诱发内皮细胞损伤因素的生成 如降脂药、降糖药、抗心肌缺血药等能降低血糖、ox-LDL、ROS、炎症因子的生成;叶酸能抑制 HCY 生成;*L*-精氨酸能竞争性阻止非对称性二甲基精氨酸(ADMA)对 eNOS 的抑制;ACEI 能减少 Ang Ⅱ的生成。

2. 抑制氧化应激 如普罗布考、维生素 E、丹参酮ⅡA 等能减少 ROS 的产生,谷红注射液等有保护神经、改善神经应激能力、改善神经细胞代谢、降低血氨、抗氧化损伤作用。

3. 抑制炎症反应 如阿司匹林、贝特类调脂药、白藜芦醇甲基衍生物等抑制炎症因子的生成。

4. 延缓内皮细胞衰老 如罗格列酮、吴茱萸次碱、辛伐他汀等能抑制内皮衰老;基于内皮祖细胞的转录受表观遗传调控如非编码 RNA(microRNA 和 lncRNA)、DNA 甲基化、组蛋白修饰(组蛋白甲基化、乙酰化和去乙酰化)、某些化合物(如多肽类化合物抑制剂 5-氮杂胞苷等),还可通过影响表观遗传学增加内皮祖细胞的增殖、迁移,增强血管修复能力。

(二) 营养和体重管理

肥胖通过胰岛素抵抗、全身炎症、氧化应激、内皮功能障碍等多种机制加速了动脉粥样硬化的速度,肥胖同时也促进高血压、高血脂、高血糖、高尿酸等代谢性疾病的发生与发展,这些高危因素进一步加速动脉粥样硬化病变进展。单纯腹型肥胖是独立于 BMI 的泛血管疾病风险指标。保持理想体重可以改善代谢综合征和相关的全身炎症及内皮功能障碍。

体重管理需要运用多种手段,包括健康宣教、膳食模式、科学运动、生活方式及心理干预等,中医疗法及药物治疗作为辅助治疗,代谢减重手术是治疗重度肥胖的有效手段。代谢性疾病、泛血管疾病高危人群及泛血管疾病的超重或肥胖人群,建议减重 5%~15% 或更多。根据个体情况,制定 3~6 个月甚至更久的随访方案,如 3 个月内体重减轻<5%,应重新评估能量需求,及时调整方案。随访过程中,通过健康宣教加强患者的自我监督和管理能力。

保持健康合理的膳食习惯是预防和治疗代谢性疾病、泛血管疾病的有效方法。

欧美国家的生活方式管理指南中,多推荐采用地中海膳食或 DASH 膳食模式。中国营养学会推荐“平衡膳食模式”,综合考虑了居民膳食营养素并参考摄入量、食物来源和饮食习惯等因素，能最大限度满足居民营养和健康需要（表 4-8-1）。

表 4-8-1　泛血管疾病人群膳食建议（1 600~2 400kcal 能量需要量）

食物种类	膳食建议
谷薯类	每天摄入谷类 200~300g，其中包含全谷物和杂豆类 50~150g；薯类 50~100g
蔬菜与水果	每天摄入蔬菜 300~500g，深色蔬菜应占 1/2 以上；水果 200~350g，推荐吃新鲜水果
水产品	鱼、虾、蟹和贝类，推荐每天摄入量为 40~75g，有条件可优先选择
肉类	每天推荐摄入量 40~75g，少吃加工类肉制品，尽量选择瘦肉或禽肉
蛋类	推荐每天 1 个鸡蛋（相当于 50g 左右），蛋黄营养成分丰富不能丢弃
大豆及坚果类	推荐大豆和坚果摄入量共为每天 25~35g；坚果类每周 70g 左右
奶类及乳制品	每天应摄入至少相当于鲜奶 300g 的奶类及奶制品
盐	食盐摄入量不超过 5g
食用油	每天烹调油不超过 25~30g
饮水量	低身体活动水平每天至少饮水 1 500~1 700ml（7~8 杯），高温或高身体活动水平适当增加饮水量

（三）运动康复

运动康复通过调节全身代谢和血流动力学效应维持血管稳态，延缓动脉粥样硬化发展，改善动脉斑块相关高危因素，包括调节血糖、控制体重、改善内皮功能障碍、改善胰岛素敏感性、脂肪再分布等，并且可显著提高心肺适能和综合体适能。

运动康复是泛血管疾病康复的基石，医师、康复治疗师等需根据患者的年龄、健康状况、体力、骨骼、肌肉状况、心血管功能和症状，结合日常生活和运动习惯制订个体化的运动处方，包括运动频率、强度、形式、时间和注意事项。推荐每周进行至少 150min 的中等强度运动（最大能力的 40%~60%），避免超过 2 天不进行体育锻炼，并鼓励患者多进行快走或做家务等日常活动（表 4-8-2）。

表 4-8-2　泛血管疾病患者运动康复处方

运动处方	运动形式	运动频率	运动强度	运动时间
有氧运动	规律的、有目标的、动用大肌肉群的持续性周期性运动，如步行、慢跑、有氧操、自行车、游泳等	建议每周 3~5 天，可逐渐增加至每周 5~7 天	推荐进行中等（40%~59% HRR 或 VO_2R^*）或较大（60%~89% HRR 或 VO_2R）运动强度；健康状况较差者建议进行低（30%~39% HRR 或 VO_2R）到中等强度运动	每天累计至少 30~60min（每周至少 150min）的中等强度，或每天至少 20~60min（每周至少 75min）的较大运动强度
抗阻训练	中等负荷、持续、缓慢、大肌群、多次重复的抗阻力量训练，常用自重、哑铃、杠铃、运动器械及弹力带等	每周 2~3 次或隔天 1 次	上肢 30%~40%1-RM[#] 开始，下肢 50%~60%1-RM 开始，最大运动强度不超过 80%	完成规定组数训练（成年人 8~12 次，中老年 10~15 次）

续表

运动处方	运动形式	运动频率	运动强度	运动时间
柔韧性训练	静力性拉伸、主动静力拉伸、被动静力拉伸、弹震式拉伸	每周至少2~3次	拉伸到拉紧或轻微不适状态	静力性拉伸10~30s，老年人30~60s
神经肌肉练习	平衡、协调、步态、灵活性、本体感觉等控制技能练习，老年人通过综合性活动如太极、瑜伽等可保持身体机能	每周至少2~3次	有效的神经肌肉练习强度尚不清楚	每天至少20~30min

注：*$HRR=(HR_{max}-HR_{rest})\times$期望强度%$+HR_{rest}$；$VO_2R=(VO_{2max}-VO_{2rest})\times$期望强度%$+VO_{2rest}$。其中，HRR为心率储备，$HR_{max}$为最大心率，$HR_{rest}$为静息心率，$VO_2R$为摄氧量储备，$VO_{2max}$为最大摄氧量，$VO_{2rest}$为静息摄氧量。

#1-RM指1次最大重复次数。

（四）戒烟限酒

吸烟是泛血管疾病的重要危险因素，其中对PAD的致病风险最大且持续时间更长。戒烟约5年，动脉粥样硬化性疾病的风险开始下降，且戒烟时间长短与低动脉粥样硬化性疾病风险存在明显的剂量反应关系。戒烟15年后由吸烟引起的冠心病额外风险可降低到不吸烟人群水平，戒烟约10年后CVD事件风险可恢复至非吸烟人群水平，戒烟≥30年后PAD风险降低80%。

大量研究证实，大量饮酒与炎症、氧化和CVD风险增加相关，即使是适量饮酒，也会增加其他疾病（如肿瘤）的风险。根据《中国居民膳食指南2022》，成年人如饮酒，一天最大饮酒的酒精量建议不超过15g，任何形式的酒精对人体健康都无益处（表4-8-3）。

表4-8-3　含有15g酒精的不同酒量

类型（酒精浓度）	含15g酒精的量/ml
啤酒（4%计）	450
葡萄酒（12%计）	150
白酒（38%计）	50
高度白酒（52%计）	30

（五）心理管理

随着生物-心理-社会医学模式的发展，美国Jefferson教授于1985年在国际上首次提出“双心医学”（即心理心脏病学）的概念，国内有专家认为要从生物-心理-社会综合因素来控制心血管疾病。常用的心理疗法包括认知行为疗法、自我效能理论、保护动机理论。运用各种有效的心理疗法，对患者的焦虑、抑郁等不良心理状态进行干预，帮助其重新正确地认识疾病，纠正负性认知，恢复自信心，改善心理障碍，从而达到预防及抑制动脉粥样硬化的进展，最终实现患者由身到心的全面康复。

（六）睡眠管理

睡眠障碍是睡眠-觉醒正常节律性交替紊乱的表现，心理和行为治疗是大多数睡眠障碍首选的治疗方法，可使心理紧张患者充分放松身心，从而减少过度担忧与交感神经兴奋。其次，药物干预仍是睡眠障碍较常用的治疗方法之一，主要包括苯二氮䓬类受体激动剂、乙酰胆碱酯酶抑制剂、抗抑郁药等。另外，物理治疗、传统医学等也是睡眠障碍的治疗方式，不良反应小，临床应用性强。

阻塞型睡眠呼吸暂停低通气综合征（OSAS）的治疗：①纠正引起 OSAS 或使之加重的基础疾病。②行为措施：减重；戒酒、戒烟，减少或慎用镇静催眠类药物及其他可引起或加重 OSAS 的药物；适当抬高床头，改变睡眠体位，避免仰卧，采取侧卧睡眠；白天避免过度劳累。③正压呼吸装置：睡眠时提供持续气道正压通气（CPAP）装置可明显改善 OSAS 患者 Epworth 嗜睡量表评分，降低呼吸暂停低通气指数（AHI）和觉醒指数，提高夜间最低血氧饱和度。CPAP 可作为重度或极重度 OSAS 患者的一线治疗方法。④口腔矫治器治疗：适用于单纯鼾症及轻中度 OSAS 患者，特别是有下颌后缩者，也可作为 CPAP 治疗的补充。⑤外科手术治疗：口腔正颌外科手术是治疗因颌骨因素引起 OSAS 的唯一矫治方法。

（七）专科疾病康复

1. 脑血管疾病康复 脑卒中康复是一个综合性过程，需要多学科的专家团队共同参与，针对患者的个体化情况制定个性化的康复方案，以最大限度地促进患者的功能恢复、提高生活质量和降低复发风险，最终使患者回归家庭，融入社会。

脑卒中的功能障碍主要包括运动功能障碍、感觉功能障碍、认知障碍、情绪障碍、言语和语言障碍、吞咽障碍、排泄障碍及心肺功能障碍等。根据国际功能、残疾和健康分类（ICF）全面评估患者身体结构和功能后，制定运动疗法、物理治疗、言语治疗、认知训练等康复治疗方案。

运动疗法是最基本的治疗，种类包括改善与维持关节活动度、增强肌肉耐力、增强肌肉协调能力、改善平衡能力、改善步行能力、增强心肺能力、健侧代偿及矫形器的使用训练等。物理治疗包括康复性运动、平衡训练和肌力训练，有助于改善患者的行走能力、肢体功能，恢复肌肉力量，提高平衡能力。言语治疗可以通过语言理解训练、发音训练和语言表达训练，帮助患者提高沟通能力和语言表达能力。认知训练包括记忆训练、注意力训练和问题解决技能训练，有助于提高患者的认知功能水平。

神经生理学和神经发育学疗法：利用特殊的运动模式、反射活动、本体和皮肤刺激以抑制异常的运动，促进正常的运动或顺应中枢神经损伤后运动功能恢复的规律，促进感觉和运动功能恢复的一种方法。常用的有 Bobath 技术、Brunnstrom 技术、Rood 技术、本体感觉神经肌肉促进法等。

运动再学习疗法：包括特殊运动作业训练、可控制的肌肉活动练习和控制作业中的各个运动成分。

作业相关训练：选择调整作业和周围环境使患者能主动参与、成功地完成所布置的作业，通过活动刺激加强残存的或潜在神经元的突触连接，防止失用性肌萎缩和软组织挛缩等变化。

神经康复新进展：针对神经可塑性机制，随着新技术的发展，类似于脑机接口（BCI）、虚拟现实（VR）疗法、机器人辅助康复（RAT）、细胞疗法和脑刺激等技术层出不穷，并且在研究中观察到可显著改善患者的运动能力、步态恢复、执行功能、记忆力、视觉空间能力和生活质量等方面。

高压氧治疗（HBOT）在急性缺血性脑卒中患者中的应用一直颇受关注，治疗阶段分为发病前的预处理、急性脑卒中的早期治疗和慢性期神经损伤恢复。动物实验表明，急性缺血性脑卒中发病 0~12h 内进行 HBOT，观察到血管再通，可显著减少梗死面积，稳定血脑屏障，改善神经功能。尽管 HBOT 在急性缺血性脑卒中动物模型中的神经保护作用已得到证实，但与临床应用效果并不相符，其次治疗时间窗短，需要发病 12h 内，以及 HBOT 的不可携带性和安全性等问题限制了它在临床中的应用。

2. 冠心病康复　增强型体外反搏（EECP）目前被应用于顽固性心绞痛、CABG 术后和支架术后的心脏康复。尤其对于存在运动禁忌的患者，如不稳定型心绞痛、直立性低血压、静息心电图显示严重心肌缺血改变，合并肢体活动障碍（偏瘫、严重骨关节疾病），可先行 EECP 治疗，待情况好转、无运动禁忌时再开始运动训练。EECP 的安全性、可重复性已被大量临床试验证实，对于不同疾病情况的最佳疗程仍需研究，目前尚缺乏大规模临床随机试验及硬终点时间评估。

体外心脏震波治疗（CSWT）在治疗缺血性心脏病患者中观察到临床显著获益，CSWT 使缺血靶区能持续、有效地高表达多种促血管再生因子，并动员内皮祖细胞的迁徙、归巢、分化和增殖，修复损伤内皮细胞，促进新生毛细血管生成，其间不会诱发组织病理性血管生长。CSWT 的有效治疗方案和流程仍需进一步扩大样本量和进行更深层次的探讨，目前可采用日本东北大学和德国埃森大学推荐方法：每月治疗 1 周，休息 3 周，每个治疗周内使用心脏震波 3 次，分别在治疗周的第 1、3 和 5 天，共持续 3 个月，累计 9 次为 1 个疗程。

3. PAD 康复　康复是 PAD 患者的一线治疗方案，康复可改善患者无痛步行距离、功能状态和生活质量，降低心血管风险因素全因死亡率及心血管死亡率。建议在 3 个月内每周至少进行 3 次康复训练。推荐进行全身整体运动训练，在改善功能状态的同时，更有利于控制动脉粥样硬化性疾病相关的危险因素。根据评估结果，制订步行、跑步机、上肢或下肢功率车等运动方案，鼓励锻炼形式多样化。目前研究证实，在下肢无法满足活动需求时，进行上肢和躯干的功率计康复与传统下肢康复相比在改善步行距离和最大运动能力方面效果相当。基于目前有效证据，患者应运动至中至高度跛行疼痛，从“引导期”的低至中等强度运动开始，若耐受，逐渐过渡至高强度运动，至少 30min。与强度相比，身体活动的规律性对康复效果起着关键性作用。呼吸指导的本体感受练习，如气功或太极拳等，经常与传统康复训练相结合，用于改善心肺功能、提高平衡功能及心理状态。与全身运动相比，下肢阻力训练所需的肌肉量较少，全身效应有限，不常推荐这种训练模式。进行下肢阻力训练时，优先选择动态离心动作以更好地提高肌肉的有氧耐力。

此外，因淋巴回流问题引起腿部水肿时可进行徒手淋巴引流，出现关节僵硬挛缩可进行被动运动。肌肉电刺激可作为运动康复的补充，如因相关能力丧失而难以进行体能训练时。研究证明，4 周内每天 3 次 20min 的低频（6Hz）小腿肌肉电刺激，可显著改善最大步行距离。

（八）居家远程康复管理

泛血管疾病康复需长期进行，随着远程居家康复的需求与日俱增，互联网技术的快速发展，基于人工智能康复移动平台对患者进行康复和管理，结合智能可穿戴设备对患者居家生理参数及运动康复进行指导和监测已经成熟。可穿戴设备包括智能手表、手环、心率带、手持心电监测仪、心电衣、持续血糖监测、血压监测、血氧监测仪等。通过手机软件、电脑软件、手机短信等形式采集、存储患者生命体征参数，跟踪记录患者日常活动、体力活动和运动康复训练，记录和智能分析获得健康信息等。医师通过远程交互平台，收集、记录、分析患者数据，了解患者疾病情况和个体活动情况，给予远程反馈和处方指导，实现泛血管疾病的全周期管理。

（九）中医康复

中医康复以阴阳五行、脏腑经络、病因病机、气血津液学说等为基础，在强调整体康复的同时，主张辨证康复，形神统一。具体包括中医药、中医外治法及中医功法等。

中医药在动脉粥样硬化性疾病的防治上积累了丰富的经验，治则和方药多种多样，多集中在活血化瘀、补益肝肾、益气健脾、理气活血、祛瘀化痰等方面。针对本虚标实的病机，采用扶正祛邪为主的治疗法则。具体分为：①益气活血法；②益气温阳法；③通阳祛瘀法；④益气化痰通瘀法；⑤益气养阴、化痰祛瘀法；⑥益气温阳、化痰祛瘀法；⑦对郁久化热，主张在辨证施治的前提下，酌加清热化痰、凉血活血、养阴生津等药物，使热随邪去，气血畅通，心脉得宁。上述治法、方药在稳定病情、防止复发上取得较好疗效。

中医外治法包含针刺、灸法、推拿按摩、穴位贴敷、耳穴压豆、穴位注射、拔罐、离子导入疗法等，在泛血管疾病康复过程中发挥协助作用，详见相关专科内容。

（范慧敏　王雯霞）

推荐阅读

［1］STOKES A, PRESTON S H. Smoking and reverse causation create an obesity paradox in cardiovascular disease [J]. Obesity (Silver Spring), 2015, 23 (12): 2485-2490.

［2］中华医学会糖尿病学分会代谢综合征研究协作组. 中华医学会糖尿病学分会关于代谢综合征的建议 [J]. 中华糖尿病杂志, 2004, 12 (3): 156-161.

［3］LEE D H, PARK K S, AHN S, et al. Comparison of abdominal visceral adipose tissue area measured by computed tomography with that estimated by bioelectrical impedance analysis method in Korean subjects [J]. Nutrients, 2015, 7 (12): 10513-10524.

［4］DOMINGUEZ F, FUSTER V, FERNANDEZ-ALVIRA J M, et al. Association of sleep duration and quality with subclinical atherosclerosis [J]. J Am Coll Cardiol, 2019, 73 (2): 134-144.

［5］WANG C, BANGDIWALA S I, RANGARAJAN S, et al. Association of estimated sleep duration and naps with mortality and cardiovascular events: A study of 116 632 people from 21 countries [J]. Eur Heart J, 2019, 40 (20): 1620-1629.

［6］SONG D, FANG G, GREENBERG H, et al. Chronic intermittent hypoxia exposure-induced atherosclerosis: A brief review [J]. Immunol Res, 2015, 63 (1-3): 121-130.

［7］DING N, SANG Y, CHEN J, et al. Cigarette smoking, smoking cessation, and long-term risk of 3 major atherosclerotic diseases [J]. J Am Coll Cardiol, 2019, 74 (4): 498-507.

［8］HOWARD G, WAGENKNECHT L E, BURKE G L, et al. Cigarette smoking and progression of atherosclerosis: The Atherosclerosis Risk in Communities (ARIC) Study [J]. JAMA, 1998, 279 (2): 119-124.

［9］POWELL-WILEY T M, POIRIER P, BURKE L E, et al. Obesity and cardiovascular disease: A scientific statement from the American Heart Association [J]. Circulation, 2021, 143 (21): e984-e1010.

［10］中华医学会健康管理学分会, 中国营养学会临床营养分会, 全国卫生产业企业管理协会医学营养产

业分会,《中华健康管理学杂志》编辑委员会. 超重或肥胖人群体重管理流程的专家共识 (2021 年) [J]. 中华健康管理学杂志, 2021, 15 (4): 317-322.
[11] American College of Sports Medicine. ACSM's guidelines for exercise testing and prescription [M]. 11th ed. Philadelphia: Lippincott Williams & Wilkins, 2021.
[12] LAGUZZI F, BALDASSARRE D, VEGLIA F, et al. Alcohol consumption in relation to carotid subclinical atherosclerosis and its progression: Results from a European longitudinal multicentre study [J]. Eur J Nutr, 2021, 60 (1): 123-134.
[13] FRENCH B, THOMAS L H, COUPE J, et al. Repetitive task training for improving functional ability after stroke: The cochrane database of systematic reviews [J]. Cochrane Database Syst Rev, 2016, 11 (11): CD006073.
[14] ALMBORG A H, ULANDER K, THULIN A, et al. Discharged after stroke: Important factors for health-related quality of life [J]. J Clin Nurs, 2010, 19 (15-16): 2196-2206.
[15] WINSTEIN C J, STEIN J, ARENA R, et al. Guidelines for adult stroke rehabilitation and recovery: A guideline for healthcare professionals from the American Heart Association/American Stroke Association [J]. Stroke, 2016, 47 (6): e98-e169.
[16] CASILLAS J M, TROISGROS O, HANNEQUIN A, et al. Rehabilitation in patients with peripheral arterial disease [J]. Ann Phys Rehabil Med, 2011, 54 (7): 443-461.
[17] GARDNER A W, ADDISON O, KATZEL L I, et al. Association between Physical Activity and Mortality in Patients with Claudication [J]. Med Sci Sports Exerc, 2021, 53 (4): 732-739.

第 9 节 泛血管疾病器械创新发展

一、泛血管疾病医疗器械概述

泛血管疾病在诊断、治疗和随访过程中,器械应用是其中的重要环节。随着材料科学、人工智能、新能量、数字技术等各方面的发展,越来越多新的器械应用在临床,促进了泛血管疾病诊疗技术和救治能力的提升。

泛血管医疗器械是指用于检查、治疗、监护泛血管疾病或辅助循环的医疗器械。国务院于 2021 年 3 月 18 日发布的《医疗器械监督管理条例》规定,医疗器械是指直接或者间接用于人体的仪器、设备、器具、体外诊断试剂及校准物、材料以及其他类似或者相关的物品,包括所需要的计算机软件。按照诊疗流程,泛血管医疗器械可分为诊断器械(用于泛血管疾病的检查和诊断)、治疗器械(包括介入治疗器械和外科治疗器械)与康复随访器械(用于泛血管疾病的康复和随访)。

1. 诊断器械 按技术类别,可分为影像学检查设备、心脑电生理检查设备,以及与人工智能相结合的血管诊断设备。影像学检查设备中的创新器械主要包括 DSA、OCT、IVUS、FFR 和核素、心磁图等。

2. 治疗器械 按术中用途,可分为手术评估及指引器械、手术作用器械和手术辅助器械。其中,手术作用创新器械与手术辅助创新器械是近年来的关注热点。手术作用创新器械主要包括支架、球囊、起搏器、消融设备、瓣膜和封堵器等,手术辅助创新器械包括微导丝、微导管、机械循环支持器械和机器人等。

3. 康复随访器械　用于辅助泛血管疾病康复及患者随访，以往受重视程度不高，近年来逐步兴起并被纳入泛血管健康管理范畴。

二、泛血管疾病医疗器械的创新发展

（一）影像学检查器械

随着新器械的研发和新技术的应用，医学影像学在临床诊断和治疗中日益发挥着不可替代的作用。以冠状动脉 CTA（CCTA）、心脏磁共振成像（CMR）和核素心肌显像为代表的心血管成像技术，以及脑供血动脉 CTA、颅脑 CT 灌注成像（CTP）和高分辨力血管壁成像（HR-VWI）为代表的脑血管成像技术，已成为冠心病、心肌病、急性脑梗死、颅内动脉瘤、脑供血动脉狭窄等疾病诊断过程中不可替代的手段，并在鉴别诊断中发挥着重要作用。此外，近年来以 IVUS、OCT 和 FFR 为代表的冠状动脉腔内影像和功能生理学技术得到了长足的发展和广泛的应用，并不断向脑血管拓展适应性。这些影像技术和数字减影血管造影（DSA）一起，已成为泛血管疾病介入治疗的基石。

CT 作为无创性心血管影像技术的代表，在评估冠状动脉狭窄、识别易损斑块、指导慢性闭塞（CTO）病变介入治疗以及评估支架植入术后疗效等方面具有一定的优势。由 CCTA 和 FFR 结合而来的 FFR-CT 技术，能够提供可靠的冠状动脉功能学评价。基于能量频谱技术，CCTA 可对易损斑块进行较为精确的定性和定量分析，在显示斑块组织学特征和功能学特点方面具有相当的潜力。在指导 CTO 病变介入治疗方面，CCTA 可提供闭塞段血管走行的图像信息，帮助介入医师制定具体的血运重建策略。而基于 CCTA 的 CT-RECTOR 评分，相较于传统的 J-CTO 评分可更好地预测手术成功率。生物可吸收支架（BRS）克服了金属伪影的影响，CCTA 和 FFR-CT 能精准评估 BRS 植入后的管腔结构和血流动力学情况。近年来，基于 CCTA 的管腔内密度衰减梯度（TAG）反映冠状动脉血流情况的新指标得到了较多的关注。联合应用 CCTA 和 TAG，可显著提高功能性狭窄的诊断效力，可能成为评估冠状动脉功能性狭窄的可靠指标之一。此外，新一代的“Revolution CT”成像系统具有更高的空间分辨力（230μm）和时间分辨力（29ms），可在单次心动周期内完成心脏成像，不受患者心率和心律条件的影响，同时放射剂量与对比剂使用量能减至以往的 18% 和 50%。光子计数 CT（photon counting computed tomography，PCCT）直接将 X 射线光子转换成电子信号，对每个光子进行有效转换、分级、获取、利用，减少光子的损耗，对比度噪声比（contrast to noise ratio，CNR）显著提高。美国 FDA 于 2021 年 9 月 30 日批准了世界上第一台 PCCT 投入临床。PCCT 在心血管系统的应用基于空间分辨力及图像质量的提升，行冠状动脉 CTA 可大幅度降低扫描剂量与对比剂用量，减少重度冠状动脉钙化斑块和支架结构造成的晕状伪影及硬线束伪影，清晰显示所有支架内的结构及管腔情况，精准评估冠状动脉管腔狭窄程度与斑块性质。PCCT 对经导管主动脉瓣置换术计划和术后评估，组织纤维帽厚度、纤维帽面积和富含脂质的坏死核心区的检测，评价心肌代谢等方面具有明显优势。此外，PCCT 在神经科领域评估脑组织，显示颅内、外血管，鉴别肿瘤出血和脑出血，减少颅底和颈椎的硬化束伪影、牙科植入和填充物以及颅内动脉夹等金属伪影对颈动脉及颅内血管成像的影响有重要价值。我们有理由相信，无创 CT 将在泛血管疾病介入诊疗领域发挥越来越重要的作用，推动泛血管疾病介入的快速发展。

CMR 以其高时间和空间分辨力、最佳软组织对比度、大视野、无辐射、成像参数多、获得信息量大等优势，在心血管疾病的早期诊断、病情评估及风险和预后的预测等方面具有独特的价值，是心脏及大血管结构测量和功能评估的“金标准”。定量血流灌注技术能精确评价冠心病冠状动脉微血管障碍。磁共振心肌灌注、钆对比剂延迟强化（LGE）及二维血流成像等技术是目前临床广泛使用的无创性评价心肌梗死或纤维瘢痕灶的技术，能够区分心肌病的病因（缺血性、非缺血性心肌病）。LGE 能够评价缺血性心肌病梗死或瘢痕组织范围和病变的透壁程度，已成为评价心肌梗死后心肌瘢痕形成的参照标准。此外，一些新技术，如 CMR 定量序列 T_1、T_2 mapping 及弥散张量成像（DTI）技术实现了对心肌组织 T_1、T_2 值以及水分子扩散运动的定量，在细胞及分子水平反映了心肌微观结构的改变。4D Flow 技术以无创的方式对心腔及大血管血流进行定性和定量分析，可同时对 3 个相互垂直的维度进行速度编码并获得三维相位对比电影，经 1 次扫描即可获得扫描范围内任意位置的血流方向、速度、剪切力等血流动力学参数。CMR 具有结构、功能和组织学的“一站式”成像能力，是目前其他影像技术难以比拟的，具有广阔的发展前景。

大量循证医学证据表明，核素心肌显像在冠心病的诊断、危险分层、存活心肌检测、治疗决策制定、疗效评价、预后评估以及其他多种心脏疾病的诊治中具有重要的临床价值。其中，核素心肌灌注显像是诊断冠心病患者心肌缺血最准确且循证医学证据最充分的无创性方法；核素心肌葡萄糖代谢显像是目前评价存活心肌的“金标准”。心肌灌注显像分为心肌灌注 SPECT 和心肌灌注 PET。SPECT 心肌灌注显像是目前最常用的心肌灌注显像方法。PET 心肌灌注显像国内开展较少，与 SPECT 心肌灌注显像相比，前者有更优异的分辨力和完善的图像衰减校正技术，还可进行心肌血流绝对定量，并通过基础和最大充血状态下心肌血流获得心肌血流储备（MFR）和冠状动脉血流储备（CFR）。PET 是目前公认的无创 CFR 检测“金标准”。而随着技术的发展，部分 SPECT（如 D-SPECT）也可实现无创心肌血流定量。

腔内影像技术（IVUS 和 OCT）已越来越多地被用于指导 PCI。来自美国的心脏介入数据显示，2004—2014 年，由腔内影像学指导的 PCI 例数和比例均显著上升，由此带来了患者全因死亡率和住院死亡率的下降。与传统的二维血管造影相比，腔内影像在识别病变性质、选择支架尺寸、鉴别支架相关并发症（如边缘夹层、扩张不全、贴壁不良或组织脱垂等）、寻找支架晚期失败的原因（如支架血栓、新生粥样硬化病变、支架断裂、内膜增生等）等方面具有无可比拟的优势，并经过大量循证研究证实了其改善 PCI 预后的益处。在一些特殊器械（如 BRS）和复杂病变（CTO 病变、左主干病变、分叉病变等）的介入治疗中，腔内影像技术仍将发挥越来越重要的作用。同时，也有将 IVUS 和 OCT 整合到一根成像导管上的融合成像技术。2018 年底，来自加拿大安大略省 Hamilton 总医院的几位医师首次报道了 IVUS-OCT 融合成像导管在人体的应用。国内也有类似的器械已经开展临床研究。此外，基于 IVUS/OCT 的近红外光谱成像（NIRS）也已开始用于临床，指导易损斑块的治疗。最近报道新的 OCT 系统具有更高的分辨力，可对冠状动脉的单个细胞甚至亚细胞结构进行成像，这种 OCT 系统被称为显微 OCT（microOCT）。但这种显微 OCT 能否用于临床，目前还无法确定。

FFR 是评估冠状动脉血流的功能学和生理学指标，已成为判断冠状动脉缺血的“金标准”。目前 FFR 的适应证已从稳定型心绞痛扩展至不稳定型心绞痛、NSTEMI 和 STEMI 的非罪犯血管，从临界病变扩展至多支病变、弥漫病变、分叉病变和左主干病变。在冠状动脉最大充血状态下通过压力导丝测量 Pd/Pa 比值，是经典的获得 FFR 的方法。此外，国内也有通过压力微导管来获得 FFR 的方法报道，其准确性与压力导丝相似。一些非充血的冠状动脉功能生理学评估方法（如 iFR、RFR）和基于造影的冠状动脉功能生理学评估方法（如 QFR、caFFR）也在临床上获得了一定的应用。面向未来血管功能学的发展，精准化、智能化、实时引导是必然趋势。一方面，以深度神经网络为代表的人工智能蓬勃发展，加之大数据算法训练，其正与心血管影像技术强烈耦合，催化了 CT-FFR、VH-OCT 等诸多成果，推动了心血管影像检查的智能化进程；同时，远程数据实时传输赋能智能化影像设备对医疗资源不均衡的补足作用，推动其快速发展。另一方面，在心血管影像技术领域，不同技术间的多模态融合趋势日益明显，腔内影像与功能生理学的融合成像，正成为该领域发展路径中的热点。声学光学双模态结构成像、腔内影像生理学联合成像等多种新兴手段正在改变医师观察、理解病变和决策手术的整个流程，以智能融合为特征的新一代影像学技术将与心血管精准医学共同迎来“黄金”时代。

随着人工智能的加入，心血管影像已具备了自动识别、自动报告、提供治疗建议等特点，在辅助临床医师决策方面形成了初步优势，使心血管疾病的精准介入治疗成为可能。

CTA 也是评估急性缺血性脑卒中等头颈血管相关病变的重要方法。多时相 CTA（mCTA）是一种具有时间分辨力的颅内血管成像技术，广泛用于评估急性缺血性脑卒中者的侧支循环，对预测患者的预后具有重要的意义。mCTA 还可以用于鉴别大动脉狭窄的成因，当动脉出现多节段狭窄时，提示心源性栓塞的可能，有助于排除动脉粥样硬化狭窄，便于治疗方案的选择。能谱 CT 这一新的评估脑血管功能 CT 成像方法可以实现 40~140keV 的瞬时切换，能够从同一幅影像中获得 101 幅不同能量的影像，通过选择最佳能量的影像，可以更加清晰地显示临床上需要观察的解剖结构和病变，并有效降低辐射剂量和对比剂摄入量。此外，能谱 CT 还能够对血管壁斑块进行分析，可以对斑块进行全面综合分析，有效评估斑块组织成分、斑块形状、血管整体形态与血管狭窄程度等。

时间飞跃法 MR 血管成像（TOF-MRA）是目前最常用的非对比增强 MRA 技术。其最大的优势为利用血液的流动增强效应成像，无须使用对比剂，诊断血管狭窄的灵敏度和特异度均很高，但成像效果略逊于 CTA。随着 7.0T MRI 应用于临床，TOF-MRA 的影像信噪比明显提高，可以观察到常规 3.0T MRI 无法显示的豆纹动脉，从而通过测量豆纹动脉的曲率、长度、曲折度等，对微小血管进行定量分析。在对烟雾病等血管畸形类患者的评估中，7.0T TOF-MRA 技术可以发现其中更多的新生毛细血管及容易忽视的微小动脉瘤。相位对比 MRA（PC-MRA）技术可以进一步评估血流速度。目前，PC-MRA 技术也已经实现了 7.0T MR 成像。除了常规的 TOF-MRA 和 PC-MRA 方法外，也有动物试验研究采用 MRI 引导下纳米探针技术对急性缺血性脑卒中动物模型的侧支循环进行可视化评估。近年来，动脉自旋标记（ASL）灌注成像技术也已逐步用于脑血管的评估，主要反映脑血流动力学的特征，可通过采集多个标记点的影像动态显示血管，反映血液逐渐流入组织的过程，从而获得动态血管成像。

HR-VWI 是一种能够无创显示管腔及管壁病变的 MRI 技术，不仅可以弥补传统成像对管腔显示的不足，还因具有较高的软组织分辨力，对斑块的显示也明显优于超声、CT 等检查。在对血管壁的评估方面，3.0T HR-VWI 已经广泛应用于颈部血管及颅内大动脉的一级分支。而 7.0T HR-VWI 能在亚毫米级水平上评估颅内微小血管，如显示豆纹动脉、穿支动脉及颅内主干动脉的远端分支，对这些微小穿支动脉的评估更加有助于探索疾病的发病机制和预后信息。

CT 静脉成像（CTV）是目前评估颅内静脉血管的主要方法，但存在一定的局限性，如需要专人进行后处理、对微小静脉的显示欠佳、受操作人员的经验影响等，因此限制了临床对颅内较小的浅静脉和深静脉的评估。目前临床上用于颅内静脉显示的 MRI 技术包括常规 MR 静脉成像（MRV）和磁敏感加权成像（SWI）。其中，SWI 是一种利用不同物质之间磁敏感性提供增强对比的无创快速 MRI 技术，研究显示 SWI 序列上的静脉成像可以成为脑卒中管理和预防中一个新的影像学标记。

受到 FFR 的启发，不少研究者尝试将类似的概念应用于颅内动脉粥样硬化性狭窄（ICAS）的诊断，提出了血流分数（FF），并证实了其在 ICAS 患者中的可行性。Han 等用测压导丝测量血管狭窄近 - 远端的压力梯度来计算 FF，以远 / 近段压力梯度比值 ≤ 0.70 作为狭窄血管血流动力学异常需支架植入的治疗指征，患者术前与术后的平均压力梯度显著下降。近年来，一种基于颅内动脉造影的 FF 计算技术（angio-FF）显示出了与导丝 FF 的高度一致性，其无需导丝、可即时评估狭窄血流动力学意义的特性，避免了冠状动脉测压导丝因颅内血管迂曲、壁薄等潜在的操作相关并发症风险，使其可能成为一种更好的患者筛选工具。

人工智能在脑血管病方面的研究日趋深入和广泛。越来越多的学者利用深度学习（DL）方法建立各种程序模型，比如一个具有较高准确性的自动分割动脉血管的程序、一种重建高质量 SWI 序列影像的方法等；当然人工智能发展也面临诸多挑战，比如数据来源单一、数据偏移、分布不均等问题；同时，人工智能存在“黑匣子”的特征，无法提供给临床医师和患者可以理解的决策过程。

（二）心电与脑电检查器械

心电图学是研究心脏生物电现象的一门学科。心脏在搏动时，伴有微弱的电活动，且这种电活动略先于机械性搏动。近几年，随着电子信息技术的飞速发展，心电图采集设备性能快速提升，并有小型化、智能化趋势，可穿戴心电监测设备与人工智能诊断技术也成为新的研究领域。

心电学检查器械可分为静态心电图仪、动态心电记录仪（Holter）、心电监护仪和运动心电图机等几类。静态心电图仪可在安静状态下快速测试，能够反映心率和心肌功能情况，判断各种心律失常、心肌病变，提示药物的影响等。动态心电图监护系统可用于相对长程的心电信息记录，多在心脏异常不定时出现且普通心电图检查后不能明确诊断的情况下使用。此外，近年来市场也有长程心电图记录仪，可连续记录 72h 至 1 周的心电信息。植入式的事件记录仪（loop recording）可连续记录 1 年甚至更长时间的心电信息。心电监护仪特点在于可实时监护，在第一时间发现患者心率、心电节律及心电波形的异常，并进行声光报警，提醒医护人员对患者实施救治。运动心电图机在负荷心电图检查时使用。通过运动或其他方式增加心脏的负荷，使心肌耗氧量增加，当负荷达到一定量时，心脏病患者的心肌会出现供血不足，从而诱发出现心肌缺血的症状，在心电图上表现为 ST-T 改变，以此来辅助冠心病、心肌缺血的诊断。

传统心电图仪存在导联较多、导线间易缠绕打结、信号稳定性低及导联接头与皮肤贴合性较差等问题。此外，心电图需要专业医师进行解读，动态心电图信息分析耗时长，且面临受过专业训练的技术人员人手不足的问题。为解决以上问题，近年来心电设备围绕易用性、稳定性、实时性、远程协助、人工智能识别及预测等方向不断涌现各类创新。人工智能通过学习，能帮助医师更好、更快地对心电图做出诊断。目前，美国 FDA 与中国国家药品监督管理局（NMPA）均已批准部分人工智能辅助的心电辅助诊断软件，对特定的心律失常（如心房颤动）能够实现较高的识别率。通过更多的数据积累，有望能够覆盖更多的疾病情况。在动态心电图中，人工智能软件能够帮助医师更快地发现异常心电图形，减少漏诊率，提高诊断效率。人工智能技术为实时的心电图检查、报警提供可能。基于当前的互联网、5G 技术，甚至可实现远程居家心律监测、全天候智能监护及心律管理。结合心电监护和除颤功能的可穿戴设备，通过精准识别致命性心律失常并进行体外除颤，可部分替代 ICD 的功能，挽救患者生命。

人工智能在心电领域的应用促进了一些器械创新发展，包括可植入记录仪和面向消费者的智能手机或支持智能手表的心电图设备。在一些应用方面人工智能促进了心电图的解释和评价功能，例如人工智能技术可能有助于仅从心电图图像识别特定 QT 间期带来的风险。此外，将人工智能技术应用于非人类可解释的见解来改善人口健康的能力，例如仅使用心电图来识别低射血分数的可能，并且有高精确度。

近年来，随着神经介入手术的不断发展，在解决患者病痛的同时，避免术后功能障碍的发生，神经电生理监测与检查越来越多地应用在术中与围手术期的评估。尤其是在复杂脑血管畸形介入手术中，采用体感诱发电位（SSEP）、运动诱发电位（MEP）等监测技术，根据手术病灶位置及分期进行多模态神经电生理技术联合监测，可以对脑血流情况及对应的皮质功能进行监测评估，早期发现可能发生的脑功能损伤，引导手术医师正确选择目标血管，实现治愈性栓塞。

（三）心血管手术评估及指引器械

手术评估及指引器械是利用术前和术中得到的影像学信息，结合计算机技术和手术方案进行手术规划，获得包含手术方法、流程、术式、路径、器械选择等信息，最终实现手术评估和指引的技术器械。

在临床应用方面，手术评估及指引器械伴随医学影像技术和介入医学的迅速发展，目前在介入治疗中用于引导医师开展手术训练、制定手术计划、实时导航手术器械，从而提高手术质量，为患者提供更高效的治疗。手术评估及指引器械根据其影像数据来源和应用场景有不同的分类，大致包括术前影像的模拟指引系统、术前影像的功能学手术评估系统、术中 DSA 实时指引、术中超声指引系统、磁导航、基于电生理的手术指引等。手术规划器械根据应用场景，可以分为基于 3D 打印实体病灶模型的手术规划及训练系统和基于数字重构的个体化虚拟手术规划系统。

目前，全球手术评估及指引器械创新产品在血管介入领域、电生理领域、结构性心脏病领域均有应用，主要包括介入领域的无创医学影像虚拟支架、非 X 射线手术引导导管，电生理领域的三维可视化、磁导航，结构性心脏病无创影像的术前手术评估以及多模态融合手术评估和导航等。例如在心电生理学领域，通过整合多种不同的互补数据对特定患者的治疗进行优化。心律失常患者接受侵入性电生理检查和消融术，术前影像的组合（例如，MRI 评估瘢痕分布、心电图评估心律失常的起源）和术中成像（如心脏内的超声心动图、透视）进行融合和路径规划，可以用来优化手术治疗。

手术评估指引器械和术前规划系统是心血管诊疗技术和产业体系的重要组成部分，通过手术评估指引器械和术前规划系统的应用，可有效缩短复杂的心血管手术时间，提高手术准确性，降低并发症风险。在高质量手术需求日益增加的趋势下，应用前景十分广阔。然而，手术评估指引和规划系统的智能化程度还有待提升，多模态模型构建和导航融合尚不成熟，具体临床路径的深度融合也需要进一步探索。面向未来，手术评估指引和规划系统与智能导管室结合。智能导管室可以提供手术决策、路径规划、术中导航、术后评价的多设备、多模态、多参数融合的方案。结合介入手术机器人整合仿生模拟、实时计算、精准仿真和力反馈等关键技术，将虚实技术进一步融合。我们相信，未来高度智能化的介入生态，使用虚拟手术指引和推演系统能在术中针对不同情况实时、高效地推演最佳应对方案。研发人员也可根据虚拟推演得到的最佳术式，倒推新型手术器械的设计方案，该领域的创新发展有可能会深刻地改变手术模式和医疗生态。

（四）手术作用器械

器械是手术治疗的基础和介质，相较于传统开放性手术，微创手术或者介入手术对于手术器械的依赖性更高。而介入手术目前在心血管疾病诊疗中已被广泛应用，主要包括冠状动脉介入治疗、结构性心脏病介入治疗、外周血管介入治疗、起搏电生理手术、经皮肾动脉交感神经消融及脑血管病介入治疗等。由此，手术作用器械也成为泛血管与医疗器械创新最活跃的领域，其创新与发展在一定程度上决定了医学的进步水平，并且推进了上述手术的更新和迭代。

心血管介入器械的发展经历了 20 世纪 80 年代以前的探索发现期、20 世纪 80 年代至今的快速发展期，以及目前的价值重构拓展期。早期的发展以起搏器与人工心脏瓣膜为代表，至 21 世纪初，以支架及相关辅助器械为代表的冠状动脉介入产品极大地推动了介入心脏病学的发展，之后，则进入结构性心脏病和经皮肾动脉交感神经消融术的飞速发展时期。冠状动脉介入治疗是介入心脏病学发展的重要里程碑，自 1977 年德国医生 Andreas Gruentzig 在瑞士苏黎世大学进行首例经皮腔内冠状动脉成形术（PTCA）以来，冠状动脉介入发展经历了球囊扩张、金属裸支架、药物洗脱支架和生物可降解支架等数个时期，其中药物洗脱支架时期，又在药物、涂层、材料方面呈现出多阶段快速发展。围绕支架植入、球囊（包括普通球囊、特殊球囊、药物球囊等）、微导管等手术辅助器械，腔内影像及功能学评价工具等亦出现同期高速发展。生物可降解支架的发展在一定程度上代表了冠状动脉介入治疗发展的创新方向，但在一定时期内还将面临材料学发展及技术发展的桎梏。结构性心脏病学是介入心脏病学的代表亚专业之一，在经历早期的先天性心脏病治疗后，近年来进入瓣膜置换的快速发展期。瓣膜置换术可经外周血管或心尖部途径，通过腔内导管将人工瓣膜输送到对应瓣膜位置释放，进而达到置换病变瓣膜的目的，目前主要集中在主动脉瓣和二尖瓣领域。起搏电生理主要针对缓慢性心律失常或快速性心律失常，进行起搏器植入或电生理检查及射频消融术，进而达到人工起搏或阻断快速性心律失常传导束和起源点目的的介入性技术。近年来的发展主要集中在心脏再同步化治疗（CRT）、无导线起搏器和冷冻消融及脉冲电场消融治疗。经皮肾动脉交感神经消融术是近年来围绕高血压介入治疗的创新技术，通过微创导管技术将消融导管、球囊等器械置入肾动脉内，采用射频、超声或冷冻能量或者酒精化学等技术阻断位于肾动脉外膜上的交感神经纤维，进而达到治疗高血压的目的。在经历早期的“滑铁卢”后，通过消融方式与交感神经定位方式的改进调整，近年来重新进入快速发展期，但长期效果还有赖于进一步临床验证。

国内在手术作用器械方面，进入了多样化的快速发展时期，热点产品也由早期的支架、先天性心脏病封堵器扩延到腔内影像及功能诊断仪器、起搏器、结构性人工瓣膜等。创新发展在不断进行。新材料的应用促进了创新发展，支架方面，聚乳酸、可降解镁合金、铁合金、锌合金都在泛血管领域进行不断探索；瓣膜方面，耐久性的干瓣技术和多聚合物瓣膜是创新的热点；可降解的先天性心脏病封堵产品不断应用于临床。能量技术赋予原来器械新的功能，震波球囊、脉冲电场消融、冷冻消融技术、超声能量等声光电气相关产品结合既往球囊、导管、导丝产品上产生新的应用。智能器械的探索，在支架、瓣膜、分流器等加入可以监测压力、血流或者其他生理信息的传感，可以实时监测机体和植入器械的状态。泛血管疾病研究带来新的应用，对心力衰竭器械、瓣膜病救治等方面的探索促进了疾病治疗。此外，人工智能相关技术的应用，促进了研发、应用和评价。

脑血管介入相较于心血管介入起步晚，但发展迅速。1974 年，苏联医生 Serbinenko 发明了可脱球囊，闭塞颈动脉以治疗创伤性颈内动脉海绵窦瘘（CCF），开创了神经介入治疗的先河。1978 年 BALT 公司发明 magic 微导管，利用血流和金属丝控制微导管，并被首次用于神经介入。1991 年，意大利神经外科医生 Guglielmi 教授发明了电解可脱式弹簧圈（GDC），并在同年首次报道 GDC 栓塞治疗颅内动脉瘤。GDC 的发明是神经介入发展的里程碑，是对脑血管病治疗理念的一次突破、革新和再认识。随着材料学与精密加工技术的不断进步，陆续出现水膨胀弹簧圈、带纤毛弹簧圈、可降解弹簧圈等。解脱方式包括水解脱、机械解脱、电解脱、热传导解脱等技术。Wallstent、Neuroform 等各种类型支架的研发使得神经介入治疗的适应证不断拓展，手术成功率不断提升。血流导向装置改变了颅内动脉瘤血管内治疗的理念，将以往的囊内栓塞转向载瘤动脉重建，成为动脉瘤治疗的又一次理念革新。2000 年之后，Solitaire 机械取栓方式的出现改变了急性脑血管疾病治疗现状，促使神经介入在更大范围内推广，以取栓手术为主要术式的缺血类创新技术快速发展。

（五）手术辅助器械

手术辅助器械，如指引导管、各种导引导丝和微导管，以及手术机器人、循环辅助装置的使用，也会对介入治疗的成功率产生重要影响。这些辅助器械相当于医师肢体或患者器官功能的替代和延伸。根据产品的应用角度和临床作用，手术辅助器械可大致分为以下几大类：①延伸医师的手，如导引导丝、导管、血管鞘和缝合器等产品；②拓展医师的视觉功能，如各类内镜、DSA、术中超声设备等；③辅助医师制定治疗方案或决策，如各种智能化与自动化系统（手术导航系统和手术机器人）；④术中患者生理功能的替代，如循环辅助装置。

泛血管动脉介入治疗中，能提供强力支撑的指引导管、针对不同病变设计的导引导丝和通过性良好微导管对于手术成功率的重要性不言而喻。此外，某些特殊的器械，如可调弯导管，也在特定病变中发挥着重要作用。用于血管通路的辅助器械，如血管鞘、血管缝合器等，则保证了血管入路的安全性。在进行介入治疗过程中的保护类器械，TAVR、颈动脉介入治疗的脑保护装置减少相关并发症。

近年来，根据临床需要的各种型号指引导管也是创新的热点。更出色的通过性和临床效果，带来更好的临床体验。

脑血管介入治疗中，血管迂曲是神经介入治疗的一个挑战。Bendit Technologies 开发出具有独特弯曲和扭转能力的柔性可转向微导管，初步临床经验证实在具有挑战性的神经介入治疗中有助于取得手术成功。

血管介入手术机器人是近年心血管领域的一个创新热点。其原理是利用机器人高精度、可远程操作的控制技术特点，由医师操控设备控制端，进而控制床旁机器人操作导管、导丝、球囊导管和支架，通过人机交互的方式完成介入手术操作。血管介入机器人现阶段临床证据证明有效降低医师劳动强度和职业暴露风险。受限于目前泛血管介入治疗器械（导管、导丝、球囊和支架等）的设计特点和介入治疗手术的过程特殊性，血管介入机器人尚未能像外科手术机器人那样发挥出最大的效能。西门子在 2023 年 5 月 11 日宣布结束血管介入机器人 Corindus 用于心脏病 PCI 手术，该产品被调整为“研发型项目”。国产研发的泛血管介入机器人在操作上和流程上体现了优势，目前在探索临床研究中。未来技术的迭代完善，有望进一步提升介入机器人的手术效率和质量，并在人工智能、大数据、5G 传输、AR/VR、智能耗材的赋能下，开创一个全新的时代。此外，集合介入机器人领域智能介入生态系统的创新有望成为下一个风口级的机会，引发上下游相关产品生态格局的变化，引发器械设计的革命性改变，推动行业格局的变化。

随着人口老龄化和国人寿命延长，CHIP（冠状动脉疾病复杂、高危但有介入治疗指征）患者将越来越多。如何对这部分患者进行治疗和管理，将为介入心脏病学带来新挑战。针对心源性休克、CHIP 患者的介入治疗，首先面对的挑战是如何维持稳定而有效的循环功能。目前常见的机械循环支持（MCS）设备包括外周 MCS（IABP、VA-ECMO、Impella、TandemHeart）和体外左心室辅助装置（LVAD）。LVAD 操作复杂，通常由外科医师完成。TandemHeart 因有丰富的配套耗材而具有良好的扩展性，但受限于经房间隔的创伤性、溶血、外周血管损伤和下肢缺血等并发症，患者无法进行长时间使用，且该产品也未进入国内。

目前介入医师更为关注的是 IABP、VA-ECMO 和 Impella。IABP 操作简便、价格适中，在介入治疗中最为常用。但 IABP 不能主动增加心排血量，对灌注的贡献也不到 2L/min。IABP Shock Ⅱ研究显示 IABP 不会改善 CHIP 患者 30 天死亡率，指南也调低了对 IABP 的推荐等级。VA-ECMO 能提供较为完备的心肺功能支持，2020 年我国使用量已超过 6 000 台。但该设备价格昂贵，血栓发生率高，护理难度大，上述种种均限制了其使用。目前，国内也有厂家致力于 ECMO 设备的国产化，很快将有产品获批上市，预计将带来价格的大幅降低。Impella 是一种产生连续流的微型轴流泵，多个型号和流量的产品已经获得美国 FDA 和欧盟 CE 批准用于 MCS。和 IABP 相比，Impella 能提供更有效的血流动力学支持且生存率提升。Impella 与 VA-ECMO 联合应用于严重心源性休克患者时能提供更好的左心引流效果。2023—2024 年，美国 FDA 多次针对 Impella 的警告，在与 TAVR 器械的相互作用以及导致心脏穿孔的风险，让我们必须关注器械应用严谨的适应证和操作流程。同时 Impella 在心源性休克中的阳性结果，也让临床针对心源性休克的治疗提供了更多的选择。目前，国内有数个厂家正致力于研发类似的轴流泵，进入临床评价阶段。未来研发中，更小尺寸、更大流量、更好血液相容性、更长支持时间的器械是关注的热点。

（六）康复随访器械

泛血管疾病大部分是长期慢性疾病，需要患者终身随访、康复和预防，院内和居家康复结合是必然趋势。目前心血管疾病康复主要指通过器械监测人体心血管疾病相关指标（如血压、血氧、心率、心律等），对人体健康状态进行综合分析与评估，从而使得诊断医师通过综合的信息对患者进行判断，并做出精准的康复治疗方案。与此相关的创新器械，主要包括用于康复治疗或监测的物理设备和用于评估人体健康状态的分析系统（或方法）。

目前推行的院内运动康复的确能提高患者危险因素的控制率，降低疾病的再发率和病死率。但由于交通、经济、时间等各方面的因素，并不能广泛推广。因此，居家心脏运动康复与院内康复结合是必然趋势。互联网时代和智能时代的快速发展，为居家运动及康复提供了有力的前景和平台，与远程心电监测的结合使居家运动康复不仅安全而且能够提高有效性。心脏康复模式正在从传统的医院心脏康复模式，逐渐向院内外康复融合模式发展。目前心脏康复有以下几个方面是着重发展的方向。

1. 院内心脏康复　院内Ⅰ期和Ⅱ期康复的整体把控，宣教心脏康复理念。

2. 全面、精准的评估　从心血管专病特点、危险因素、生活行为、运动能力等几个维度，为每位患者量身定做心脏康复处方，包括体外震波、体外反搏及运动处方等。

3. 居家康复　①提高远程监测的准确性和实时性，优化智能化分析和判断技术，通过对大量待分析心电监测数据的正确解读和及时反馈，可以实现居家的疾病快速自助筛查。②提高心电监测设备形式的便利性、可实用性及持久性，比如心率带、可穿戴式背心、智能手表等。③提高心电监测信息的完整性，如通过单导联、多导联或十二导联技术，提供心率、心律失常和/或心肌缺血疾病的监测等。④实现更多生命体征的监测，比如血压、血氧等；完成数据回馈，并根据数据给予正确的指导。⑤结合 APP 软件管理，在远程心电监测的基础上，给予包括远程治疗方案调整及生活方式干预等在内的整体心脏康复管理方案。

4. 提高院内康复的精准性，保障院外康复的广泛普及。在互联网、智能化、大数据平台辅助手段的带动下，心脏康复将迈入智能健康时代。作为远程医疗和移动家庭保健系统的诊断监护终端，可穿戴心电监测系统未来可期。

可穿戴的生命健康监测是心脏康复的一部分，同时对疾病筛查、评价、预防也是重要内容。未来生命传感材料的进步，基于互联网、5G 技术的远程居家心律、血压、血糖等生命信息的简便无感监测、全天候智能监护以及管理。基于传感信息集合治疗系统也在探索，例如监测血糖结合胰岛素注射，监测室性颤动结合除颤功能的可穿戴设备。基于生命信息监测的数字孪生进行随访和预警也是重要方向（表 4-9-1）。

表 4-9-1　泛血管医疗器械创新总结

类型	创新判断	创新方向
影像学检查器械	作为临床获取信息最为重要的手段之一，精准化、快速化、智能化是影像学发展的天然方向。一方面，以深度神经网络为代表的人工智能正与心血管影像技术强烈耦合；同时，远程数据传输也将赋予影像智能化设备对医疗资源不均衡的补足作用。另一方面，心血管影像技术彼此之间的融合趋势日益明显，腔内影像和功能生理学的融合成像也将是未来的发展热点。以智能融合为特征的新一代影像学技术将与心血管精准医学共同迎来“黄金”时代	腔内影像和功能生理学的融合成像：由 CCTA 和 FFR 结合而来的 FFR-CT 技术，联合应用 CCTA 和管腔内密度衰减梯度（TAG）评估冠状动脉功能性狭窄的技术，新一代的“Revolution CT”成像系统，无创 CCTA，心脏 T_1、T_2 mapping 及 DTI 技术，4D-Flow 技术，基于造影的冠状动脉功能生理学评估方法（如 QFR、caFFR），非充血的冠状动脉功能生理学评估方法（如 iFR、RFR） 声学光学双模态结构成像：将 IVUS 和 OCT 整合到一根成像导管上的融合成像技术，如基于 IVUS/OCT 的近红外光谱成像（NIRS）、显微 OCT（microOCT） 以智能融合为特征的新一代影像学技术：人工智能与心血管影像技术强烈耦合，催化了 CT-FFR、VH-OCT 等诸多成果，远程数据传输也将赋予影像智能化设备对医疗资源不均衡的补足作用

续表

类型	创新判断	创新方向
智能生命监测器械	以心电学和高血压监测为代表的检查器械围绕易用性、稳定性、实时性、远程协助、人工智能识别及预测等方向不断涌现各类创新 人工智能应用主要集中在大数据分析、可穿戴设备、影像分析等方面	基于互联网、5G技术的远程居家心律、血压、血糖等生命信息的简便无感监测、全天候智能监护以及管理 生命信息监测设备，结合降低血糖和除颤功能的可穿戴设备 基于生命信息监测的数字孪生进行随访和预警
手术评估及指引器械	手术评估指引和规划系统需要将虚实技术、数字仿真等技术进一步融合。高度智能化的虚拟手术指引和推演系统能在术中针对不同情况实时高效地推演最佳应对方案、推演最佳术式，倒推新型手术器械的设计方案，有助于深入了解器械在体内的生物系统的本质和行为。该领域的创新发展有可能深刻地改变手术模式和医疗创新生态	需突破仿生模型、实时计算、精准仿真和力反馈四项关键技术 高度智能化的虚拟手术指引和推演系统 倒推新型手术器械的设计方案 动脉瘤生长破裂风险预测 急性缺血性脑卒中取栓预后预测
手术作用器械	发现新的理论和临床应用痛点，为泛血管介入治疗增加附加值的器械，进一步改善患者的预后	冠状动脉介入治疗器械：生物可降解支架、药物涂层球囊等“介入无植入”理念器械 结构性心脏病介入器械：主动脉瓣、二尖瓣、三尖瓣、肺动脉瓣领域。可降解材料在封堵器械中应用 起搏及电生理等手术器械：心脏再同步化治疗（CRT）、无导线起搏器、冷冻消融及脉冲电场消融治疗器械、经皮肾动脉交感神经消融器械 心力衰竭器械：人工心脏、临时循环辅助治疗、分流装置、心脏收缩调节治疗（CCM）、颈动脉窦压力感受器刺激（BAT）、自主神经调节（ART）、内脏神经消融治疗（SAVM）、心肌内注射和心肌补片 颅内动脉瘤介入器械：瘤内扰流装置、涂层血流导向装置、分叉部动脉瘤辅助装置、神经介入机器人 脑积水介入器械：新型微创血管内脑脊液分流装置
手术辅助器械	国产导管、导丝等将会成为市场的主导，血管介入手术机器人是近年心血管领域的一个创新热点	导管、导丝：国产导管、导丝等将会成为市场的主导，部分复杂病变如慢性完全闭塞病变（CTO）的工作导丝与国外产品相比仍有较大差距。智能化的辅助器械。大口径微导管和大直径微导丝的研发；“零交换”输送型球囊扩张导管的研发 介入机器人：人工智能（AI）、大数据、5G传输、AR/VR的赋能将介入机器人的手术效率和质量提升，并有望引发上下游相关产品生态格局的变化及器械设计的革命性改变

三、泛血管医疗器械创新的未来

1. 临床需求是医学创新的出发点和落脚点，构建以临床为导向的有组织创新生态是未来方向　作为临床需求的提出者、医疗创新的发明者、技术发展的协助者、临床试验的执行者和产品上市后的使用者，医师在泛血管医疗器械创新中的作用和价值贯穿始终。纵观历史，医疗器械的重要创新突破都离不开医师的贡献。构建医院、高校、企业、政府不同部门相互协作，医、工、研专业知识融合，在企业转化形成产业的创新生态是重要内容。秉承“医生挖掘临床需求、医工研结合创新产品、企业赋能转化、为患者服务”的理念，在医院、高校、产业、政府中组织泛血管医疗器械创新的产学研用体系。在创新人才培养、知识产权保护体系、医工融合模式、政策支持、资金引导、企业协同发展等方面进行探索，在创新生态每个环节赋能，形成医学科技创新新质生产力，为医学科技创新持续健康发展提供示范模板。

2. 多要素协同发展，注重基础理论的突破和科技成果的进展　泛血管医疗器械的创新研发与转化需要融合创新科技的发展。医学研究中的创新理论、生命科学领域的重大发现、相关领域的重要进展与临床需要相结合，进行原始创新或者赋能既往器械是创新未来的学科方向。

3. 人工智能赋能创新　人工智能是泛血管医疗器械创新的重要内容。人工智能在临床诊疗路径建立、决策支持、影像图像分析、病案资料提取、基础理论研究、器械研发设计评级、临床研究、生命信息评价等方面均可以通过数据化智能分析，产生疾病诊断、评估、治疗和康复的全链条的智能化工具，赋能和促进泛血管器械创新发展，为患者提供有效的治疗工具和技术。

（裴志强　沈　雳）

推荐阅读

［1］MULLER J, MADDER R. OCT-NIRS imaging for detection of coronary plaque structure and vulnerability [J]. Front Cardiovasc Med, 2020, 7: 90.

［2］WAKSMAN R, DI MARIO C, TORGUSON R, et al. Identification of patients and plaques vulnerable to future coronary events with near-infrared spectroscopy intravascular ultrasound imaging: A prospective, cohort study [J]. Lancet, 2019, 394 (10209): 1629-1637.

［3］NISHIMIYA K, TEARNEY G. Micro optical coherence tomography for coronary imaging [J]. Front Cardiovasc Med, 2021, 8: 613400.

［4］LI C, YANG J, DONG S, et al. Multicenter clinical evaluation of a piezoresistive-MEMS-sensor rapid-exchange pressure microcatheter system for fractional flow reserve measurement [J]. Catheter Cardiovasc Interv, 2021, 98 (2): E243-E253.

［5］TU S, WESTRA J, ADJEDJ J, et al. Fractional flow reserve in clinical practice: From wire-based invasive measurement to image-based computation [J]. Eur Heart J, 2020, 41 (34): 3271-3279.

［6］LI J, GONG Y, WANG W, et al. Accuracy of computational pressure-fluid dynamics applied to coronary angiography to derive fractional flow reserve: FLASH FFR [J]. Cardiovasc Res, 2020, 116 (7): 1349-1356.

[7] AI H, ZHENG N, LI L, et al. Agreement of angiography-derived and wire-based fractional flow reserves in percutaneous coronary intervention [J]. Front Cardiovasc Med, 2021, 8: 654392.
[8] KOMINIS I K, KORNACK T W, ALLRED J C, et al. A subfemtotesla multichannel atomic magnetometer [J]. Nature, 2023, 422 (6932): 596-599.
[9] MARGARITA E P, REARSON C L, KAZAN V M, et al. A 90-second magnetocardiogram using a novel analysis system to assess for coronary artery stenosis in Emergency department observation unit chest pain patients [J]. Int J Cardiol Heart Vasc, 2020, 26: 100466.
[10] NEUMANN F J, SOUSA-UVA M, AHLSSON A, et al. 2018 ESC/EACTS Guidelines on myocardial revascularization [J]. Eur Heart J, 2019, 40 (2): 87-165.
[11] PATEL T M, SHAH S C, SAMIR B P. Long distance tele-robotic-assisted percutaneous coronary intervention: A report of first-in-human experience [J]. EClinicalMedicine, 2019, 14: 53-58.
[12] LI H, WANG X M, HAO G Y, et al. Comparative study of multi-phase CTA and sing-phase CTA in evaluating collateral status in patients with acute ischemic stroke [J]. J Clin Radiol, 2020, 39: 2375-2379.
[13] LOU X, MA X, LIEBESKIND D S, et al. Collateral perfusion using arterial spin labeling in symptomatic versus asymptomatic middle cerebral artery stenosis [J]. J Cereb Blood Flow Metab, 2019, 39 (1): 108-117.
[14] LYU J, MA N, TIAN C, et al. Perfusion and plaque evaluation to predict recurrent stroke in symptomatic middle cerebral artery stenosis [J]. Stroke Vasc Neurol, 2019, 4 (3): 129-134.
[15] XU L, WANG R, LIU H, et al. Comparison of the diagnostic performances of ultrasound, high-resolution magnetic resonance imaging, and positron emission tomography/computed tomography in a rabbit carotid vulnerable plaque atherosclerosis model [J]. J Ultrasound Med, 2020, 39 (11): 2201-2209.
[16] KILLER-OBERPFALZER M, CHAPOT R, ORION D, et al. Clinical experience with the bendit steerable microcatheter: A new paradigm for endovascular treatment [J]. J Neurointerv Surg, 2023, 15 (8): 771-775.

第五章

泛血管疾病的综合管理

第1节 泛血管疾病综合管理概述

泛血管疾病是一类影响全球数亿人口健康的全身性疾病，包括冠心病、脑卒中、周围血管疾病、静脉疾病、微血管疾病等。这些疾病不仅给患者带来身体上的痛苦，还给社会和家庭带来沉重的经济负担。因此，深入了解、诊治并预防泛血管疾病，对于提高人们的生活质量、降低死亡风险和减少医疗负担具有重要意义。但由于目前的分科而治的专科医疗体系，泛血管疾病管理呈碎片化。2019年发布的《泛血管疾病综合防治科学声明》提出系统性防治和血管病变的针对性干预相结合，强调多学科合作和跨学科整合的理念。基于此形成的新型管理模式，包括了理论、共识、方案、流程、技术、培训教育等防治体系。

本章将详细介绍泛血管疾病综合管理方案，包括泛血管疾病综合管理的定义、科普方案、早期预防方法、筛查对象和内容、系统性风险评估、综合性治疗策略、随访方案及未来展望，帮助读者掌握泛血管疾病从预防到康复管理的各个环节，为泛血管健康管理提供实用的指导。同时为了推动医疗机构高效整合泛血管疾病诊治相关学科资源，完善院内外患者接诊和转诊流程，在国家放射与治疗临床医学研究中心指导下，苏州工业园区东方华夏心血管健康研究院在胸痛中心、房颤中心、心衰中心、高血压达标中心、心脏康复中心、心脏瓣膜病介入中心成功经验的基础上，推动医院建设泛血管疾病管理中心（pan-vascular management center，PVMC）。

PVMC的定位和目标：PVMC是进行血管病变筛查、总体血管风险评估、系统性治疗方案制定、专科转诊、多学科联合协作和随访的整合平台，并非独立的临床科室。PVMC的目标是针对已确诊为动脉粥样硬化性疾病或者具有主要危险因素的人群启动早筛、早诊、早治和长期随访的全链条管理，以降低泛血管疾病发病率与病死率。

PVMC启动建设需具备以下基本条件：①医院管理层了解PVMC建设的意义，明确承诺支持PVMC建设，并为PVMC的建设和发展提供场地、人力、资金、流程优化、院内外协调等方面的行政支持。②医院需成立PVMC组织机构，包括心血管、脑血管、外周血管、微血管等血管疾病诊治科室及健康管理科室和影像科、超声科、信息科、医务科等多学科参与的PVMC委员会。有条件的医院增配专职医务人员、管理人员、辅助科室和相关科室临床医技人员。③逐步制定和完善PVMC管理制度，至少包括数据库管理制度、运营管理会议制度、培训制度、持续质量改进制度、泛血管综合门诊排班制度、多学科协作诊治制度、随访管理制度、绩效考核与分配制度等。

PVMC 的建设标准：①医院开展血管疾病评估所需的检验检查项目，包括但不限于身高、体重、BMI、腰围、四肢血压、血脂、血糖、血常规、肝肾功能、同型半胱氨酸、高敏 C 反应蛋白、心电图、超声心动图、尿微量白蛋白、hs-cTn、BNP/NT-proBNP、脉搏波传导速度、ABI、眼底血管照相、血管超声（颈部、腹主动脉、下肢动脉）、外周动脉 CTA、冠状动脉钙化积分、冠状动脉 CTA、头颅 CT/MRI、头颅 CTA/MRA；②设立泛血管疾病综合门诊，按照临床信息和检查结果评估患者的总体心血管事件风险和血管病变情况，按照诊治流程实现转诊与多学科协作诊治，开展综合和专科相结合的治疗（图 5-1-1）；③采用数字化手段辅助临床决策和诊疗路径实施，按照危险分层和疾病特点开展定期的随访复查，并记录随访复查的结果；④及时填报病例数据，需符合苏州工业园区东方华夏心血管健康研究院泛血管疾病管理中心总部发布的数量和质量要求，为泛血管疾病评估、诊治和慢性病管理提供依据，同时为中心建设的验收和常态化质控提供支撑。

功能	心脏超声检查	动脉硬化检查	眼底照相检查	心电图检查	身高、体重和血压测量	采血	分诊台	候诊区
诊室号	12	10	8	6	4	2		
走廊								
诊室号	11	9	7	5	3	1	患教区	
功能	血管超声检查	糖尿病专家诊室	外周血管专家诊室	脑血管专家诊室	心血管专家诊室	泛血管综合门诊		

图 5-1-1　泛血管中心一站式管理场地规划示意图

第 2 节　泛血管疾病综合管理的定义

泛血管疾病综合管理是指对患者进行全面的心血管风险评估和危险分层，对系统性因素进行整体防控，强调多学科合作和跨学科整合，为患者提供全面的综合预防和治疗，主要涉及对泛血管疾病的预防、筛查、全面评估、治疗，以及长期的病情监控。这个概念强调了以患者为中心的系统性评估和综合管理，目的是降低终点事件率和提高患者的生活质量。总体风险评估是综合防治的前提和基石。

泛血管疾病是一组以动脉粥样硬化为共同病理特征的系统性血管疾病，主要危害心、脑、肾、四肢等重要器官。由于人体的血管是一个整体，一处发生动脉粥样硬化，其他部位也可能会发生病变。因此，泛血管疾病管理将全身血管视作整体，对血管衰老和动脉粥样硬化病变进行系统性评价和综合管理。

在泛血管疾病综合管理中，医疗机构通过建立标准化泛血管疾病综合管理平台，采用多学科合作的方式，将血管性疾病相关科室的患者和高危人群纳入统一的筛查路径。这种管理方式为患者提供一站式的诊治，包括早筛、早诊、全景式评估、计算泛血管衰老指数或健康指数等。同时，整合综合性治疗策略和专科转诊流程，重视长期随访，以逐步完善覆盖泛血管疾病全周期的科学管理模式和体系。

总的来说，泛血管疾病综合管理是一个全方位、全病程、多学科的过程，旨在通过系统性评估和个体化治疗，降低泛血管疾病的风险，提高患者的生活质量。

第3节　泛血管疾病的科普

如前文所述，泛血管疾病涉及人体多个重要器官和血管系统，并且需要通过创新的疾病管理模式进行综合管理，因此泛血管疾病的科普教育具有重要意义。首先，面向公众科普泛血管疾病的基础知识，可以提高公众对血管健康的重视程度，同时让公众更加了解血管系统的重要性，认识到不良生活习惯、环境因素等对血管健康的影响，以及高血压、高脂血症、糖尿病、吸烟、遗传等危险因素的危害，从源头进行控制，采取相应的预防措施，定期体检，从而降低泛血管疾病的发生率。其次，面向血管诊治相关医务人员科普泛血管疾病的概念与治疗相关专业知识，可以提高医务人员对泛血管疾病的认识和理解，促进多学科协作，从而提高诊疗水平和效果。

各医疗机构在泛血管疾病的科普方面扮演着至关重要的角色。以下是一些建议，以帮助医疗机构有效地进行泛血管疾病的科普工作。

1. 在院内组建专业的科普团队　医疗机构应该组建一支由心血管、脑血管、外周血管、眼底微血管、糖尿病等相关疾病专业医师、护士和健康教育专家组成的科普团队。这支团队应具备丰富的医学知识和教学经验，能够准确、生动地传达泛血管疾病的相关知识。

2. 制定科普计划　医疗机构应根据目标受众的需求和兴趣，制定详细的科普计划。具体包括选择合适的科普主题、确定科普形式和内容、设定科普时间表和地点等。

3. 采用多种科普形式　医疗机构可以通过举办讲座、研讨会、健康咨询会等形式，向公众传递泛血管疾病的知识。此外，还可以利用网络平台（如医院官网、微信公众号等）发布科普文章、视频等，以便更多人了解泛血管疾病。

4. 科普内容强调预防和治疗　在科普过程中，医疗机构应强调泛血管疾病的预防和治疗方法。具体包括倡导健康的生活方式、控制危险因素（如高血压、糖尿病、高血脂等）、定期进行体检等。同时，也应介绍泛血管疾病的常见症状、诊断方法和治疗手段，以便公众在出现相关症状时及时就医。

5. 与社区合作　医疗机构可以与周边社区合作，共同开展泛血管疾病的科普活动。例如，可以在社区中心、学校、企业等场所举办讲座或健康筛查活动，提高公众对泛血管疾病的认知度。

6. 培训医务人员　医疗机构还应加强对医务人员的培训，提高他们的泛血管疾病知识水平。这有助于医务人员在临床工作中更好地为患者提供科普教育和健康指导。

7. 定期评估科普效果　医疗机构应定期对科普活动的效果进行评估，以便了解科普工作的成效和不足之处。这有助于医疗机构调整科普策略，提高科普工作的质量和效果。

总之，医疗机构在泛血管疾病的科普方面应发挥积极作用，通过多种形式和渠道向公众传递准确、生动的医学知识，提高公众对泛血管疾病的认知度和防范意识。

第 4 节　泛血管疾病早期预防方法

早期预防对于减少泛血管疾病的发生和发展具有重要意义。以下是一些泛血管疾病的早期预防方法。

1. 健康饮食　保持均衡的饮食，摄入足够的蔬菜、水果、全谷物、优质蛋白质和健康脂肪。减少高盐、高糖、高脂食物的摄入，以降低高血压、高脂血症和糖尿病等泛血管疾病的风险。

2. 规律运动　在医生的指导下定期进行有氧运动，如散步、游泳、慢跑等，可以增强心血管功能，降低血压和血糖水平，提高身体素质。

3. 控制体重　保持健康的体重范围，避免肥胖。肥胖是泛血管疾病的重要危险因素之一，减轻体重可以降低血压、血脂和血糖等指标。

4. 戒烟限酒　吸烟和过量饮酒都会对血管造成损伤，增加泛血管疾病的风险。建议戒烟限酒，避免对血管造成进一步损害。

5. "三高"控制　高血压、高血糖和高血脂是泛血管疾病的重要危险因素。定期监测血压、血糖和血脂，使其保持在正常范围内，可以减少泛血管疾病的发生。

6. 心理健康　保持积极乐观的心态，减轻心理压力和焦虑情绪。心理健康与身体健康密切相关，良好的心理状态有助于维护血管健康。

泛血管疾病的早期预防需要综合考虑多个方面，包括饮食、运动、体重控制、戒烟限酒、血压血糖控制和心理健康等。通过实施这些预防措施，可以有效降低泛血管疾病的风险，提高生活质量。同时，定期进行体检和筛查，及时发现和治疗泛血管疾病，也是维护血管健康的重要手段。

第 5 节　泛血管疾病的筛查

泛血管疾病筛查对于预防和治疗泛血管疾病具有重要意义，可以帮助医师及早发现疾病、及时干预、评估风险和制定个性化治疗和随访方案，从而提高患者的生活质量和预后。

一、筛查的目的

1. 在危险因素评分基础上结合血管病变的范围和程度，完善系统性风险评估，进行个体化危险分层，开展精准治疗。

2. 发现亚临床动脉粥样硬化病变，及早启动相应的治疗和预防方案以阻止或延缓斑块进展，如有阳性发现，也有助于提高患者的依从性。

3. 早期发现无症状的严重病变，开展多学科综合管理，降低心血管事件的发生风险。

二、筛查的对象

对年龄>40岁的成人进行危险因素筛查有助于管控高血压等危险因素，从而阻止或延缓血管病变的进展。目前尚不支持对整体人群开展血管病变的筛查，但特定人群能从血管病变的筛查中获益。适合进行泛血管筛查的人群如下：①有主要血管危险因素，包括早发心血管疾病家族史、家族性高胆固醇血症、吸烟、高血压、糖尿病、高脂血症、肥胖；②确诊的ASCVD，包括急性冠脉综合征、心肌梗死史，稳定或不稳定型心绞痛，冠状动脉或其他血管重建，脑卒中，短暂性脑缺血发作，PAD（包括主动脉瘤），以及冠状动脉造影、颈动脉超声和CTA发现的动脉粥样硬化斑块。

三、筛查的项目

综合考虑风险评估的要求、临床筛查的覆盖面和卫生经济成本，泛血管疾病的筛查分为基础筛查和补充筛查，具体如下。

（一）基础筛查

泛血管疾病基础筛查是一项针对高危人群的初步筛查项目，其目的是为泛血管疾病患者的危险分层提供基础数据支持。该筛查项目涵盖多个方面，包括BMI、血压，以及包含血糖、血脂、同型半胱氨酸水平在内的生化指标的检测。此外，还包括动脉硬化检测、十二导联常规心电图检查、眼底照相、超声心动图检查和血管超声检查等。通过这些筛查项目的综合评估，医师可以更准确地了解受检者的血管健康状况，从而及时发现潜在风险并采取相应的干预措施。这对于预防和治疗泛血管疾病具有重要意义，有助于提高患者的生活质量和改善预后。因此，对于存在相关风险的人群，建议定期进行泛血管基础筛查，以便及时发现并处理潜在的健康问题。

1. BMI计算　BMI是一种常用的衡量人体肥胖程度和是否健康的重要标准，可以帮助个体了解自己的营养状况和健康风险，计算公式：BMI=体重 ÷ 身高^2（体重单位为kg，身高单位为m）。其测量的意义如下：①评估营养状况：BMI可以帮助医师和其他健康专业人士评估一个人的体重是否健康，过重或过轻，从而了解其营养状况。②预测健康风险：BMI与多种疾病的风险有关，如心血管疾病、糖尿病、高血压等。通过测量BMI，可以预测个体患这些疾病的风险。③指导健康管理：根据BMI测量的结果，个体可以制定适合自己的健康管理计划，如调整饮食、增加运动等，以达到理想的体重和健康状况。测量BMI时应注意以下事项：①测量BMI时，需要确保身高和体重的测量准确无误，建议使用标准的测量方法和工具进行测量；②BMI虽然是一个常用的衡量肥胖程度的指标，但它并不能完全反映个体的身体成分和健康状况，因此，在评估个体的健康状况时，还需要结合其他指标（如腰围、体脂率等）进行综合评估；③对于一些特殊人群，如妊娠期女性、术后康复者、身体残疾等，BMI可能并不适用，这些人群需要在医师的指导下进行健康评估。

2. 血压测量　血压测量是评估心血管健康状况的重要手段之一，它可以帮助评估个体的心血管健康状况，诊断高血压、低血压等心血管疾病，以及观察抗高血压疗效等。血压测量适用于广大人群，特别是那些已经确诊或疑似患有心血管疾病的人群，如老年人、肥胖者、糖尿病患者等。在进行血压测量时，需要注意以下几点：①测量前准备：被测量者应在测量前30min内避免吸烟、喝浓茶或咖啡等刺激性饮料，并排空膀胱。在测量前至少休息5min，以保持全身放松的状态。②测量环境：测量血压的环境应安静、温度适当，以消除紧张、焦虑、疼痛等对血压的影响。③测量方法：测量血压时，被测量者应采取坐位或卧位，手臂伸直、放松，手掌向上，不要说话。血压计的袖带宽度应覆盖上臂长度的2/3，同时袖带长度需达上臂周径的2/3。充气压迫时间不宜过长，以免引起全身血管出血反射性收缩而使血压升高，影响测量结果。④测量时间：血压具有波动性，因此在不同时间点测量血压可能会得到不同的结果。为了准确评估血压水平，建议在每天血压较高的时段进行测量，如清晨起床后、服抗高血压药和早餐前、排尿后等。同时，也应定期测量双上肢及四肢血压和不同体位（立、卧位）血压，以全面了解个体的血压状况。⑤记录结果：每次测量血压后，应详细记录测量日期、时间、血压读数等信息，以便医师指导和评价血压监测和控制效果。

3. 血糖检测　血糖检测能够帮助糖尿病患者和其他相关人群了解体内葡萄糖的代谢情况，是评估和控制糖尿病的重要手段。通过血糖检测，可以及时发现血糖异常，预防和治疗糖尿病及其并发症，提高患者的生活质量。血糖检测主要包括空腹血糖、餐后血糖、HbA1c等。在进行血糖检测时，需要注意以下几点：①遵循医嘱：在进行血糖检测前，应咨询医师并遵循其指导，了解检测的时间、频率、方法等相关信息。②饮食调整：在检测前，应避免摄入过多糖分和高脂食物，以免影响血糖水平。同时，在检测前应保持正常的饮食习惯，不要刻意改变饮食结构。③空腹要求：部分血糖检测需要空腹进行，应在前一晚晚餐后至少8~10h不进食。在检测前，应避免剧烈运动和情绪波动，以免影响血糖水平。④规律作息：保持良好的作息习惯，避免熬夜、劳累等不良生活习惯，以免影响血糖的稳定性。⑤操作规范：在进行血糖检测时，应确保操作规范，避免误差。例如，使用正确的血糖仪、试纸和操作方法，按照说明书的要求进行操作等。⑥记录结果：每次检测后，应及时记录血糖值，以便日后查看和对比。同时，也应将检测结果告知医师，以便其制定和调整治疗方案。

4. 血脂检测　血脂检测的意义在于通过检测血液中的脂质成分，如总胆固醇、甘油三酯、LDL-C和HDL-C等，来评估个体血脂代谢的状况，从而预防和治疗血脂异常相关的泛血管疾病。血脂异常是泛血管疾病的重要危险因素之一，通过血脂筛查可以及早发现血脂异常，采取相应的干预措施，降低疾病的发生风险。在进行血脂筛查时，需要注意以下几点：①空腹要求：血脂检测需要空腹12h以上，最好在清晨进行。被检测者在前一天晚上9时以后不应再进食，直到第二天上午9—10时才能抽取静脉血进行检查。这样可以确保检测结果的准确性。②忌食高脂食物和禁酒：血脂检查前最后一餐应注意忌食高脂食物和禁酒。饮酒能明显升高血浆中富含甘油三酯的脂蛋白及HDL的浓度，导致化验结果有误差。③稳定状态：血脂检查应在生理和病理比较稳定的情况下进行。急性病发作、急性感染、发热、急性心肌梗死、女性月经期和妊娠、应激状态、创伤以及服用某些药物等情况下，均可影响血清脂质和脂蛋白含量，应尽量避免在有上述情况时检查血脂。④停止服用某些药物：某些药物会影响被检测者的血脂水平，导致检测结果出现误差。这些药物主要包括避孕药、类固醇皮质激素类药物、普萘洛尔、氧烯洛尔、噻嗪类利尿药、雷尼替丁、氯丙嗪、苯妥英钠等，以及其他激素类的药物。在检查血脂前，应停止服用这些药物，以确保检测结果的准确性。总之，血脂筛查对于预防和治疗血脂异常相关的心脑血管疾病具有重要意义，适用人群应定期进行血脂检查，并注意相关事项以确保检测结果的准确性。

5. 生化指标检测　除了血糖和血脂外，还需要检测血常规、肝肾功能、同型半胱氨酸、高敏CRP、尿微量白蛋白、hs-cTn、BNP/NT-proBNP等指标，这些检测对于了解身体状况、诊断疾病、监测病情等方面具有重要意义。在进行检测时，需要注意饮食调整、空腹检测、避免剧烈运动等事项，以确保检测结果的准确性。其中，血常规可以初步分析患者有无贫血、白血病、特发性血小板减少性紫癜等血液系统疾病，对细菌、病毒感染有一定提示作用。肝肾功能检查主要用于排除或诊断肾炎、慢性肝病、心脏疾病等；肝肾功能检查前需要空腹，避免食物摄入对检查结果的影响；同时，避免在检查前几天大量饮酒或过度劳累，这些都可能影响检查结果。同型半胱氨酸检验可以用来判断是否患有营养不良、排查是否患有肾病，并辅助诊断是否患有心肌梗死等。高敏 CRP 除用于炎症监测外，还可用于心血管疾病一级预防中冠心病发生的危险性评估。尿微量白蛋白检查是用以检测肾脏异常渗漏的蛋白质的一种灵敏、简便、快速的测定方法，也是早期发现肾脏疾病最灵敏、最可靠的诊断指标；这种检查需要收集 24h 尿液样本，并在收集过程中避免剧烈运动和过度劳累。hs-cTn 一般用于检查心肌损伤，可作为诊断疾病的标准之一。BNP/NT-proBNP 是评估心脏功能的指标，可以帮助医师诊断是否患有心力衰竭，还可以作为心力衰竭在治疗过程中的剂量监测、疗效监测等的指标。这些检查都没有特别注意事项，最好是在空腹状态下通过静脉采血完成。

6. 十二导联常规心电图检查　一般指对心电图各个参数进行全面检查，包括检查电解质、心率、传导阻滞等。检查电解质：电解质指血液中各种离子的检测，主要是用于检测体内是否存在离子紊乱、缺乏及多少等情况。心电图是指心脏在胸腔壁的作用下，通过电传导检查心脏各个部位的形成，在心电图上可以直观地显示出心脏的活动，同时还能辅助诊断心脏疾病。检查心率：心率指人体心脏每分钟搏动的次数，一般正常成年人的心率在 60~100 次 /min 范围内，如果>100 次 /min，则判断为心动过速，低于 60 次 /min 则为心动过缓。患者通过心率检测可以判断心脏功能的正常与否，同时还能辅助诊断心律失常等疾病。检查传导阻滞：传导阻滞指心脏电传导系统出现传导功能障碍，导致无法将电信号正常传递，从而出现心律失常或心搏骤停的情况。患者一般通过心电图检查进行初步判断，根据传导阻滞的部位及严重程度，可选择是否进行心脏起搏器植入术等手术。除上述检查外，十二导联常规心电图还可检查 QRS 波群等。建议患者在做十二导联常规心电图时应保持情绪稳定，避免过度紧张，同时还需注意在检查前避免熬夜，以免影响检查结果。

7. 动脉硬化相关指标检测　包括四肢血压、脉搏波传导速度、ABI 等指标。四肢血压测量是指对双上臂和双下肢踝部进行测量，当左、右上臂血压值压差大于 20mmHg 时，便需要进行四肢血压的测量。四肢血压测量不仅能够得到上臂及踝部的血压值，还可用于筛查、诊断患者的具体病情，明确是否存在周围动脉血管疾病，预测患者罹患疾病的风险，对疾病治疗有促进作用。患者测量四肢血压之前，需要保持平稳、安静的状态，充分暴露测量部位，同步进行双上臂和双下肢踝部的血压测量。如果双上臂血压值低于 90/60mmHg，双下肢踝部血压值低于 100/60mmHg，通常说明可能存在贫血等情况。如果在没有服用抗高血压药的情况下，双上臂收缩压 ≥ 140mmHg、舒张压 ≥ 90mmHg，或双下肢踝部收缩压>165mmHg、舒张压>89mmHg，提示可能存在高血压。如果患者脉压（即收缩压与舒张压之差）减少，甚至低于 30mmHg，可能存在心包积液等疾病。部分主动脉瓣关闭不全及甲状腺功能亢进的患者，可能会出现脉压增大的现象，即脉压超过 40mmHg。脉搏波传导速度（PWV）指心脏每次搏动射血产生的沿大动脉壁传播的压力波传导速度，是评估动脉血管僵硬度的简捷、有效、经济的非侵入性指标，能够综合反映各种危险因素对血管的损伤，是心血管事件的独立预测因子。脉搏波传导速度可反映大、中动脉系统的弹性状态，具有无创、简便、有效和可重复的特点,同时可以反映动脉功能的实时改变。脉搏波传导速度与动脉扩张性、僵硬度、管壁厚度和血液黏稠度密切相关,可为动脉硬化危险因素的筛选及评价提供客观的检测指标,对动脉疾病的早期发现、治疗和预后判断具有重要意义。ABI 是血管外科最常用、最简单的一种检查方法,通过测量踝部胫后动脉或胫前动脉以及肱动脉的收缩压,得到踝部动脉压与肱动脉压之间的比值。正常人休息时 ABI 的范围为 0.9~1.3。低于 0.8 预示着中度疾病,低于 0.5 预示着重度疾病。间歇性跛行的患者 ABI 多在 0.35~0.9,而静息痛的患者 ABI 常低于 0.4,一般认为这样的患者若不积极治疗将可能面临截肢的危险。当 ABI 大于 1.3 则提示血管壁钙化以及血管失去收缩功能,同样也反映严重的周围血管疾病。ABI 早期主要用于检测下肢 PAD,ABI ≤ 0.9 对诊断下肢 PAD 等的灵敏度和特异度分别是 95%、99%,被认为是诊断下肢 PAD 最佳无创指标。同时,ABI 是心脑血管事件的独立危险因素,也是全因死亡和心血管死亡的强预测因子。所以,ABI 不仅可以用于诊断下肢动脉疾病,还可用于其他动脉粥样硬化性疾病的危险分层,具有重要临床应用价值。

8. 眼底照相　是诊断视网膜病变的主要手段。近年来,免散瞳眼底照相以其优越的灵敏度、特异度、一致性和便利性,已经成为眼底检查的常规方法。眼底照相中的视网膜血管图片提供了泛血管系统疾病或健康的信息,反映了危险因素对视网膜血管的损伤,比如高血压导致的视网膜病变是诊断高血压介导器官损伤的重要依据,糖尿病视网膜病变是糖尿病微血管病变的重要表现。血脂异常导致视网膜微血管功能障碍,合并糖尿病时,脂蛋白溢出更会加重视网膜病变。视网膜动脉是能在活体上直接观察的动脉,血管直径、分叉或弯曲等特征可反映全身血管的病变,包括心脏和脑的大血管和微血管病变。大规模人群研究结果表明,明显的视网膜血管损伤(如视网膜微动脉瘤和视网膜出血)和更细微的变化(如视网膜动脉狭窄)是亚临床心血管疾病的标志。视网膜病变是预测心肌梗死等大血管事件发生风险的敏感标志。视网膜小动脉轻度狭窄或硬化显著增高心血管死亡发生风险(男性为 24%,女性为 12%)。校正 PCE 风险评分后,视网膜动脉狭窄、视网膜静脉增宽均显著增高死亡和脑卒中的发生风险,增高低风险女性的冠心病发生风险。眼底照相发现的视网膜病变可提示启动全身性治疗,包括控制血糖、血压、血脂等多方面的综合管理。这些措施不仅可降低心血管疾病的发生风险,而且可显著延缓视网膜病变的进展。视网膜病变的检查对泛血管疾病的评估十分重要。《2018 年 ESC/ 欧洲高血压学会(ESH)动脉高血压管理指南》指出,眼底检查可作为高血压引起的视网膜病变的基础筛查,且 2 级以上高血压或合并糖尿病的患者必须进行筛查。《2019 年 ACC/AHA 心血管疾病一级预防指南》指出,视网膜病变可作为糖尿病患者的风险增强因素。《中国 2 型糖尿病防治指南(2020 年版)》明确指出,2 型糖尿病患者在诊断时应立即做眼底检查,可采用免散瞳眼底照相机拍摄眼底图片,并且每年筛查一次视网膜病变。

9. 心脏超声检查　也称为彩色多普勒超声心动图检查,是一种通过超声波技术来观察心脏结构、室壁运动及心脏功能状况的无创性检查方法。心脏彩超通常包括二维超声心动图、M 型超声心动图、多普勒超声心动图等部分。其中,二维超声心动图主要用于显示心脏结构,M 型超声心动图用于测量心脏各部位的大小、厚度和运动速度,而多普勒超声心动图则用于评估心脏内的血流情况。心脏彩超能够直接观察心脏的结构是否出现病理性改变或结构异常,如心脏瓣膜形态与开闭状况、心肌增厚或变薄等,进而确诊心腔内有无血栓或肿瘤等疾病。心脏彩超还能够观察心室收缩和舒张能力、血液流动、心脏搏动等情况,评估心脏功能是否正常，有助于发现心功能异常的情况，如心肌收缩功能及射血分数等。心脏彩超可以为多种心脏疾病的确诊提供依据，如高血压心脏病、心肌病、瓣膜性心脏病、心包积液等。患者在进行心脏彩超检查前，需要遵循医师的指示进行饮食安排，通常需要在检查前6h内尽量禁食、禁饮，以防止食物残留对检查结果的影响。同时在检查前要避免饮酒，酒精可能会影响心脏彩超检查，使心脏血管扩张，加快心搏，影响检查结果。

10. 血管超声检查　在泛血管疾病的筛查中，血管超声检查包括颈动脉超声、双下肢血管超声和椎动脉超声检查，其中颈动脉超声检查主要检测颈动脉内中膜厚度（carotid intimal-media thickness，cIMT）、颈动脉斑块和狭窄。cIMT增加是血管病变的早期形态学改变的敏感标志，可直观反映动脉粥样硬化情况，已成为评价动脉粥样硬化进展的可靠指标。cIMT每增加0.1mm，脑卒中发生风险增高13%，心肌梗死发生风险增高10%。一项纳入超过10万人的荟萃分析结果表明，将cIMT进展减少10μm/年、20μm/年、30μm/年、40μm/年的干预措施可使心血管事件*RR*分别降低0.16、0.24、0.31和0.37，反映了以cIMT作为标志物指导危险分层及治疗决策的临床获益。双下肢血管超声检查主要用于评估下肢动脉的血流情况，检测下肢动脉是否存在狭窄、闭塞、斑块、血栓等病变，以及了解下肢动脉的弹性、顺应性和阻力等参数。这种检查对于诊断下肢动脉硬化、下肢动脉栓塞、下肢深静脉血栓形成等下肢血管疾病具有重要意义，可以为临床诊断和治疗提供重要的参考依据。椎动脉超声检查可以分为颈动脉彩色多普勒超声和经颅彩色多普勒超声。颈动脉彩色多普勒超声可鉴别椎动脉粥样硬化斑块的形成或狭窄、椎动脉肌纤维发育不良、椎动脉夹层、椎动脉炎及单侧椎动脉狭窄引起的对侧锁骨下动脉盗血综合征。而经颅彩色多普勒超声主要用于颅内椎动脉疾病的诊断，如椎动脉斑块形成、狭窄、动脉瘤等。

（二）补充筛查

补充筛查是在基础筛查有异常或不足以确定诊断时进行的进一步检查，目的是更准确地评估健康状况或确诊疾病。泛血管疾病的补充筛查包括CT检查（冠状动脉CT、头颅CT、头颈动脉CTA、下肢动脉CTA、腹主动脉CTA）、MRI检查（头颅MRI、头颈动脉MRA）、核素心肌灌注显像、颅内灌注检查和造影检查等。

1. CT检查　即计算机断层扫描，是一种先进的医学影像检查技术，它运用X射线对人体实施扫描，并借助计算机算法重建出高精度的内部结构图像，从而揭示体内的构造与病变细节。此技术广泛应用于多种疾病的诊断，涵盖肿瘤、炎症、骨折及血管病变等领域。通过提供高分辨力的影像，CT检查极大地增强了医师对疾病性质、位置及范围的判断准确性。在术前规划中，CT检查发挥着不可或缺的作用，它能为医师提供详尽的解剖结构视图及病变状况，助力精准制定手术策略，进而提升手术的精确度和安全性。治疗过程中，CT检查同样重要，它可监测病情变化，评估治疗效果，为治疗方案的适时调整提供关键依据。CT检查的优势显著，包括高分辨力、成像速度快、非侵入性、多角度观察及可重复性。然而，鉴于其高昂的设备成本与检查费用，以及在某些情况下定性诊断的局限性，CT检查不应被常规化使用。正确的做法是在充分认识其优势的基础上，根据实际需要合理选用，以实现检查效益的最大化。

2. MRI检查　即磁共振成像检查，是一种广泛应用于临床的医学影像检查技术。它利用磁场和射频脉冲对人体进行无创性检查，通过计算机对获得的信号进行处理，最终生成高分辨力的图像，以显示人体内部的结构和病变情况。MRI检查可以用于多种疾病的诊断，如脑部疾病(脑卒中、肿瘤、炎症等)、脊柱病变、关节疾病、肌肉疾病、腹部疾病(肝脏、胰腺、脾脏等)以及肿瘤等。通过获取详细的解剖信息和病变情况,医师可以更加准确地判断疾病的性质、位置和范围。在进行手术前,MRI检查可以为医师提供详细的解剖信息和病变情况,帮助医师制定手术方案,提高手术的准确性和安全性。在治疗过程中,MRI检查可以帮助医师评估病情的变化情况,观察治疗效果,以便及时调整治疗方案。MRI检查具有高分辨力、多参数成像、无创、无电离辐射、多方位成像的特点。但因MRI检查的设备昂贵、检查费用高、检查时间较长、对金属植入物或金属异物有限制等问题,故在选择是否进行MRI检查时,医师需要根据患者的具体情况和检查需求进行综合考虑。

3. 核素心肌灌注显像　是一种利用正常或有功能的心肌细胞选择性摄取某些核素或标志化合物的作用,通过相机或SPECT进行心肌平面或断层显像的无创性检查方法。这种方法能够反映心肌的血流灌注情况,从而诊断心肌缺血、梗死等心脏疾病。核素心肌灌注显像的基本原理是心肌灌注显像剂在心肌内的摄取和分布与注射显像剂时冠状动脉的血流量成正比,并与心肌细胞的活性密切相关。当心肌缺血或坏死时,局部显像剂的摄取会呈现减低或缺损,这些变化可以通过后处理的图像直观地观察到。此外,核素心肌灌注显像还可以从三个维度去判断心脏的血供情况,通常颜色越红表示血供越好,颜色越紫越黑代表血供较差。通过3D重建心脏模型,还可以动态观察心脏的运动情况和血管分布,更容易发现心壁的运动异常及病变区域所属的供应血管。核素心肌灌注显像包括静息和负荷两种类型。静息显像的目的是观察平静状态下患者心肌血供的情况,而负荷显像则可以观察患者冠状动脉的储备功能障碍。负荷显像又分为运动负荷和药物负荷,其中运动负荷的目的在于观察在心肌耗氧量增加时,病变的冠状动脉是否会引起局部供血不平衡,从而引起心肌缺血。核素心肌灌注显像是一种无创、直观、准确的功能性检查方法,所使用的药物剂量很少,对人体安全,一次检查的辐射剂量甚至低于一次胸部CT检查。这种检查方法对于冠心病的诊断、危险分层、存活心肌的检测、指导决策的制定、疗效评价及预后评估等方面具有重要价值。

4. 颅内灌注检查　用于评估颅内血管和脑组织的血液灌注情况。这种检查方法可以帮助医师诊断脑血管病、脑肿瘤、脑外伤等疾病,以及监测治疗效果和评估预后。颅内灌注检查通常包括多种技术,如CT灌注成像、MRI灌注成像、核素灌注显像等。其中,CT灌注成像和MRI灌注成像都是通过注入对比剂后,利用CT或MRI技术,观察对比剂在脑血管和脑组织内的分布和动态变化,从而评估血液灌注情况。核素灌注显像则是利用放射性核素标记的显像剂,通过检测显像剂在心肌或脑组织内的分布和代谢情况,来评估血液灌注和心肌或脑组织的代谢功能。颅内灌注检查具有无创、准确、可重复等优点,因此在临床应用中得到了广泛应用。但是,这种检查方法也存在一些限制和注意事项。例如,对于过敏或肾功能不全的患者,需要谨慎使用对比剂;对于某些病变区域较小或血管细小的情况,可能无法准确评估灌注情况;此外,颅内灌注检查的结果需要结合患者的临床症状和其他检查结果进行综合判断。

5. 造影检查　一种通过引入对比剂来增强体内结构或器官在影像设备上的显示效果的医学检查方法。对比剂通常是密度高于或低于周围组织的物质,可以是液体、气体或固体,通过口服、静脉注射、插管等方式引入体内。引入对比剂后,利用X线、CT、MRI等影像设备观察对比剂在体内的流动和分布情况,从而了解体内器官、血管、消化道等结构的形态和功能。造影检查在医学领域应用广泛,可以用于心血管、脑血管、外周血管等部位检查。

例如，冠状动脉造影可以观察心脏血管的狭窄、闭塞等情况，从而诊断冠心病；脑血管造影可以详细了解脑血管的形态学变化，如走行、分布、移位、粗细及循环时间的变化等，最终确定病灶是血管本身还是颅内其他部位病变引起的血管变化。造影检查具有无创、准确、可重复等优点，但也需要注意一些事项。首先，对于过敏或肾功能不全的患者，需要谨慎选择对比剂和检查方法。其次，患者在检查前需要告知医师自己的过敏史和用药情况，以避免不必要的危险。此外，在检查后需要观察一段时间，以确保没有不良反应或并发症发生。

第 6 节　泛血管疾病的系统性风险评估

泛血管疾病的防控仅仅依靠治疗技术的改进是不够的，关键是要将关注的重点从发病后的治疗转变为在发病前通过延缓病变进展而避免心血管事件的发生。预防首先是对心血管风险的评估。《2021 年 ESC 心血管疾病预防临床实践指南》建议，应对有主要血管危险因素（早发心血管疾病家族史、家族性高胆固醇血症、吸烟、高血压、糖尿病、高脂血症和肥胖）的患者进行整体心血管风险评估。

2021 年 ESC 年会上公布的心血管疾病预防指南再一次强调了风险评估的重要性：无危险因素的一般人群（男性>40 岁，女性>50 岁）可考虑进行系统性 CVD 风险评估（Ⅱb 类推荐，C 级证据）；而对于存在主要动脉 ASCVD 危险因素者，推荐进行系统性风险评估（Ⅰ类推荐，C 级证据）。风险评估首先采用基于传统危险因素的预测模型。常用的评估系统包括 AHA 的 ASCVD 汇总队列方程（pooled cohort equation，PEC）、ESC 的 SCORE2 和中国的 China-PAR 模型。

传统危险因素通常包括衰老、吸烟、高血压、糖尿病、血脂异常、肥胖和心血管疾病家族史。随着社会环境和生活方式的巨大变化，传统的危险因素预测模型预测性能逐渐降低。研究表明，15.4% 女性和 19.4% 男性冠心病患者无吸烟、高血压、糖尿病和血脂异常。Framingham 危险评分中危和高危人群中冠状动脉未发现斑块者分别为 27.3% 和 11.7%。急性心肌梗死患者中 38.6% 为 ASCVD 低危人群，17.3% 为中危人群，高危和极高危人群分别占 25.8% 和 18.3%。年龄对危险因素评分模型影响巨大，年轻患者（<50 岁）即便合并主要危险因素，也易被评为中低危。导致上述局限性的原因是危险因素评分系统来源于人群因素的汇总，但忽略了危险因素作用于个体时产生的差异性。另外，建模队列的研究对象是未经干预的患者，评估系统无法判断已接受预防治疗措施患者的风险。

因此，仅通过危险因素进行评估是不够的，还需考虑个体化因素。从受危险因素影响发展到出现靶器官损伤，血管病变存在于整个病理生理过程，例如高胆固醇血症→冠状动脉粥样硬化→心肌缺血。疾病的危害直接来源于动脉粥样斑块的进展或在此基础上的血栓形成，而非危险因素。动脉粥样硬化的特征与主要心血管不良事件关系更为密切。个体间差异最直接表现为动脉粥样硬化负荷的差异性。大量研究证实，血管病变的范围和严重程度能改变危险因素评分系统的分类。风险程度随着累及的血管部位、总体斑块负荷的增加而升高。患者如存在血管病变（即便是亚临床动脉粥样硬化），即使危险评分为低危，也应尽早启动抗动脉粥样硬化治疗；如不存在血管病变，则属于低风险。

因此，泛血管系统性评估与传统上仅评估危险因素或单个部位血管病变不同，系统性评估是指在全面了解个体危险因素、全身血管床病变情况和合并症的基础上，通过大数据挖掘数学模型计算出的综合评分。传统的危险因素评分基于人群因素，忽略了个体间动脉粥样硬化负荷的巨大差异。而动脉粥样硬化性疾病的危害直接来源于动脉粥样斑块的进展。因此，以血管为中心，围绕血管结构和功能改变，从不同维度检测血管病变的程度，在传统危险因素积分模型基础上，能显著提高对长期心血管风险的预测效能。这些反映血管病变的参数包括动脉僵硬度、传导速度、ABI、颈动脉内中膜厚度 / 斑块、眼底血管、血管内皮功能、冠状动脉钙化积分、冠状动脉斑块组分与负荷。另外，在传统危险因素以外，心理应激、种族、虚弱、遗传学、社会经济学因素、环境污染、睡眠障碍、不健康生活方式、工作压力和内脏脂肪等非传统危险因素也显著升高了心血管疾病风险。非传统危险因素在动脉粥样硬化中的作用越来越受到重视，但是目前尚缺乏基于非传统危险因素的预测模型。

影响心血管事件的合并症有慢性肾脏病、慢性炎症性疾病、恶性肿瘤、慢性阻塞性肺疾病、睡眠呼吸障碍和精神疾病，这些疾病从致病机制到治疗方案都不同程度地影响心血管结局，因此评估风险时应将合并症纳入考虑。然而，目前仍然无法确定合并症可能在多大程度上定量改变个体患者的 10 年风险评估，临床医师只能依靠经验来判断合并症的存在是否足以将患者重新分类以启动或撤销关键性预防措施，如降脂或抗栓药物。

系统性评估的方法将采用不同于以往的统计学模型。由于数据信息量更多，需要借助物联网、自然语言处理等技术自动收集检查设备和电子病历数据，建立泛血管专病数据库，并利用字段自动抓取和知识库算法生成危险分层供决策参考。获得长期随访数据后，可以利用机器学习训练并更新评估模型。

第 7 节　泛血管疾病的综合性治疗策略

根据每位患者的筛查情况及危险分层，可将泛血管疾病患者初步分为三类：①只有危险因素的人群；②单血管床有器质性改变，需要专科干预治疗的人群；③多血管床有器质性改变，需要多个专科干预治疗的人群。根据患者的诊断不同而匹配不同的治疗策略。具体包括生活方式改善、药物治疗和手术治疗。

一、生活方式改善

泛血管疾病的发生与生活方式密切相关，因此，调整生活方式是治疗泛血管疾病的基础。建议患者戒烟、限酒、保持健康的饮食习惯、适当进行体育锻炼等。

二、药物治疗

药物治疗是泛血管疾病治疗的重要手段，包括抗血小板药、抗高血压药、降糖药物、降脂药物等。根据不同的疾病类型和病情严重程度，选择合适的药物进行治疗。抗动脉粥样硬化血栓形成的基石是降脂治疗、抗栓治疗及抗炎治疗。

1. 降脂治疗　他汀类药物降低 LDL-C 水平，显著降低冠状动脉疾病引起的死亡风险，而脑卒中和其他血管性疾病病死率并未降低。同时，高强度他汀类药物降低 LDL-C 的幅度、药物耐受性等局限性无法满足血脂越降越低的需求。近几年数个 PCSK9 抑制剂的大型临床研究结果连续公布，大大拓展了我们的认知，推动了血脂 - 动脉粥样硬化的深入研究。以 PCSK9 为干预靶点的新型药物在外周动脉疾病、多血管疾病和超高风险人群中比他汀类药物更具有优势，并且基线心血管事件风险越高、LDL-C 降幅越大、到达值越低，则获益越大。尽管使用他汀类药物显著降低了心血管风险，但对于甘油三酯升高患者仍然残留较高的风险。REDUCE-IT 研究表明，在他汀类药物治疗基础上，加入降低甘油三酯水平的新药二十碳五烯酸乙酯（icosapent ethyl，IPE）可显著降低心血管事件发生和心血管事件相关死亡的风险。IPE 可显著减小高甘油三酯血症患者冠状动脉非钙化斑块的体积，降低心血管首次事件、再发事件和总事件风险，降低血运重建需求。

2. 抗栓治疗 COMPASS 研究表明，在阿司匹林治疗基础上，低剂量利伐沙班可显著减少脑卒中和下肢缺血等血管事件的发生。双通道抑制策略增加大出血风险，但不增加严重出血风险。与有单一血管床病变的患者相比，多血管疾病患者使用双通道抑制剂的获益显著大于单血管疾病。理论上，与单一部位血管疾病患者相比，多血管疾病累及多个血管床，有更高的缺血性事件风险。因此，发现多血管疾病将促使医师采取更强的抗栓治疗策略。目前，强化抗血栓治疗方案在多血管疾病患者中的出血风险尚无确切结论，但对高出血风险应慎重。

3. 抗炎治疗 2017 年发表的具有里程碑意义的 CANTOS 研究揭开了 NLRP3-（IL-1β）-（IL-6）通路在高危冠心病中的临床获益，开启了抗炎治疗的新时代。2019 年的 COLCOT 研究与 2020 年的 LoDoCo2 研究相继发表，证实急性心肌梗死和稳定性冠心病人群都能从低剂量秋水仙碱中获益。秋水仙碱不仅可以抑制心肌梗死过程中组织坏死诱导的急性炎症反应，也可以靶向治疗稳定性冠心病阶段的残余炎症风险。抗炎治疗在泛血管疾病其他表型中的获益有待研究证实，但可以预见，未来在动脉粥样硬化领域，除了降脂治疗和抗栓治疗外，抗炎治疗的地位也将逐渐凸显。在综合性治疗基础上，对血管病变采取针对性干预主要是对症状性血管部位和靶器官的并发症进行规范性治疗，治疗策略还要考虑个体临床状况和合并症进行制定。MDT 的方式尤其体现在多血管疾病上。对于多血管疾病，尤其是合并外周动脉疾病的多血管疾病，常有多种合并症，甚至循环系统以外的疾病。以患者为中心，提供高质量的医疗服务，就需要克服学科间的界限，建立有效的横向整合机制和流程，成立泛血管专家组，听取来自不同领域的临床专家的意见，将整体危险分层和局部病变特征结合，激活 MDT 团队，根据影像学制定血运重建策略和实施路径。

三、手术治疗

泛血管疾病患者的手术治疗需要根据患者的具体情况，进行个体化的方案制定。在选择手术方法时，医师需要综合考虑患者的病情、身体状况、年龄等因素，以确保手术的安全性和有效性。同时，手术治疗后还需要进行长期的随访和管理，及时发现并处理可能出现的并发症和复发情况。常见的手术方法有血管成形术、血管介入手术、血管搭桥手术、血管剥脱术和动脉瘤切除术。

泛血管疾病患者有时会出现多个血管床发生病变的情况，这就需要在术前进行多学科共同讨论，制定综合性的治疗方案。这种多学科协作的治疗模式可以确保患者得到最佳的治疗效果和最小的手术风险。在多学科讨论中，根据术前检查的结果，参与讨论的专家可能是来自心血管、脑血管、外周血管、内分泌、超声、影像等学科的专家。医师们会根据患者的具体病情、身体状况、手术风险等因素，共同讨论并确定最适合患者的手术方案。这种综合性的治疗方案可能包括血管搭桥手术、血管成形术、动脉瘤切除术等多种手术方法，也可能包括药物治疗和非手术治疗手段。多学科综合诊疗的模式不仅可以提高手术的成功率和安全性，还可以减少患者的并发症和康复时间。同时，这种模式也可以促进不同学科之间的交流和合作，推动医学技术的不断发展和创新(图 5-7-1)。

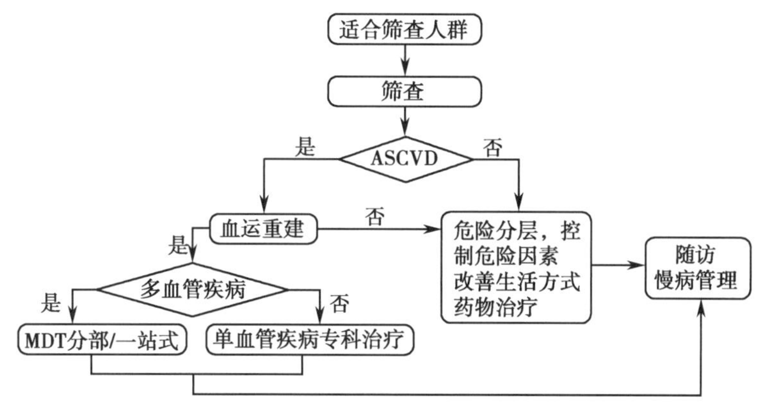

图 5-7-1　泛血管疾病患者管理路径

ASCVD，动脉粥样硬化性心血管疾病（atherosclerotic cardiovascular disease）；MDT，多学科综合诊疗（multi-disciplinary treatment）。

第 8 节　泛血管疾病的随访方案

泛血管疾病综合管理的核心要素是全面评估和长期管理，随访是确保患者持续接受有效治疗和管理的重要环节。顾名思义，随访是指医院对曾在医院就诊的患者定期了解其病情变化和指导其康复的观察方法。既往随访主要由医护人员通过电话直接与患者沟通，费时费力，已不能满足需求。因此，医疗机构开始采用人工智能方法对患者进行诊后跟踪随访、信息采集，对采集数据和既往数据进行统计分析，并将异常情况及时通知医师进行干预，从而更好地为患者服务。一个完善的随访方案可以帮助医师及时了解患者的病情变化，评估治疗效果，并调整治疗方案，从而改善患者的预后和提高生活质量。

泛血管疾病的随访对象是所有在医院泛血管中心建档的患者。针对泛血管疾病患者的特殊性，随访管理方案旨在建立一个全面、高效、个性化的管理体系。通过多学科临床专家的共同制定，结合医院诊断，为每位患者匹配最合适的随访路径。借助信息化平台和人工智能系统，实现智能随访、病情监测、数据收集和复诊提醒等功能，确保患者得到持续、精准的医疗关怀。

一、泛血管疾病的随访管理设计内容

1. 多学科临床专家制定专病随访路径　由心血管、脑血管、外周血管、内分泌、超声、影像等多学科专家组成团队，共同制定泛血管疾病的专病随访路径。根据疾病的种类、分期、严重程度以及患者的年龄、性别、基础疾病等因素，制定个性化的随访方案，包括随访时间、检查项目、治疗方案调整等，确保患者得到全面、系统的管理。

2. 根据医院诊断确定随访对象和匹配随访路径　医院泛血管中心对患者进行初步诊断，并建立档案。根据患者的诊断结果，自动匹配相应的随访路径和方案。对于特殊或复杂病例，可由多学科专家团队进行会诊，制定个性化的随访计划。

3. 搭建信息化平台实现自动随访　利用泛血管疾病综合管理平台的随访管理系统模块，充分整合患者的基本信息、病历资料、检查结果等数据。利用人工智能技术，实现自动随访功能，包括定期发送随访提醒、自动收集患者数据、进行初步的数据分析等。通过自动外呼电话、手机APP、微信公众号、小程序等渠道，为患者提供便捷的在线随访服务，如症状报告、体征监测、药物管理等。

4. 人工补充随访　对于自动随访无法覆盖或需要更深入了解的部分，安排专职医护人员进行人工随访。人工随访可以包括电话随访、门诊随访等多种形式，以确保患者得到全面的关怀和帮助。人工随访还可以用于解决患者在随访过程中遇到的问题和困难，如药物调整、心理支持等。

二、泛血管疾病随访的实施步骤

1. 组织多学科专家团队　明确团队成员和职责，制定工作计划和时间表。

2. 制定专病随访路径　结合临床经验和最新研究成果，制定详细的随访路径和个性化方案。

3. 建立患者档案　对在医院泛血管中心建档的患者进行信息整合和分类。

4. 搭建信息化平台　选择合适的软件和硬件供应商，进行系统集成和测试。

5. 匹配随访路径　根据患者的诊断结果，自动或手动匹配相应的随访路径。

6. 培训医护人员　对参与随访的医护人员进行系统操作和随访流程的培训。

7. 正式实施　按照计划逐步推广随访管理系统，确保患者能够顺利使用。

8. 持续改进　根据实施过程中的反馈和效果评估，不断优化随访路径和系统功能。

通过实施该随访管理设计方案，预期能够实现以下效果：①提高随访效率和质量，减少漏访和失误；②确保每位患者都能得到个性化、精准化的管理；③及时发现和干预病情变化，降低并发症和复发的风险；④提高患者满意度和就医体验，增强医患沟通；⑤为医院节约人力和物力成本，提高整体运营效率。

第9节　泛血管疾病综合管理的展望

随着医学科技的不断进步和人们对泛血管疾病认识的深入，未来泛血管疾病综合管理

将朝着更加精细化、个性化和智能化的方向发展。

1. 精细化管理　未来泛血管疾病综合管理将更加注重精细化管理，通过对患者的全面评估，制定更加精准的治疗方案。例如，基于大数据和人工智能技术的应用，可以实现对患者病情的实时监测和预测，为医师提供更加准确和全面的诊断依据。

2. 个性化治疗　随着基因测序等技术的不断发展，未来泛血管疾病综合治疗将更加注重个性化治疗。通过对患者的基因、生活习惯、环境等多个因素的综合分析，可以制定出更加符合患者个人情况的治疗方案，提高治疗效果和患者的生活质量。

3. 智能化管理　未来泛血管疾病综合管理将更加注重智能化管理。通过应用人工智能技术，可以实现对患者病情的自动分析和预测，为医师提供更加科学和高效的管理手段。同时，智能化管理还可以帮助医师更好地掌握患者的病情变化，及时调整治疗方案，提高治疗效果。

4. 多学科协作　未来泛血管疾病综合管理将更加注重多学科协作。由于泛血管疾病涉及多个学科领域，故需要多个科室的专业人员共同协作，制定综合性治疗方案。未来，随着医学模式的转变和医疗资源的整合，多学科协作将更加紧密和高效，为患者提供更加全面和优质的服务。

（刘四化　杨　靖）

推荐阅读

[1] 葛均波. 深化系统生物学理念推进泛血管医学学科发展 [J]. 中华心血管病杂志, 2016, 44 (5): 373-374.

[2] 杨靖, 张英梅, 葛均波. 泛血管疾病防控: 从疾病治疗到综合管理 [J]. 中华心血管病杂志 (网络版), 2021, 4 (1): 1-6.

[3] VISSEREN F L J, MACH F, SMULDERS Y M, et al. 2021 ESC Guidelines on cardiovascular disease prevention in clinical practice [J]. Eur Heart J, 2021, 42 (34): 3227-3337.

[4]《泛血管疾病综合防治科学声明》工作组. 泛血管疾病综合防治科学声明 [J]. 中国循环杂志, 2019, 34 (11): 1041-1046.

[5] JUKEMA J W, SZAREK M, ZIJLSTRA L E, et al. Alirocumab in patients with polyvascular disease and recent acute coronary syndrome: ODYSSEY OUTCOMES trial [J]. J Am Coll Cardiol, 2019, 74 (9): 1167-1176.

[6] ROE M T, LI Q H, BHATT D L, et al. Risk categorization using new American College of Cardiology/American Heart Association guidelines for cholesterol management and its relation to alirocumab treatment following acute coronary syndromes [J]. Circulation, 2019, 140 (19): 1578-1589.

[7] NAVARESE E P, ROBINSON J G, KOWALEWSKI M, et al. Association between baseline LDL-C level and total and cardiovascular mortality after LDL-C lowering: A systematic review and meta analysis [J]. JAMA, 2018, 319 (15): 1566-1579.

[8] RAPOSEIRAS-ROUBIN S, ROSSELLÓ X, OLIVA B, et al. Triglycerides and residual atherosclerotic risk [J]. J Am Coll Cardiol, 2021, 77 (24): 3031-3041.

[9] BHATT D L, STEG P G, MILLER M, et al. Cardiovascular risk reduction with icosapent ethyl for hypertriglyceridemia [J]. N Engl J Med, 2019, 380 (1): 11-22.

[10] BUDOFF M J, BHATT D L, KINNINGER A, et al. Effect of icosapent ethyl on progression of coronary atherosclerosis in patients with elevated triglycerides on statin therapy: Final results of the EVAPORATE trial [J]. Eur Heart J, 2020, 41 (40): 3925-3932.

[11] BHATT D L, STEG P G, MILLER M, et al. Effects of icosapent ethyl on total ischemic events: From REDUCE-IT [J]. J Am Coll Cardiol, 2019, 73 (22): 2791-2802.

[12] PETERSON B E, BHATT D L, STEG P G, et al. Reduction in revascularization with icosapent ethyl: Insights from REDUCEIT revascularization analyses [J]. Circulation, 2021, 143 (1): 33-44.

[13] ANAND S S, EIKELBOOM J W, DYAL L, et al. Rivaroxaban plus aspirin versus aspirin in relation to vascular risk in the COMPASS trial [J]. J Am Coll Cardiol, 2019, 73 (25): 3271-3280.

[14] TARDIF J C, KOUZ S, WATERS D D, et al. Efficacy and safety of low dose colchicine after myocardial infarction [J]. N Engl J Med, 2019, 381 (26): 2497-2505.

[15] NIDORF S M, FIOLET A, MOSTERD A, et al. Colchicine in patients with chronic coronary disease [J]. N Engl J Med, 2020, 383 (19): 1838-1847.